AF148164

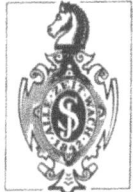

Ian A. McGregor

Plastische Chirurgie

Grundlagen und klinische Anwendungen

Zweite Auflage

Übersetzt von E. Biemer, P. Faust und S. Polzer

Mit 183 Abbildungen in 334 Einzeldarstellungen

Springer-Verlag Berlin Heidelberg GmbH

Autor

Ian A. McGregor
M. B., Ch. M., F. R. C. S. (Eng.), F. R. C. S. (Glasg.), Hon.
F. R. A. C. S. Canniesburn Hospital, Glasgow, Schottland

Übersetzer

Professor Dr. med. Edgar Biemer
Abteilung für Plastische und Wiederherstellungschirurgie
Klinikum rechts der Isar, Technische Universität München
Ismaninger Straße 22, W-8000 München 80

Dr. med. Peter Faust
Uferstraße 6, 1000 Berlin 28

Dr. med. Sigmund Polzer
Gemeinschaftspraxis für Chirurgie, Unfall- und Handchirurgie
Dr. H. Frobenius, Dr. S. Polzer, Atos Praxisklinik
Bismarckstraße 9–15, W-6900 Heidelberg

Titel der englischen Originalausgabe: *Fundamental Techniques
of Plastic Surgery and Their Surgical Applications, 8th Edition*
© Longman Group Limited 1972, 1975, 1980, 1989
This Edition is published by arrangement with Churchill
Livingstone, London.

ISBN 978-3-642-87879-4   ISBN 978-3-642-87878-7 (eBook)
DOI 10.1007/978-3-642-87878-7

Die Deutsche Bibliothek – CIP-Einheitsaufnahme
McGregor, Ian A.: Plastische Chirurgie: Grundlagen und klinische Anwendungen /
Ian A. McGregor. Übers. von E. Biemer ...-2. Aufl.- Berlin; Heidelberg; New York;
London; Paris; Tokyo; Hong Kong; Barcelona; Budapest: Springer, 1992
Einheitssacht.: Fundamental techniques of plastic surgery and their surgical applica-
tions ⟨dt.⟩

© Springer-Verlag Berlin Heidelberg 1987, 1992
Ursprünglich erschienen bei Springer-Verlag Berlin Heidelberg New York 1992.

Gesamtherstellung: Appl, Wemding
24/3130 – 543210 – Gedruckt auf säurefreiem Papier.

VORWORT
ZUR 8. ENGLISCHEN AUFLAGE

Die Praxis der plastischen Chirurgie hat in den letzten 8 Jahren viele Veränderungen erfahren. Neue Techniken wurden entwickelt und Verfahren, die zum Zeitpunkt der Veröffentlichung der 7. Auflage noch im Entwicklungsstadium waren, haben sich in der Klinik bewährt und erfuhren weite Anwendung. Das Ausmaß der dadurch notwendigen Veränderungen war in den verschiedenen Kapiteln unterschiedlich. Wundversorgung, Z-Plastik, freie Hauttransplantation bleiben Basistechniken, so daß nur minimale Änderungen in diesen Kapiteln notwendig waren. Die Chirurgie der Lappen hat sich allerdings erheblich verändert, so daß im Hinblick auf diese Änderungen das Kapitel mit diesem Thema weitgehend neu geschrieben wurde. Muskel- und myokutane Lappen hatten eben Eingang in die Praxis gefunden, während die vorherige Auflage in Vorbereitung war. Denn damals wie jetzt haben sich auch die mikrochirurgischen Techniken weiterentwickelt von einer Geschicklichkeitsübung, die einer Elite vorbehalten war, zu einem Standardverfahren, welches in das Spezialgebiet integriert und weite Anwendung bei verschiedenen klinischen Problemen fand und dies mit einer Erfolgsrate, welche der von gestielten Lappen ebenbürtig ist; außerdem ist sie signifikant besser als diese in der Ära der Rundstiellappen. Erfahrung in diesen Techniken, insbesondere in der Anastomosierung kleiner Blutgefäße, wird heute von der jüngeren Generation der plastischen Chirurgen als Teil ihrer Ausbildung erworben. Von dieser Tatsache ausgehend, habe ich mich entschlossen, daß, wenn dieses Thema richtig dargestellt werden soll, es durch jemand in dieser Technik Erfahrenen geschehen muß. Aus diesem Grund wurde es von A.D.McGregor bearbeitet, sein Beitrag ist in den Text integriert.

Die Besprechung der gebräuchlichen Lappen und die zugrundeliegenden Prinzipien wurden auf diejenigen beschränkt, die wahrscheinlich von bleibendem Wert sein werden. Es ist auch klar, daß die Gewebeexpansion wahrscheinlich einen Platz im Repertoire des plastischen Chirurgen erhalten wird. Zum jetzigen Zeitpunkt jedoch ist ihre Rolle nicht ganz eindeutig definiert, und die Technik hat noch nicht das Stadium einer klar definierten und allgemein akzeptierten Methode erreicht. Es schien von daher vernünftig, sie als Thema aufzunehmen, es

aber bei einer Darstellung der bei ihrer Anwendung zugrundeliegenden Prinzipien zu belassen.

Im Abschnitt der Anwendungen dieser Techniken stand ich vor
der Frage, die Darstellung der neueren Methoden auf Kosten
derer, die bewährt, aber älter waren, vorzunehmen. Neu heißt
aber nicht notwendigerweise besser, so daß ich versucht habe,
neuere und bewährte Verfahren ausgewogen darzustellen.

Bei der Vorbereitung dieser Auflage war das mühevolle Lernen
einer neuen Arbeitstechnik, nämlich die Anwendung der Text-
verarbeitung, notwendig. Dabei haben mehrere hilfreiche Se-
kretärinnen im Canniesburn-Hospital bei den anfänglichen
Schwierigkeiten geholfen und die Lernkurve günstig beeinflußt, ihnen drücke ich meinen Dank aus. Ich bin ebenso Paul
J. Smith dankbar für seine Erlaubnis, die Fotografien eines seiner Patienten zu verwenden.

Eine der hauptsächlichsten Änderungen dieser Auflage betraf
die Illustrationen, die Anzahl der Zeichnungen wurde auf Kosten der Fotografien vergrößert. Diese sind das Ergebnis der
Arbeit von Jan Ramsden, und ich denke, daß sie einen Hauptteil des Wertes, den das Buch vielleicht haben mag, ausmachen.
Um den gewünschten Grad der Genauigkeit zu erzielen, hat er
als Quellenmaterial Operationssiten zugrundegelegt. Er hat für
das aktuelle Problem die unwichtigen Details weggelassen und
die wichtigsten Punkte der darzustellenden Technik hervorgehoben, ohne das künstlerische Element, das die Abbildungen
so angenehm für das Auge macht, dabei aufzugeben.

Glasgow 1989   Ian A. McGregor

VORWORT
ZUR 1. ENGLISCHEN AUFLAGE

Immer häufiger werden plastisch-chirurgische Methoden von Chirurgen angewandt, die keine spezielle Ausbildung in plastischer Chirurgie haben und die eine Anleitung bezüglich der Basistechniken suchen. Spezielle Lehrbücher der plastischen Chirurgie übergehen diese elementaren, grundlegenden Methoden, wohingegen in Chirurgielehrbüchern die Abschnitte über plastische Chirurgie nur die Anwendungsbereiche und die Ergebnisse beschreiben, ohne detailliert auf die Technik im einzelnen einzugehen, so daß sie nicht von praktischem Nutzen sind. Ich hoffe, daß dieses Buch hilft, diese Lücke zu schließen.

Der erste Teil beschreibt die Basistechniken der plastischen Chirurgie im Detail; im zweiten Teil wird ihre Anwendung behandelt in Situationen, welchen sich Chirurgen anderer Spezialgebiete häufiger gegenübersehen. Eine Schwierigkeit im zweiten Teil bestand in der Entscheidung, welche Themen aufgenommen und welche herausgelassen werden sollten. Das entscheidende Kriterium war i. allg., solche Themen und Techniken aufzunehmen, die ein Chirurg in seinem Spezialgebiet vernünftigerweise selbst behandeln will, ohne den Patienten zu einem plastischen Chirurgen überweisen zu müssen.

Das Buch macht nicht den Versuch, alle Methoden der Versorgung und der Rekonstruktion zu beschreiben. Eine Vielzahl von Verfahren in einem Buch dieser Art aufzunehmen, würde lediglich zur Verwirrung führen, so daß ich es vorgezogen habe, statt dessen die Methoden zu beschreiben, die sich nach meiner Erfahrung in der Praxis am besten bewähren.

In der Darstellung der Basistechniken habe ich versucht, die Schwierigkeiten einer jeden Methoden herauszuarbeiten, die Komplikationen aufzuzeigen und wie sie vermieden und behandelt werden können, wenn sie auftreten. Ich habe mich weiter bemüht, die Prinzipien der verschiedenen Methoden so darzustellen, daß ein Verständnis dieser Grundsätze die technischen Details in ein zusammenhängendes rationales Muster bringt und sie nicht lediglich eine bloße Aneinanderreihung von Handlungsanweisungen sind.

Eine schwierige Entscheidung war, ob die Eponyme, die in der plastischen Chirurgie so außerordentlich zahlreich sind, benutzt werden sollen. Eponyme sind ein essentieller Bestandteil

der täglichen chirurgischen Ausdrucksweise und sie erinnern
an Männer, die als Leitfiguren entlang des Weges einer sich
ständig entwickelnden Spezialdisziplin standen. Oft aber haben
sie keine präzise Bedeutung und führen somit zur Verwirrung,
erstens weil sie manchmal verschiedene Bedeutungen in verschiedenen Ländern haben, zweitens weil sie häufig nachlässig
gebraucht werden, so daß manchmal ein Name mit einem Verfahren in Verbindung gebracht wird, das völlig verschieden von
dem ist, was ursprünglich von dem Namensgeber beschrieben
worden war. Der Thiersch-Lappen ist ein Beispiel für diese letz-
te Gruppe, der Begriff wird jetzt gebraucht für ein Transplantat
von völlig anderer Dicke, wie es ursprünglich von Thiersch beschrieben worden ist. Aus diesem Grund habe ich – mit Bedau-
ern – sämtliche Eponyme vermieden.
Literaturhinweise habe ich absichtlich nicht im Text erwähnt.
Stattdessen habe ich einige Publikationen und Monographien
am Ende eines jeden Kapitels nach den Themen geordnet, auf-
geführt, um demjenigen, der einem speziellen Thema weiter
und tiefer nachgehen will, Anhaltspunkte zu geben.
Ich muß meinen Dank vielen, die mir in der Vorbereitung
dieses Buches geholfen haben, ausdrücken. Herrn Prof.
C. F. W. Ilingworth, der mich zum Schreiben des Buches ermu-
tigte. J. S. Taff, der für meine Ausbildung in plastischer Chirurgie verantwortlich war und mir freien Zugang zu den Fotografien für den ersten Teil gab, bin ich zu tiefem Dank verpflichtet.
Ich stehe in der Schuld von D. R. K. Right für seine konstruktive
Kritik am Text und für die Mühen, die er hatte, ihn so verständ-
lich wie möglich zu machen, ohne dabei die Kürze zu opfern.
Den Herren Prof. R. Barns und Dr. J. J. Alfs, die den Text lasen
und Teile kritisch betrachteten, drücke ich meinen Dank aus.
In meinem Buch, das sich hauptsächlich mit chirurgischen
Techniken befaßt, sind Illustrationen das allerwichtigste.
R. Callender fertigte alle Zeichnungen an, und ich kann nur
schwer ausdrücken, mit welcher Hingabe und Sorgfalt er das,
was ich ausdrücken wollte, visuell dargestellt hat. Die Nützlich-
keit des Buches ist in nicht geringem Maße seinen Illustrationen
zu verdanken. Die Fotografien sind das Werk von T. Meikle und
R. McGregor, Abteilung für Plastische Chirurgie am Bal-
lochmyle Hospital und am Royal Infirmary in Glasgow;
R. McLean, Abteilung für Medizinische Illustration, Western
Infirmary; P. Kelly, Abteilung für Fotografie, und E. Towler,
Abteilung für Chirurgie, Glasgow Royal Infirmary. Ich bin für
die sorgfältige Umsicht, mit welcher jede Fotografie aufgenommen worden war, sehr dankbar. Ich bin ebenso F. Thackray zu
Dank verpflichtet für die Erlaubnis, Abbildungen ihrer Instru-
mente zu übernehmen.

Das wiederholte Tippen des Manuskriptes wurde mit Geduld und Humor von Frau A. M. Drummond ausgeführt.
Ich sollte meinen Dank auch an Charles Macmillan und James Parker ausdrücken für Rat und Hilfe, die sie mir ständig gegeben haben.

Glasgow 1960   Ian A. McGregor

GELEITWORT
ZUR 1. ENGLISCHEN AUFLAGE

Die plastische Chirurgie entstand – wie auch andere operative Spezialfächer – durch die Anstrengungen einer kleinen Gruppe von Enthusiasten, die durch Anwendung einer besonders verfeinerten Technik schon bald das Niveau der operativen Kunstfertigkeit in einem eng umgrenzten Betätigungsfeld zu sehr großer Effizienz entwickelten.

Seit dem Krieg wurden die Techniken, die in erster Linie zur Verdeckung von Gesichtsverunstaltungen und zur Korrektur sichtbarer Entstellungen entwickelt worden waren, mit außerordentlich großem Erfolg bei der Versorgung von Wunden im allgemeinen angewandt. Seit dieser Zeit dehnten die plastischen Chirurgen als natürliche Konsequenz ihre Interessengebiete noch weiter aus, besonders auf die Behandlung von Verletzten, auf Handverletzungen und auf Verbrennungen. Dabei hörten sie stillschweigend auf, sich selbst als eine gesonderte Gruppe zu betrachten, eine Gruppe exklusiver Autoritäten auf einem ausgewählten Gebiet; statt dessen wurden sie zu sachkundigen Ratgebern und hilfsbereiten Mitarbeitern auf großen Gebieten der Chirurgie.

Der Verfasser dieses Buchs gehört ganz entschieden zu der letzten Gruppe; er wurde in der Glasgow School of Plastic Surgery ausgebildet und sammelte Erfahrungen durch die verantwortungsvolle Tätigkeit in einer arbeitsreichen traumatologischen Abteilung, wobei sein besonderes Interesse der Handchirurgie gehört. Sein Buch spiegelt diese Interessen und Erfahrungen wider; es wurde nicht für Spezialisten geschaffen, sondern für alle diejenigen, die sich mit der Versorgung von Wunden befassen. Das Buch ist im wesentlichen durch seinen praktischen Ansatz gekennzeichnet, indem es die Wahl von Inzisionen, Nahttechniken, Vermeidung häßlicher Narben, Methoden der Hauttransplantation und ähnliche Themen sowie deren Anwendungen in der Traumatologie, Orthopädie und Allgemeinchirurgie behandelt. Es wird ganz gewiß sehr dankbar angenommen werden.

Glasgow 1960   C. F. W. Illingworth

INHALTSÜBERSICHT

TEIL 1

GRUNDTECHNIK

1 WUNDBEHANDLUNG

Bei guter Hautadaptation und Infektionsfreiheit heilt die Epidermis sehr rasch. Der eigentliche Ausheilungsprozeß, der in der Dermis erfolgt und für das Bild der verbleibenden Narbe von größerer Bedeutung ist, dauert jedoch wesentlich länger. Von der Ausbildung von Fibrin zwischen den beiden Wundrändern als erster Schritt der Heilung bis zur ruhenden, relativ avaskulären Narbe vollzieht sich der Prozeß sehr langsam über mehrere Monate hin.

Im Anfangsstadium ist die Narbe rot und die unmittelbare Umgebung induriert, fast hölzern in der Konsistenz. Allmählich weichen Rötung und Induration, und es verbleibt eine weiche Narbe, die etwas heller als die umgebende Haut ist.

Ausmaß der Rötung und Induration sind ebenso wie die Dauer der Ausreifung sehr unterschiedlich. Das Erscheinungsbild einer Narbe kann sich noch bis zu 1 Jahr verbessern und man sollte den längsten Teil des Ausreifungsprozesses abwarten, bevor man sekundäre Eingriffe in Betracht zieht. Die allmähliche Erweichung ist ein Anzeichen für die Beruhigung der Narbe.

Der Verlauf ist keinesfalls immer der gleiche, sondern das fibrinhaltige Gewebe der Dermis kann stark hypertroph werden, bis zur klinisch erhabenen, geröteten, *hypertrophen Narbe* oder, bei stark ausgeprägter Reaktion, bis zum *Keloid*. Die Bedeutung dieser Erscheinungen verlangt jedoch eine besondere Abhandlung.

Während der Ausreifungsphase nimmt die Zugbelastbarkeit der Narbe langsam zu. Die Nähte entlasten die Narbe bis zu ihrer Entfernung. Wenn sich eine Narbe dehnt, geschieht das während der nächsten paar Wochen. Eine möglichst lange Entlastung der Wunde scheint hier wenig Effekt zu haben.

Naturgemäß ist die Tendenz der Narbe zur Dehnung größer bei Hautverlust und damit verbundener Spannung, aber oft dehnt sie sich auch ohne ersichtliche Spannung, außer der von der natürlichen Hautelastizität ausgehenden.

Trotzdem scheint an vielen Stellen des Körpers die Richtung der Narbe das Ausmaß ihrer Dehnung zu beeinflussen, und die Richtung, die zu minimaler Dehnung führt, findet ihren Niederschlag in den sog. *Fallinien des Narbenverlaufs.* Im Kopf- und Halsbereich liegen diese Fallinien im rechten Winkel zum Zug der mimischen Muskulatur und bilden sich bei Elastizitätsverlust im Alter als Falten aus (Abb. 1.1). In der Nähe von Gelenkbeugen verlaufen diese Linien parallel zu den hier deutlich vorhandenen Hautfalten.

Zwischen den Gelenkbeugen sind die Fallinien für den günstigen Narbenverlauf nicht so klar, und meistens wird hier die Entscheidung zur Inzision mehr von der Notwendigkeit als vom späteren kosmetischen Resultat bestimmt.

Generell sollte eine Inzision möglichst den Hautlinien folgen.

Für den Heilungsprozeß ist abschließend festzustellen, daß er von Fall zu Fall auf sehr unterschiedliche und nicht beeinflußbare Weise ablaufen kann.

Einflüsse, die z. B. außerhalb des Einflusses des Chirurgen liegen, sind das Alter des Patienten, der Ort und oft die Richtung der Wunde oder der Inzision. Im allgemeinen bleiben Narben bei Kindern länger derb und gerötet als beim Erwachsenen, und das Endergebnis ist schlechter, ganz abgesehen von der Neigung kindlicher Narben, zu hypertrophieren oder ein Keloid auszubilden. Dagegen bilden sich bei älteren Menschen mit faltiger Haut die Narben schneller zurück und fallen weniger auf. Narben verhalten sich an den verschiedenen Stellen des Körpers ganz unterschiedlich. Außerhalb des Kopf- und Halsbereichs bleiben Narben trotz sorgfältiger chirurgischer Technik oft auffallend und es kommt selbst bei peinlichst exakt durchgeführter Inzision häufiger zur Verbreiterung. Selbst im Gesicht verhalten sich verschiedene Regionen und Hauttypen unterschiedlich. Großporige, fettige Haut reagiert oft stärker auf Nahtmaterial, und dadurch sind Fadennarben bei diesem Hauttyp häufiger. Das Problem tritt besonders deutlich an der Nase in Richtung Nasenspitze auf, wo die Haut sehr dick sein kann und mit aktiven Talgdrüsen besetzt ist. Im Gegensatz hierzu bilden sich an unbehaarten Partien, wie Lippenrändern, Hand- und Fußsohlen, sehr unauffällige Narben aus.

Das vielleicht beste Beispiel für den Einfluß der Richtung auf das Narbenverhalten gibt der Hals. Während die horizontale Strumektomienarbe meist sehr zart ist, wird eine senkrechte Narbe hier immer sehr unschön. Ähnlich ist das immer entstehende Keloid am oberen Sternalrand ein gutes Beispiel für den Einfluß der Körperregion. Unabhängig von diesen unvermeidbaren Faktoren, die dem Erreichbaren eine Grenze setzen, ergibt bei gegebenen Umständen nur eine exakte chirurgische Technik das beste Resultat, und es soll darauf hingewiesen werden, daß ein einziger Fehler ausreicht, um ein schlechtes Resultat zu erhalten.

Die wichtigsten Faktoren bei der Wundbehandlung sind:

- Plazierung der Narbe,
- Vorbereitung der Wunde,
- Nahttechnik,
- postoperative Versorgung.

Ein weiterer Faktor, der alle chirurgischen Techniken beeinflußt, ist die absolute Notwendigkeit, ein Hämatom zu vermeiden.

Plazierung der Narbe

Wenn der Chirurg über die Plazierung der Narbe zu entscheiden hat, müssen folgende Prinzipien bezüglich Ort und Richtung beachtet werden:

Ausnutzung der natürlichen Linien

Die Narbe soll in der Hautfalte oder parallel zu ihr verlaufen (Abb. 1.1), so daß sie nach der Ausreifung wie eine andere Falte wirkt. Selbst wenn eigentliche Falten noch nicht ausgebildet sind, sollte doch eine Stelle gewählt werden, wo sie später zu erwarten sind. Ihre Richtung kann oft durch bestimmte Gesichtsausdrücke, wie Lachen, Stirnrunzeln oder festes Augenzudrücken, festgestellt werden.

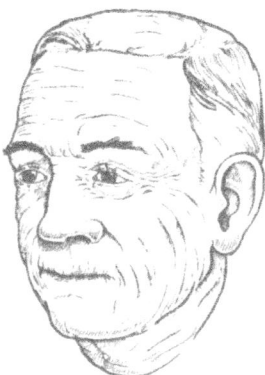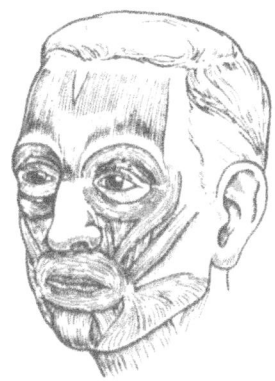

Abb. 1.1. Die Linien der Narbenwahl im Gesicht und am Hals, dargestellt durch das Muster der Falten und ihr Verhältnis zu der Verlaufsrichtung der darunter liegenden Muskulatur

Die generell geeignetsten Falten bilden sich um die Augen und den Mund aus: die nasolabiale Falte, das Muster der Glabellafalten, die seitlichen „Krähenfüße" und die Stirnfalten.

Wie aus Abb. 1.1 ersichtlich, sind das die Gebiete über den am kräftigsten ausgebildeten Gesichtsmuskeln. Wo diese Muskeln geringer vorhanden sind, wie in der Masseterregion, ist das Faltenmuster weniger klar ausgeprägt; am Ohr sowie an der Nasenspitze, wo keine Muskulatur vorhanden ist, fehlt es völlig.

Beim Erwachsenen entsteht oft durch ein Doppelkinn in Verbindung mit zunehmender Schlaffheit der umgebenden Haut ein überlagertes Faltenmuster, welches gelegentlich ebenfalls ausgenutzt werden kann. Solch eine Fältelung als Folge der Schwerkraft bei Erschlaffung der Haut entsteht auch bis zu einem gewissen Grad in anderen Gesichtspartien. So ist das Zickzack der feinen Faltenmuster beim alten Gesicht eine Mischung von solchen Schwerkraftfolgen und mimischen Linien.

Bei der völlig glatten Haut des Kindes kann es oft besonders abseits der Augen- und Mundregion sehr schwierig sein, die beste Nahtlinie auszusuchen.

Am Ohr sind die Konturlinien der Ohrmuschel äußerst brauchbar, sie verbergen die Narben sehr gut. Für die Nasenspitze dagegen gibt es keine brauchbaren Hinweise, um die besten Linien festzulegen.

Wo natürliche Grenzlinien den Betrachter von der Narbe ablenken, sollten diese benutzt werden. Beispiele hierfür sind die Trennungslinien zwischen Nase und Gesicht, besonders um die Basis der Nasenflügel herum, die Ränder der Nasenlöcher, die Grenze zwischen Lippenrot und Haut, die Grenzlinie zwischen Ohrmuschel und Wangenregion und am Unterlid dicht unter den Wimpern. Alle diese Grenzen werden routinemäßig genutzt, um das Auge von der Narbe abzulenken und sie damit unauffälliger zu machen.

Plazierung der Narbe an unauffälliger Stelle

Die bekanntesten Beispiele sind Inzisionen innerhalb der Haargrenze oder in der Augenbraue. Dies sind auch die einzigen Gebiete, wo die Inzision nicht senkrecht zur Hautoberfläche verlaufen muß. Ganz im Gegensatz sollte hier die Inzision parallel zu den Haarfollikeln gemacht werden, um eine haarlose Narbe, wie sie durch Zerstörung der Haarfollikel erzeugt würde, zu vermeiden. Die Augenbraueninzision eignet sich besonders gut zur Entfernung einer Dermoidzyste in der seitlichen Schläfenregion. Die unsichtbare Narbe entschädigt dann für den technisch schwierigeren indirekten Zugang.

Von praktischer Bedeutung ist die Möglichkeit einer späteren Glatzenbildung, die dann eine früher verborgene Narbe am Kopf offenlegt. Deshalb sollte man bei der Wahl einer Inzision im Haarbereich und ihrer genauen Lokalisation das Geschlecht des Patienten und eine eventuelle familiäre Vorbelastung beachten.

Gebrauch der Z-Plastik

Die Z-Plastik ist ein weiteres, sehr wichtiges Hilfsmittel zu den anderen Methoden, um die Narbe möglichst unauffällig zu gestalten. Sie wird während der Narbenausschneidung durch Austausch von Läppchen vorgenommen, die durch 2 zusätzliche seitliche Einschnitte entstehen, jeder in einem variablen Winkel, der aber meistens um 60° beträgt. Der Vorteil dieses Verfahrens besteht in der Richtungsänderung eines Teils der Narbe, welche dann so gelegt werden kann, daß sie in eine Falte oder Haarlinie fällt. Es ist ein sehr präzises Verfahren, das voll verstanden sein will, wenn es richtig angewendet werden soll; es wird auch unabhängig von Gesichtsnarben in anderen Situationen benutzt. In ihren verschiedenen Anwendungsbereichen bleibt die Z-Plastik doch eine Einheit von Theorie und Praxis, so daß es berechtigt ist, sie in Teil 2 speziell abzuhandeln.

Doch kann bereits hier festgehalten werden, daß man sie nicht bei der Erstversorgung von frischen traumatischen Wunden verwenden soll – es sei denn, die Wunde zeigt ungefähr die Eigenschaften einer chirurgischen Inzision und es liegen auch in anderer Beziehung ideale Bedingungen vor.

Selbst dann ist es nur ein Verfahren für den erfahrenen Chirurgen. Es ist besser, diese Möglichkeit für die spätere Narbenkorrektur aufzuheben.

Vorbereitung der Wunde

Wenn z. B. durch ein Trauma eine Wunde bereits vorhanden ist, ist es notwendig zunächst zu überlegen, inwieweit sie die Prinzipien der Narbenplanung durchkreuzt oder wie sie entsprechend abgeändert werden kann, um diesen Richtlinien zu folgen. Oft zeigt sich, daß es zunächst unmöglich oder nicht sinnvoll ist, sie entsprechend abzuändern wegen erhöhter Infektionsgefahr, schlechterer Blutversorgung der Wundränder, Hautschäden usw. Dann sollte das Ziel sein, sie so vorzubereiten, daß sie später entsprechend abgeändert werden kann.

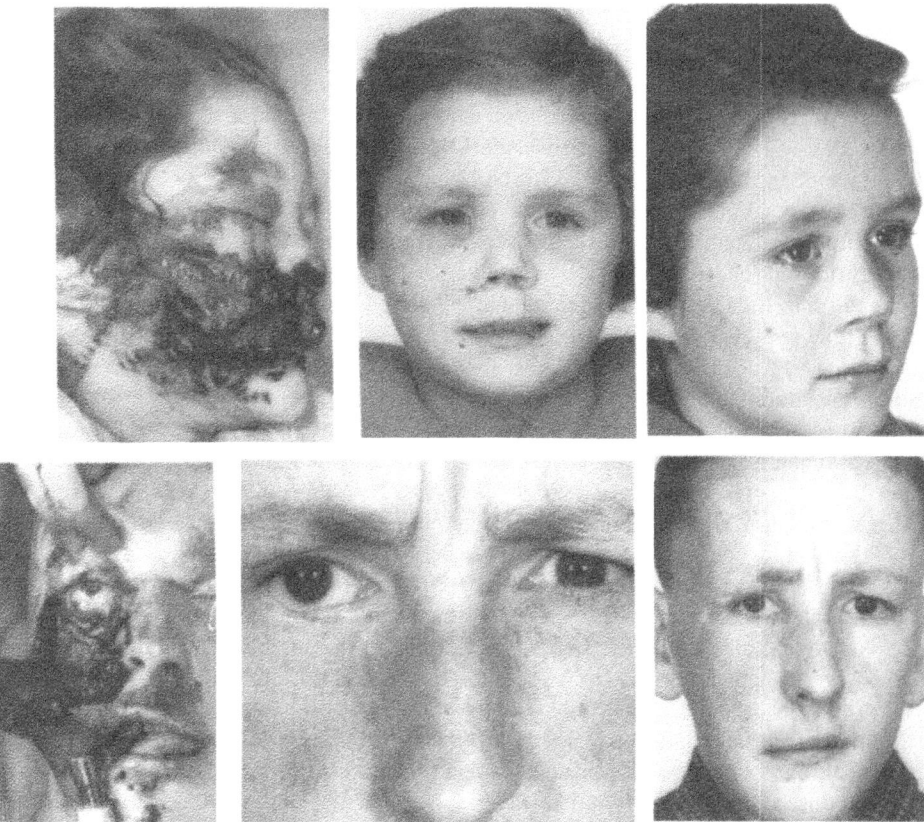

Abb. 1.2. Ergebnis einer konservativen Wundversorgung im Gesicht bei ausgedehnten Weichteil-verletzungen von Augenlidern, Nase und Mundpartie – ohne Hautverlust –, nach Vornahme einer exakten Geweberückverlagerung

Wunden werden je nach Ausmaß der Wundrandschädigung als traumatisierte oder nichttraumatisierte – wie bei einer chirurgisch gesetzten Wunde – mit geringer Randschädigung unterteilt.

Ob die Wunde ausgeschnitten wird oder nicht, hängt vom Ausmaß des zerstörten Gewebes ab. In allen Fällen ist es unabdingbar, jeglichen Schmutz sowie etwaige Fremdkörper, wenn nötig durch Ausschneidung, zu entfernen. Da im Gesicht das kosmetische Resultat besonders wichtig ist, ist die Wundausschneidung schwieriger als andernorts. Es gibt 2 Wege, das Problem anzugehen.

Bei geringer Gewebeschädigung an den Wundrändern kann die Wunde durch Ausschneidung in eine atraumatisierte verwandelt und somit versucht werden, primär ein endgültiges Resultat zu erzielen. Dieses Vorgehen ergibt bei optimalen Vorbedingungen zufriedenstellende Resultate.

Ist das Ergebnis unbefriedigend, kann es immer noch durch eine sekundäre Narbenausschneidung verbessert werden, vorausgesetzt, beim Ersteingriff wurde nicht zu viel Haut ausgeschnitten.

Bei ausgedehnteren Wunden (Abb. 1.2) ist das Vorgehen mehr konservativ; lediglich Schmutz und offensichtlich nichtvitales Gewebe werden entfernt. Unter diesen Umständen akzeptiert man die Notwendigkeit eines nochmaligen chirurgischen Eingriffs, da eine gute Narbe nach der Primärheilung einer solchen Wunde nicht zu erwarten ist. Dieses Vorgehen erhält Gewebe, welches andernfalls entfernt werden würde, später jedoch von Nutzen sein kann.

Konservatives Vorgehen ist immer angezeigt bei der Behandlung von schweren Weichteilverletzungen des Gesichtes, wo es selten möglich ist, durch die primäre Operation eine endgültige Wiederherstellung zu erzielen. Wichtigstes Anliegen ist hier, die einzelnen Strukturen in ihrer anatomischen Lage durch Nähte zu fixieren. Das Geheimnis, eine unregelmäßige Wunde erfolgreich zu nähen, liegt in der Beachtung von Anhaltspunkten an den Wundrändern. Nachdem 2 offensichtlich zusammengehörende Punkte zusammengenäht wurden, legen sich weitere Punkte anatomisch gerecht, so daß, nachdem genügend Fixpunkte verbunden wurden, die Zwischennähte entsprechend plaziert werden können. Die Zeit, die man benötigt, eine ausgefranste Wunde primär akkurat zu versorgen, ist niemals vergeudet. Die Möglichkeit dazu ergibt sich nur einmal, und wenn sie nicht genutzt wird, kann das Resultat katastrophal sein. Selbst wenn es ganz offensichtlich ist, daß eine Z-Plastik später notwendig wird, sollte primär nur selten davon Gebrauch gemacht werden. Zusätzliche Schwierigkeiten ergeben sich, wenn ein Gewebeverlust vorliegt. Zunächst muß alles erhaltene und vitale Gewebe in die ursprüngliche Lage gebracht werden, um den wirklichen Gewebeverlust genau bestimmen zu können.

Während der erfahrene plastische Chirurg es verantworten kann, unter solchen Bedingungen eine endgültige primäre Versorgung durchzuführen, sollte der weniger erfahrene Chirurg doch eher ein Spalthauttransplantat heranziehen, wenn der Defekt durch eine direkte Naht nicht verschlossen werden kann. Bei einem durchgehenden Defekt bis in die Mundhöhle, der ohne Verziehung primär nicht verschlossen werden kann, sollte die Haut an die Schleimhaut genäht werden. Diese vorübergehenden Maßnahmen haben letztlich den Vorteil einer raschen Heilung und geringen Verziehung und ergeben somit gute Vorbedingungen für eine spätere endgültige Wiederherstellung.

Die häufigsten Fehler bei der Wundbehandlung sind:

1. Mangelhaftes Entfernen von Schmutz aus der Wunde, was zu einer später nur sehr schwer oder gar nicht mehr zu beseitigenden Tätowierung führt (Abb. 1.3).
2. Erzeugung einer Narbe mit auffallenden quer verlaufenden Narbenlinien (Abb. 1.4). Aus solchen Wunden würden häufig bessere Narben bei einfacher Granulation, die, falls zu auffallend, durch späteres Ausschneiden verbessert werden können. Das Vorliegen von breiten Fadenlinien gestaltet das Ausschneiden später wesentlich schwieriger.
3. Ungenaue Rückverlagerung der Wundränder in die ursprüngliche Position (Abb. 1.5). Die resultierende Ungenauigkeit ist besonders auffallend, wenn die Lippenränder, Augenlider, Augen oder Nasenflügel nicht exakt adaptiert werden.

Oft ist es besonders wichtig zu entscheiden, ob ein Abschnitt traumatisierten Gewebes erhalten werden kann oder ausgeschnitten werden muß. Entscheidendes

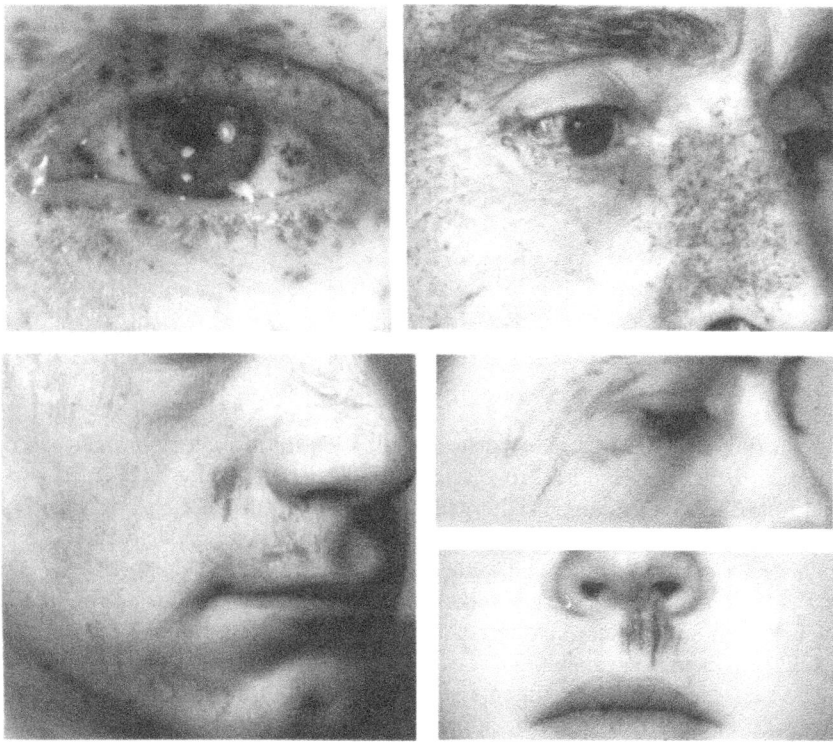

Abb. 1.3. Beispiel einer Schmutztätowierung der Narbe, wo tiefsitzender Schmutz bei der Erstversorgung nicht entfernt wurde. In diesem späten Stadium kann eine solche Verfärbung meist nicht mehr ganz entfernt werden

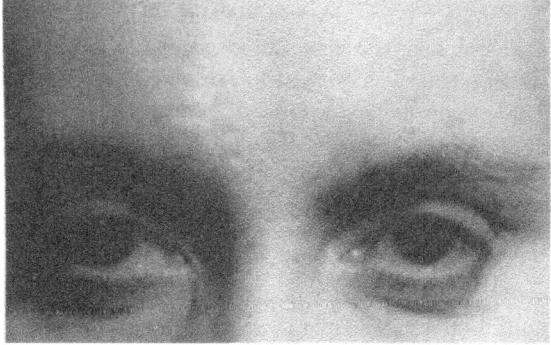

Abb. 1.4. Strickleiterartige Nahtmarkierungen, hervorgerufen durch zu kräftige und zu lange belassene Nähte. Eine solche Narbenbildung kann nur sehr schwer oder gar nicht beseitigt werden

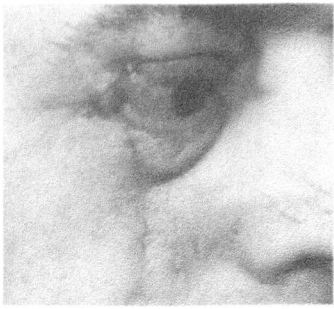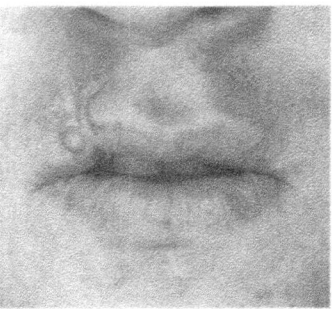

Abb. 1.5. Beispiel von Konturunregelmäßigkeiten an Augenlid und Mund infolge ungenauer Adaptation der Wundränder

Kriterium hierfür ist die Blutversorgung. Die kapilläre Füllung nach Druck und das Vorliegen von Hautblutungen sind beides Zeichen einer vorhandenen Zirkulation. Bei bestehender Unsicherheit kann die Anatomie der Region zusammen mit der Größe und Art des Lappens die Entscheidung erleichtern (Abb. 1.6).

Die Schwierigkeit ergibt sich besonders im Gesicht und Schädelbereich, wo auch minderdurchblutetes Gewebe eher überlebt. Aus diesem Grunde sollte hier Zurückhaltung bei der Ausschneidung geübt werden. Im Bereich der Kopfhaut sollte ein Lappen mit auch nur der geringsten Verbindung erhalten werden.

Die Gefäßversorgung im allgemeinen und damit die Lebensfähigkeit des Gewebes ist von größter Bedeutung auf allen Gebieten der plastischen Chirurgie, und deshalb muß die Hautfärbung häufig und genau beobachtet werden. Aus diesem Grunde dürfen Lösungen für die Hautdesinfektion die Hautfarbe nicht verändern.

Merfen und Jod – in anderen Situationen geeignet – sollten nicht verwendet werden; zufriedenstellende Präparate sind Cetrimoniumbromid und Chlorhexidin (Hibitane). Um eine optimale Narbe zu erreichen, sollten die Wundränder vertikal sein, und deshalb sollte auch eine chirurgische Inzision senkrecht verlaufen. Eine genaue Naht wird auch erleichtert, wenn die beiden Wundränder gleich dick sind. Wenn die Wunde ohne Spannung genäht werden kann, besteht die Wundvorbereitung nur in einer 3–6 mm breiten Randunterminierung, um eine gewisse *Eversion* der Ränder zu erreichen. Größere Spannung kann durch weitere Unterminierung oder eine Z-Plastik verringert oder beseitigt werden.

Unterminierung (Abb. 1.7). Dieses Vorgehen erlaubt eine gewisse Verschiebung der Haut. Hierbei ist jedoch die Ebene von großer Bedeutung, die wiederum von Durchblutung und Lage wichtiger Nerven abhängt. Im Gesicht befindet sich die richtige Schicht gerade unterhalb der Dermis, denn jede Unterminierung muß oberhalb der Verzweigung des N. facialis liegen. Die Blutversorgung der Gesichtshaut ist sehr gut, so daß eine Nekrose selbst bei so oberflächlicher Unterminierung kaum zu befürchten ist. An der Kopfhaut wählt man eine Schicht zwischen Galea aponeurotica und Periost. Die Gefäßanatomie der Kopfhaut ist so angelegt, daß selbst ausgedehntes Unterminieren gefahrlos vorgenommen werden kann. Multi-

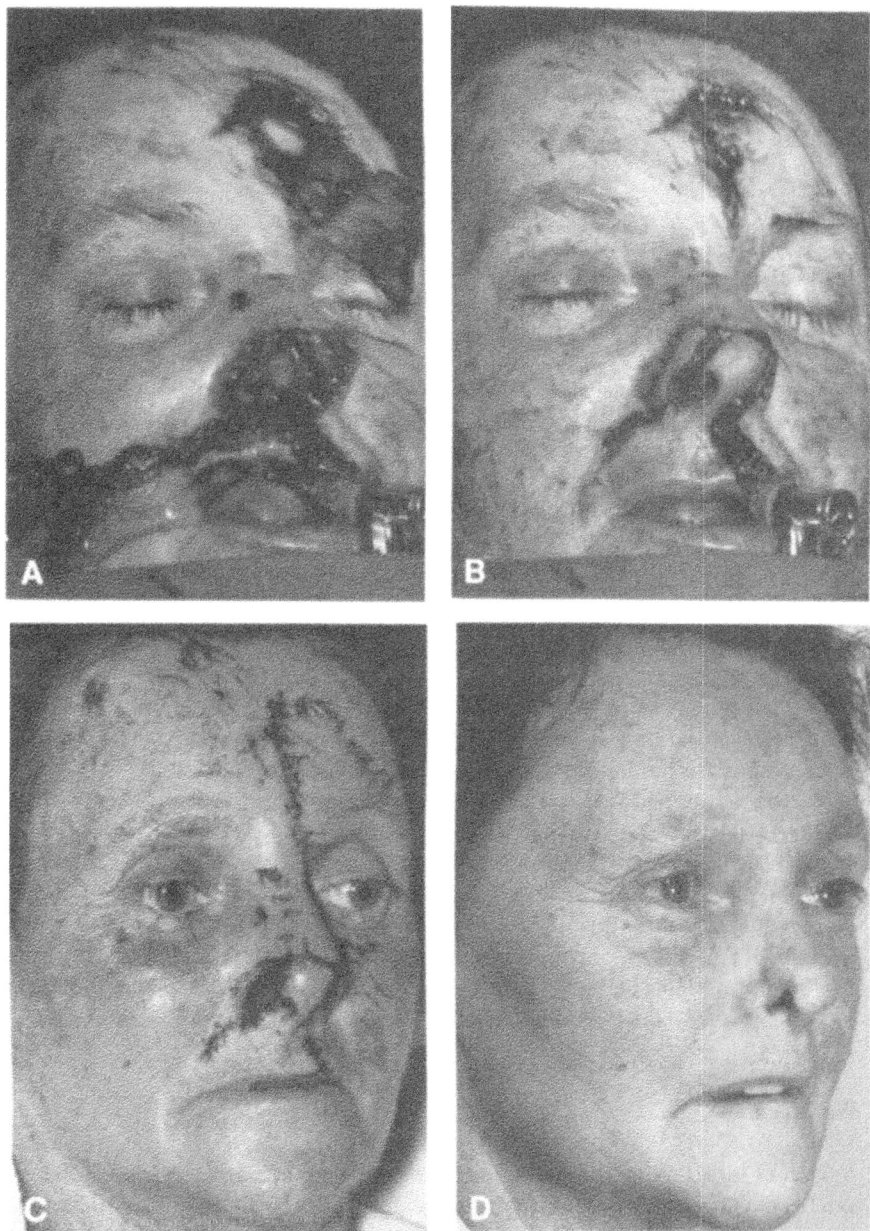

Abb. 1.6 A–D. Beispiele eines eingeheilten und nichteingeheilten Lappens bei konservativ behandelten Gesichtsverletzungen. **A, B** Ausmaß der Verletzung vor Zurücknähen der Lappen; **C** Einheilung und Nekrose des Lappens; **D** Spätergebnis vor der Rekonstruktion des Nasenflügels

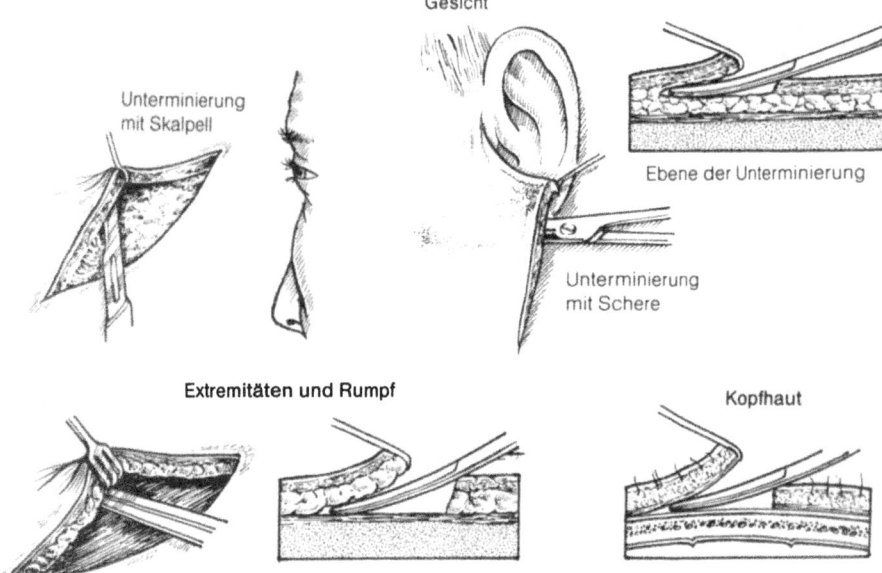

Abb. 1.7. Methode und Schichtwahl bei der Wundrandunterminierung im Gesicht, an Extremitäten, am Rumpf sowie am Schädeldach

ple Entlastungsschnitte in der Galea erlauben einen gewissen Längengewinn, der nach unserer Erfahrung aber praktisch gleich Null ist.

An Extremitäten und Stamm ist es bei größeren Unterminierungen sicherer, diese zwischen Subkutis und Muskelfaszie vorzunehmen.

Das Ausmaß der Wundrandunterminierung variiert bei den einzelnen Chirurgen sehr stark. Es ist jedoch wichtig, seine Grenzen und die Gefahren zu beachten, wenn Hautschäden vorliegen, insbesondere Abscherverletzungen (Décollement). Wenn mehr als nur eine geringfügige Verschiebung zum Erzielen eines Wundverschlusses notwendig ist, ist es wahrscheinlich günstiger, statt dessen die Deckung mit einem Transplantat vorzunehmen.

Nahttechnik

Will der Chirurg die Narbe so unauffällig wie möglich machen, muß die Nahttechnik besonders ausgefeilt sein. Das instrumentelle Knoten der Nähte ist zu bevorzugen (Abb. 1.8), denn die kleinen Nadeln und das feine Nahtmaterial machen das Knoten von Hand ungeschickt und schwierig. Beim Instrumentenknoten kann – auch bei geringerer Übung – die Spannung reguliert und die Positionierung des Knotens feiner, exakter und schneller bewerkstelligt werden.

Je mehr ein Wundrand traumatisiert wird, desto schlechter wird das kosmetische Ergebnis sein, so daß die Instrumente zum Halten der Wundränder atraumatisch sein müssen. Der Einzinkerhaken ist das am wenigsten traumatisierende Instru-

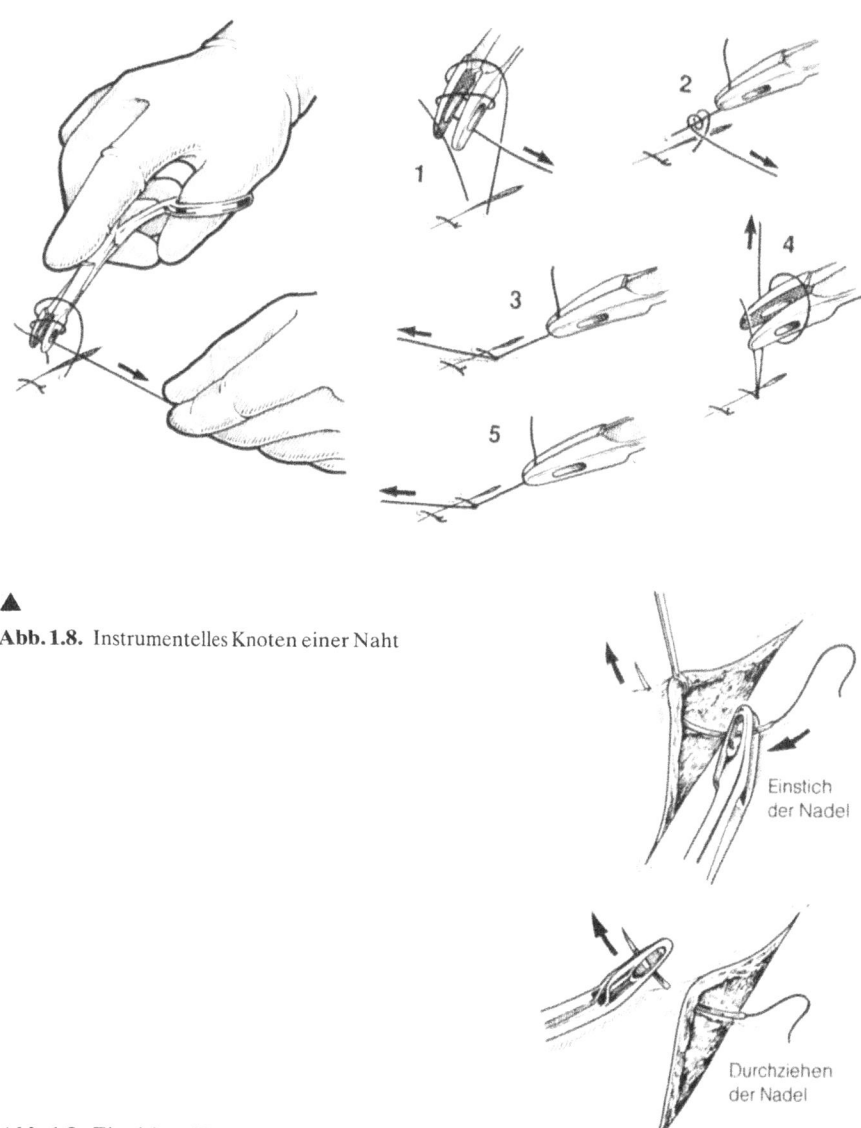

▲

Abb. 1.8. Instrumentelles Knoten einer Naht

Einstich
der Nadel

Durchziehen
der Nadel

Abb. 1.9. Einstich und Durchziehen einer Nadel
folgen dem Verlauf der Nadelkrümmung

ment, obgleich seine Anwendung, die unten beschrieben wird, der Schnelligkeit der Naht entgegensteht. Deshalb werden dafür häufiger Pinzetten benutzt; der persönlichen Vorliebe wird die Wahl zwischen gezahnten und nichtgezahnten Pinzetten überlassen sein, beide sollten jedoch im Hinblick auf das Trauma, das sie setzen, vorsichtig benutzt werden.

Das Ziel ist, eine absolut genau adaptierte Wunde atraumatisch zu erreichen; die Technik und die Naht sind lediglich Mittel zu diesem Zweck. Man sollte sich angewöhnen, die Naht gleich beim ersten Mal genau zu plazieren; der zweite Versuch ist häufig schlechter als der erste und endet in einem ausgefransten Wundrand mit einer schlechten Narbe.

Die gekrümmte Nadel bewegt sich am besten auf einem Kreis. Deshalb muß das Handgelenk in einer lockeren Position gehalten werden, so daß es frei beweglich ist für das Einführen und Durchziehen der Nadel auf ihrer Kreislinie (Abb. 1.9). Eine gewisse Zeit nach der Wundnaht besteht eine Tendenz zur leichten Ödembildung. Obgleich diese durch einen Druckverband vermindert werden kann, sollte die Schwellung beim Knüpfen der Naht mitbedacht werden. Wenn die Naht zu eng ist, führt sie mit Sicherheit zum Einschneiden mit dem Resultat einer Einkerbung. Die korrekte Nahtspannung ist so vorzunehmen, daß das Abblassen der genähten Haut gerade vermieden wird. Nähte können einzeln oder fortlaufend angelegt werden. Ist das wichtigste Ziel das kosmetische Ergebnis, so ist die Einzelnaht besser, aber bei anderen Voraussetzungen ist die fortlaufende Naht oft die geeignetere.

Einzelnaht

Die gebräuchlichste ist die Schlingennaht (Abb. 1.10), bestehend aus einer einfachen Schlinge, die entweder auf der einen oder anderen Seite der Wunde geknotet wird. Hierdurch werden die Wundränder genau aneinander gelegt, ohne daß sie sich überlappen. Ein geringes Ausstülpen der Wundränder hilft bei der genauen Adaptation und vermeidet das Einrollen der Wundränder. Eingeschlagene Wundränder heilen langsamer und geben eine schlechtere Narbe. Ferner gibt eine eingezogene Narbe eine auffallende Schattenbildung. Diese entsteht auch, wenn nicht genau Stoß auf Stoß adaptiert wurde. Um ein bestimmtes Ausstülpen zu erreichen, muß oft 3–6 mm unterminiert werden.

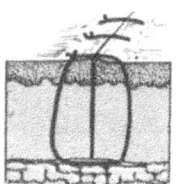

Gleichgroßer Biß führt
zur „groben Adaptierung"

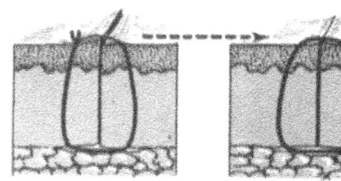

Plazierung des Knotens führt
zur „Feinadaptierung"

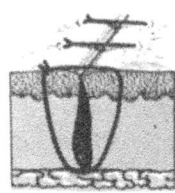

Zu flacher Biß
führt zum Einrollen
und Totraum

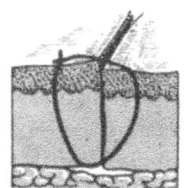

Ungleichmäßiger Biß führt
zu schlechter Adaptierung
der Wundränder

Abb. 1.10. Die einfache Schlingennaht

Die Naht sollte zumindest durch die ganze Dermis gehen, bei gleich großem Abstand von den Wundrändern (Biß der Nadel). Der gleichmäßige Nadelbiß führt zur sog. groben Adaptation, wodurch die Höhe der Wundränder bestimmt wird. Öfter steht jedoch ein Wundrand gegenüber der Gegenseite etwas vor. Dies kann durch Plazierung des Knotens auf diese Seite etwas ausgeglichen werden. Jede Naht hat somit eine besonders günstige Seite für den Knoten. Diese Ausrichtung wird als Feinadaptation bezeichnet. Wird beim Durchstechen der Nadel in der Tiefe etwas mehr Dermis oder Fettgewebe gefaßt, kommt es zu einer guten Adaptation mit leichtem Aufwerfen der Wundränder. Wenn eine gebogene Nadel benutzt wird, werden die Wundränder angehoben und die Nadel so gerichtet, daß sie beim Durchstechen einen Kreis beschreibt (Abb. 1.11). Dieses Anheben wird am atraumatischsten mit einem Wundhaken gemacht. Es ist generell leichter, von der beweglichen zur fixierten Seite zu stechen. Der Daumen kann ebenfalls zur Ausstülpung des Wundrandes beim Nadeleinstich benutzt werden (Abb. 1.12). Wo die Haut sehr dünn und schlecht unterstützt oder sehr verschieblich auf der Unterlage ist, z. B. am Augenlid, ist es besonders schwierig, ein Einrollen zu vermeiden. Hier

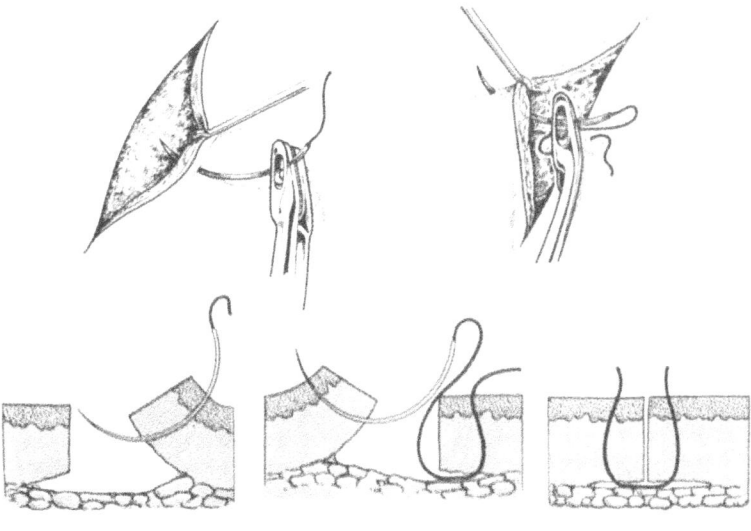

▲
Abb. 1.11. Evertieren des Wundrands mit einem Hauthäkchen vor Einstich der Nadel; Weg der gebogenen Nadel in der Haut

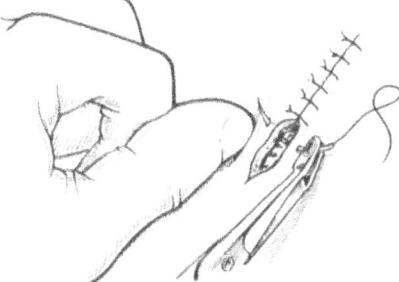

Abb. 1.12. Benutzung des Daumens zum Evertieren der Haut beim Legen einer Naht

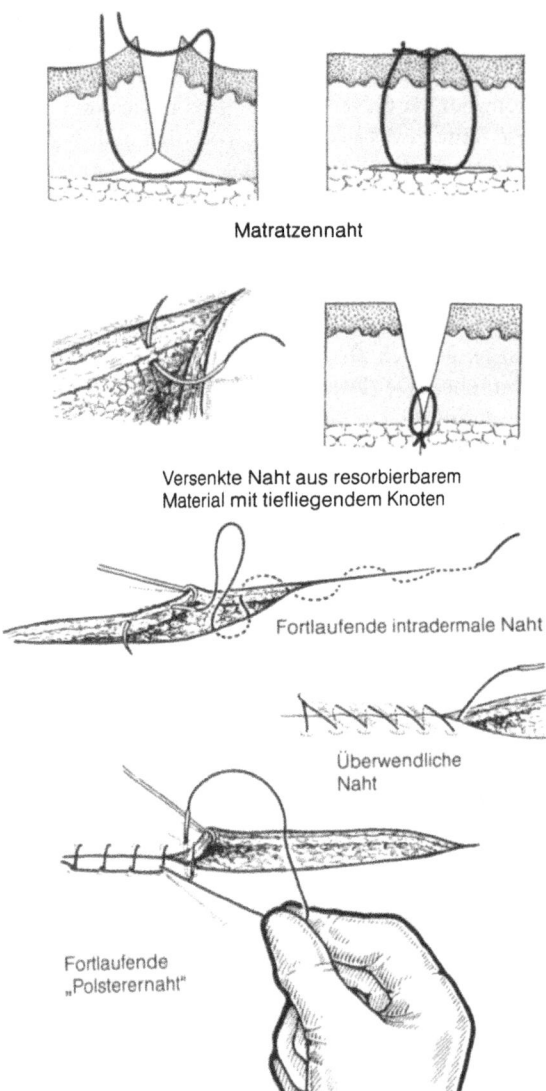

Matratzennaht

Versenkte Naht aus resorbierbarem
Material mit tiefliegendem Knoten

Fortlaufende intradermale Naht

Überwendliche
Naht

Fortlaufende
„Polsterernaht"

Abb. 1.13. Gewöhnlich benutzte
Hautnahttypen

ist die senkrechte Matratzennaht oft die beste Lösung (Abb. 1.13). Diese Naht hinterläßt keine größeren Stichmarken als andere, wenn die Fäden nicht zu fest angezogen und früh gezogen werden. Wird der oberflächliche Biß sehr knapp gewählt, wird das Einrollen korrigiert.

Wenn keine Spannung auf der Wunde liegt, ist die alte Knopfnaht allein ausreichend. Bei Spannung sind weitere Maßnahmen beschrieben, die ebenfalls ein frühes Ziehen der Fäden ohne Wunddehiszenz zulassen. Es sind dies versenkte Nähte mit resorbierbarem Material oder eine intradermal fortlaufende Naht.

Versenkte resorbierbare Fäden (Abb. 1.13). Diese Fäden werden angewendet mit dem Ziel, die Spannung aufzunehmen, nachdem die Hautnähte frühzeitig entfernt worden sind. Ihre Fähigkeit, eine Wunddehiszenz zu vermeiden, ist jedoch recht zweifelhaft, das Resultat meist so schlecht oder so gut, als wenn sie nicht angewendet worden wären. Ihr Hauptvorteil ist wahrscheinlich die Verringerung des Totraums und damit die Vermeidung eines Hämatoms.

Fortlaufende intradermale Naht. Diese Naht hat den Vorteil, daß sie 10–12 Tage belassen werden kann, ohne Quernarben zu hinterlassen. Obwohl sie alleine angewendet werden kann, ist doch festzustellen, daß eine wirklich exakte Wundrandadaptation nur in Verbindung mit einigen Einzelknopfnähten erreicht wird. Ihre Aufgabe ist dann lediglich, Spannung von der Einzelnaht zu nehmen. Vorzugsweise sollte monofiles Nylon für sie benutzt werden. Obwohl diese Methoden oft angewendet und in Lehrbüchern empfohlen werden, ist ihr Vorteil doch begrenzt.

Fortlaufende Naht

Die vorteilhaftesten fortlaufenden Nähte sind die Polsterernaht und die überwendliche Naht. Die Polsterernaht hat den Vorteil, die Wunde nicht zusammenzuziehen, und eine doppelte Umschlagung bei jedem Stich verwandelt sie in eine fixierte Naht. Die überwendlich fortlaufende Naht neigt dazu, die Wunde zusammenzuraffen. Natürlich können solche Nähte nicht so exakt gelegt werden wie Einzelnähte, aber überall, wo eine makellose Naht nicht wesentlich ist, spart sie Zeit. Es wird manchmal behauptet, daß eine fortlaufende Naht zu einer Abschnürung der Wundränder führt. Aber dies trifft nur bei übermäßigem Anziehen zu und ist kein grundsätzlicher Fehler dieser Methode.

Verteilung der Spannung an den Wundrändern

Wenn sich die Wundränder verwerfen und es schwierig wird, die Spannung gleichmäßig auf beiden Seiten durch die Naht zu verteilen, hilft es oft, wenn man die Wunde mit 2 Haken anspannt, so daß einige Situationsnähte genau gelegt werden können, bevor dann nur die übrige Haut genäht wird. Wenn eine Verwerfung zu erwarten ist, wie z. B. bei einer gekrümmten Inzision, hilft es, vorher entsprechende Punkte (Abb. 1.14) beiderseits mit Bonney-Blau (Gentianaviolett, 10 g; Brillantgrün, 10 g; 95 %iger Alkohol, 950 ml; mit Wasser auf 2000 ml auffüllen – Pig. Tinctorium, BPC) zu markieren, bevor der Schnitt gemacht wird.

Die Dreieckennaht (Abb. 1.15)

Wo ein dreieckiger Lappen eingelegt werden muß, ist es oft schwierig, die Spitze des Lappens genau einzunähen, da viele Einzelnähte durch die ganze Hautdicke an der Spitze leicht zu Ischämie und folgender Nekrose führen können. Die Drei-

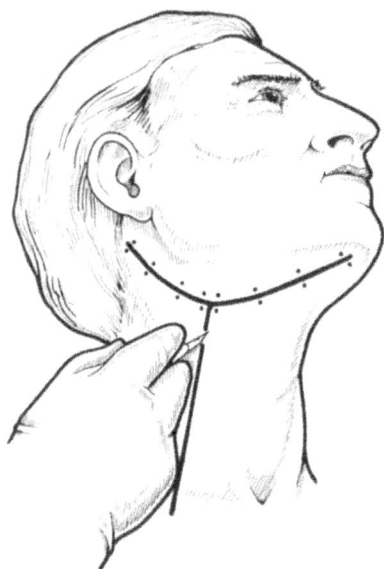

Abb. 1.14. Markierung gegenüberliegender Punkte mit Hilfe von Bonney-Blau vor Legen des Hautschnittes, um beim Wundverschluß die Paßgenauigkeit korrespondierender Punkte zu erreichen

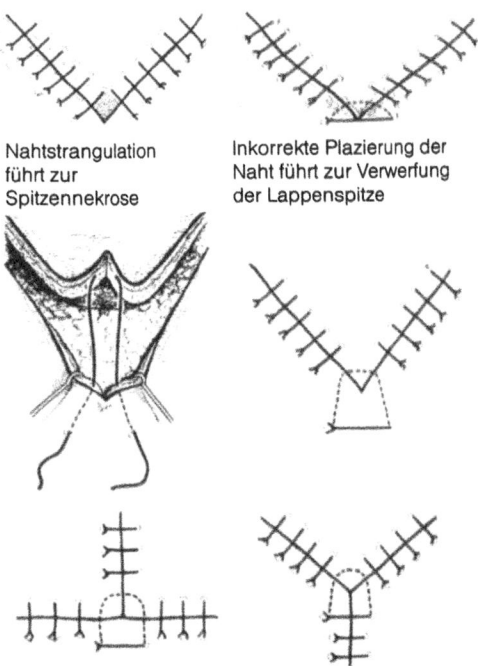

Nahtstrangulation
führt zur
Spitzennekrose

Inkorrekte Plazierung der
Naht führt zur Verwerfung
der Lappenspitze

Methode und Anwendung der Dreieckennaht

Abb. 1.15. Dreieckennaht

eckennaht hilft hierbei, eine Nekrose zu vermeiden und die Spitze dennoch exakt
zu adaptieren.

Wie oft beschrieben, schiebt sie leicht die Lappenspitze zusammen. Deshalb wird
eine kleine Variation empfohlen, die theoretisch fundiert und in der Praxis so
effektiv ist, daß sie die Spitze fixiert, ohne sie zusammenzudrücken.

Die wichtigen Punkte bei der Nahtführung sind:

1. Man muß sich versichern, daß die Naht beim Ein- und Ausstich an den Wundrändern die gleiche Höhe hat, wie beim Durchstich durch die Spitze des Drei-
   ecklappens.
2. Der Ausstich am Wundrand muß weit genug von der Lappenspitze entfernt
   liegen.

Dieses Prinzip der Dreieckennaht kann auch angewendet werden, wenn 2 Lap-
penecken an einer dritten Wundkante angenäht werden müssen.

Länge der Narbe und das „dog-ear"

Wenn eine ovale oder runde Läsion ausgeschnitten und der Defekt durch direkte
Naht verschlossen wird, so ist die resultierende Narbe immer länger als die ursprüngliche Läsion, eine Tatsache, über die man den Patienten vorher aufklären
sollte. Hierfür gibt es 2 Gründe:

1. Wenn die gebogenen Linien der Ellipse oder des Kreises, welche von einer Exzision herrühren, in eine gerade Linie zusammengebracht werden, verlängert dies
   die Narbe.
2. Wenn eine elliptische Exzision verschlossen wird, ergibt sich unvermeidlich an
   beiden Enden ein „dog-ear", und die Beseitigung verlängert die Narbe zusätzlich.

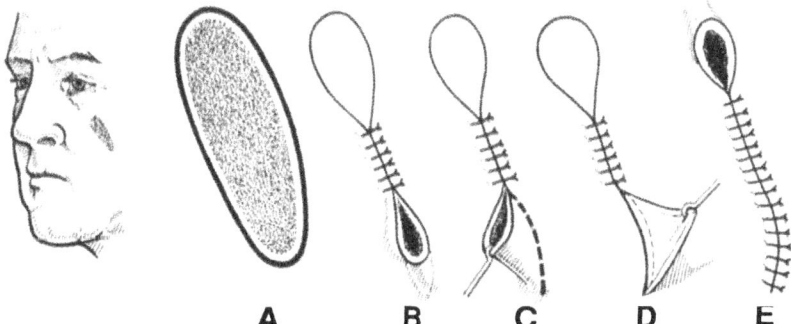

Abb. 1.16 A–E. Beseitigung eines „dog-ear". Nach Exzision des betroffenen Bezirks (**A**), wird der
Hautdefekt vernäht (**B**), bis das „dog-ear" auftritt. Das „dog-ear" wird mit einem Hauthäkchen
angespannt und die Haut entlang der Basis inzidiert (**C**). Überschüssige Haut wird genau dargestellt und entfernt (**D**); dann erfolgt der endgültige Hautverschluß (**E**)

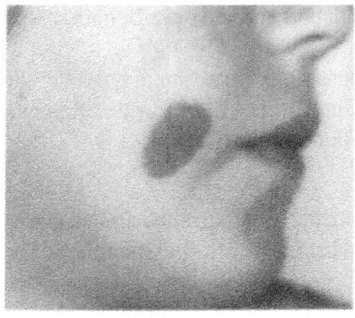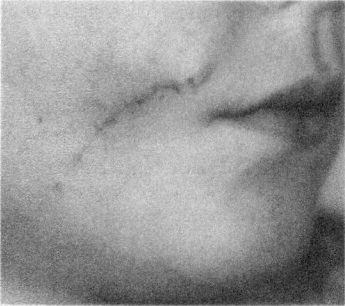

Abb. 1.17. Ergebnis nach unterlassener Exzision eines „dog-ear"

Bei der Beseitigung eines „dog-ear" (Abb. 1.16) soll die Wunde so weit zugenäht werden, bis die Wundränder verstärkt heraustreten. Wird der Wundrand durch einen Haken hochgezogen, so zeigt sich die volle Größe des „dog-ear". Das vorspringende Gewebe wird dann an einer Seite an der Basis abgetrennt. Der resultierende Lappen wird dann über die Wunde geschlagen, so daß der Hautüberschuß genau ersichtlich ist und abgetragen werden kann. Die resultierende Linie ist ein wenig gebogen und ihre Richtung, die von der Seite der ersten Umschneidung des „dog-ear" beeinflußt wird, kann entsprechend den anatomischen oder ästhetischen Erfordernissen gewählt werden.

Wird ein „dog-ear" nicht abgetragen, kommt es zu unschönen Erhebungen (Abb. 1.17), die zwar im Laufe der Zeit abflachen, jedoch ein vielleicht sonst schönes Resultat verschlechtern.

Hämatome

Wann immer eine Wunde als Folge einer Inzision, Zerreißung, Lappenverschiebung usw. genäht werden muß, gibt es einen wichtigen Faktor für Komplikationen und schlechte Resultate, selbst wenn der Eingriff gut geplant und ordentlich ausgeführt wurde – es kann zu einem Hämatom kommen.

Ein Hämatom ist verheerend in verschiedener Hinsicht:

1. Es verstärkt die allgemeine Wundspannung und wirkt wie ein Fremdkörper, der entweder abgesaugt oder organisiert werden muß, häufig unter Ausbildung einer starken Fibrose und Vermehrung des Narbengewebes.
2. Es ergibt einen idealen Nährboden für Bakterien und verwandelt sich leicht in einen Abszeß.
3. Bei einer Lappenverlagerung verhindert es den schnellen vaskulären Anschluß mit dem Wundgrund, was ein wichtiger Vorgang bei einem solchen Eingriff ist. Dieser Vorgang spielt auch bei der Hauttransplantation eine wichtige Rolle; aber der Verlust des Transplantats durch diese Ursache wird später genau beschrieben. Es ist allgemein bekannt, daß in einer Wunde mit guter Blutversorgung, und hier besonders bei Kontamination mit Keimen, eine Infektion immer

auf ein Hämatom zurückzuführen ist. Es ist in der Tat erstaunlich, wie stark eine Wunde infiziert sein kann, ohne daß sich eine klinisch manifeste Infektion ausbildet, wenn kein Hämatom vorhanden ist.

Selbst bei größter Sorgfalt ist ein Hämatom nicht immer vollständig zu vermeiden, so daß sich dann die Frage der Behandlung ergibt. Die natürliche Reaktion ist, ein Hämatom sofort, nachdem es bemerkt wurde, auszuräumen. Aber obwohl die frühzeitige Ausräumung vorteilhaft ist, kann die ursprüngliche Blutung erneut beginnen. Zusätzlich muß die Naht hier so weit geöffnet werden, um ein Auspressen der Blutkoagel zu ermöglichen, was unglücklicherweise häufig zu zusätzlicher Wunddehiszenz führt. Eine brauchbare Alternative ist, die natürliche Verflüssigung, die meist in den ersten 10 Tagen einsetzt, abzuwarten und die Absaugung dann durch eine Punktionskanüle vorzunehmen. Zu diesem Zeitpunkt besteht nicht die Gefahr einer erneuten Blutung und Ausbildung der gleichen Situation. Das Problem in der Zwischenzeit liegt in der erhöhten Infektionsgefahr. Deshalb haben Antibiotika eine berechtigte, wenn auch begrenzte Anwendung. Liegt bereits eine Infektion vor, muß eine Entlastung durch Entfernung der Fäden oder sogar Inzision und Drainage durchgeführt werden, obwohl auch eine spontane Entleerung eintreten kann. Bei einer schwachen Infektion kann auch eine Aspiration möglich sein, wenn die Blutkoagel und der Eiter sich entsprechend verflüssigt haben. Generell ist es eine Situation, bei der die Verhütung besser ist als eine Behandlung und deshalb muß alles getan werden, um diesen Fall zu verhindern, wie sorgfältige Blutstillung, Vermeidung von Totraum, entsprechender Einsatz von Druckverbänden und die Verwendung von Drainagen mit und ohne Vakuum, wenn ein Hämatom nicht sicher vermieden werden kann.

Dies alles hilft, unliebsame Spätfolgen, wie verzögerte Wundheilung und Bildung von vermehrtem Narbengewebe, zu verhindern.

Postoperative Behandlung

Ziele einer guten postoperativen Behandlung sind die Verhütung von Hämatomen, Ruhigstellung für die Heilung und die Vermeidung von Fadennarben (Nahtmarken). Praktisch wird dies erreicht durch den Verband, sorgfältiges Fadenentfernen und Unterstützung der Wunde.

Der Verband

Bei einer ausgedehnten Unterminierung der Wundränder ist es trotz genauester Blutstillung nicht immer möglich, ein Hämatom zu vermeiden, es sei denn, zusätzliche Vorkehrungen werden getroffen. Früher wurde hierzu gewöhnlich der Druckverband mit oder ohne Drainage angewendet. Dieser Druckverband bietet neben der Verhütung eines Hämatoms auch die Ruhigstellung und Schienung, die beste Voraussetzungen für eine rasche und komplikationslose Heilung sind.

In jüngster Zeit wurde der Druckverband durch die Saugdrainage bei der Hämatomverhütung ersetzt. Sie kann oft bei offenliegenden Wunden angewendet werden, was unter gewissen Umständen als Vorteil angesehen wird. Gelegentlich kann man beide vorteilhaft kombinieren: die Saugdrainage wird entfernt, wenn die Sekretion stoppt, während der Druckverband so lange verbleibt, bis die Fäden gezogen werden.

Im Gesicht, wo besonders in der Mundgegend nur gering unterminiert wird, ist eine offene Wundbehandlung üblich. Es ist dann wichtig, die Nahtlinie trocken und frei von Blutkoageln zu halten, bis der Fibrinfilm auf der Wunde fest und trocken ist.

Das weite Maschennetz einer einfachen Lage von Fettgaze erlaubt den Durchtritt jeglicher Sekretion und macht diese in Verbindung mit Vaseline zu einer idealen Abdeckung direkt auf der Wunde, da sie eine Verbandsabnahme ohne Traumatisierung durch Festkleben ermöglicht. Über die Fettgaze werden Gazekompressen und Mull mit einer elastischen Binde fixiert, was einen kissenartigen Druck und Immobilisierung in ausreichendem Maße ergibt. Den Gegebenheiten entsprechend wird die elastische Binde durch Elastoplast ersetzt, welches besser haftet, wenn man vorher die Haut mit Mastix bestreicht. Ein alternativer Verband, direkt auf der Wunde, ist das sog. Mikroporhautpflaster. Besonders direkt auf der Wunde besitzt es sehr wertvolle Eigenschaften. Es mazeriert die Haut nicht, unterstützt die Wunde ausreichend und kann doch sehr leicht abgezogen werden, ohne daß es an Fäden oder Haaren festklebt. Abgesehen von diesem Anwendungsbereich kann das Mikroporpflaster gelegentlich dazu verwendet werden, Wundränder zu adaptieren, so daß man gänzlich auf Fäden verzichten kann. Dies ist ein besonderer Gewinn bei Kleinkindern.

Wenn das Pflaster direkt auf die Wunde appliziert wird, führt es durch die Klebeeigenschaft zu einer Einebnung der Wundränder, was bei den oft etwas hochstehenden Lappenspitzen besonders vorteilhaft ist.

Wenn keine Unterminierung durchgeführt wurde, können solche Pflaster als alleiniger Verband angewendet werden, ohne zusätzlich einen Druckverband anzulegen.

Fadenentfernung

Es ist normalerweise üblich, daß man für bestimmte Gebiete und Umstände festgelegte Zeiten bis zur Fadenentfernung bestimmt, was jedoch eine völlig falsche Einstellung zu diesem Problem ist. Die klinische Erfahrung wird dem Chirurgen schnell zeigen, wann die Fäden sicher entfernt werden können. Natürlich sollten die Fäden prinzipiell so früh wie möglich entfernt werden, was aber von so vielen Faktoren, wie Grad der Spannung, Region, Wundheilungsverlauf usw. abhängt, so daß es unmöglich ist, feste Regeln aufzustellen. Man muß sich beim Entfernen der Fäden darüber klar sein, daß die Zugbelastbarkeit der Wunde gering ist und es bei geringster Belastung leicht zur Wunddehiszenz kommt. Wo es auf größte Genauigkeit ankommt, sind die Fäden meist besonders fein. Deshalb sollte vor Beginn des Fädenentfernens für gutes Licht, feine, scharfe Scheren, die an den Spitzen schneiden, und für feine anatomische Pinzetten, die gut fassen, gesorgt werden. Mit diesen Voraussetzungen ist das Fadenziehen nicht viel anders als beim Entfernen von

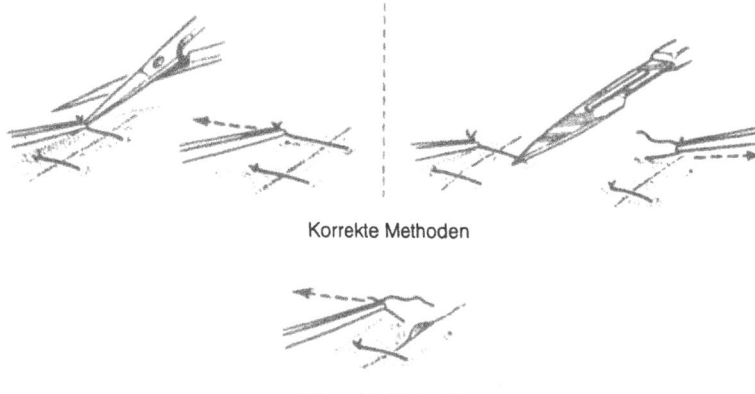

Korrekte Methoden

Inkorrekte Methode

Abb. 1.18. Technik des Fadenziehens, dargestellt unter Verwendung einer Irisschere und eines 11er Skalpells. Korrekt wird die Naht durch Zug in Richtung zur Wunde entfernt; die nicht korrekte Entfernung, wobei der Faden von der Wunde weggezogen wird, verursacht eine zusätzliche Spannung und kann sogar zum Aufreißen der Wunde führen

normalen dickeren Fäden, außer daß es mit sehr viel Feingefühl und vorsichtig durchgeführt werden muß und der durchschnittene Faden immer in Richtung zur Wunde herausgezogen werden muß. Scheren sind natürlich nicht immer scharf und schneiden oft nicht bis zur Spitze, so daß sich als Alternative die Spitze eines entsprechend geeigneten Skalpells anbietet (Abb. 1.18). In schwierigen Situationen wird die extrem scharfe und feine Spitze die Fäden mit geringerer Beeinträchtigung der Wunde durchtrennen, als es eine Schere vermag. Bei der Entfernung der Fäden sollte der Chirurg wie bei der Naht seine Ellenbogen abstützen und nur aus dem Handgelenk und den Fingern arbeiten, um die Bewegung ohne Zittern auszuführen. Ebenso sollte der Patient eine bequeme Stellung einnehmen, damit die Naht absolut ruhig liegt.

Nachfolgende Unterstützung der Wunde

Wie bereits früher dargelegt, beraubt man die Wunde durch frühzeitiges Fadenziehen jeglicher Unterstützung, so daß durch eine plötzliche, nicht richtig eingeschätzte Belastung die Wunde aufgehen kann. Aus diesem Grunde wird die Wunde am besten nach Entfernung der Fäden für eine weitere Woche geschützt, wofür die Mikroporpflaster besonders geeignet sind. Es ist selten durchführbar, die Wunde noch länger zu schützen, und Versuche, die spätere Narbenverbreiterung durch länger belassenen Wundverband zu verhindern, haben wenig gebracht.

Gewebeexpansion

Es handelt sich um eine erst vor kurzem entwickelte Technik, bei welcher ein Silastiksack, ähnlich wie ein aufgeblasener Luftballon, unter die Haut oder die oberflächliche Faszie plaziert wird. In bestimmten Zeitabständen, über einen Zeitraum von mehreren Wochen, wird er durch Injektionen von Kochsalzlösung aufgefüllt. Das Ziel ist, eine immer größer werdende Vorwölbung des darüberliegenden Gewebes zu erzielen und so die Haut zu strecken. Auf diese Weise wird die Haut „expandiert" und in ihrer Fläche beträchtlich vergrößert.

Der Zugewinn an Haut wird auf 2 verschiedene Weisen ausgenutzt:

- Zum einen, z.B. zur Brustrekonstruktion nach Mastektomie, wird sowohl die expandierte Haut als auch die darunter entstandene Höhlung eingesetzt, die Haut als Hülle für die „Brust", die Höhle, um ein Silikonimplantat aufzunehmen.
- Die andere Art der Anwendung der Gewebeexpansion bietet erheblich mehr Möglichkeiten, größere Flächen von Haut zu erhalten. Wird dieses Verfahren unmittelbar neben einem Defekt angewandt, erlaubt die expandierte Haut den direkten Verschluß. Das expandierte Areal kann als Teil der Vorbereitung für einen rekonstruktiven Eingriff im Vorfeld angelegt werden, so daß zum Zeitpunkt der Operation, also der Defekterzeugung, die expandierte Haut schon zum Verschluß zur Verfügung steht.

Zahlreiche Aspekte dieser Technik sind bislang nicht vollständig aufgeklärt worden, z.B. hinsichtlich der praktischen Fragen, wie schnell das Gewebe ohne Schaden gedehnt werden kann, wie weit die Expansion überhaupt durchgeführt werden kann und schließlich hinsichtlich der Gestaltung, um bei den verschiedenen Erfordernissen die jeweils optimale Ausnützung des Verfahrens zu erzielen. Eher theoretischer Natur, aber nicht weniger interessant ist die Frage, wie das Verfahren überhaupt funktioniert, ob tatsächlich neues Gewebe „erzeugt wird" oder ob die Expansion auf Kosten einer dünneren Haut erreicht wird, wie der Einfluß auf die Hautdurchblutung ist, ob nach Entfernen des Expanders die Haut gedehnt bleibt oder teilweise oder vollständig wieder zu ihrer ursprünglichen Größe schrumpft. Das Problem, diese Fragen unter geeigneten kontrollierten Bedingungen zu erforschen, ist, daß die menschliche Haut einzigartig ist und kein wirklich vergleichbares experimentelles Modell existiert.

Die Mehrzahl der Chirurgen hat bei der ersten Anwendung des Verfahrens eine erhebliche Komplikationsrate, in den meisten Fällen infolge von Infekt oder Nahtdehiszenz. Mit wachsender Erfahrung, besserer Selektion und geschickterer Vorgehensweise sinkt die Mißerfolgsrate. Das Verfahren wird derzeit mit Nachdruck erforscht; seine Bedeutung in der rekonstruktiven Chirurgie ist z.Z. noch nicht festgelegt. Es steht natürlich im Wettstreit mit etablierten Verfahren, wobei der definitive Stellenwert der Verfahren noch nicht bestimmt ist.

Keloide und hypertrophe Narben

Wenn eine Narbe nicht, wie normal, weich und blaß wird, sondern sich rötet und verdickt, wird dies entweder als hypertrophe Naht oder als Keloid bezeichnet. Diese Begriffe werden häufig identisch gebraucht, vielleicht weil es meist schwierig ist, das eine vom anderen abzugrenzen. Die typische hypertrophe Narbe ist erhaben, anfänglich ziemlich gerötet, greift aber nicht auf die normale umgebende Haut über. Ferner ist sie meist symptomlos und zeigt gelegentlich eine Neigung zur Rückbildung.

Das Keloid ist eine wesentlich aktivere Veränderung. Es ist kräftig erhaben und zeichnet sich durch Juckreiz, Brennen und Berührungsempfindlichkeit aus.

Dies sind die beiden leicht feststellbaren Extreme, während aber in Wirklichkeit fließende Übergänge zwischen der zarten Narbe über eine leichte Hypertrophie bis zum ausgeprägten Keloid vorkommen. Die Grenze, ab der eine hypertrophe Narbe ein Keloid wird, ist Ansichtssache. Der Name ist glücklicherweise von untergeordneter Bedeutung, da die Behandlung für beide Situationen ähnlich ist. In der Tat zeigt der kontinuierliche Übergang, daß die willkürliche Unterteilung in Keloid und hypertrophe Narbe unnatürlich ist und daß die Erscheinung das gleiche, nur in unterschiedlicher Stärke, darstellt. Über die Ursachen ist eigentlich nichts bekannt.

Das klinische Bild

Es ist schwierig, ein genaues Bild abzugeben, da klinische Verallgemeinerungen nicht unbedingt dem individuellen Fall entsprechen müssen und die Erscheinung als solche sehr große Variationen aufzeigt und unberechenbar ist. In der folgenden Beschreibung wird der Begriff Keloid für beide Erscheinungen gebraucht.

Die Keloidneigung verringert sich deutlich mit dem Alter, aber es ist nicht möglich, im Einzelfall vorauszusagen, welcher Patient ein Keloid entwickeln wird. Dennoch wird jede Inzision bei „Keloidbildern" mit größerer Wahrscheinlichkeit wieder ein Keloid entstehen lassen, als ein ähnlicher Schnitt bei einem normalen Patienten. Somit ist ein Rezidiv nach Ausschneidung eines Keloids sehr wahrscheinlich. Keloide kommen ohne Zweifel häufiger bei negroider Bevölkerung als bei der weißen Rasse vor. Bei Negern zeigt sich die aktivste Form und die „Tumoren" können manchmal sehr groteske Ausdehnungen erreichen.

Andererseits ist bei der weißen Rasse auch das deutliche Keloid weniger aggressiv und nimmt mehr die Kriterien und Aktivitäten einer hypertrophen Narbe an (Abb. 1.19).

Gewisse Körperregionen haben eine besondere Neigung, Keloide zu entwickeln. Die Brustbeinregion zeigt sicherlich die größte Veranlagung hierzu und seltsam genug zeigt die Form des Keloids einen geschlechtlich bedingten Unterschied – bei Männern ist das Muster oft unregelmäßig, während es bei Frauen durch den Zug der Brüste meist zu einer schmetterlingsartigen Form kommt. Die Schulterregion ist ebenfalls eine Prädilektionsstelle. Es ist auffallend, daß eine Narbe nur teilweise keloidartig wird. Dies wird besonders deutlich in der Halsregion, wo die senkrech-

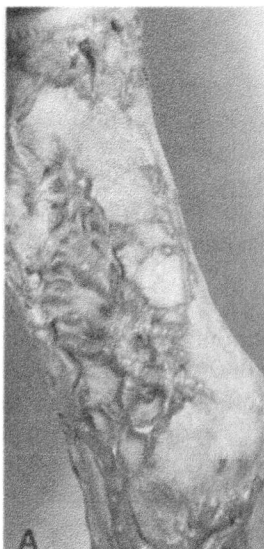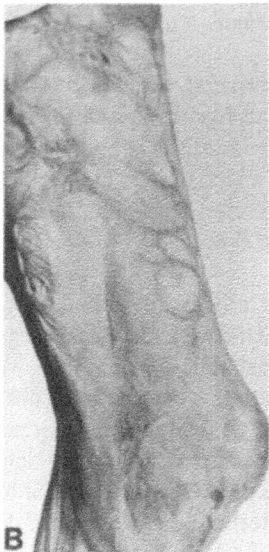

Abb. 1.19 A, B. Umbau eines Keloids in hypertrophes Narbengewebe während eines Zeitraums von 2 Jahren. Das Areal der schwersten Vernarbung wurde exzidiert und transplantiert, aber die nicht berührten Gebiete sind noch ganz klar abgegrenzt

ten Narben Keloide zeigen, während die horizontalen Narben selten davon befallen sind. Die meisten Entstehungstheorien geben für diesen Tatbestand keine Erklärung. Wenn eine Halsnarbe ausgeschnitten und mit Z-Plastiken aufgelöst wird, zeigt sich häufig, daß die Quernarben zart und flach sind, während die senkrechten Schenkel keloidartig oder wenigstens hypertroph entarten. Allgemein haben die Narben in den Spannungslinien der Haut geringere Keloidneigung als solche, die sie kreuzen.

Behandlung

Wird ein Keloid exzidiert, ist die Wahrscheinlichkeit, daß sich die neue Narbe wiederum zum Keloid entwickelt, extrem hoch. Sie ist um so größer, je florider das Keloid ist. Aus diesem Grund sollte die chirurgische Behandlung von Keloiden generell vermieden werden (Abb. 1.20). Wenn hingegen die Narbe eher hypertrophisch als keloidartig ist und eine Beugefalte überbrückt, so daß die Kontraktur ein wesentlicher Faktor in der Entstehung darstellt, kann die Korrektur der kontrakturfördernden Elemente als Teil der Exzisionsbehandlung häufig die Rezidivrate deutlich senken.

Vor Einführung von Druckverfahren und Injektionen des hochaktiven Steroids Triamcinolon war Röntgenbestrahlung die vorherrschende Behandlung. Ob diese Methode wirklich etwas nutzte oder der Erfolg nur in der spontanen Rückbildungstendenz lag, ist schwer zu sagen. Mit Sicherheit sollte diese Therapie niemals bei

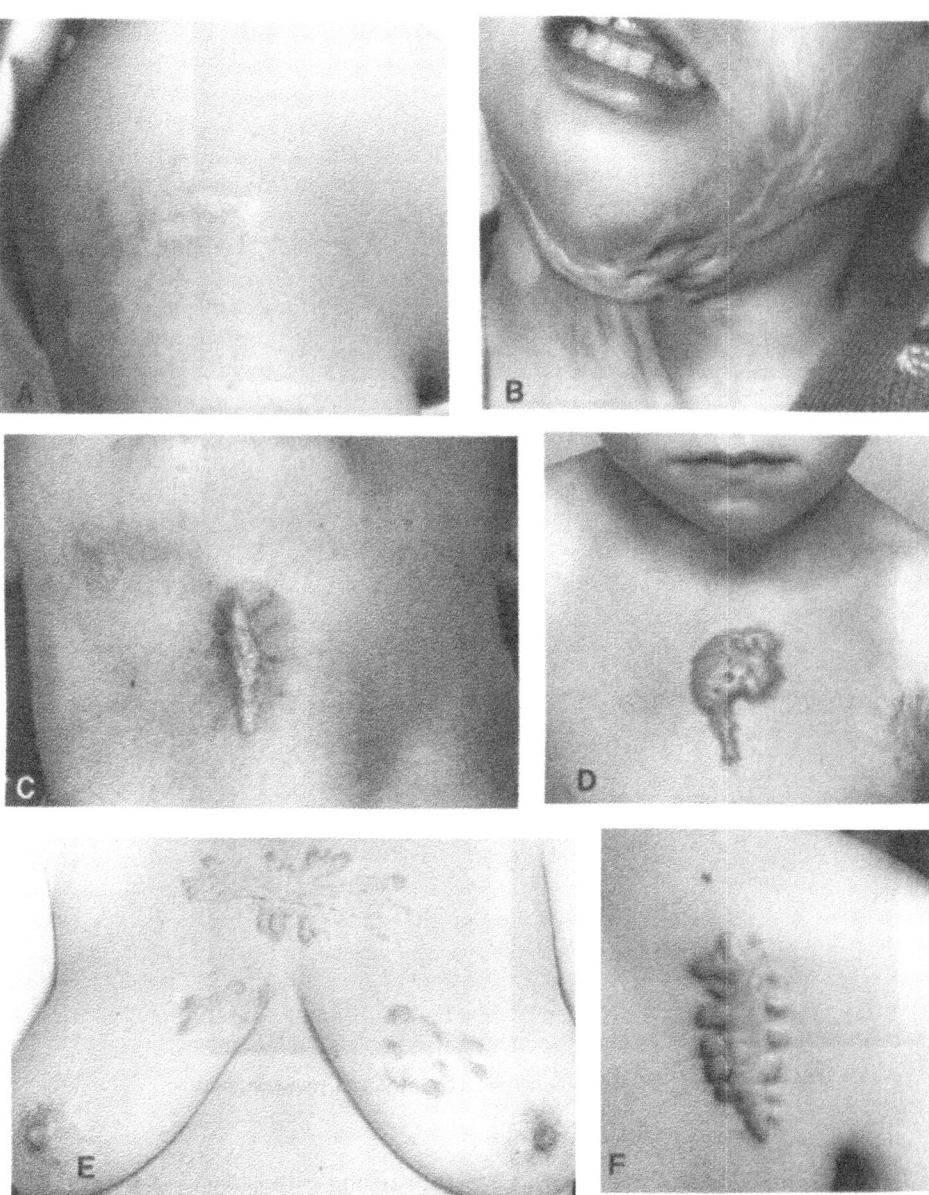

Abb. 1.20 A–F. Beispiele für Keloid und hypertrophe Narben. **A** Mäßig hypertrophe Narbe im Schulterbereich; **B** ausgeprägte hypertrophe Narbenbildung im Hals- und Kinnbereich nach Verbrennung; **C** hypertrophe Narbenbildung nach unbedachter Anwendung eines senkrechten Hautschnitts zur Exzision einer medianen Halsfistel; **D** prästernales Keloid beim männlichen Patienten; **E** prästernales Keloid bei der Frau mit schmetterlingsförmigem Umriß; **F** ausgeprägtes Keloid in der Schulterblattregion

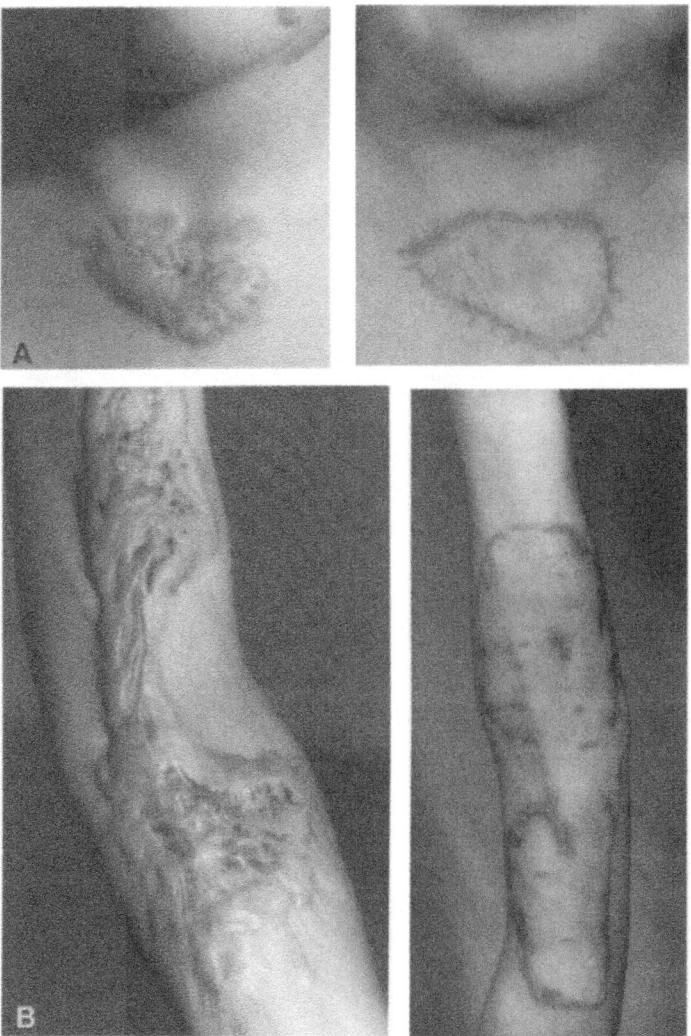

Abb. 1.21 A, B. Randständiges Keloidrezidiv nach Exzision und Transplantation

jungen Patienten mit einer langen Lebenserwartung gutgeheißen werden. Das größte Problem ist die Behandlung von Kindern mit ausgedehnten Keloiden nach Verbrennung. Die Zwecklosigkeit der Röntgenbestrahlung bedarf hierbei keiner besonderen Erwähnung. Das umschriebene Keloid scheint mehr für eine Röntgenbehandlung geeignet zu sein, aber gerade in solchen Fällen führt die Injektion von Triamcinolon zu ganz auffälliger Besserung mit deutlicher Abflachung und Erweichung innerhalb weniger Tage. Es muß aber trotzdem immer daran erinnert werden, daß Triamcinolon als solches eine hochwirksame Substanz ist, deren lokale Wirkung nicht voll geklärt ist. Vorsicht bei der Anwendung ist deshalb absolut wichtig. Triamcinolon muß in das Keloid selbst injiziert werden, und zwar so viel, daß das ganze Keloid blaß wird. Diese Injektionen können wöchentlich wiederholt werden. Wenn das Keloid auf das Niveau der umgebenden Haut abgeflacht ist, sollte die Behandlung abgeschlossen werden. Weitere Injektionen würden lokale Haut- und Fettatrophie erzeugen. Bemerkenswert ist, daß diese Substanz wirkungsvoll ist, egal ob es sich um ein sog. frisches, noch kräftig gerötetes Keloid handelt oder um ein weißliches, ausgereiftes.

In der Praxis entstehen die Hauptprobleme dann, wenn das Keloid als Komplikation nach Verbrennungen und Ablederungsverletzungen auftritt und das Ausmaß die Anwendung von Steroiden verbietet. Ganz abgesehen von der Vernarbung und den Problemen durch die Kontrakturen, veranlaßt der häufig zusätzlich bestehende schwere Juckreiz den Patienten, das Gebiet so ausgiebig zu kratzen, daß Exkoriationen auftreten und die Problematik generell erheblich verschlimmert wird. In diesen Fällen hat die Anwendung von Dauerdruck einen sehr guten Effekt, sowohl hinsichtlich der Abschwächung des Juckreizes als auch hinsichtlich der Rückbildung der Narben, mit Abflachung und Erweichung der vorher erhabenen und indurierten Areale. Der Wirkungsmechanismus ist nicht bekannt, die Wirksamkeit der Methode hatte zur Entwicklung von maßangefertigten Kleidungselementen geführt, so daß ein konstanter Druck auf die entsprechenden Gebiete ausgeübt wird. Diese Kleidungsstücke müssen ständig getragen werden, bis die Aufweichung nahezu vollständig ist; dies kann 1 Jahr und länger dauern.

2 DIE Z-PLASTIK

Die Z-Plastik ist eine Technik der Verlagerung von 2 ineinandergreifenden dreieckigen Lappen. Der Name rührt von dem Z-förmigen Muster her, das die 3 auf die
Haut gemalten Schenkel zusammen ergeben. Obwohl der Name durch langen
Gebrauch geheiligt ist, ist er streng genommen nicht akkurat, da die Schenkel
alle gleich lang sind. Die Verlagerung der Lappen hat verschiedene Effekte,
wovon 2 spezielle Bedeutung haben (Abb. 2.1):

1. Sie führt zu einem Längengewinn in Richtung des gemeinsamen Schenkels
   des Z.
2. Der gemeinsame Schenkel des Z ändert die Richtung.

Es ist die Ausnutzung dieser Effekte, die die Z-Plastik zu der gebräuchlichsten und
am häufigsten angewendeten Technik in der plastischen Chirurgie macht. Sie hat
sich besonders in 2 Situationen bewährt. Einmal in der Behandlung von Kontrakturen, unter Ausnutzung der Verlängerung, und zum anderen in der Behandlung
von Gesichtsnarben, wo man die Richtungsänderung des gemeinsamen Schenkels
ausnutzt. Obwohl beide Ergebnisse – Verlängerung und Richtungsänderung – immer zusammen auftreten, ist es doch meist nur ein Aspekt, welcher den Chirurgen
speziell in einem Fall interessiert. Der gleichzeitige und unvermeidlich auftretende
andere Aspekt ist meist ein zusätzlicher Gewinn, kann aber auch von Nachteil sein.

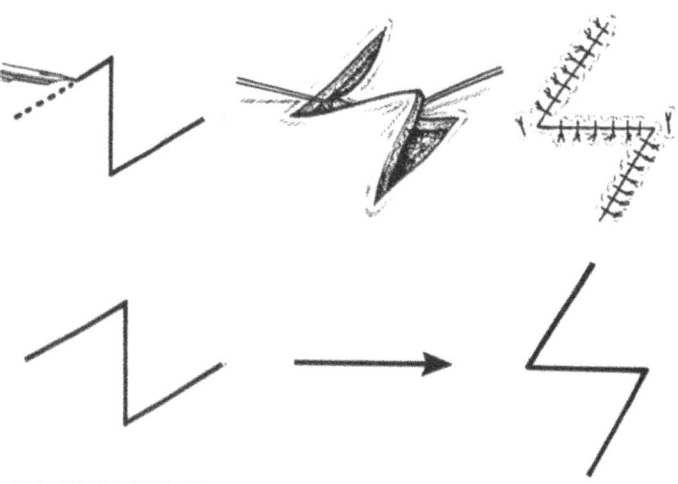

Abb. 2.1. Die Z-Plastik

Die Anwendung bei Kontrakturen

Die Grundkonzeption

Wenn die Z-Plastik bei einer Kontraktur angewendet wird, liegt der gemeinsame Schenkel in Richtung des Verlaufs der Kontraktur, die aufgelöst werden soll. Normalerweise sind die beiden Winkel des Z von 60° eine Kompromißgröße, die sich aus der Erfahrung gebildet hat. Die Gründe für diese Winkelgröße und die Wirkung ihrer Änderung wird später diskutiert. Bei der jetzigen Darstellung wird vom 60°-Winkel ausgegangen. So konstruiert, bilden die 2 Dreiecke zusammen die Form eines Parallelogramms, bei dem die kurze diagonale Linie im Kontrakturverlauf liegt; die lange Diagonale verläuft rechtwinklig dazu. Die 2 Diagonalen können deshalb als Kontrakturdiagonale und Querdiagonale bezeichnet werden (Abb. 2.2).

Um die Folge der Geschehnisse bei Anwendung einer Z-Plastik bei einer Kontraktur zu verstehen, muß man sich vergegenwärtigen, daß der gemeinsame Schenkel des Z entlang der Kontraktur unter erheblicher Spannung steht. Deshalb springen die Enden auseinander, sobald die fibrösen Bänder der Kontraktur durchtrennt werden und die Lappen gehoben sind. Dieses Auseinanderspringen der durchtrennten Kontraktur führt zur Veränderung der Form des Parallelogramms und zur Verlagerung der dreieckigen Lappen. Die Kontrakturdiagonale wird länger und die Querdiagonale kürzer (Abb. 2.3).

Es ist besonders darauf hinzuweisen, daß der Chirurg die Läppchen nicht aktiv verlagert, wenn eine Z-Plastik richtig und korrekt zur Auflösung einer linearen Narbe benutzt wird. Der Austausch erfolgt natürlicherweise durch die Formveränderung des Parallelogramms. Die Längenänderung erfolgt derart, daß die Länge der Kontrakturdiagonale nach Läppchenaustausch der Querdiagonale vor der Verlagerung entspricht.

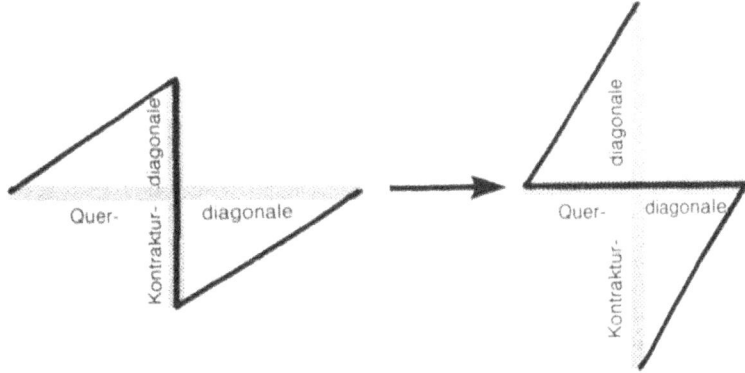

Abb. 2.2. Die Diagonalen der Z-Plastik. Es wird gezeigt, wie die Transposition der Dreieckslappen zur Verlängerung der Kontrakturdiagonalen führt und die Querdiagonale entsprechend verkürzt

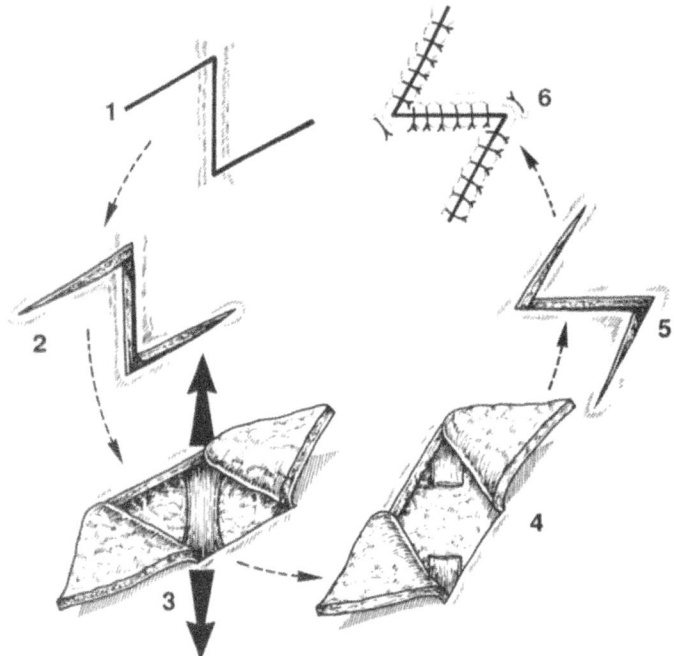

Abb. 2.3. Schematisch formelle Darstellung der einzelnen Phasen bei der Z-Plastik

Zunahme der Länge in der Richtung der Kontrakturdiagonale wird auf Kosten der Querdiagonale, die sich entsprechend verkürzt, gewonnen.

In die Praxis übersetzt bedeutet dies, daß Haut von der Seite herbeigebracht wurde unter Erhöhung der Spannung, wie die Verkürzung der Querdiagonale zugunsten der Kontrakturdiagonale zeigt. Der Längenunterschied der beiden Diagonalen ergibt das Ausmaß der wirklichen Verkürzung bzw. Verlängerung. Der Chirurg ist meistens mehr an der Verlängerung als an der Verkürzung interessiert, die aber notwendigerweise immer mit eintritt. Deshalb ist es entscheidend für die erfolgreiche Anwendung einer Z-Plastik, immer daran zu denken, daß ohne Verkürzung keine Verlängerung zu erreichen ist. Für die praktische Anwendung bedeutet dies, daß ohne einen Überschuß in der queren Diagonale, und zwar von gleicher Größe wie die Längendiagonale zwischen den beiden Z-Achsen, die Methode nicht funktioniert.

Konstruktion des Z

Da die Hautläppchen nach der Verlagerung ineinanderpassen sollen, müssen die Schenkel der Z gleich lang sein. Die Winkel des Z sind gewöhnlich ebenfalls gleich groß. Variable Größen bei der Planung sind Winkelgröße, Schenkellänge und die Art, wie diese veränderbaren Faktoren das Ergebnis beeinflussen. Sie ergeben die

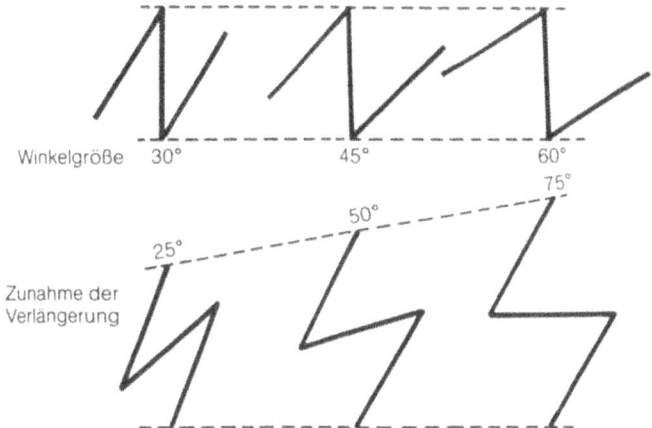

Winkelgröße   30°   45°   60°   75°   50°   25°

Zunahme der
Verlängerung

Abb. 2.4. Prozentuale Längenzunahme infolge der Benutzung unterschiedlicher Winkelgrößen

Erklärung, warum eine bestimmte Konstruktion bei einer ganz bestimmten Situation angewendet werden muß.

Winkelgröße. Wenn die Schenkellänge des Z einmal festgelegt ist, hängt die zu erwartende Verlängerung allein von der Winkelgröße ab.

Mit zunehmender Winkelvergrößerung nimmt auch die Verlängerung zu. Bei einem Winkel von 30° ergeben sich theoretisch 25% Längenzuwachs, bei 45° sind es 50%, während bei einem Winkel von 60° der Gewinn auf 75% steigt (Abb. 2.4). Es sei darauf hingewiesen, daß dies immer nur ein prozentualer Zuwachs ist, der durch eine Winkelgröße bestimmt wird. Diese Verlängerung ist theoretisch und kann nicht immer so exakt in die Praxis übertragen werden, obwohl es erstaunlich ist, wie gut die Werte sich entsprechen, wenn man an die Variationen der Hautdehnung, der Vernarbung usw. denkt. Die wirkliche Verlängerung ist meist etwas geringer als die theoretisch bestimmbare.

Theoretisch können Winkel bis zu 90° und darüber hinaus verwendet werden bei ständiger Zunahme der Verlängerung; in der Praxis treten aber begrenzende Faktoren auf, die den optimalen Winkel festlegen. Eine Verkleinerung des Winkels weit unter 60° würde den eigentlichen Zweck der Z-Plastik zerstören, denn ein kleiner Winkel ergibt weniger Längengewinn. Außerdem führt die beträchtliche Lappenverschmälerung zu einer zusätzlichen Gefahr für die Blutversorgung. Bei einer Vergrößerung des Winkels weit über 60° vermehrt sich zwar der Längengewinn, führt aber, wie bereits hervorgehoben, zu einer gleich großen queren Verkürzung. Für eine quere Verkürzung ist aber meist nicht in unbegrenzter Menge Haut vorhanden. Wird der Winkel wesentlich über 60° gesteigert, ergibt sich eine solche Querspannung in der Umgebung, daß die Läppchen nicht in die Austauschposition gebracht werden können.

Deshalb wird normalerweise die Kompromißgröße von 60° verwendet.

Schenkellänge. So wie die Winkelgröße den Prozentsatz des Längenzuwachses ergibt, ergibt die Schenkellänge die absolute Verlängerung, da die Vergrößerung proportional zur Originallänge ist. Ein längerer Schenkel führt bei bestimmten Winkeln zu einer Vergrößerung des Längengewinns. Solch ein Längengewinn vergrößert natürlich die Gewebemenge, die von der Seite herangebracht werden muß.

Die Faktoren, die die maximale und minimale Größe des Winkels limitieren, führen zu dem Kompromiß, meist einem Winkel von 60° den Vorzug zu geben. Somit wird die Schenkellänge die eigentliche Variable in der Praxis. Unabhängig von der Ausdehnung der Kontraktur bestimmt die seitliche Gewebemenge die anwendbare Schenkellänge – eine größere Menge wird ein größeres Z erlauben, eine geringere Menge wird entsprechend ein kleineres Z notwendig machen.

Die einfache und die multiple Z-Plastik

Die Suche nach Verkleinerung der queren Verkürzung ohne wesentlichen Einfluß auf die Verlängerung führte zur Entwicklung der multiplen Z-Plastiken. Ihr Vorteil hat in der klinischen Anwendung in vielen Situationen die einfache Z-Plastik verdrängt. Bei einer einzelnen Z-Plastik reicht das große Z über die gesamte Länge der Kontraktur, während bei den multiplen Z-Plastiken die Kontraktur in viele kleine Segmente unterteilt wird, aus denen jeweils ein kleines Z konstruiert wird. Der Unterschied zwischen den beiden Typen kann am besten durch ein konkretes Beispiel verdeutlicht werden. Konstruieren wir ein einzelnes Z, welches eine Verlängerung von 2 cm ergibt, und bilden wir gleichzeitig eine Serie von 4 Z-Plastiken, welche jeweils $1/4$ der Größe des einzelnen Z haben, so können wir sie in Hinsicht auf den Längengewinn und die Verkürzung vergleichen (Abb. 2.5).

Die einfache Z-Plastik ergibt eine Verlängerung von 2 cm und gleichzeitig eine Verkürzung in der queren Achse von ebenfalls 2 cm. Die multiplen Z-Plastiken verhalten sich ganz anders. Jede der 4 Z-Plastiken ergibt eine Verlängerung von 0,5 cm mit einer entsprechenden Verkürzung von 0,5 cm an jeder Querachse. Die Verlängerung der Serie ergibt zusammen 2 cm, während die Verkürzung parallel jeweils nur 0,5 cm ergibt. Bei der einfachen wie bei der multiplen Z-Plastik ergibt sich somit die gleiche Verlängerung, aber die quere Verkürzung ist wesentlich verringert bei der multiplen Z-Plastik. Es gibt viele Situationen, wo eine Z-Plastik, die 2 cm Verlängerung ergibt, zweckmäßig ist, aber das Gewebe keine 2 cm Verkürzung toleriert, sondern nur 0,5 cm. In diesen Fällen ist die multiple Z-Plastik die richtige Lösung.

Die Umwandlung in multiple Z-Plastiken verändert auch die Art der seitlichen Spannung. Während sie sich bei einem Z auf den einen Querschenkel verlagert, wird sie bei multiplen Z-Plastiken auf mehrere quere Schenkel verteilt und zusätzlich noch verringert, was einen offensichtlichen Vorteil für die Durchblutung bringt.

Der theoretische Längengewinn bei der multiplen und einfachen Z-Plastik ist nicht ganz vergleichbar, weil, abgesehen von Vernarbung usw., ein gewisser Längenverlust beim Übergang von einem zum nächsten Z entsteht. Trotzdem ist der

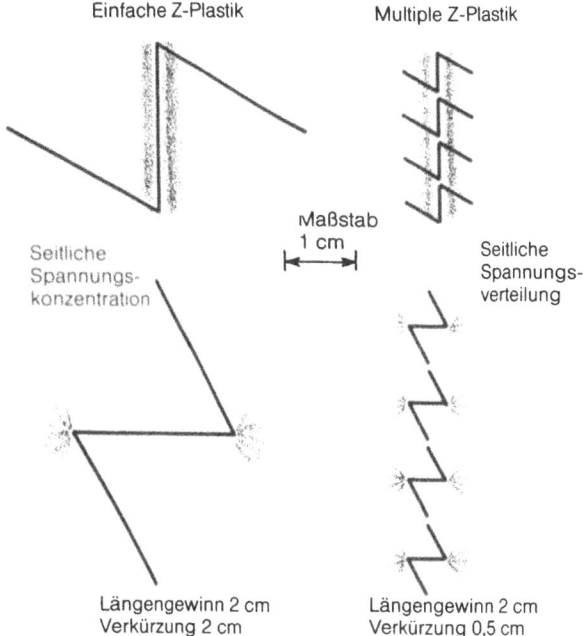

Abb. 2.5. Vergleich der resultierenden Verlängerungen und Verschmälerungen zwischen einer einzelnen und einer multiplen Z-Plastik. Zu beachten ist ebenfalls, wie die laterale Gewebespannung bei einer einzelnen Z-Plastik lokalisiert ist, und wie sie durch die multiple Z-Plastik verteilt wird

Vergleich zwischen den beiden und der daraus resultierende Vorteil der multiplen Z-Plastik gegenüber der einfachen gültig.

Die praktische Anwendung der Z-Plastik

Aus der theoretischen Diskussion über die Z-Plastik ergibt sich, daß sie am wirkungsvollsten ist, wenn die Kontraktur scharf begrenzt und das umgebende Gewebe locker ist. Vernarbtes und kontraktes Gewebe ergibt in beiden Richtungen keinen Überschuß für die Verlängerung.

Dieser Umstand erklärt, warum eine Verbrennungskontraktur selten durch eine einfache oder multiple Z-Plastik gut korrigiert werden kann. Die Verbrennungsnarbe hat gleichseitig zu einer Kontraktur in allen Richtungen geführt. Obwohl klinisch eine umschriebene Kontraktur vorliegt, besteht ein Hautverlust in allen Richtungen, wobei der Verlauf der Kontraktur nur die auffälligste Verkürzung anzeigt. Die quere Achse ist genauso kurz und kann nicht weiter verkürzt werden, wie es für die Durchführung einer erfolgreichen Z-Plastik notwendig wäre. Idealerweise erstreckt sich der mittlere Schenkel der Z-Plastik über die gesamte Länge der Kontraktur. Dies erfordert aber eine entsprechende Gewebemenge, die von den Seiten verlagert werden kann, aber nicht immer vorhanden ist. Das Problem ergibt sich besonders an den Extremitäten, wo das verfügbare Gewebe meist nicht an einem Punkt vorhanden ist, sondern sich über die ganzen Gliedmaße erstreckt. Für solche Situationen ist, wie bereits dargelegt, eine Serie von kleinen Z-Plastiken anstelle einer großen die richtige Lösung. Hierdurch kann jeweils eine kleine Gewebemenge entlang der ganzen Kontraktur eingebracht werden (Abb. 2.5). Ein guter Maßstab für die Planung und Durchführung einer Z-Plastik ist das Verhalten der Läppchen nach Lösung der Kontraktur. Wenn der Eingriff indiziert und gut geplant ist, springen die Läppchen geradezu von selbst in ihre neue Position. Ja, es ist geradezu schwierig, sie in die frühere Lage zurückzubringen. Besonders wirkungsvoll ist die Z-Plastik bei einer linearen, beugesehnenartigen Kontraktur. Bei einer mehr diffusen Kontraktur in Länge und Breite ist sie weniger effektiv, und es kommt zu einem Punkt, wo man entscheiden muß, ob eine Z-Plastik noch der erfolgversprechende Eingriff ist oder zusätzlich Haut von einer anderen Region in Form eines Hauttransplantats eingesetzt werden muß. Die Antwort liegt gewöhnlich in der umgebenden Haut. Seitlich der Kontraktur muß ein Überschuß vorhanden sein. Wenn dieser nicht vorliegt, wird die Z-Plastik versagen und das Hauttransplantat ist die richtige Antwort auf das Problem (Abb. 2.6).

Planung der Z-Plastik (Abb. 2.7, 2.9)

Bei der Planung mag es schwierig sein zu entscheiden, wo die Lappen liegen sollen. Eine gute Methode ist es, auf jede Seite der Kontraktur ein gleichseitiges Dreieck zu zeichnen (s. Abb. 7.6) und so ein Parallelogramm zu erhalten, aus dem dann die geeignetsten 2 Schenkel ausgesucht werden können. Wenn keiner einen besonderen Vorteil bietet, kann jeder benutzt werden. Gründe, einen Entwurf vorzuziehen, sind folgende:

1. Der Lappen mit der besseren Durchblutung ist vorzuziehen. Besonders sollten die Läppchenbildungen vermieden werden, durch deren Basis Narben verlaufen.
2. Der eine oder andere Lappen ergibt eine Narbe, die in einer kosmetisch günstigeren Linie liegt. Die Faktoren, die die Wahl einer solchen Situation beeinflussen, wurden bereits in Kap. 1 diskutiert.
3. Die Position der Lappen und die der umgebenden Haut ermöglichen es, daß ein Lappenpaar leichter in die neue Position verlagert werden kann.

Vernarbte Haut hat viel von ihrer Elastizität verloren. Auch dies mag vielleicht die Planung beeinflussen. Ein Lappen aus narbiger Haut sollte primär länger als sein Partner aus normaler Haut gemacht werden. Anderenfalls wird er sich als zu kurz erweisen, wenn er an den nicht narbig veränderten Lappen genäht wird. Obwohl es nicht absolut erforderlich ist, sollten die beiden Winkel doch von gleicher Größe sein. Unter Umständen limitiert eine Narbenlinie eine bestimmte Winkelgröße, so daß ungleiche Winkel gewählt werden müssen. Der Längengewinn ist dann so groß wie der Durchschnitt der Verlängerung, die von jedem einzelnen Winkel erwartet wurde. In der Tat zeigt die quere Diagonale den wirklichen Längengewinn an, wenn das ganze Viereck von jedem Z durch Kontraktur und Querdiagonale ausgezeichnet wird.

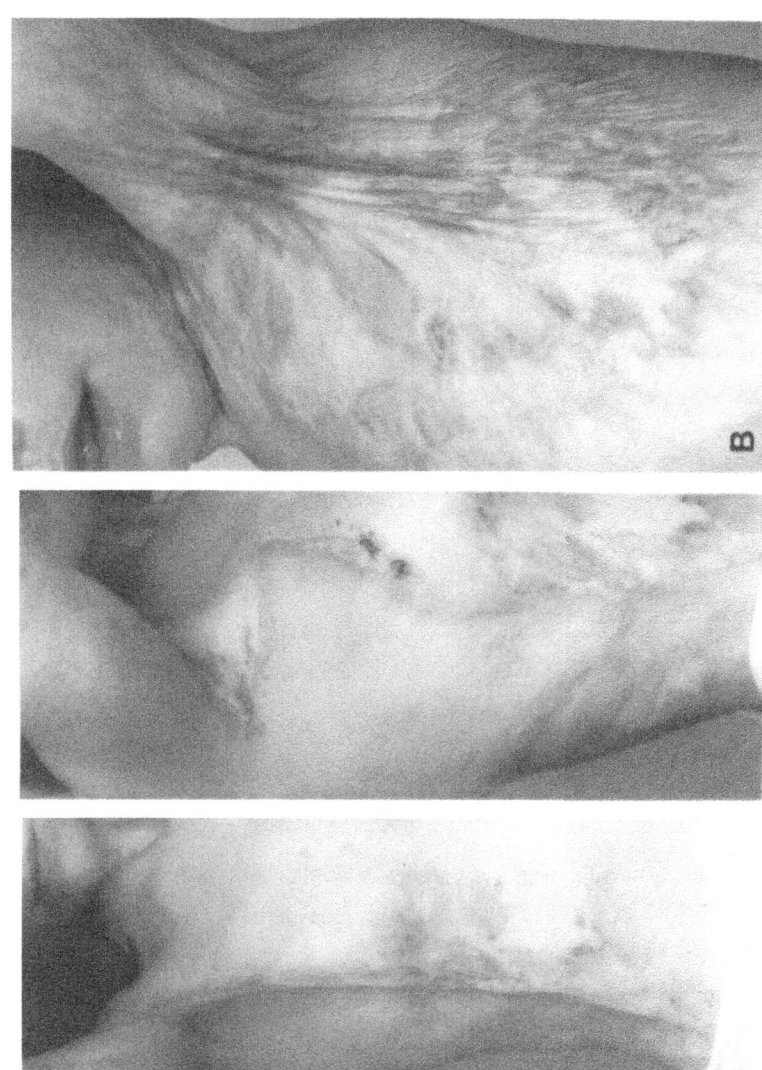

Abb. 2.6 A, B. Eine schmale Kontrakturnarbe in der Axilla (**A**), die sich für die Korrektur durch eine Z-Plastik eignet, und eine diffus verbreiterte axilläre Kontrakturnarbenbildung (**B**), die für eine Z-Plastik ungeeignet ist und zur Korrektur die Applikation eines Spalthauttransplantats erfordert

Die multiple Z-Plastik

Wenn ein einzelnes Z aus einem der bereits dargelegten Gründe nicht angewendet werden kann, ist die Alternative die multiple Z-Plastik. Die Kontrakturlinie wird dann als eine Serie von Kontraktursegmenten betrachtet und auf jedem wird dann eine Z-Plastik markiert, wodurch eine Reihe von einzelnen Z entsteht. Solch eine Konstruktion führt uns einen Schritt weiter zur sog. fortlaufenden multiplen Z-Plastik (Abb. 2.8). Hierbei werden die Z-Plastiken, anstatt getrennt zu sein, wie

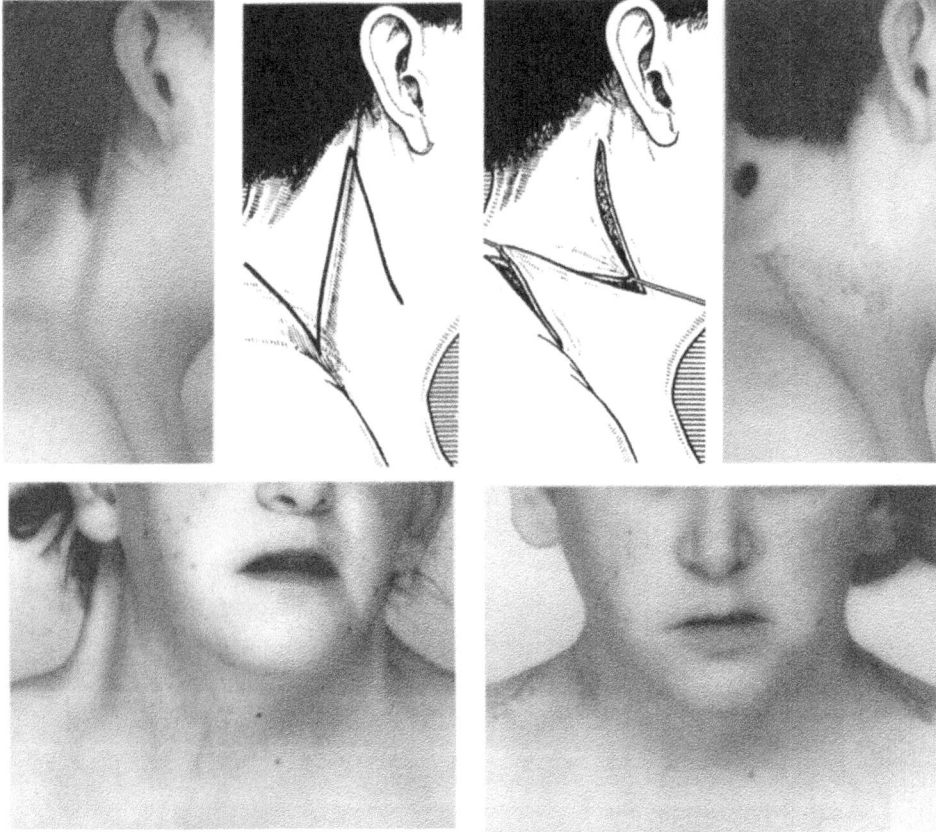

Abb. 2.7. Planung und Durchführung einer einzelnen Z-Plastik zur Korrektur eines Pterygium colli beim Turner-Syndrom

eine lange Linie mit vielen Seitenschenkeln entlang der Kontraktur aussehen (Abb. 2.8). Dies ist der Typ von multiplen Z-Plastiken, wie er heute am gebräuchlichsten ist. Er kann gebildet werden aus parallelen, aber auch aus schrägen Schenkeln. Eine vorhandene Narbenlinie mag diese Planung beeinflussen, so daß schräge Lappen vorzuziehen sind. Die parallelen Schenkel erlauben aber einen gleichmäßigeren Austausch und vermeiden damit das Auftreten von breiten Lappenspitzen bei schmaler Basis, welches in Hinblick auf die Durchblutung nicht wünschenswert ist. Es ist aber unvermeidlich bei schräger Konstruktion. Ob eine multiple Z-Plastik angewendet werden muß, hängt v. a. von der Tiefe der sehnenartigen Kontraktur ab. Es ist unklug, die Seitenschenkel wesentlich länger als die Basis der Narbe zu machen. Wenn ein großes Z bis in die flache, umgebende Haut reicht und diese besonders straff ist, dann ist eine multiple Z-Plastik sicherer (Abb. 2.9) und gibt im ganzen den gleichen Effekt.

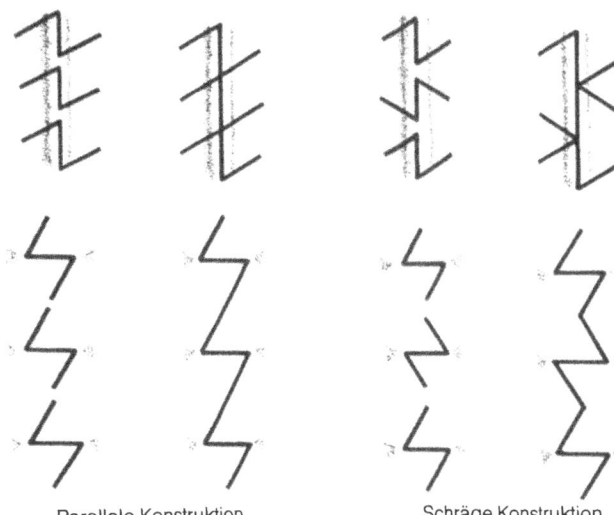

Parallele Konstruktion   Schräge Konstruktion

Abb. 2.8. Entwicklung der fortlaufenden multiplen Z-Plastik-Typen mit parallelen und schrägen Schenkeln aus einer Serie einzelner kleiner Z-Plastiken

Blutversorgung der Lappen

Die häufigste Komplikation der Z-Plastik ist die Spitzennekrose der Lappen. Sie tritt besonders häufig auf, wenn die Haut vernarbt ist. Vorkehrungen, um eine solche Nekrose zu vermeiden, können während aller Stufen der Ausführung getroffen werden. Einmal indem man die Lappen mit einem Maximum an Durchblutung versorgt, ferner indem man zu große Spannung vermeidet und eine sorgfältigste Blutstillung durchführt.

Maximale Blutversorgung. Diese wird erreicht, indem man den Lappen mit einer breiten Spitze plant und Narbenzüge quer über der Basis vermeidet. Ferner ist es vorteilhaft, die Lappen so dick wie möglich zu schneiden. Die Lappenspitze kann man, ohne den Winkel zu verändern, durch eine kleine Abänderung ihrer Form verbreitern (Abb. 2.10). Die dicksten noch verwendbaren Lappen kann man immer dann herausschneiden, wenn man die in Kap. 1 vorgeschlagene Ebene des Unterminierens wählt.

Vermeidung von unnötiger Spannung. Dies kann ein schwieriges Problem sein, wenn die Eignung der Kontraktur für eine Z-Plastik oder ein Hauttransplantat fraglich ist. Während sich bei einer großen Z-Plastik die Spannung auf die eine quere Diagonale konzentriert, ist die Spannung bei multiplen Z wesentlich geringer und verteilt sich auf die vielen Figuren, wodurch das Zirkulationsproblem auf ein Minimum reduziert wird.

Wenn die Kontraktur bei der Auflösung unter Spannung gerät, kann durch einen entlastenden Verband und Bandagierung in einer Mittelposition eine Entspannung in allen Richtungen erzielt werden.

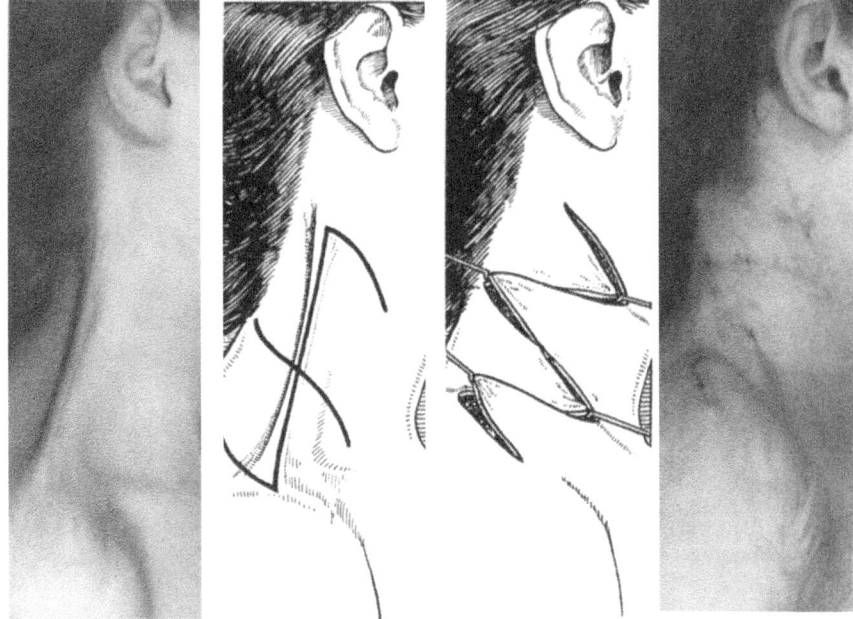

Abb. 2.9. Planung und Durchführung einer multiplen Z-Plastik zur Korrektur einer lokalen Verbrennungsnarbenkontraktur am Hals

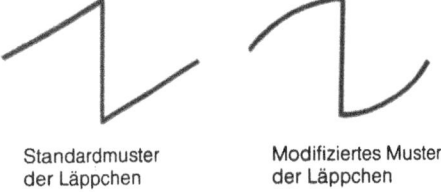

Standardmuster
der Läppchen

Modifiziertes Muster
der Läppchen

Abb. 2.10. Die modifizierte Form des Z-Plastik-Läppchens zur Erzielung einer maximalen Blutversorgung

Sorgfältige Blutstillung. Abgesehen von der Rolle, die ein Hämatom bei der Spannungsvergrößerung spielt, ist es auch ein Nährboden für eine Infektion und diese wiederum ein wichtiger Grund für eine Lappennekrose. Deshalb ist eine sorgfältige Blutstillung besonders wichtig.

Anwendung bei Narben

Es ist gut bekannt, daß Gesichtsnarben ästhetisch weniger störend empfunden werden, je genauer sie in den Spannungslinien liegen. Die Frage der Auffälligkeit einer Narbe, die sonst akzeptabel ist, ergibt sich, wenn sie mehr als 30° von den Spannungslinien abweicht. Wird bei einer Narbe dann eine Z-Plastik angewendet, um das Aussehen zu verbessern, so dient sie dazu, den Narbenverlauf zu unterbre-

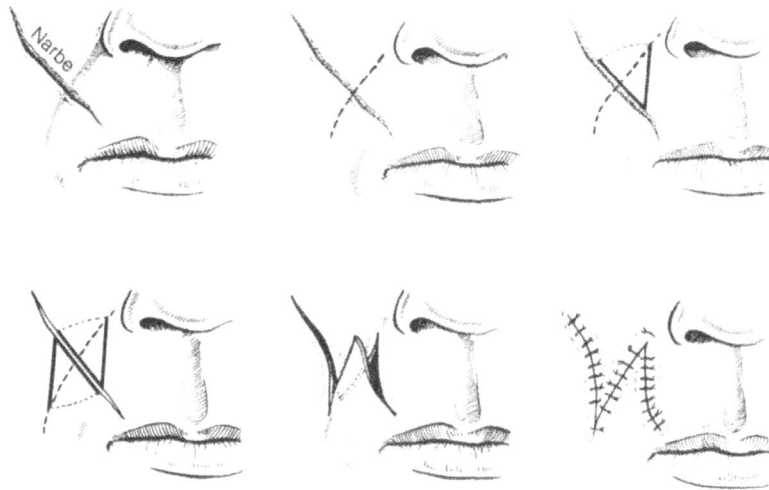

Abb. 2.11. Methode, eine Z-Plastik so zu planen, daß der quere Schenkel der fertiggestellten Z-Plastik in einer vorbestimmten Linie zu liegen kommt; in diesem Fall ist es der Verlauf der Nasolabialfalte

chen und die Richtung zu ändern. Diese Änderung wird erreicht durch die Richtungsänderung des gemeinsamen Schenkels der Z. Das beste postoperative Resultat wird erreicht, wenn bei der sorgfältigen Planung dieser gemeinsame Schenkel senkrecht auf der Spannungslinie steht.

Planung der Z-Plastik

Der Erfolg bei der Anwendung der Methode des queren gemeinsamen Schenkels der fertigen Z-Plastik in Hinblick auf Ort, Größe und Richtung, hängt von 2 Punkten ab:

1. Wird die Inzision der Z-Plastik so gemacht, daß sie an der gewählten queren Linie endet, dann liegt der quere gemeinsame Schenkel automatisch in der geplanten Linie nach dem Austausch der Läppchen.
2. Die Schenkel der Z-Plastiken sind von gleicher Länge. Wenn man Fehler vermeiden will, muß man die Planung der Z-Plastik als einen wichtigen Punkt ansehen; sie muß sorgfältig auf der Haut ausgeführt werden, bevor irgendein Schnitt gemacht wird. Die einzelnen Schritte sind leichter zu zeigen als zu erklären (Abb. 2.11, 2.12). Nachdem die Narbe markiert ist, wird die Linie für den gemeinsamen queren Schenkel mit Hauttinte auf die Haut aufgezeichnet, wobei die Linie natürlich einer gewählten Narbenfallinie entsprechen sollte (Spannungslinie). Die Länge des geplanten queren gemeinsamen Schenkels, die die Größe der Z-Plastik bestimmt, wird an der Narbenlinie abgemessen; dann wird diese Länge auf der gewählten Linie etwa symmetrisch zum Narbenverlauf als der gemeinsame quere Schenkel aufgezeichnet.

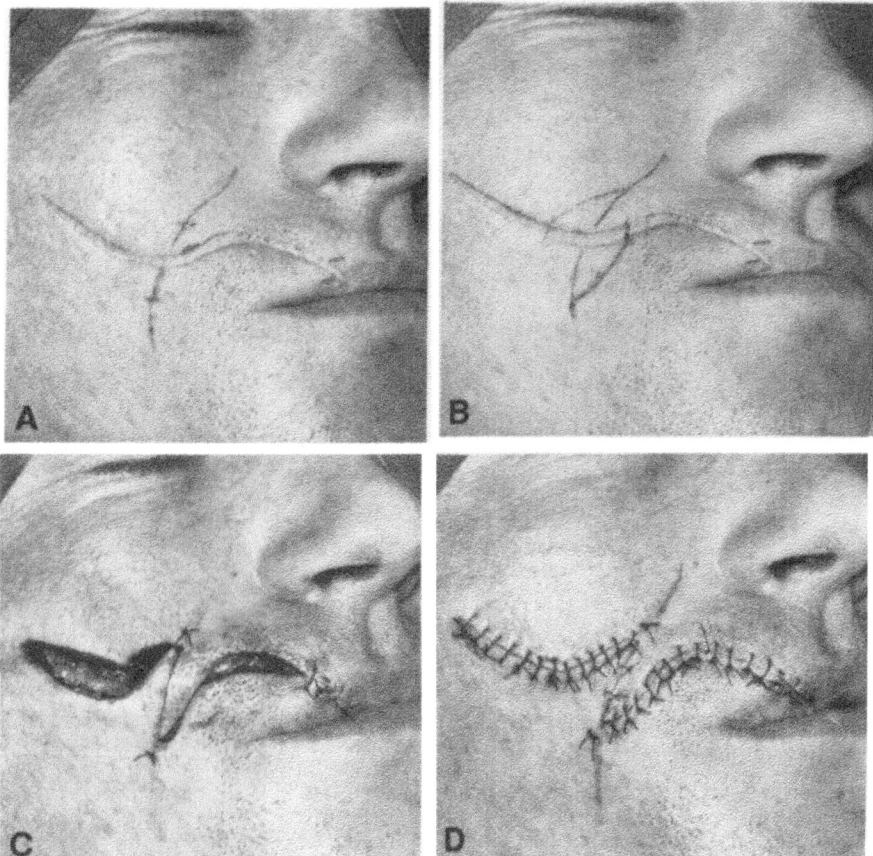

Abb. 2.12 A–D. Die in Abb. 2.11 dargestellte Methode in der praktischen Anwendung. **A** Aufgezeichnete Narbe und ausgewählte Narbenfallinie – die Nasolabialfalte; **B** gleichlange Schenkellinien des Z, wobei jede schräg verlaufende Linie an der gewählten Narbenfallinie endet; **C** exzidierte Narbe und verlagerte Z-Läppchen; **D** abgeschlossene Operation mit dem queren Z-Schenkel wie geplant in der ausgewählten Linie

Von jedem Schenkel dieser gemessenen Länge wird eine Linie von gleicher Länge markiert, die die Linie, welche als gemeinsamer querer Schenkel eingezeichnet ist, trifft. Dies ergibt 3 Linien von gleicher Länge und zusammen bilden sie die Z-Plastik-Läppchen. Der Umstand, daß die 2 schrägen Linien an der gewählten Querlinie enden, bedeutet, daß der Austausch der Lappen den queren gemeinsamen Schenkel in die gewünschte Richtung bringt. Dies gilt immer unabhängig von der Richtung. Veränderungen in der Schräge bedeuten nur eine Änderung der Winkelgröße des Z. Verstärkung der Schräglage verkleinert den Winkel, und Abflachung bedeutet seine Vergrößerung bis zu einem Maximum von 60°. Ab diesem Punkt wird der quere Schenkel mehr rechtwinklig zur Narbe verlaufen.

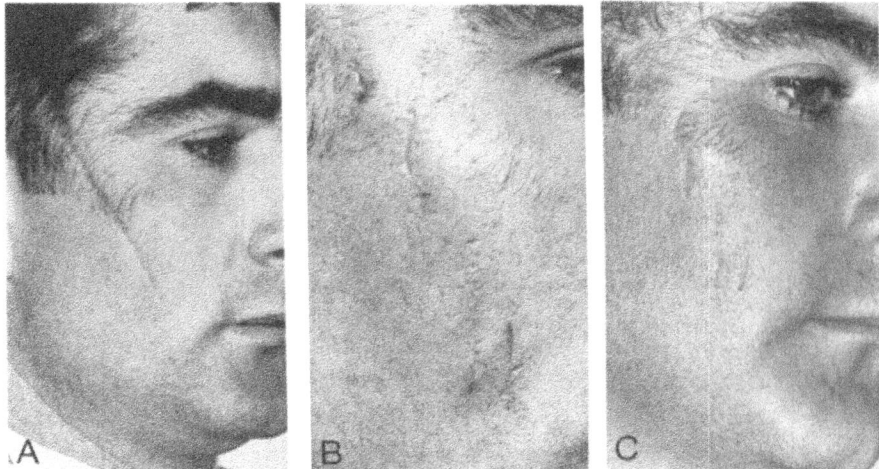

Abb. 2.13 A–C. Narbenexzision unter Einschluß von 3 Z-Plastiken, wobei der Richtungsverlauf jedes queren Schenkels individuell geplant wurde, damit er in den lokalen Verlauf der gewählten Narbenfallinie zu liegen kommt. **A** Narbe, **B** Frühergebnis, **C** Endresultat

Wenn der quere Schenkel von der Senkrechten abrückt, wird der Lappen schmäler und die Blutversorgung in seiner Spitze zunehmend schlechter. Gesichtshaut mit ihrer ausgezeichneten Durchblutung toleriert leichter schmale Lappen als die Haut irgendwo sonst am Körper. Aber selbst im Gesicht gibt es eine Grenze für die tolerable Verschmälerung. Ein spitzer Winkel von 35° ist das Minimum, welches mit Sicherheit verwendet werden kann. Die Winkelgröße kann glücklicherweise bei der Planung gemessen werden, bevor irgend ein Schnitt gemacht wird.

Anwendung bei Gesichtsnarben

Lange Gesichtsnarben werden gewöhnlich durch mehrere Z-Plastiken aufgelöst. Da die Narben nicht immer gerade verlaufen und die zu wählende Linie in den verschiedenen Gesichtsabschnitten in unterschiedlicher Richtung verläuft, muß jede einzelne Z-Plastik unabhängig von der anderen geplant werden. So hat jede ihren eigenen, unabhängigen Verlauf. Hierdurch wird eine einzelne lineare Narbe in eine Serie von kleinen Narben aufgelöst, wobei sie durch die queren Schenkel in der gewählten Richtung, wie etwa in vorhandenen Faltenlinien, verlaufen.
Selbst bei sehr unschönem Aussehen sind viele kleine Narben meist weniger auffallend als eine lange Narbe. Deshalb ergibt eine große Z-Plastik ein nicht so gutes Resultat wie mehrere kleine Z-Plastiken. Bei der Planung sollte deshalb die geschätzte Länge des queren Schenkels relativ klein gehalten werden (Abb. 2.13). Wenn eine multiple Z-Plastik angewendet wird, um eine Gesichtsnarbe aufzulösen, können sich Probleme durch die gleichzeitig auftretende Verlängerung ergeben.

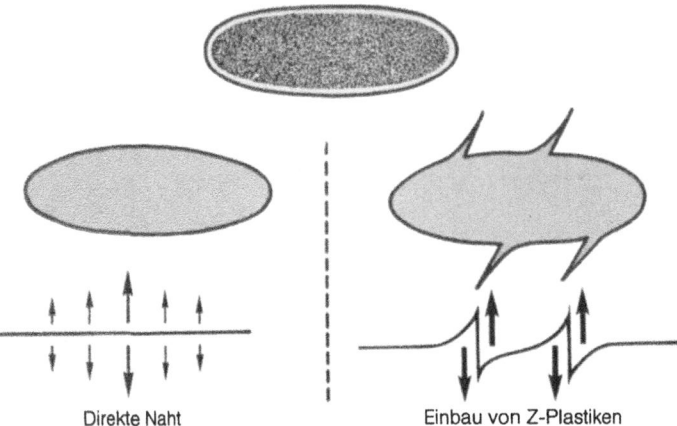

Direkte Naht   Einbau von Z-Plastiken

Abb. 2.14. Eine direkt zwischen den Wundrändern vorhandene Zugspannung wird durch Z-Plastiken in Scherkräfte umgewandelt, die von dem queren Schenkel einer jeden Z-Plastik aufgefangen werden

Eine Z-Plastik mit der gebräuchlichsten Winkelgröße zwischen 30 und 60° ergibt als anatomisch unvermeidbare Konsequenz eine beträchtliche Länge. Dies kann normalerweise nur teilweise ausgeglichen werden, ohne eine Verwerfung oder Überlappung der Läppchen zu ergeben. Dieser Überhang wird üblicherweise ausgeschnitten. Hierdurch wird die gesamte Verlängerung verringert und folglich der größte Teil der Verwerfung ausgeglichen. Eine Gesichtswunde, die unter Spannung genäht wurde, neigt dazu, sich zu dehnen, und die Z-Plastik ist sicherlich eine Methode, dies zu vermeiden (Abb. 2.14).

Ihr Effekt besteht darin, eine lange Narbe mit Spannung in viele kleine Narben aufzulösen, bei denen die Spannung so verteilt wird, daß ihr Hauptteil durch jeden queren Schenkel der Z-Plastik unterbrochen wird. Es ist ersichtlich, daß eine unterbrochene Spannung die Narbe viel weniger dehnt als eine geradlinige Spannung. Wo die Z-Plastik mit dieser Absicht angewendet wird, ist es günstiger, die quere Achse senkrecht auf die Narbenlinie zu stellen, als sie in eine gewählte Linie zu legen. Der Winkel der Z-Plastik sollte deshalb in einer Größe von 60° gewählt werden. Es gibt weitere Situationen, wo die Z-Plastik ein Hilfsmittel für andere Methoden ist, die zur Verbesserung der Narben angewendet werden. Hierbei hängt ihr Effekt u. a. von der Verlängerung der Narbe und von der genauen Plazierung des queren Schenkels ab.

Die pterygienartige Narbe

Zieht eine Narbe über eine Vertiefung, so führt die Schrumpfung im Narbenverlauf zu einer Art First- oder Pterygienbildung, die die Vertiefung überbrückt. In einer solchen Situation hat die brückenartige Narbe Ähnlichkeit mit einer geraden Kontraktur, und auch hier dient die Z-Plastik zur Lösung des Problems. Die

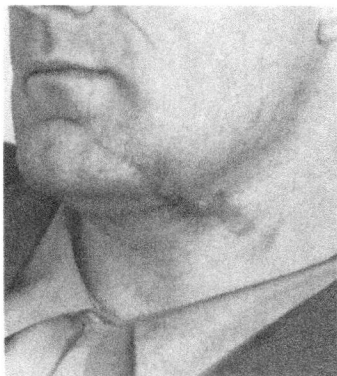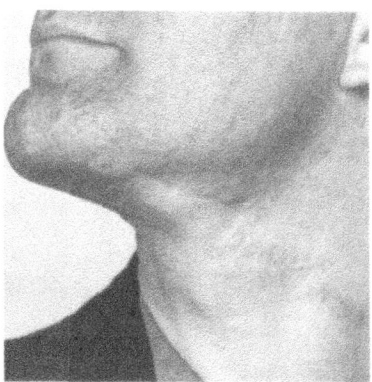

Abb. 2.15. Anwendung von Z-Plastiken bei der Revision eines Narbenzugs, der eine Körpervertiefung überspannt

Z-Plastik hat den Effekt, die Narbe zu verlängern, so daß diese sich der Vertiefung anpaßt (Abb. 2.14).

Wenn das pterygienartige Teil kurz ist wie in Abb. 2.15, so ist eine einzige Z-Plastik völlig ausreichend, wenn aber die Narbe relativ lang ist und eine flache Vertiefung überspannt, ist eine multiple Z-Plastik wirkungsvoller (Abb. 2.15). Bei der genauen Planung einer solchen multiplen Z-Plastik kann sich eine zusätzliche Schwierigkeit dadurch ergeben, daß jeder quere Schenkel in eine gewählte Linie fallen muß, um das beste Resultat zu erreichen.

Solange man sich daran erinnert, daß es möglich ist, jede einzelne Z-Plastik entsprechend diesen Bedingungen zu planen, solange sollten sich keine Schwierigkeiten ergeben, die erforderlichen Z-Plastiken in der bereits beschriebenen Methode zu plazieren.

Die gebogene Narbe

Dieses Problem tritt am deutlichsten in Erscheinung, wenn eine Hautlefze durch ein Trauma abgehoben wurde und nur zurückgenäht wird. Die Narbenschrumpfung führt dann zu einer polsterartigen Aufwerfung des umschnittenen Bezirks. Wenn man sie später sieht, mag man – nicht ohne Grund – annehmen, es sei das Resultat einer schlechten Naht. Aber eine Narbenausschneidung, Ausdünnung des Lappens und sorgfältiges Wiedereinnähen resultieren immer in einem Rezidiv des ursprünglichen Zustandes innerhalb weniger Wochen (Abb. 2.16). Eine Verlängerung der Narbe durch einen geschickten Gebrauch der Z-Plastik kann ein Rezidiv verhindern. Hier, wie bei der Korrektur einer pterygienartigen Narbe, sollte der Versuch gemacht werden, jede Z-Plastik in eine gewählte Linie zu legen. Obwohl aber bei einer gebogenen Narbe die Planung der Z-Plastik, die das beste Resultat verspricht, sehr schwierig sein kann, gehört hierzu viel praktische Übung (Abb. 2.17).

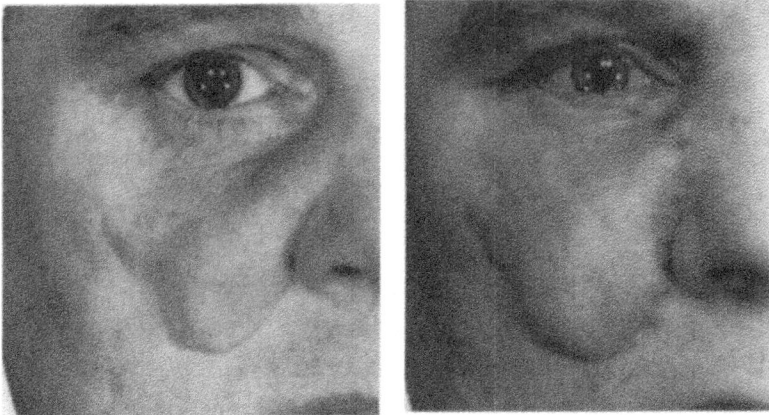

Abb. 2.16. Rezidiv des Erscheinungsbildes bei einer gebogenen Narbe nach einfacher Exzision und Naht

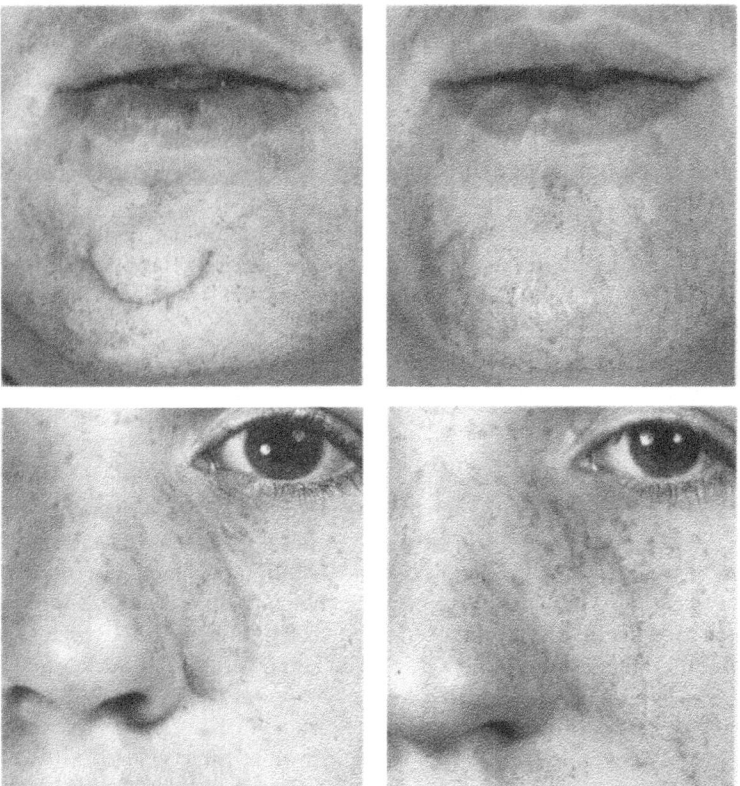

Abb. 2.17. Korrektur eines gebogenen Narbenverlaufs nach Exzision und unter Einschluß von Z-Plastiken

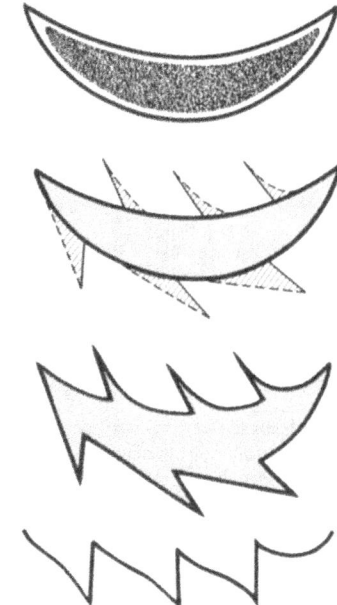

Abb. 2.18. Längenangleichung zweier ursprünglich verschieden langer Wundränder durch Benutzung von Z-Plastiken

Gelegentlich ist das Problem der gebogenen Narbe etwas anders, wenn die beiden Seiten der Wunde, die genäht wird, ungleich lang sind, wie z. B. beim Ausschneiden einer kommaartigen Narbe. Durch etwas versetztes Einstechen bei der Naht können die Längen teilweise angeglichen werden. Hierbei gibt es aber ein festgelegtes Limit. Die Z-Plastik kann da manchmal weiterhelfen, den Unterschied in den Längen auszugleichen (Abb. 2.18).

Die überhängende Narbe

Wo die Neigung zur Vorwölbung des Gewebes an einer Seite der Narbe besteht, kann die Angleichung der beiden Seiten durch den Einbau einer oder mehrerer Z-Plastiken erreicht werden, nachdem die Narbe ausgeschnitten worden ist (Abb. 2.19). Nochmals soll an dieser Stelle an die Vorzugslinien erinnert werden. Die Entscheidung, wann und wo bei einer bestimmten Gesichtsnarbe keine Z-Plastik angewendet werden kann, ist besonders in Grenzfällen sehr schwierig und hängt von der Erfahrung des Chirurgen im Gebrauch der Z-Plastik ab. Es verlangt häufig Mut, gerade von unerfahrenen Chirurgen, eine Narbe willkürlich durch den Einbau von einer oder mehreren Z-Plastiken zu verlängern, zumal häufig das Frühergebnis sehr enttäuschend ist, und der eigentliche Vorteil sich erst später zeigt, wenn die Läppchen abgeflacht sind und die Narbe sich erweicht und ausgereift ist. Eine genaue Beobachtung, wie sich die ursprüngliche Narbe verhält, ist häufig eine Entscheidungshilfe. Eine Narbe, die weißlich geworden ist und sich gut der umgebenden Haut anpaßt, ist besonders geeignet. Eine Narbe, deren Röte

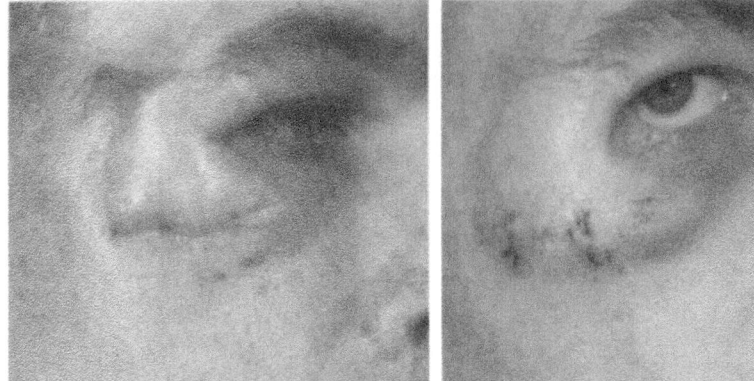

Abb. 2.19. Der Einschluß von Z-Plastiken bei einer Narbenrevision am Lappenrand, verbunden mit Ausdünnung des Lappens, bewirkt einen glatten Übergang zwischen dem Lappen und der umgebenden Haut

selbst nach Ausreifung noch auffallend dunkler ist als die umgebende Haut, was man bei einigen Narben trotz Erweichung beobachten kann, ist für eine Z-Plastik schlecht geeignet. Das Endergebnis ist dann häufig nur eine verlängerte rötliche Narbe, denn jeder quere Schenkel bleibt so rot wie die übrige Narbe, und die Linie blaßt weder ab, noch paßt sie sich der Umgebung an, obwohl sie in der Wahllinie liegt. Auch bei Kindern ist das Endresultat enttäuschend im Vergleich zum Erwachsenen. Dies hängt teilweise mit dem ungünstigeren Narbenverhalten bei Kindern zusammen. Ein weiterer Grund ist die glatte Haut, die die Narben offen darlegt und sie nicht in ein Netzwerk von Falten einbetten kann. Aus dem gleichen Grunde sollte man auch die glatte, faltenlose Haut bei Erwachsenen mit Vorsicht beurteilen.

3 DAS FREIE HAUTTRANSPLANTAT

Freie Hauttransplantate (Abb. 3.1) gibt es in 2 verschiedenen Arten:

1. Als Vollhauttransplantat, bestehend aus der Epidermis und der gesamten Dermis.
2. Als Spalthauttransplantat, bestehend aus der Epidermis und einem unterschiedlichen Anteil der Dermis. Spalthauttransplantate werden eingeteilt in dünne, mitteldicke und dicke, entsprechend dem Anteil der Dermis (Abb. 3.1).

Diese verschiedenen Gruppen von Transplantaten sind nicht grundsätzlich unterschiedlich. Sie beschreiben nur bestimmte Anhaltspunkte auf einer Skala mit kontinuierlich abnehmender Dicke – vom Vollhauttransplantat bis zum Transplantat, welches nur noch aus Epidermisanteilen besteht.

Einen wirklichen Unterschied gibt es nur zwischen Vollhaut- und dem eigentlichen Spalthauttransplantat. Das Vollhauttransplantat wird mit dem Skalpell herausgeschnitten, während die Spalthaut, egal in welcher Dicke, normalerweise mit speziellen Instrumenten gehoben wird.

Bei der Vollhautentnahme verbleibt keine epidermale Struktur im Spenderbezirk, von welcher eine spontane Abheilung stattfinden könnte. Bei der Entnahme der

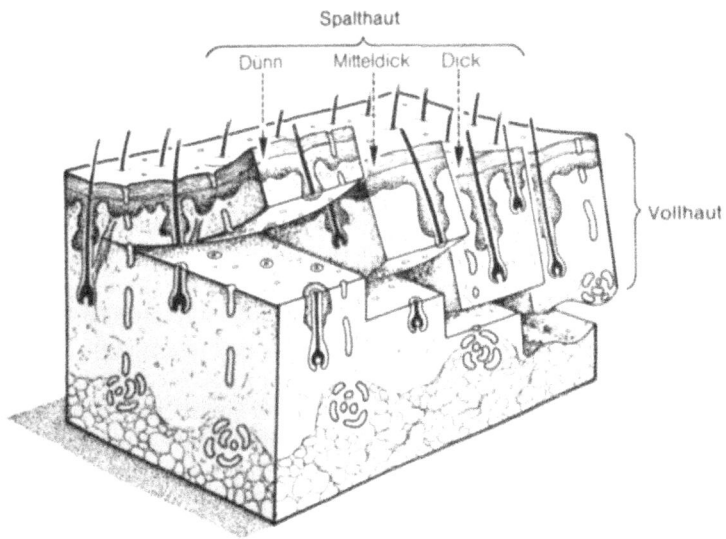

Abb. 3.1. Die Dicken der verschiedenen Typen der freien Hauttransplantate; Darstellung der Komponenten

Spalthaut verbleiben aber Hautanhangsgebilde, wie Haartalgdrüsen, Schweißdrüsen usw., die als Ursprungspunkte für eine nachfolgende Reepithelialisierung dienen. Als Resultat verheilt der Spenderbezirk einer Spalthautentnahme spontan und bedarf keiner weiteren Deckung. Der Spenderbezirk einer Vollhautentnahmestelle muß dagegen verschlossen werden, entweder mit einer direkten Naht oder, wenn er zu groß ist, durch ein Spalthauttransplantat. Dadurch wird die Ausdehnung eines Vollhauttransplantats limitiert, welches normalerweise gehoben werden kann. Ausgedehnte Defekte werden deshalb mit Spalthaut gedeckt, während die Vollhaut den kleineren Defekten vorbehalten bleibt. Während die Eigenschaften der Vollhaut relativ konstant sind, hängen die der Spalthaut von der Dicke des Dermisanteils ab. Je dicker die Spalthaut, um so ähnlicher wird sie den Eigenschaften einer Vollhaut.

Die Vollhaut heilt nicht so leicht ein wie die Spalthaut, und deshalb müssen bei ihrer Anwendung die Voraussetzungen optimal sein. Je dünner die Spalthaut, um so besser sind die Einheilungschancen bei ungünstigen Verhältnissen.

Die Belastbarkeit eines Transplantats hängt von dem Dermisanteil ab und ist deshalb später um so größer, je dicker das Transplantat ist.

Die Vollhaut behält ihre ursprüngliche Größe, während die Spalthaut zur Kontraktur neigt, wenn es die Umstände erlauben, z.B. in der Mundhöhle oder über einer Wölbung. Innerhalb gewisser Grenzen gilt: je dünner das Transplantat, desto höher die spätere Kontraktion.

Während der Transplantation vom Spenderort zum Empfängergebiet ist das freie Hauttransplantat völlig – wenn auch nur vorübergehend – losgelöst vom Körper. Das Transplantat bleibt nach seiner völligen Loslösung für eine bestimmte Zeit vital. Diese Zeitspanne seiner Transplantationsfähigkeit hängt von der umgebenden Temperatur ab. Um dauernd zu überleben, muß es neue Kontakte mit dem Gefäßsystem und damit der Blutzufuhr von seinem Empfängerbett erhalten. Die verschiedenen Vorgänge, die zu diesem Kontakt bzw. dieser Revaskularisation führen, werden zusammen als Einheilung bezeichnet.

Der Einheilungsprozeß

Das Transplantat klebt am Anfang durch Fibrin in seinem Bett, und die anfängliche Ernährung scheint allein durch Perfusion des Plasmas zu erfolgen, welches aus dem Wundbett austritt – als sog. plasmotische Zirkulation. Dies wird rasch unterstützt durch das Auswachsen von Kapillarsprossen aus dem Empfängerbett, die sich mit der Unterfläche des Transplantats verbinden (Abb. 3.2). Diese Verbindung ist normalerweise bereits am 3. Tag weit fortgeschritten. Sie wird angeblich unterstützt durch das Einwachsen von neuen Gefäßen aus dem Transplantationsbett, so daß das Gefäßmuster im Transplantat umorganisiert wird. Aber die Hinweise hierfür sind nicht besonders überzeugend. Gleichzeitig mit dem Gefäßanschluß wird das Fibrin durch Fibroblasten infiltriert, die allmählich die anfänglich zarte Verbindung des Fibringerinnsels zu einer endgültigen Verbindung aus Bindegewebe umwandeln. Die Festigkeit dieser Verbindung nimmt schnell zu, so daß nach 4 Tagen das Transplantat mit entsprechender Vorsicht berührt werden kann.

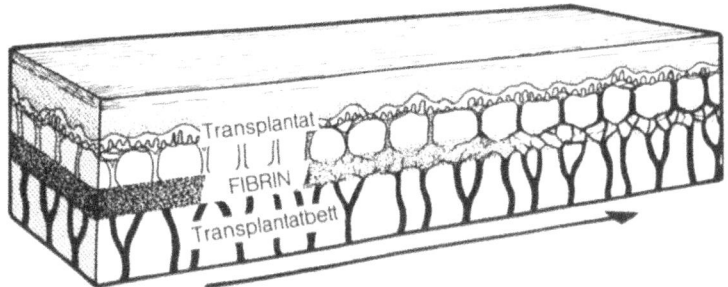

Abb. 3.2. Schematische Darstellung des Einheilungsprozesses eines Transplantats; gezeigt werden die primäre Verklebung durch Fibrin, die beginnende Organisation des Fibringerinnsels durch Einsprossen von Kapillaren aus dem Transplantatbett und dem Transplantat selbst, und der Gefäßanschluß mit Umwandlung des Fibrins in eine bindegewebige Verbindungsschicht

Etwas langsamer erfolgt der Lymphgefäßanschluß und noch länger dauert die unvollständige und unregelmäßig eintretende Wiederherstellung der Innervation.

Für die klinische Praxis sind von diesen unterschiedlichen Prozessen die Herstellung der Blutversorgung und die bindegewebige Fixierung die wichtigsten. Die Geschwindigkeit und Effektivität, mit der diese Prozesse ablaufen, werden durch die Eigenschaften des Transplantatbetts und des Transplantats selbst sowie den Bedingungen, unter denen das Transplantat appliziert wurde, bestimmt.

Das Transplantatbett

Das Transplantatbett muß eine ausreichende Blutversorgung haben, um das Transplantat so schnell wie möglich zu revaskularisieren und ferner zunächst die notwendige Fibrinverklebung zu bewirken.

Vaskularisierung. Die Vaskularisierung geschieht durch das Aussprossen von Kapillarknospen, und je schneller und dichter dies geschieht, um so besser ist der Untergrund für eine Transplantation geeignet. Kapillarsprossungen sind auch der entscheidende Faktor für die Bildung von Granulationsgewebe. Hierbei bestimmen ebenfalls Geschwindigkeit und Dichte das Ausmaß des Vorgangs. Da die Kapillarsprossung das Wesentliche bei beiden Vorgängen ist, kann der Chirurg die Eignung einer Oberfläche für eine Hauttransplantation messen an der Geschwindigkeit, in der Granulationsgewebe entsteht, wenn der Defekt ungedeckt bleibt. Ein Empfängergebiet, welches kein Granulationsgewebe entwickelt, ist ungeeignet für eine Hauttransplantation (Abb. 3.3). Auf einer Oberfläche, die schnell und gut granuliert, wird ein Transplantat gut anwachsen; wenn der Untergrund nur schlecht granuliert, wird es schwer angehen.

Auf Weichteilen, wie Muskeln und Faszien, wächst ein Hauttransplantat normalerweise gut an; bei Fettgewebe hängt es von der Lokalisation ab. Im Gesicht ist das Fettgewebe extrem gut durchblutet und deshalb gut zur Transplantierung geeig-

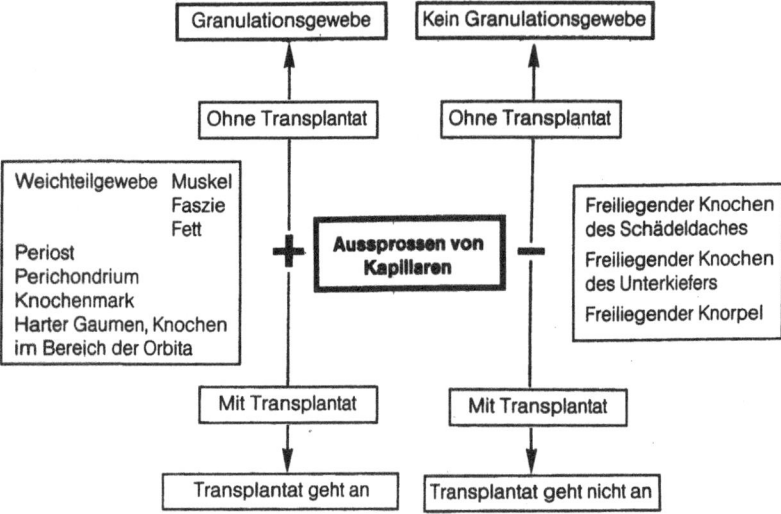

Abb. 3.3. Das Aussprossen von Kapillaren ist der biologische Prozeß, der die Fähigkeit der verschiedenen Gewebeoberflächen ausmacht, Granulationsgewebe zu bilden. Er gibt so überhaupt erst die Möglichkeit, daß freie Hauttransplantate angehen. Wird eine Oberfläche ohne Transplantat schnell und effektiv granuliert, geht auch ein freies Transplantat an; wenn jedoch eine nicht transplantierte Oberfläche nicht rasch und ausreichend granuliert, kann ein Transplantat nicht angehen

net. In anderen Gebieten, wo es schlechter durchblutet ist, bietet es eine ungünstigere Unterlage. Auf Knorpel, bedeckt vom Perichondrium, auf Knochen, bedeckt vom Periost, und auf Sehnen mit ihrem Peritendineum gehen Transplantate gut an. Ein entblößter Knorpel oder eine freiliegende Sehne nimmt kein Hauttransplantat an, es sei denn, der Defekt ist klein und die Blutversorgung des umgebenden Gewebes ist ausreichend, das Transplantat von der Seite her zu vaskularisieren. Der Knochen bedarf aber einer genaueren Betrachtung, da sein Verhalten an verschiedenen Orten unterschiedlich ist. Entblößte Knochen, wie die Schädelkalotte oder die Tibiakante, sind zu gering vaskularisiert, um ein Transplantat einheilen zu lassen. Der harte Gaumen und die Orbitahöhle nehmen aber die Transplantate gut an. Entfernt man aber die Tabula externa, etwa am Schädeldach, so wächst – wie generell auf Spongiosa – ein Hauttransplantat gut an. In jeder Situation entspricht die Einheilung des Transplantats der Schnelligkeit und dem Ausmaß der Granulationsbildung, die zu erwarten wäre, wenn der Defekt ungedeckt bliebe.

Fibrinverklebung. Jede Oberfläche, die entsprechend ihrer Durchblutung zur Transplantation geeignet ist, besitzt Fibrinogen und die Enzyme, die es in Fibrin umwandeln. Diese sorgen für eine gute Haftung, es sei denn, der Defekt ist infiziert und das Fibrin wird zerstört. Das Bakterium par excellence, welches dieses tut, ist Streptococcus pyogenes durch sein sehr aktives Plasmin. Dieses Problem stellt sich hauptsächlich, wenn eine granulierende Fläche transplantiert wird.

Das Transplantat

Hauttransplantate können variieren in Dicke und Vaskularität, entsprechend der Region, von der sie abgenommen wurden. Jedes dieser Kriterien beeinflußt das Einheilen.

Unterschiede in der Transplantatdicke entsprechen ihrem Anteil an Dermis. Generell ist die Dermis in ihren tiefen Schichten schlechter durchblutet. Die Zahl der geöffneten Kapillarenden bei der Hebung eines dicken Transplantats sind geringer als die bei einem dünnen (Abb. 3.14), und ein Vollhauttransplantat hat noch weniger solch potente Anschlußpunkte. Demnach gehen dünne Transplantate allgemein besser an als dicke Hauttransplantate. Um das dickstmögliche Transplantat zum Einheilen zu bringen, müssen die Vorbedingungen weitgehendst ideal sein. Dies gilt für Transplantate, die aus anderen Regionen als von Kopf und Hals gewonnen wurden – nämlich aus Abdomen, Arm, Oberschenkel, Gesäß usw. Der Kopf-Hals-Bereich, der häufiger als Spenderbezirk herangezogen wird, besitzt eine solch reiche Blutversorgung, daß Vollhauttransplantate von dort in ihrer Vaskularität der von Spalthaut entsprechen, die von anderen Körperregionen gewonnen wird.

Voraussetzungen für die Einheilung

Schneller Gefäßanschluß ist entscheidend, und die Entfernung, die die Kapillarknospen bis zu ihrem Einwachsen bewältigen müssen, muß möglichst gering sein. Das Tranplantat muß deshalb engsten Kontakt mit dem Untergrund haben. Häufigste Ursache für eine Trennung ist eine Blutung aus dem Wundbett. Das Hämatom verhindert dann den Anschluß der auswachsenden Kapillaren (Abb. 3.4). Gleichzeitig muß das Transplantat unverschieblich auf dem Bett liegen, bis es fest eingewachsen ist. Besonders müssen Scherungskräfte vermieden werden, die das Transplantat hin- und herschieben, und zwar so lange, bis die anfängliche Fibrinklebung durch eine feste Bindegewebeverankerung ersetzt ist (Abb. 3.4).

Zusammenfassend gesagt, hängt das Einheilen eines Transplantats in einem gut durchbluteten Bett ohne Infektion von dem unverschieblichen Kontakt zwischen Transplantat und Untergrund ab. Transplantate gehen meistens verloren durch Hämatome, die das Transplantat abheben, oder scherende Bewegungen, die einen Kontakt zwischen Transplantat und Untergrund verhindern. Jeder dieser Gründe allein verhindert das Einwachsen der Kapillaren und folglich die Blutversorgung des Transplantats. Die Methoden, die im klinischen Einsatz gebraucht werden, um diese Gefahren zu vermeiden, variieren je nach klinischer Situation; aber in jedem Fall gilt eine bestimmte Methode als die bestgeeignete, um Hämatome und Scherkräfte zu verhindern.

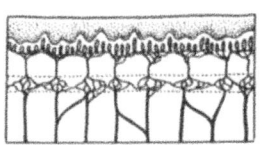

Enger Kontakt –
schnelle Vaskularisierung

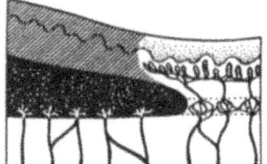

Trennung durch Hämatom
– keine Vaskularisierung
– Verlust des Transplantats

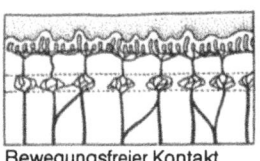

Bewegungsfreier Kontakt
Kapillarverhinderung

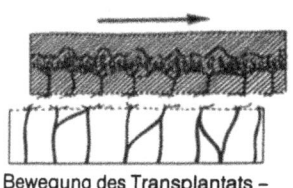

Bewegung des Transplantats –
bei der Kapillarverhinderung –
Verlust des Transplantats

Abb. 3.4. Einfluß eines engen und unverschieblichen Kontakts auf die Vaskularisierung eines Transplantats

Das Phänomen der Überbrückung

Ein Transplantat kann auf freiliegendem kortikalen Knochen, Sehnen oder Knorpel oder sogar durch ein Hämatom von der Unterlage getrennt angehen, vorausgesetzt, es ist klein genug. In einem solchen Fall überlebt das Transplantat durch eine Überbrückung von den Wundrändern (Abb. 3.5).

Dieses Phänomen ist von besonderem Interesse in Hinblick auf den Vorgang der Vaskularisation. Es zeigt, daß es zu einem Anschluß an das bestehende Gefäßnetz im Transplantat kommt, denn eine Überbrückung könnte nicht entstehen, wenn die Gefäßeinsprossung nur durch Kapillarsprossung vom Transplantatbett erfolgen würde.

Im allgemeinen ist das Einwachsen durch Überbrückung auf kleine Areale beschränkt, und jenseits davon kommt es zur Nekrose. Sicherlich kann man nicht damit rechnen, hierdurch Knochen, Sehnen oder Knorpel erfolgreich zu bedecken. Wo allerdings ein reiches Gefäßnetz im Transplantat und Bett vorhanden ist, können auch viel größere Gebiete überbrückt werden, und das freie Composite graft aus Ohrhaut und Knorpel für Alardefekte heilt ein oder stirbt ab, je nach Ausmaß der möglichen Überbrückung.

Das Vollhauttransplantat

Die Dicke, das Aussehen, die Struktur und die Durchblutung der Haut variiёren sehr stark an verschiedenen Regionen des Körpers. Diese Unterschiede haben ei-

Nekrose des Transplantates

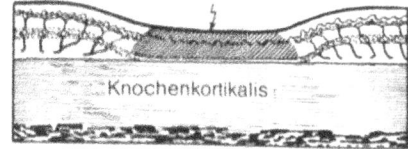

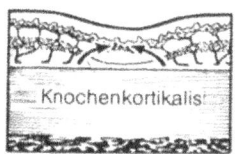
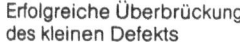

Erfolgreiche Überbrückung   Mißerfolg bei Überbrückung
des kleinen Defekts   von großen Defekten

Abb.3.5. Das Phänomen der Überbrückung

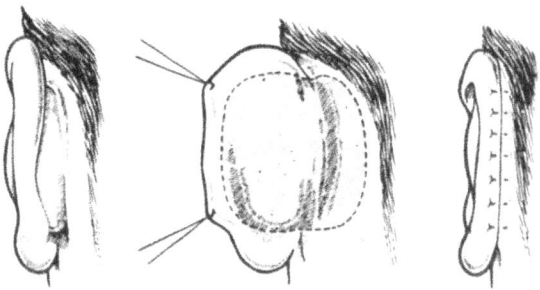

Abb.3.6. Gebiet, in dem postaurikuläre Haut zur Verfügung steht, und die Methode, den resultierenden Defekt zu decken

nen großen Einfluß auf die Auswahl der für eine bestimmte chirurgische Situation geeigneten Spenderregion.

Postaurikuläre Region. Die Rückseite der Ohrmuschel und die benachbarte unbehaarte Region über dem Mastoid ist die beste Spenderregion für eine Transplantation in das Gesicht (Abb.3.6). Der einzige Nachteil ist die beschränkte Größe dieser Spenderregion, was die Anwendungsmöglichkeiten ganz erheblich begrenzt. Die Region liefert das beste Resultat bezüglich Hautfarbe und Struktur, und wenn aus dem Gebiet Haut an den Augenlidern ersetzt wird, kann man sie oft kaum noch von der ortständigen Haut unterscheiden. Die Durchblutung des Transplantats sowie der Region, wo es normalerweise angewendet wird, machen es zu dem erfolgreichsten Vollhauttransplantat. Der Hebedefekt wird durch direkte Naht verschlossen.

Das postaurikuläre Vollhauttransplantat hat sein Haupteinsatzgebiet bei kleinen Hautdefekten im Gesicht, wobei die Größe der Spenderregion die Größe der Defekte, die damit versorgt werden können, beschränkt.

Das Oberlid. Beim Erwachsenen ist fast immer ein kleiner Hautüberschuß am Oberlid vorhanden, der besonders gut für einen Defekt an einem anderen Lid verwendet werden kann. Farbe und Struktur sind normalerweise besonders gut, aber die Spenderregion ist ebenfalls sehr klein, es sei denn, es besteht ein sehr großer Hautüberschuß an den Lidern.

Supraklavikuläre Region. Die Haut von dem unteren hinteren Dreieck des Halses gibt ein fast so gutes Resultat im Gesicht bezüglich Farbe und Struktur wie die retroaurikuläre Spenderregion. Hier steht ein größerer Hautbezirk zur Verfügung, der aber in seiner Anwendung eingeschränkt wird, weil der Hebedefekt dann oft durch eine Transplantation versorgt werden muß. Dies ergibt einen ästhetisch ungünstigen Effekt, der besonders bei Frauen nachteilig ist, da diese Region oft entblößt wird.

Diese Region ist deshalb nur beschränkt verwendbar und wird nicht oft herangezogen. Die Spenderregion sollte in Erwägung gezogen werden bei einem Defekt, der etwas zu groß für eine retroaurikuläre Entnahmemöglichkeit wäre und wo ein Rotationslappen kontraindiziert ist.

Haut der Beugeseite von Gelenken. Die Ellenbeuge und die Leisten werden beide als mögliche Spenderbezirke angegeben. Die Haut ist hier dünn und gut verschieblich auf der Unterlage. In das Gesicht transplantiert, ergibt sie ein fast so gutes Resultat wie bei Haut aus der Supraklavikularregion. Es steht jedoch nur eine begrenzte Hautfläche zur Verfügung, es sei denn, man deckt den Hebedefekt mit einem Spalthauttransplantat.

Die Ellenbeuge ist eine sehr exponierte Stelle und die resultierende Narbe daher recht störend, zumal sie bei zu großer Spannung oft hypertrophiert oder zu einem Keloid entartet. Deshalb wird diese Region nicht empfohlen. In der Leiste begrenzt die Schambehaarung die Größe und Einsatzmöglichkeit. Dieses Gebiet ist aber besonders brauchbar für ein langes, schmales Transplantat, da ein Verschluß hierbei sehr einfach ist. Für eine Transplantation auf die Hand ist es ein guter Spenderbezirk.

Oberschenkel- und Bauchregion. Struktur und Farbe der Haut von Hüfte und Bauch ergeben im Gesicht immer ein schlechtes Resultat. Die Haut bleibt entweder extrem blaß oder wird hyperpigmentiert im Vergleich zum übrigen Gesicht. Ein weiterer Nachteil ist der bleibende Verlust des feinen Mienenspiels.

Das Transplantat behält ein etwas maskenhaftes Aussehen, ursächlich begründet durch die dickere Dermis. Selbst ein dickes Spalthauttransplantat vom Abdomen, welches für einen großen Gesichtsdefekt einer Vollhaut vorgezogen wird, besitzt ähnliche Nachteile wie die Vollhaut von dieser Region. Beide Regionen ergeben aber gute Transplantate für den Handteller, und die dicke Dermis ergibt ein gutes Polster, um den Druck an der Fußsohle auszuhalten. Wenn ein Transplantat von beliebiger Größe entnommen wird, muß der Hebedefekt ebenfalls gedeckt werden. Selbst wenn er direkt verschlossen wird, dehnt sich die Narbe hier meist sehr unschön aus.

Anwendungstechnik

Das ganze Hauttransplantat muß genau in den Defekt passen. Deshalb muß eine Schablone vom Defekt angefertigt werden, damit das Transplantat nachher unter normaler Spannung eingenäht werden kann (Abb.3.7). Aluminiumfolie oder Schaumstoffscheiben sind gut geeignet, einen solchen Abdruck zu machen.

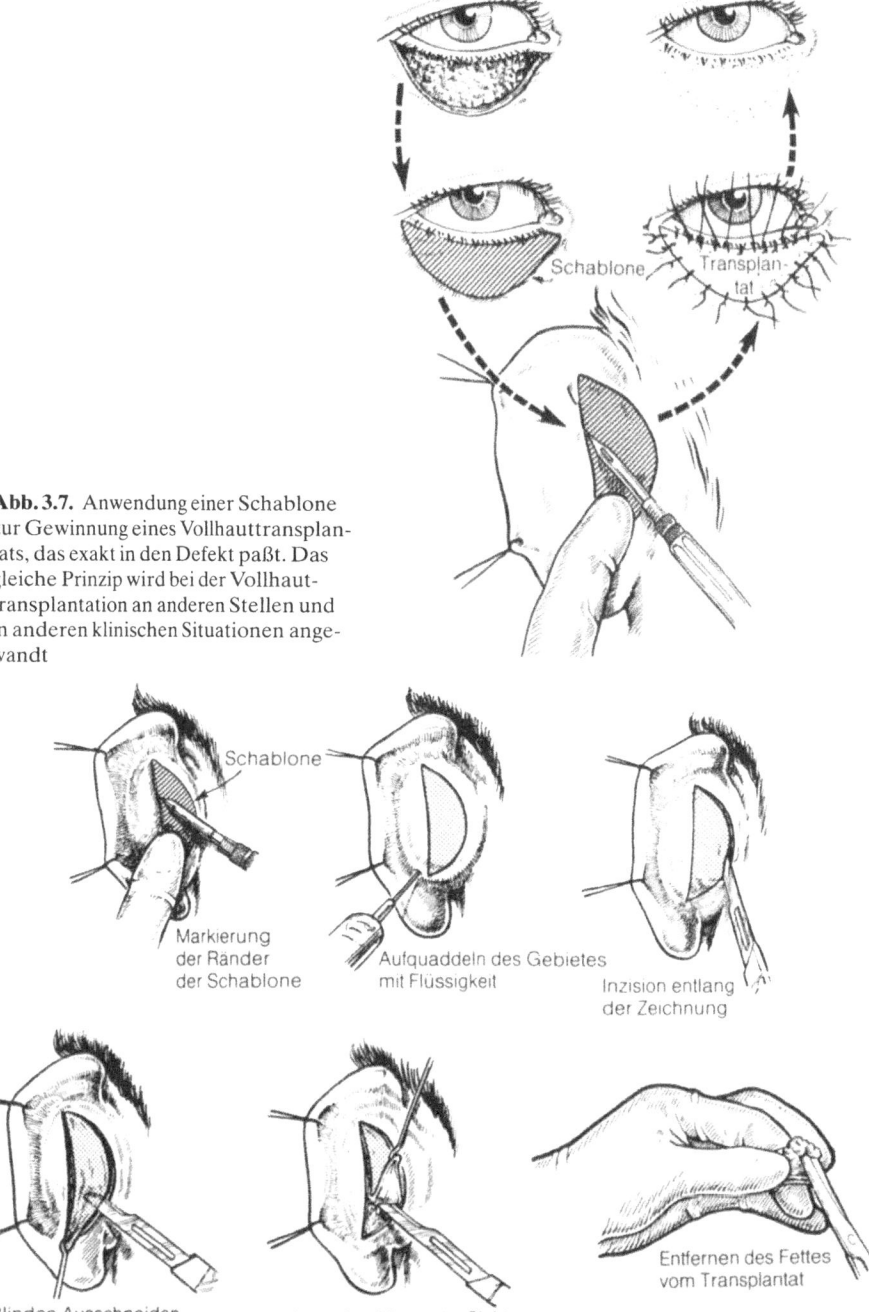

Abb. 3.7. Anwendung einer Schablone
zur Gewinnung eines Vollhauttransplantats, das exakt in den Defekt paßt. Das
gleiche Prinzip wird bei der Vollhaut-
transplantation an anderen Stellen und
in anderen klinischen Situationen angewandt

Schablone, Transplan-
tat

Schablone

Markierung
der Ränder
der Schablone

Aufquaddeln des Gebietes
mit Flüssigkeit

Inzision entlang
der Zeichnung

Blindes Ausschneiden
nach Gefühl

Ausschneiden unter Sicht

Entfernen des Fettes
vom Transplantat

Abb. 3.8. Methode, ein Vollhauttransplantat zu schneiden. Dieselbe Technik wird beim Schneiden von Vollhauttransplantaten an anderen Stellen angewandt

Die Schablone des Defekts wird entweder vor oder nach der Exzision angefertigt. Ist der Defekt unregelmäßig, können Markierungen an der Schablone und am Defektrand mit Tinte nützlich sein, bevor das Transplantat ausgeschnitten wird. Die Schablone soll erst dann angefertigt werden, wenn der Defekt in ganzer Ausdehnung vorhanden ist. Dies ist besonders an den Augenlidern von Bedeutung, da hier ein etwas zu kleines Transplantat, welches nicht den ganzen Defekt ausfüllt, zu einem sekundären Ektropium führen kann.

Beim Ausschneiden eines Vollhauttransplantats (Abb. 3.8) kann man entweder gleich darauf achten, die Haut sorgfältig ohne Fett zu heben, oder zunächst das Transplantat grob auszuschneiden und dann sekundär vom Fett zu befreien. Dies geschieht am besten mit der Schere. Die Ausdünnung des Transplantats ist ein mühsames Verfahren, während die Hebung ohne Fett Erfahrung und Sorgfalt erfordert. Es ist sicherlich einfacher für den Chirurgen, der diese Methode selten benutzt, wenigstens den Versuch zu machen, keine Knopflöcher in das Transplantat zu schneiden. Die meisten Chirurgen entwickeln allmählich ein Gefühl für die richtige Ebene bei der Vollhauthebung.

Eine nützliche Hilfe besteht darin, das ganze Gebiet mit einer Flüssigkeit aufzuquaddeln, meist mit 1:200 000 Noradrenalinzusatz. Die bereits angefertigte Schablone wird aufgelegt und die Transplantatgröße mit Hauttinte markiert, dann umschnitten und gehoben. Oft hilft es, die Haut des Transplantats mit Häkchen über das Messer zu ziehen, so daß mit dem Messer blind, vorwiegend nach Gefühl geschnitten wird. Im anderen Fall wird das Transplantat umgeschlagen und unter Sicht geschnitten. Merkwürdigerweise ist diese Methode oft ungenauer, und man beläßt mehr Fett zurück. Jedes belassene Fett muß später peinlich genau mit der Schere entfernt werden.

Hinter dem Ohr ist meist ein direkter Verschluß durchführbar. Auch an übrigen Regionen sollte immer, wenn irgend möglich, ein direkter Verschluß angestrebt werden. Wo der Hebedefekt zu groß ist, muß ein Spalthauttransplantat eingesetzt werden.

Das Spalthauttransplantat

Spenderregion

Diese wird nach verschiedenen Gesichtspunkten ausgewählt, wie Menge der benötigten Haut, passende Farbe oder Struktur, oder es ergeben sich örtliche Vorteile, wie ein Transplantieren vom Unterarm zur Hand, wobei dann nur ein Verband benötigt wird. Ferner sind zu berücksichtigen: evtl. Haarwuchs, das vorhandene Schneideinstrument und das Bestreben, das Bein gerade bei alten oder ambulant behandelten Patienten als Spenderregion möglichst zu vermeiden. Die gebräuchlichsten Regionen sind:

1. Praktisch die ganze, einigermaßen glatte Oberfläche des Rumpfes,
2. Oberschenkel und Oberarm,
3. Vorderseite des Unterarms.

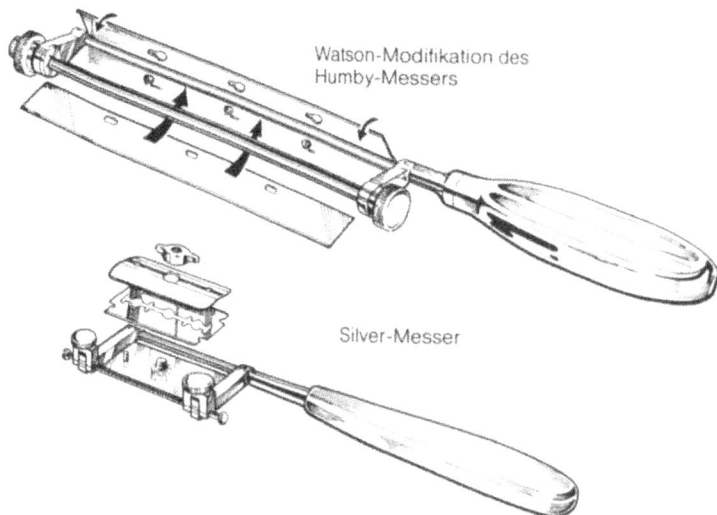

Watson-Modifikation des
Humby-Messers

Silver-Messer

Abb. 3.9. Die Watson-Modifikation des Humby-Messers und des Silver-Messers. Das Silver-Messer ist eine kleinere Version des Humby-Messers – es wird hauptsächlich benützt, wenn nur ein kleines Transplantat gebraucht wird

Stehen diese Regionen nicht zur Verfügung oder wird noch mehr Haut benötigt, dann kommen in Frage:

1. Restlicher Teil des Unterarms,
2. Unterschenkel.

Instrumente für die Spalthautentnahme

Die gebräuchlichsten Instrumente sind:

1. Humby-Messer,
2. elektrisches Dermatom,
3. Trommeldermatom.

Das Humby-Messer (Abb. 3.9)

Das Humby-Messer kann nur an konvexen Oberflächen eingesetzt werden. Trotzdem ist es aber das am häufigsten benutzte Instrument zur Spalthauthebung. Von den derzeit auf dem Markt befindlichen Abwandlungen ist die von Watson die gebräuchlichste. Es gibt auch eine kleinere Version mit einer Rasierklinge als Messer – das Silver-Messer. Es leistet gute Dienste, wenn nur ein kleines Transplantat erforderlich ist. Die am häufigsten gebrauchte Spenderregion ist der Oberschenkel, und die Lagerung des Beines hierfür wird im einzelnen beschrieben (Abb. 3.10); die angegebenen Richtlinien können jedoch auch auf jede andere Spenderregion

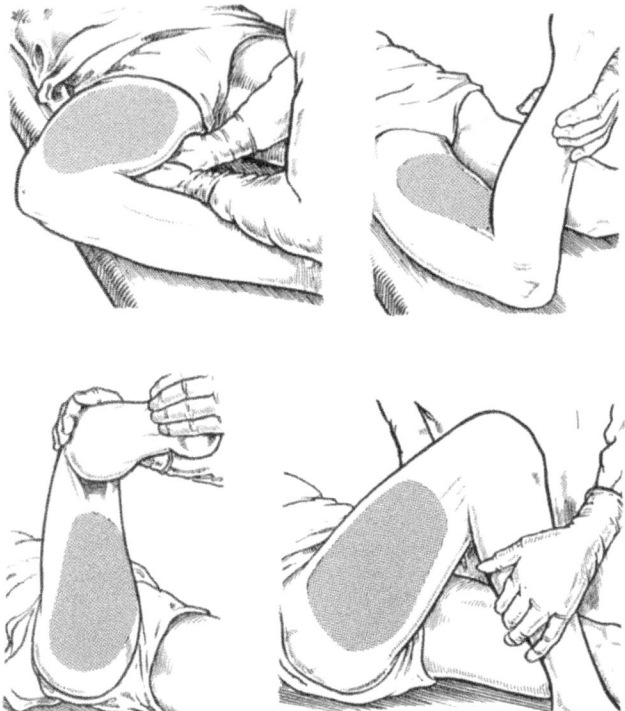

Abb. 3.10. Lagerung des Beins zur Entnahme eines Spalthauttransplantats und Möglichkeiten der Darstellung der Oberschenkeloberfläche, von welcher das Transplantat entnommen werden soll

übertragen werden. Das Bein wird mit entspannter Muskulatur so gelagert, daß durch das Andrücken der Muskulatur sich entweder nach medial oder lateral die größtmögliche Ebene zur Entnahme darbietet.

Für die *Innenseite des Oberschenkels* wird das Bein gelagert, wie in Abb. 3.10 gezeigt. Der Assistent drückt von unten mit beiden Handflächen die Muskulatur nach oben, um eine große Ebene für die Entnahme eines breiten Transplantats zu schaffen.

Bei Entnahme von der *Außenseite des Oberschenkels* (Abb. 3.10) erreicht man durch den Druck des Assistenten nach außen eine besonders im unteren Teil weniger flache Ebene, bedingt durch die Straffheit des Tractus iliotibialis. Die Einsenkung zwischen dem M. vastus lateralis und dem M. biceps femoris ist am proximalen Ende weniger ausgeprägt.

Für die *Rückseite* (Abb. 3.10) muß das Bein in Hüfte und Kniegelenk abgewinkelt werden, es sei denn, der Patient befindet sich in Bauchlagerung. Distal erschweren die beiden Sehnenansätze die Entnahme eines breiten Transplantats, während sich proximal eine gute Fläche für große Transplantate bietet.

Wegen des Hervortretens des Femurschaftes ergibt die *Vorderseite* des Oberschenkels keine so günstige breite Fläche. Diese Region wird deshalb nur benutzt, wenn

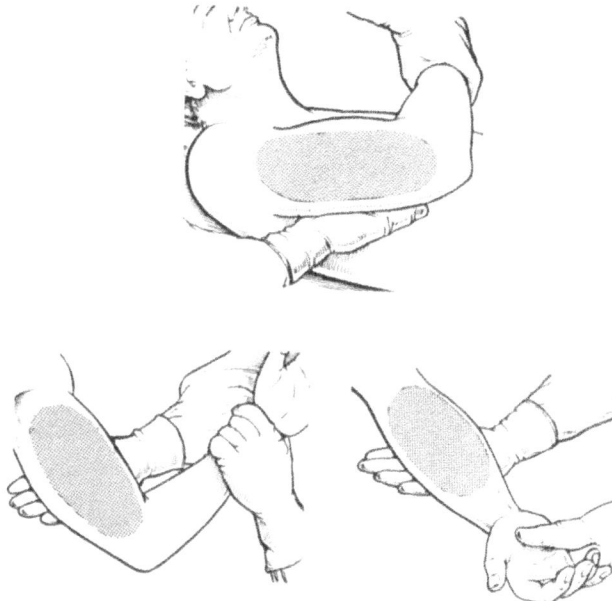

Abb. 3.11. Lagerung des Arms zur Entnahme eines Spalthauttransplantats

alle Spenderregionen benötigt werden und man nur schmale Transplantate heben möchte.

Am *Arm* (Abb. 3.11) wird eine ähnliche Lagerung und Unterstützung benutzt, um ebenfalls möglichst breite, flache Ebenen zu erreichen.

Vorbereitung des Messers. Idealerweise bewegt sich die Klinge des Messers leicht hin und her über die Hautoberfläche, die sich selbst nicht bewegen sollte. Der Reibungswiderstand zwischen Klinge und Haut führt zur Mitbewegung derselben und macht den Schneidevorgang schwierig. Man kann diese unliebsame Begleiterscheinung nicht ganz verhindern, durch Einölen jedoch etwas vermindern. Ein sehr gutes Gleitmittel ist flüssiges Paraffin, und die Klingenseite, die auf der Haut zu liegen kommt, sollte damit eingerieben werden. Beim Humby-Messer wird die Transplantatdicke durch die Einstellung der Entfernung zwischen Rolle und Klinge festgelegt. Dies geschieht dadurch, daß das Messer gegen das Licht gehalten wird, um den Abstand zwischen der Klinge und der Rolle zu sehen. Obwohl der Chirurg mit zunehmender Erfahrung lernt, das Messer nach Augenmaß einzustellen, ergibt ein Abstand von etwas weniger als $1/2$ mm in der Regel ein Transplantat der gewünschten Stärke. Dies wird kontrolliert sowohl durch die Beobachtung des Transplantates als auch des Transplantatbettes während des Hebevorgangs. Die Kriterien für die Beurteilung der Dicke werden im nachfolgenden Text beschrieben.

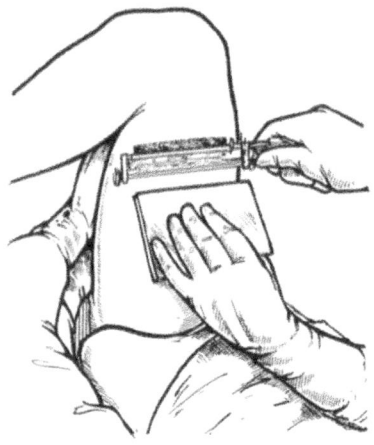

Abb. 3.12. Schneiden eines Spalthauttransplantats mit der Watson-Modifikation des Humby-Messers

Die Transplantathebung. Der Chirurg sollte von der für ihn bequemsten Seite des Patienten arbeiten, entweder nach distal oder zentral, je nach Standort.

Ein Holzbrettchen wird auf die Haut gepreßt und in gleichmäßiger Distanz vor dem Messer hergeschoben (Abb. 3.12). Dieses Brettchen erfüllt einmal die Aufgabe der Stabilisierung und ferner der Ausbreitung der Haut, bevor das Messer sie erreicht. Die Kante des Brettes wird ebenfalls eingefettet, so daß es leicht mit dem Messer über die Haut gleitet. Das Messer und das Brett gleichmäßig zusammen zu bewegen, erfordert Übung. Das Geheimnis eines guten Schnitts liegt darin, daß man sich mehr auf eine Hin- und Herbewegung konzentriert als auf eine Vorwärtsbewegung des Messers beim Schneidevorgang. Es kann hilfreich sein, wenn die Haut straff gespannt wird, was durch ein zweites Brett erreicht wird, das ein weiterer Assistent hinter dem Messer auf die Haut drückt. Dieses Brett wird beim Schneidevorgang festgehalten. Besonders bei atrophischer und schlaffer Haut, wie bei alten oder sehr abgemagerten Patienten, hilft dieses Vorgehen, Fehlschnitte zu vermeiden.

Beurteilung der Transplantatdicke. Obwohl oben eine bestimmte Einstellung für die Rolle vorgeschlagen wurde, muß der Chirurg fähig sein, diese Einstellung nötigenfalls abzuändern. Nach einem Schnitt von ca. 6 mm erhält man bereits ein gutes Bild von der eigentlichen Transplantatdicke und die Einstellung kann dann entsprechend geändert werden.

Die Durchsichtigkeit des Transplantats ist ein sehr guter Maßstab für die Transplantatdicke (Abb. 3.13). Das sehr dünne Transplantat ist durchscheinend und ähnlich wie Pergamentpapier; die graue Färbung des Messers scheint gut durch. Dickere Transplantate sind zunehmend opalener bis zum Vollhauttransplantat, welches die Färbung von Leichenhaut hat. Ein Spalthauttransplantat von mittlerer Dicke ist mäßig durchscheinend.

Das Muster der Blutungspunkte ergibt einen weiteren Hinweis auf die Transplantatdicke (Abb. 3.14). Das dünne Transplantat ergibt eine große Dichte von feinen Blutpunkten, während bei einem dicken Transplantat weniger und größere Punkte

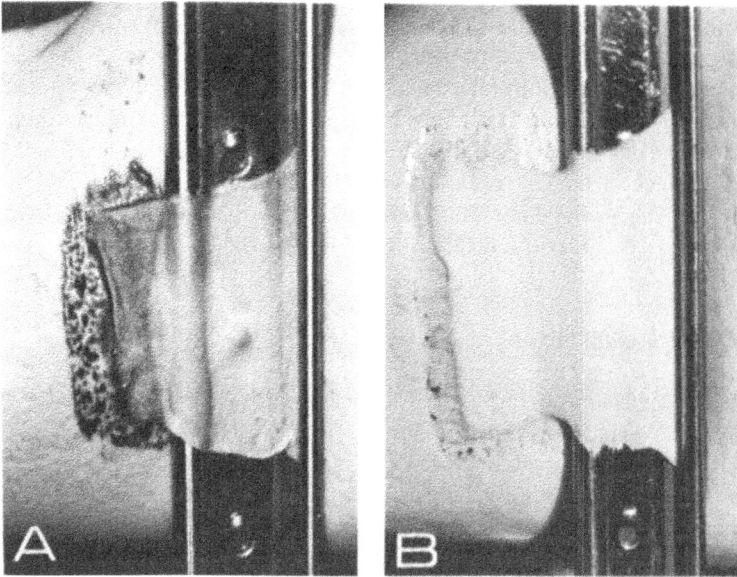

Abb. 3.13 A, B. Durchsichtigkeit bei einem dünnen (**A**) und bei einem dicken Spalthauttransplantat (**B**)

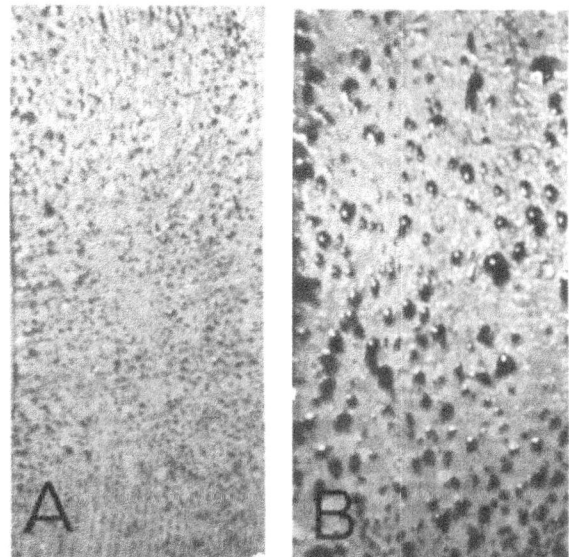

Abb. 3.14 A, B. Blutungsformen im Spendergebiet bei einem dünnen (**A**) und einem dicken Spalthauttransplantat (**B**)

entstehen. Obwohl diese Bewertungskriterien allgemein anwendbar sind, sollten sie doch immer im Zusammenhang mit dem anfänglichen Aussehen der Haut des betreffenden Patienten, besonders bei stärkerer Atrophie, bewertet werden. Bei der papierähnlichen Haut alter Leute muß das Transplantat natürlich dünn werden, und die Verteilung der Blutungspunkte gibt in einem solchen Fall keinen Anhalt. Auch an den Extremitäten scheint die Dicke der Haut je nach Region zu variieren. Allgemein ist sie lateral und distal dicker und medial und proximal dünner. Ferner ist die individuelle Variation beträchtlich.

Das Elektrodermatom

Einer der Hauptnachteile des Elektrodermatoms besteht darin, daß es ein recht komplexes und empfindliches Instrument ist.
Es hat aber den großen Vorteil, daß man mit ihm praktisch von jeder Stelle des Körpers ein gleichmäßig dickes und breites Transplantat heben kann, und v. a. können auch sehr dünne Transplantate gehoben werden, was mit anderen Instrumenten nicht so gut möglich ist.
Im Aussehen ähnelt es etwas einer großen Haarschneidemaschine (Abb. 3.15), und angetrieben wird die rasch hin- und herschneidende Klinge entweder durch Strom oder Druckluft. Die Haut wird gespannt und mit Paraffinöl bestrichen, so daß das Instrument leicht darübergleitet.

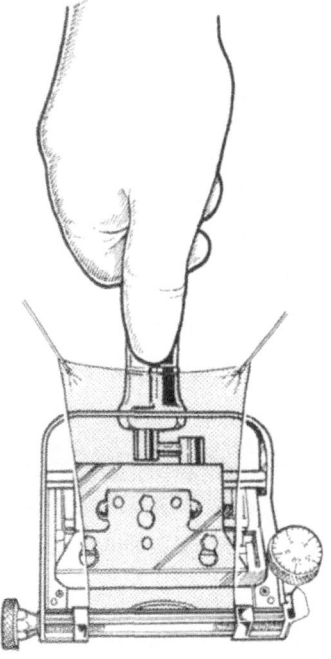

Abb. 3.15. Schneiden eines Spalthauttransplantats mit dem Brown-Dermatom

Besonders bei ausgedehnten, tiefen Verbrennungen bedeutet das Elektrodermatom einen wirklichen Fortschritt. Seine Fähigkeit, Haut von fast jedem Körperteil
zu schneiden, hat die Spenderregionen stark erweitert. Der gerade Rand und die
gleichmäßige Dicke des Transplantats bedeuten, daß z. B. ein Bein ohne Hautverlust zwischen den Transplantatentnahmen genutzt werden kann, mit der Gewißheit, daß die ganze Spenderregion gleichmäßig und rasch heilt. Es wird somit
möglich, mehrmals hintereinander vom gleichen Gebiet Haut abzunehmen, was
bei größerem Hautbedarf von erheblichem Vorteil ist.

Das Trommeldermatom

In Großbritannien wird meist das Modell von Padgett-Hood oder eine Modifikation davon benutzt (Abb. 3.16). Seine Unhandlichkeit und Ungenauigkeit im Vergleich mit dem Humby-Messer hat bisher verhindert, daß es routinemäßig in

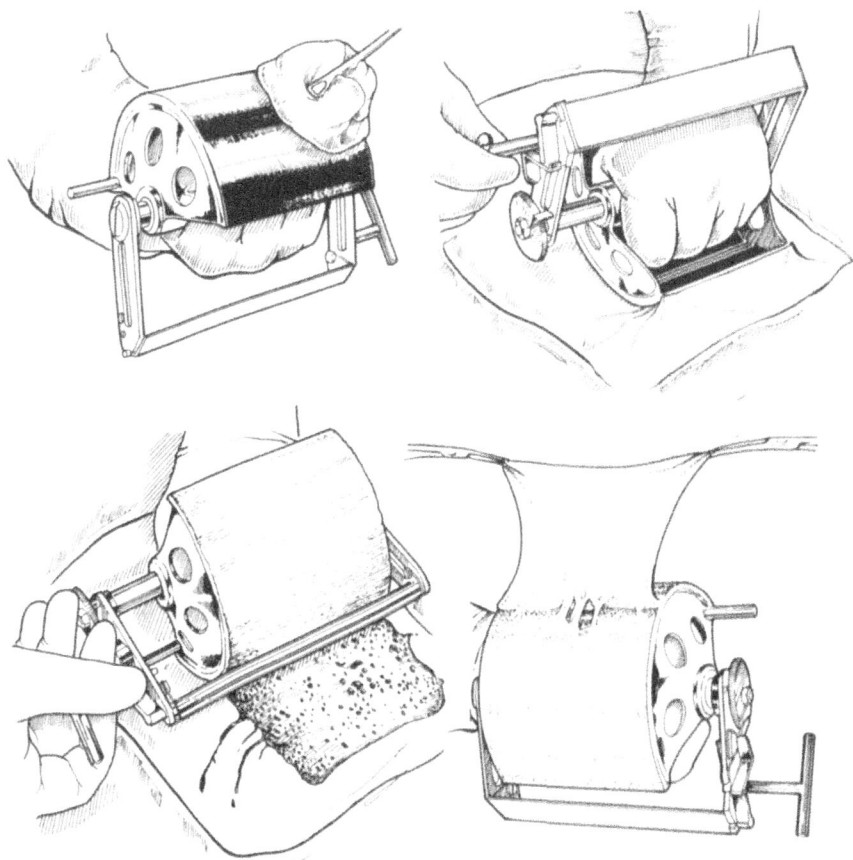

Abb. 3.16. Schneiden eines Spalthauttransplantats mit dem Trommeldermatom

größerem Maße eingesetzt wird. Ein zusätzlicher Nachteil ist, daß bei weiteren Entnahmen immer erst eine peinliche Reinigung der Trommel und der Haut erfolgen muß. Keiner dieser Nachteile gilt für das Reese-Dermatom, welches besonders in den USA verbreitet ist und ein wesentlich besseres Instrument darstellt. Es wird in Großbritannien leider nicht hergestellt. Die folgende Beschreibung bezieht sich nur auf das Padgett-Hood-Instrument oder seine Abwandlungen und nicht auf das Reese-Dermatom.

Obwohl das Trommeldermaton nicht routinemäßig zur Anwendung kommt, gibt es doch Gelegenheiten, wo die gleichförmige Dicke des Transplantats von besonderer Bedeutung ist. Die Indikation für das Trommeldermaton im einzelnen hängt natürlich zum gewissen Grad vom Geschick des Operateurs im Umgang mit dem Dermatom und dem Transplantatmesser ab; allerdings wird das Humby-Messer in den meisten Fällen vorgezogen, es sei denn, es gibt einen speziellen Grund, das Dermatom zu benutzen. Sein hauptsächlicher Vorteil liegt in der Tatsache, daß das Transplantat, das mit ihm geschnitten wird, völlig gleichförmig in seiner Dicke ist – dies verschafft ihm in kosmetischer Hinsicht einen Vorteil vor der mit dem Humby-Messer geschnittenen Haut, wenn es um eine Defektdeckung im Gesicht geht. *Wenn ausgedehnte Defekte im Bereich des Gesichts gedeckt werden müssen, findet das mit dem Dermatom geschnittene Transplantat seine hauptsächliche Anwendung;* in diesen Fällen wird ein dickes Spalthauttransplantat gewählt.

Bei der Anwendung des Dermatoms werden die Trommel und das Spendergebiet mit einem Klebstoff bestrichen. An den Stellen, an denen die Trommel gegen die Haut gepreßt wird und die beiden Oberflächen aneinander haften, wird die Haut mit der Trommel angehoben und dann mit der Messerklinge geschnitten, die sich in einem vorher eingestellten fixierten Abstand parallel zur Trommelachse hin und her bewegt. Im Zuge der Hebung bleibt das Transplantat an der Trommel haften (Abb. 3.16).

Das Heben eines Transplantats mit dem Dermatom kann nur durch Demonstration und Praxis erlernt werden, so daß es nicht nötig ist, die Technik bis ins Detail zu besprechen. Es folgen allerdings einige Hinweise, welche für den Anfang hilfreich sein können.

Die Transplantatdicke. Die meisten Instrumente haben einen Maßstab, der die Dicke bestimmt. Ein Transplantat von mittlerer Dicke mißt 0,30–0,35 mm, aber eine Dicke von 0,2 mm oder sogar noch weniger bis zu 0,40–0,45 mm kann je nach Erfordernis gebraucht werden. Aber wie auch beim Humby-Messer ist der Maßstab nicht immer zuverlässig, so daß auch hier immer das Transplantat selbst beurteilt werden sollte. Es ist aber oft schwierig, kurz nach Beginn des Schnitts das Transplantat zu beurteilen, so daß Dichte und Größe der Blutungspunkte auf der Spenderregion Maßstab sein müssen. Ein dickes Transplantat kann leichter geschnitten werden als ein dünnes. Wenn Fettläppchen erscheinen, ist das Transplantat ein Vollhauttransplantat.

Bestreichen der Oberfläche mit Kleber. Trommel und Haut sollten vorher gründlich mit Äther gereinigt werden, damit der Kleber gut haftet. Gleichmäßiges Auftragen des Klebers führt zu gleichmäßiger Transplantathaftung. Die Ränder der

Trommel übernehmen den stärksten Zug beim Schneiden und sollten deshalb sorgfältig bestrichen werden. Da die Trommel meist kühler als die Haut ist, trocknet der Kleber hier langsamer, aber die Geduld zu warten, bis beide Oberflächen völlig getrocknet sind, zahlt sich aus.

Einfetten. Die Oberfläche des Messers, die sich gegen die Oberfläche der Haut bewegt, und die Achse der Trommel sollten mit flüssigem Paraffin eingerieben werden. Dies hilft, daß das Messer leichter hin- und herbewegt werden kann. Das Öl darf jedoch nicht auf die beiden mit Kleber bestrichenen Oberflächen kommen, da sonst keine Haftung mehr erreicht wird.

Hebung des Transplantats. Ein guter erster Schnitt mit der Klinge ist entscheidend für ein gutes Transplantat. Aus diesem Grunde sollte der erste Schnitt sorgfältig geplant werden. Insbesondere ist darauf zu achten, daß die Haut in ganzer Breite an der Trommel klebt. Wie weit die Haut zum Schneiden angehoben werden kann, hängt von der Nachgiebigkeit der Region ab. Wird die Trommel zu gering angehoben, kann das Messer sehr tief in die Haut eindringen. Um dies zu vermeiden, sollte ein Assistent zur Verfügung stehen, um die Haut nach unten zu drücken. Wird die Trommel zu hoch gehoben, besteht die Gefahr, daß wegen der großen Spannung die Haut von der Trommel abgelöst wird und dadurch kein komplettes Hautareal abgeschnitten werden kann, sondern nur ein irreguläres Stück. Das rechte Mittelmaß zu finden lehrt nur die Erfahrung, ebenso wie das gleichmäßige Hin- und Herschneiden des Messers und das Abrollen der Trommel.

Abnahme der Haut von der Trommel. Der Kleber bleibt größtenteils am Transplantat hängen, so daß er nach der Abnahme von der Trommel entfernt werden muß. Während das Transplantat mit 2 Moskitoklemmen an jeder Ecke von der Trommel abgehoben wird, kann der Kleber mit einer in Äther getauchten Kompresse entfernt werden. Dies ist jedoch eine etwas umständliche Methode. Einfacher kann die Klebrigkeit durch Bestäuben mit Penizillin- oder Wundpuder aufgehoben werden. Der Kleber bleibt auf dem Transplantat, aber er klebt nicht mehr. Das Problem des auf dem Transplantat verbleibenden Klebers wurde weitgehend gelöst durch Benutzung des „Evo-Stic-Impact-Haushaltsklebers". Dieser Kleber kann durch Zusatz von Äther so verdünnt werden, daß er auf die Trommel aufgetragen werden kann. Der Kleber hat den Vorteil, daß er fest an der Trommel bleibt und daher das Transplantat völlig sauber abgehoben werden kann.

Das Abheilen der Spenderregion (Abb. 3.17)

In der Spenderregion verbleibt ein größerer oder kleiner Anteil von Haarbälgen, Talgdrüsen und Schweißdrüsen, und von diesen multiplen Punkten sproßt das Epithel aus, bis das ganze Gebiet bedeckt ist. Die Haartalgdrüsen sind hier wesentlich aktiver beteiligt als die auswachsenden Schweißdrüsen. Anatomisch gesehen liegen die Schweißdrüsen tiefer als die Haarfollikel, und dies zeigt sich in dem unterschiedlichen Heilungsprozeß nach Abnahme dünner und dicker Spalthaut-

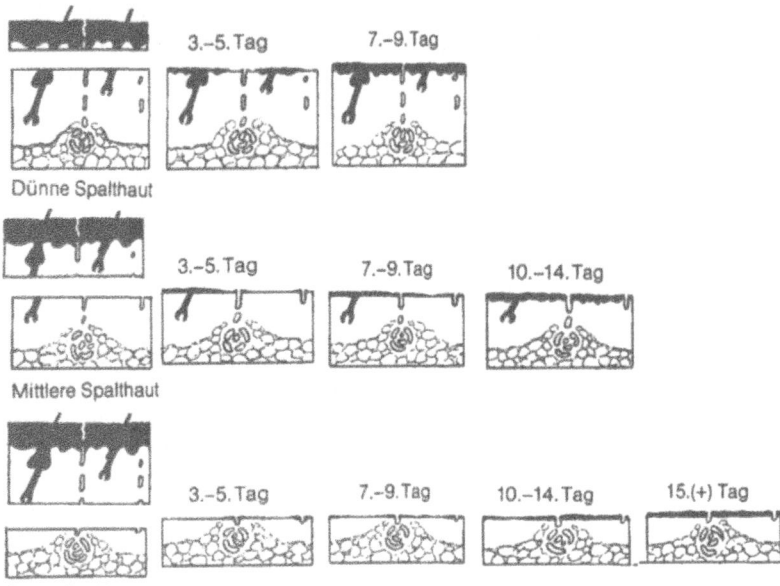

Abb. 3.17. Abheilen der Spenderregionen bei Spalthauttransplantaten unterschiedlicher Dicke

transplantate. Einerseits heilt die Spenderregion von einem dünnen Transplantat mit ihren erhaltenen Haarfollikeln innerhalb von 7–9 Tagen ab, während andererseits die Spenderregion von dicken Transplantaten, welche fast ausschließlich von den Schweißdrüsen abhängt, wesentlich langsamer heilt, sie braucht 14 Tage und mehr. Die meisten Transplantate sind von mittlerer Dicke und belassen einen guten Anteil von Haarfollikeln, so daß die Abheilung i. allg. zwischen dem 10. und 14. Tag erfolgt. Eine Spenderregion bildet nur Granulationsgewebe, wenn keine Follikel oder Schweißdrüsen verblieben sind, und in solchen Situationen muß die Abheilung vom Rande her erfolgen. Beim Abheilungsprozeß der Spenderregion ergibt sich somit die gleiche Situation wie bei einer oberflächlichen Verbrennung.

Versorgung der Spenderregion

Die Versorgung des Hebedefekts ist eine der weniger befriedigenden Aspekte bei der Hautverpflanzung. Die Hauptschwierigkeit bei der Behandlung der Spenderregion besteht darin, daß der Verband verkrustet und mit der Haut verklebt, so daß die Abnahme Blutungen und erhebliche Schmerzen verursacht und das regenerierende Epithel abgerissen wird. Üblicherweise beläßt man deshalb den Verband so lange, bis er sich von alleine löst; geschieht dies nicht, weicht man ihn ab. Der Verband kann aber nur belassen werden, solange er trocken bleibt. Waren Teile des Transplantats dicker, so brauchen die entsprechenden Stellen der Spenderregion ebenfalls länger bis zur Abheilung und können sogar Granulationen bilden. Diese Stellen müssen dann wie eine granulierende Wunde behandelt werden. Wenn es kleine Gebiete sind, heilen sie spontan ab, sind sie größer, sollten sie ohne weitere Verzögerung transplantiert werden.

Wenn die Spenderregion bezüglich der Tiefe ungewiß aussieht oder besonders wenn Fettgewebe zu sehen ist, wird sie als prophylaktische Maßnahme sofort mit einem dünnen Spalthauttransplantat versehen.

Neuerdings sind viele Verbandmaterialien entwickelt worden, die das Los des Patienten erleichtern und die Heilungszeit verkürzen. Aber bis jetzt haben sie noch nicht allgemein ihre klinische Brauchbarkeit bewiesen.

Eine Spätkomplikation der Spenderregion ist die hypertrophe Narbe. Sie entwickelt sich am häufigsten an der Innenseite des Oberschenkels, des Gesäßes und des Abdomens, kann jedoch überall entstehen. Man gewinnt den Eindruck, obwohl das schwierig zu beweisen ist, daß je dicker das Transplantat ist und je jünger der Patient, sich um so häufiger hypertrophe Narbenbildungen zeigen. Ein Warnzeichen, daß sich solche wulstigen Narbenbildungen entwickeln, sind Klagen über starken Juckreiz in der Spenderregion. Juckreiz kann zwar auch unabhängig auftreten, ist aber meist ein Vorläufer hypertropher Narbenbildung.

Bleiben sie unbehandelt, bilden sie sich mit der Zeit zurück, es verbleibt aber ein weißes, häßlich aussehendes, atrophisches Narbengebiet. Klinisch entsteht der Eindruck, dies ist ebenfalls schwer zu beweisen, daß die Anwendung von lokal wirksamen Steroidsalben die Häufigkeit und die Stärke dieser Komplikation reduziert. Sie erleichtern sicherlich den Juckreiz beträchtlich und werden am besten aufgetragen, sobald erster Juckreiz angegeben wird. Es sollte damit weiterbehandelt werden, bis das Gebiet Zeichen der Rückbildung aufweist, die man am klinischen Bild feststellen kann.

Die Empfängerregion

Freie Hauttransplantate werden entweder bei chirurgisch erzeugten Defekten angewendet oder wenigstens in chirurgisch sauberen Gebieten oder auf granulierenden Flächen. Das Vorgehen während der Transplantation und ihre Vorbereitung unterscheiden sich je nach Art des Defekts wesentlich.

Die chirurgisch saubere Oberfläche

Vorbereitung der Empfängerregion

Obwohl den Umständen entsprechend ein Vollhaut- oder Spalthauttransplantat benutzt werden kann, variieren die grundsätzlichen Prinzipien nicht. Eine ebene Oberfläche wird immer bevorzugt, denn Unebenheiten führen zum Abheben des Transplantats über den Höhlungen, es sei denn, diese sind nur sehr flach. Der häufigste Grund für einen Verlust des Transplantats, wo man ein Angehen eigentlich erwartet hätte, ist ein *Hämatom*. Ein absolut trockener Untergrund ist deshalb unbedingt erforderlich, bevor das Transplantat aufgelegt wird. Um dies zu erreichen, werden verschiedene Vorbereitungen getroffen.

Ligaturen von Blutungspunkten. Die Pinzette muß nur die wirklich blutenden Punkte umfassen, so daß die Nekrosen, die durch die Katgutligatur entstehen, minimal bleiben. Elektrokoagulation ist eine Alternative und das Einheilen ist nicht verzögert, wenn das Gebiet der Koagulation nur gering ist.

Einfaches Abwarten. Ohne Zweifel ist die Zeit der wichtigste Punkt bei der Hämostase. Die Operationsschritte sollen so geplant werden, daß die Empfänger-region die längstmögliche Zeit zu einer Spontanhämostase erhält. Während des Abwartens sollte die Region mit Kompressen, die in Kochsalzlösung getränkt sind, bedeckt werden.

Gebrauch und Mißbrauch des Saugers. Der Sauger kann während der Exzision sehr nützlich sein, denn er erlaubt dem Chirurgen genau zu sehen, wo er schneidet. Wenn der Defekt einmal gesetzt ist, unterhält der Sauger auf der Wunde nur die Blutung. Wenn eine Koagulation abgesaugt wurde, sollte der Sauger diese Stelle nie ein zweites Mal berühren, da sonst die Blutung wieder beginnt.

Spülungen und Watteträger. Wenn das Transplantatbett nicht ganz trocken ist, ist es sinnvoll, das ganze Gebiet unter dem Transplantat mit Kochsalzlösung auszu-spülen. Dies erfolgt mit einer 20-ml-Spritze und stumpfer Kanüle. Ein kleiner, lokalisierter Blutkoagel kann auch durch Watteträger entfernt werden. Wenn der Watteträger gedreht wird, bleibt das Koagel hängen und kann mit der Watte ent-fernt werden.

Die granulierende Fläche

Bei der Beurteilung einer Granulationsfläche sind 2 Fakten besonders wichtig: das klinische Bild und die Bakterienflora.

Das klinische Bild

Gesunde Granulationen sind flach, rot und gut vaskularisiert. Sie bluten nicht sehr leicht und sind frei von jedem Belag. Bei guter randständiger Abheilung kann man erwarten, daß ein Transplantat gut auf den Granulationen einheilt, da eine Infek-tion, die das Transplantat zerstören würde, sicherlich auch die randständige Ab-heilung verhindern würde.
Wenn sich ein Schorf von selber ablöst, sind die Granulationen häufig von einem hartnäckigen, zähen Kollagenfilm bedeckt, den man nur mühsam ablösen und sehr schwer abreiben kann.
Granulationen, die man längere Zeit untransplantiert läßt, werden fibrös und sind weniger vaskularisiert. Hierbei wird es dann zunehmend schwieriger, Transplantate zur Einheilung zu bringen. Infektionen unterstützen meist noch diesen Umstand.
Wenn Granulationen einem ungenügenden Druck ausgesetzt werden, neigen sie dazu, ödematös zu werden. Sie werden dann meist als überschießend bezeichnet.

Diese Granulationen brauchen mehr Druck als eine Exzision. Kupfersulfat ist hier auf einer Fläche, die später transplantiert werden soll, mit Sicherheit fehl am Platze. Sein einziger Effekt wäre eine Koagulationsnekrose, die entfernt werden muß, bevor ein Transplantat einwächst.

Bakterienflora

Jeder der verbreiteten Organismen kann ein Gebiet befallen, je nach Lage und äußeren Umständen. Mit Ausnahme von Streptococcus pyogenes und Pseudomonas aeruginosa sind solche Organismen von geringer Bedeutung. Der klinische Aspekt einer granulierenden Fläche ist ein besserer Führer als die Bakterienflora bei der Beurteilung der Transplantationsfähigkeit.

Streptococcus pyogenes. Das Vorhandensein dieses Organismus ist eine absolute Kontraindikation für jede Transplantation. Die Möglichkeit seiner Gegenwart verlangt entsprechende bakteriologische Untersuchungen. Warum ein Transplantat bei seinem Vorkommen nicht anwächst, ist nicht ganz geklärt. Möglicherweise spielt das von ihm gebildete Fibrinolysin bei der normalen Fibrinverklebung eine hemmende Rolle.

Klassischerweise sind mit Streptokokkus befallene Granulationen glasig, sulzig und bluten leicht. Das randständige Epithel ist selten gesund. Bei routinemäßiger Anwendung von Antibiotika kann das klinische Bild verwischt werden und die Granulation recht gesund aussehen, aber dieses täuschend friedliche Verhalten von Streptococcus pyogenes beeinflußt keineswegs seinen destruktiven Effekt gegenüber dem Transplantat. Das Bakterium muß vorher eliminiert werden.

Pseudomonas aeruginosa. Eine Infektion mit Pseudomonas aeruginosa behindert das Anwachsen eines Transplantats, aber nicht in einem solchen Ausmaß wie Streptococcus pyogenes. Sein Vorhandensein ist mehr Ärgernis als eine Katastrophe. Wenn eine ausgedehnte Verbrennungsfläche mit Pseudomonas aeruginosa befallen ist, gilt es, die allgemeine Infektion und den lokalen Befall zu kontrollieren. Eine Allgemeininfektion von kleineren Flächen ist keine wesentliche Gefahr und ihre Verminderung oder Ausschaltung kann bei der Vorbereitung der Granulation zur Transplantation erfolgen. Die Infektion kann mit Bacillus proteus einhergehen.

In den meisten Fällen genügen die üblichen Maßnahmen der Infektionsbekämpfung, welche unter dem Abschnitt „Vorbehandlung der Granulation zur Transplantation" behandelt werden. In jedem Falle scheint eine Transplantation die Infektion zu beenden, obwohl diese das Anwachsen um 5–10% verringern kann. Eine Transplantation trotz Pseudomonas aeruginosa ergibt zwar meist eine gewisse Verzögerung in der Abheilung, aber im ganzen gute Resultate.

Zusammenfassend gesagt: Eine positive Kultur von Pseudomonas aeruginosa ist keine Gegenindikation für eine Transplantation, wenn die Granulationen sonst gesund aussehen.

Andere pathogene Keime. Andere häufige Keime in Wunden sind: Staphylococcus aureus, der in dieser Situation relativ bedeutungslos ist, sowie Escherichia coli und Bacillus proteus. Die beiden letztgenannten Keime sind häufig in schlecht behandelten, stark verschmutzten, granulierenden Wunden anzufinden. Sie gehen normalerweise mit einer sehr typischen, faul riechenden Sekretion einher und sind häufig als Mischinfektion mit Pseudomonas aeruginosa zusammen anzutreffen. In ausgedehnten, tiefen Verbrennungswunden sind sie oft gar nicht zu vermeiden. Recht häufig jedoch befallen sie auch kleine Wunden, was durch entsprechende Sorgfalt vermieden werden könnte.

Vorbereitung der Granulation vor der Transplantation

Es gilt als anerkannte Tatsache, daß die Granulationsfläche behandelt wird und nicht ihre Flora. Aus diesem Grunde gibt es unterschiedliche Ansichten über die Rolle der Antibiotika. Antibiotika sollten nicht blind entsprechend der Testung eingesetzt werden. Außer bei Streptococcus pyogenes ist der bakterielle Befall nicht von großer Bedeutung, vorausgesetzt die Granulationen sehen sehr gesund aus. Der schnellste Weg, die Besiedlung zu eliminieren, ist das Gebiet zu transplantieren.
Die Behandlung bei Streptococcus pyogenes kann nicht isoliert gesehen werden. Ist es das einzige Bakterium, ist Penizillin generell das Mittel der Wahl, da bisher noch keine Resistenzen festgestellt wurden. Wenn es mit penizillinresistenten Staphylokokken vergesellschaftet ist, sollte durch Testung das Antibiotikum, auf welches beide empfindlich sind, herangezogen werden. In vielen Situationen ist ein Antiseptikum, wie etwa Chlorhexidine (Hibitane), einfacher einzusetzen und wirkungsvoller.
Der Hauptgrund für anhaltende Infektionen sind Nekrosen, und jede Maßnahme, sie zu beseitigen, verringert die Infektion. Die chirurgische Ausschneidung ist die schnellste und wirkungsvollste Methode, besonders wenn die Nekrosen möglichst radikal entfernt werden können. Eine Exzision bis auf die Faszie ist günstiger als bis zum Fettgewebe. Alternativmethoden sind die spontane selbständige Abstoßung, die mit Euson unterstützt werden kann, oder die enzymatische Ablösung.
Wo die Nekrosen sich von alleine lösen, ist Eiter meist unvermeidlich. Er ist auf gar keinen Fall unwillkommen, denn seine autolytischen Fermente spielen eine wertvolle Rolle bei der Trennung von lebendem und totem Gewebe. Bestehen keine Anzeichen einer tieferen Infektion, kann die Besiedlung als harmlos angesehen werden. Wenn die Nekrosen verschwunden sind, ist es auch möglich, die Keimbesiedlung zu reduzieren.
Enzymatische Stoffe werden herangezogen, sie sind jedoch nicht so wirkungsvoll wie die anderen etablierten Methoden.
Häufig wird das Humby-Messer zum Ausschneiden von Nekrosen und stark infizierten Granulationen benutzt.
Granulationen, die einmal von Nekrosen befreit sind, sollten ohne Verzögerung transplantiert werden. Ist eine Wartezeit unvermeidlich, so sollte ein einfacher Verband angelegt werden, der bei seiner Entfernung die Granulation nicht verletzt.

Abgesehen vom Vorhandensein von Streptococcus pyogenes ist ein Antibiotikum nicht notwendig. Ein ausreichend großer und dicker Verband und seltener Wechsel bieten einen besseren Schutz vor Superinfektionen als blindes Vertrauen in Antibiotika. Die andere Möglichkeit, Granulationen möglichst gesund zu erhalten, ist Druck, welcher meist durch elastische Binden erreicht wird. Obwohl es bisher keine richtige Erklärung dafür gibt, ist es doch eine klinische Erfahrung, daß Hydrokortisonsalben ungesunde, schlaffe Granulationen oft verbessern und die Granulationsbildung überhaupt beschleunigen.

Auflegen des Transplantats

Ein Hauttransplantat kann auf 2 Arten aufgelegt werden. Bei der ersten Methode wird ein Druckverband angelegt, bei der zweiten wird offen behandelt. Um den Einsatz beider Methoden festzulegen und Vorteile aus ihren Eigenarten zu ziehen, ist es wichtig, darzustellen, wie jede auf ihre eigene Weise die Voraussetzung zur Transplantateinheilung erfüllt. Nur in Kenntnis dieser Umstände kann die korrekte Methode für eine ganz bestimmte klinische Situation ausgesucht werden.
In der Praxis gehen Transplantate verloren durch *Hämatome,* die sie vom Wundbett trennen, und *Scherkräfte,* die eine Adhäsion zwischen Transplantat und Untergrund verhindern. Jeder dieser Vorgänge stört auf seine Weise die kapillare Verbindung. Wenn der Chirurg in einer bestimmten Situation sein Transplantat auflegt, dann wählt er jene Methode, die mit größter Wahrscheinlichkeit Hämatome und Scherbewegungen vermeidet.
Es sollen im einzelnen die jeder Methode – Druck oder offener Behandlung – zugrunde liegenden Prinzipien diskutiert werden, gefolgt von der Beschreibung der eigentlichen klinischen Anwendung. Aus Gründen der Übersicht wird jedoch die Technik der Transplantation granulierender Oberflächen – sowohl mit Druckmethode als auch mit offener Methode – getrennt dargestellt.

Druckmethode

Wenn Druck angewendet wird, will man damit einen engen Kontakt zwischen dem Transplantat und seinem Bett erreichen. Dies kann auf 2 Arten geschehen, sofern das Gebiet keine Granulationsfläche ist. Druck wird einmal ausgeführt durch Anlegen eines sehr genauen eingeknüpften Verbandes über dem Transplantat. Darüber wird schließlich ein allgemeiner Druckverband angelegt, welcher nicht nur zusätzlichen Druck erzeugt, sondern darüber hinaus – und sicherlich genauso wichtig – eine Ruhigstellung durch die elastische Binde. Dieser Druckimmobilisationsverband ist die alleinige Methode bei der Transplantation einer Granulationsfläche mit Druck.
Wenn eine weitergehende Immobilisierung benötigt wird, muß zusätzlich eine Schiene oder Gips angelegt werden.

Auflegen des Transplantats

Die Arten, wie ein Vollhaut- oder Spalthauttransplantat aufgelegt wird, sind prinzipiell die gleichen und differieren nur in wenigen Kleinigkeiten. Die Fäden am Rande werden lang gelassen und über ein Knäuel von Kompressen oder Watte geknotet. Dies dient als Druck- und Immobilisierungsverband. Er wird verstärkt durch weitere Materialien, wie Kompressen und elastische Binden.

Das Vollhauttransplantat. Es wird entsprechend dem Muster vorgeschnitten und soll genau in den Defekt passen, wo es dann sorgfältig Knoten auf Knoten am Rande eingenäht wird (Abb. 3.18). Es müssen genügend Fäden gelegt werden, um einen genauen Randkontakt zu haben – so, als ob es sich um eine Inzision handelte. Genau wie bei der Wundnaht muß darauf geachtet werden, daß sich die Ränder nicht einrollen. Es werden nur so viele Fäden lang gelassen, wie erforderlich sind,

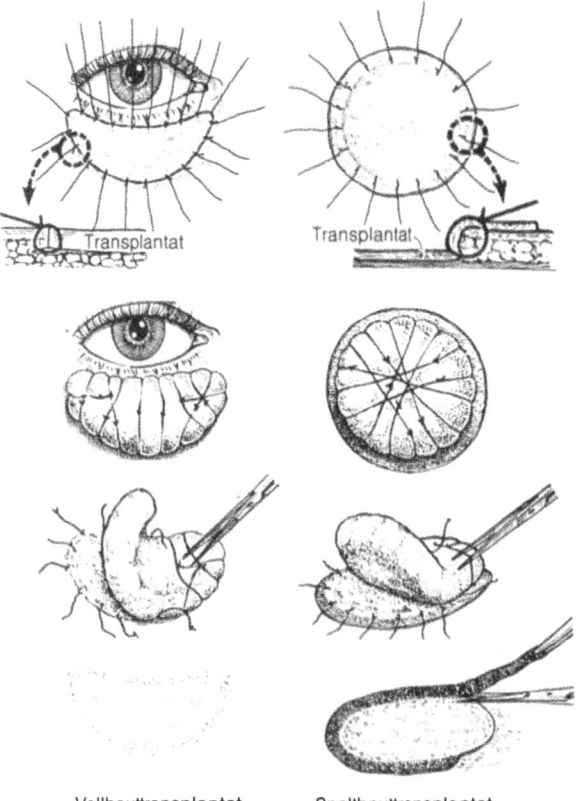

Vollhauttransplantat   Spalthauttransplantat

Abb. 3.18. Die Druckmethode bei der Hautverpflanzung zeigt die Anwendung des überknüpften Druckverbandes. Das Vollhauttransplantat wird gewöhnlich Stoß auf Stoß mit den Defekträndern genäht. Beim Spalthauttransplantat überlappen die Transplantatränder den Defekt, die überstehenden Anteile werden beim ersten Verbandwechsel zurückgeschnitten

um einen gut eingeknüpften Verband zu halten. Die anderen werden kurz abgeschnitten.

Das Spalthauttransplantat (Abb.3.18). Das Transplantat sollte groß genug geschnitten werden, damit es den Defekt etwas überragt. Es besteht kein Grund, es in
den Defekt genau einzupassen, es wird immer nur bis zum Wundrand anwachsen,
und der Überschuß kann leicht beim Verbandwechsel abgeschnitten werden. Die
überlappende Fixierung hält das Transplantat in seiner Position.

Verband (Abb.3.18). Eine Schicht von Fettgaze unter der weiteren Abdeckung er-
leichtert in der Regel den ersten Verbandwechsel, ist aber auf keinen Fall unbe-
dingt notwendig. Wichtig ist jedoch eine sorgfältige Abdeckung mit Kompressen,
so daß ein absolut gleichmäßiger Druck auf das ganze Transplantat ausgeübt wird.
Der Druckverband muß dick sein und bis zum Rand reichen. Die wirkungsvollste
Form hat er wahrscheinlich, wenn er kreisförmig angelegt wird, da hierbei der
Druck gleichmäßig verteilt wird. Die lang gelassenen Fäden werden über dem
Kompressenknäuel fest verschnürt und damit Verband und Transplantat fixiert.
Zur Herstellung des Druckverbandes ist am besten Watte geeignet, getränkt mit
Flavineemulsion. Als Alternative gilt Watte, die mit Kochsalzlösung angefeuchtet
ist oder fest ausgedrückt und mit flüssigem Paraffin getränkt ist. Die Flavinewatte[1]
ist wegen ihrer lockeren Struktur das geeignetste Material. Über weitere Kompressen wird dann zur Verteilung des Drucks eine elastische Binde gelegt. Wenn
die Region besser durch Elastoplast ruhiggestellt werden kann, sollte man dieses
verwenden.
Ziel ist eine vollständige Ruhigstellung, soweit dies irgendwie möglich ist. Gips
sollte zusätzlich benutzt werden, wenn es der allgemeinen Ruhigstellung der transplantierten Region dient.
Es gibt keinen Zweifel, daß die Druckverbandmethode bei primärer Transplantation die erfolgreichste ist. Der Druck führt zur Blutstillung und verhindert Hämatome, die zu einer Trennung von Transplantat und Bett führen würden, und zwar
ganz besonders dann, wenn der Druckverband genau angelegt wird. Er ist in der
Regel auch besonders erfolgreich, weil eine gute Ruhigstellung an den Extremitäten und im Gesicht möglich ist. Die Druckverbandmethode wird immer bei Voll-
hauttransplantationen angewendet. Solche Transplantate werden fast ausschließlich primär angewendet und genau in den Defekt eingenäht, sie sind deshalb
ungeeignet für die offene Methode.

---

[1] Herstellung von Flavinewatte
Als Herstellungsmaterial wird Flavineemulsion und Watte von guter Qualität oder Gamgee
(Zemuko) genommen. Eine Lage von Watte wird bis zu ihrer völligen Durchdringung in der
Emulsion eingeweicht, welche vorher erwärmt wurde, um sie flüssiger zu machen. Der Überschuß
der Emulsion wird dann von der Watte entfernt. Hierbei kommt der Vorteil des Gamgee zum
Tragen, da die bedeckte Gaze ein festes Auswringen erlaubt. Dies muß so gründlich gemacht werden, daß die Watte praktisch trocken aussieht und keine weitere Emulsion mehr ausgepreßt werden kann. Die Watte wird dann getrocknet, und nach der Sterilisation ist sie gebrauchsfertig. Zur
leichten Anwendung kann sie in Zellophan oder in einer Dose aufgehoben werden.

Die Probleme eines Druckverbandes werden klar in Regionen, die schlecht immobilisiert werden können, wie Hals- oder Leistenregion oder der Stamm, wo Druck und Ruhigstellung schwierig zu erreichen sind. In diesen Regionen wird aber gerade der Druckverband gerne angewendet. Häufig sind dann komplexe Methoden der Ruhigstellung notwendig. Als Alternative bietet sich an, den Druckverband völlig außer acht zu lassen und die offene Transplantation durchzuführen.

Offene Transplantation

Zu Zeiten, als nur die Methode mit Druckverband eingesetzt wurde, galten verschiedene Regionen als besonders ungeeignet zur Transplantation. Um dieses Problem zu lösen, wurde die offene Methode entwickelt. Ihr Erfolg in diesen schwierigen Regionen hat dann dazu geführt, daß sie heute auch in Bereichen eingesetzt wird, die ausschließlich der Druckmethode vorbehalten waren.

Alle Stellen, an denen sie zunächst eingesetzt wurde, waren besonders schwierig zu immobilisieren. Selbst durch ausgeklügelte Fixationsmethoden war ein Hin- und Herbewegen zwischen Transplantat und Bett nicht zu vermeiden, was dann die Gefäßverbindung verhinderte (Abb. 3.19). In solchen Regionen führt der Druckverband, anstatt den notwendigen engen Kontakt zu schaffen, genau zum Gegenteil. Vollständige Entfernung des Verbandes verhindert diese Scherkräfte mit einem Schlag, und diese Tatsache bildet die Grundlage für die andere Technik. Sie basiert auf der natürlichen Fixierung des Fibrins zwischen Transplantat und Bett. Lediglich aufgelegt und vor einem Abstreifen geschützt, ruht das Transplantat, bis die Fixation durch Vaskularisation in üblicher Weise stattgefunden hat (Abb. 3.19). Es ist augenfällig, daß die offene Behandlung das Problem der Scherkräfte gelöst hat, jedoch nicht das einer Hämatombildung, welche die praktische Durchführung beeinflußt. Angewandt auf einer gesunden Granulationsfläche, erübrigt sich das Problem einer Blutstillung, und die Methode ist besonders erfolgreich. Der frische chirurgische Defekt ist schwieriger. Die Methode kann hier primär oder aufgeschoben angewendet werden.

Die Tatsache, daß bei *primärer Transplantation* kein Druck ausgeübt werden kann, bedeutet, daß eine peinlichste Blutstillung durchgeführt werden muß. Obwohl man das Transplantat beobachten und dadurch jedes kleine Hämatom ausstreichen kann, ist die Methode zum primären Einsatz doch nicht besonders geeignet.

Aufgeschobene offene Transplantation. Bei dieser Alternative wird das Auflegen des Transplantats einige Tage hinausgezögert. Die Haut selbst wird inzwischen im Kühlschrank aufbewahrt (s. S. 83). Durch diese Verzögerung ist eine absolute Blutstillung gewährleistet, andererseits kann sich in dieser Zeit noch keine Infektion entwickeln. Die Haut wird schließlich aufgelegt, wenn die Oberfläche gesund aussieht und frei von Belägen ist. Diese Zeitspanne ist unterschiedlich.

Man kann erwarten, bis die Oberfläche granuliert, was in gewissen Situationen vorzuziehen ist, bevor das Transplantat aufgelegt wird. Dies ist dann eine *späte offene Transplantation.* Ihre Durchführung unterscheidet sich nicht von der offenen Transplantation irgendeiner anderen granulierenden Fläche.

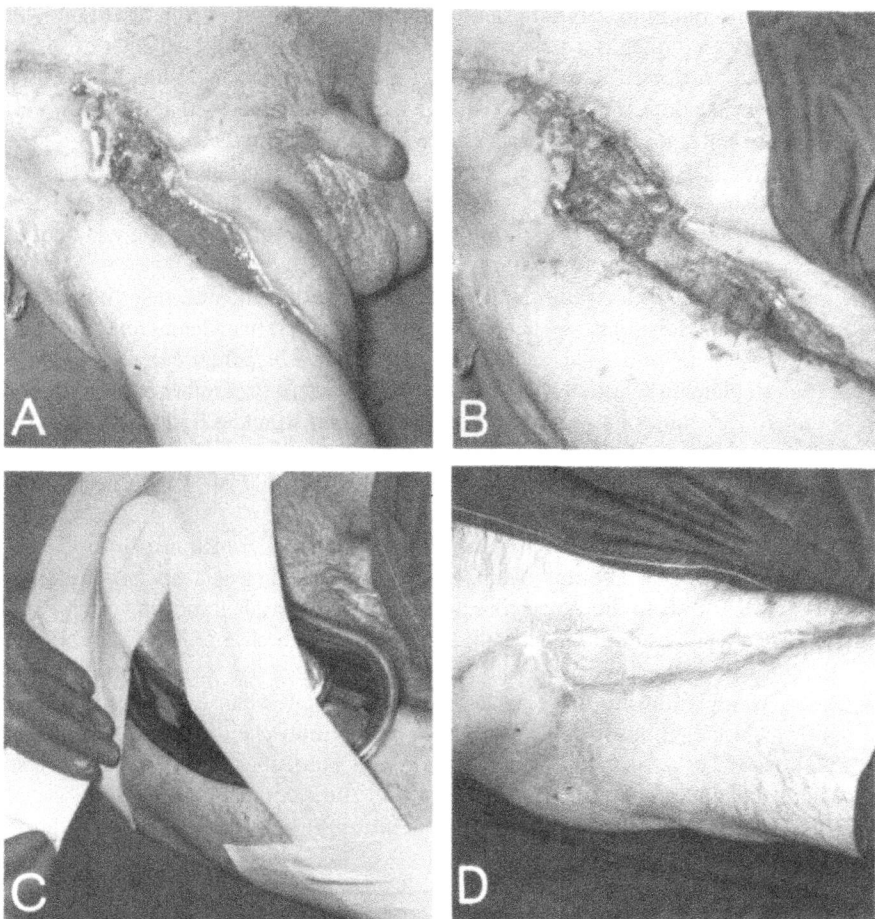

Abb.3.19 A–D. Offene Transplantation, angewandt bei der Versorgung einer Granulationsfläche in der Leiste. Die Wundfläche entstand nach einer Lappennekrose, die sehr häufig eine radikale Leistenausräumung kompliziert; in diesem Fall handelte es sich um eine Lymphknotenausräumung in der Leisten-Becken-Region wegen eines metastasierenden Plattenepithelkarzinoms. Die Granulationsfläche (**A**) wird mit einem dünnen Spalthauttransplantat (**B**) gedeckt und durch eine umgedrehte Nierenschale (**C**) geschützt. (**D**) Endergebnis

Eine offene Transplantation verlangt Kooperation von seiten des Patienten. Aus diesem Grunde sollte sie bei Kindern mit Zurückhaltung angewendet werden. Schlechte Mitarbeit besteht in der Aufwachphase nach der Narkose und während des Transports vom Operationssaal zur Station. Dies sind weitere Gründe, die verzögerte Transplantation gegenüber dem direkten Auflegen vorzuziehen. Normalerweise wird die Spalthaut gleichzeitig mit der Exzision abgenommen und im Kühlschrank aufbewahrt, bis sie später am wachen und kooperativen Patienten im Bett aufgelegt werden kann.

Das Transplantat muß sorgfältig appliziert werden; ob es auf Fettgaze aufgezogen wird, richtet sich nach der persönlichen Vorliebe. Aufgezogen läßt sich die Haut zwar leichter verarbeiten, sie legt sich jedoch nicht so exakt an die kleinsten Unregelmäßigkeiten der Oberfläche an wie ohne die versteifende Fettgaze. Am zweckmäßigsten entfernt man die Fettgaze, nachdem die Haut aufgelegt ist.

Die Haut kann in einem Stück aufgelegt werden oder bei großen Flächen in mehreren Streifen. Man sollte darauf achten, daß alle Luftblasen unter dem den Rand überragenden Transplantat entfernt werden. Es ist recht erstaunlich, wie schnell die Haut fest am Untergrund haftet.

Eine schützende Abdeckung kann improvisiert werden und muß nicht besonders kunstvoll sein. Meist kann sie bei einigermaßen kooperativen Patienten bald ganz entfernt werden. Wenn die Fläche klein ist, kann ein guter Schutz durch eine eingedrehte Metallschüssel oder Nierenschale erreicht werden: Kramer-Schienen sind in diesem Zusammenhang sehr nützlich. Zusätzlich kann die Haut durch Mikroporpflaster an den Rändern gehalten werden. Hierbei sollen die Pflaster aber so lange belassen werden, bis das Transplantat gut eingeheilt ist. Vorzeitige Entfernung hebt leicht die Haut vom Bett ab.

Es gibt viele Gebiete, wo sowohl die offene als auch die Drucktransplantation erfolgreich ist. Welche Technik dann bevorzugt wird, hängt von der persönlichen Präferenz ab, obwohl die Anwendung der offenen Transplantation in vielen Zentren immer häufiger überwiegt. Schließlich kann hierdurch enorm viel Zeit bei der Operation eingespart werden – die Zeit zum Einnähen und zum Verbinden. Die offene Transplantation sollte auch versucht werden, wenn die Druckmethode fehlgeschlagen ist; besonders auch in dem problematischen Fall, wo kleine Granulationsflächen zwischen eingeheilten kleinen Hautstückchen vorliegen. Diese Wundflächen können nur sehr schwierig und mühsam zur Abheilung gebracht werden und nehmen auch kein Transplantat unter Anwendung der Druckmethode an.

Transplantation vor Granulationen

Das Hauttransplantat kann in einem Stück oder in Streifen so aufgelegt werden, daß die ganze Oberfläche bedeckt wird. Im Gegensatz hierzu kann das Transplantat auch in schmalen Streifen oder in Briefmarkenform mit Zwischenräumen aufgelegt werden. Jeder dieser Streifen bzw. jede Marke bildet einen Ausgangspunkt für auswachsendes Epithel, welches die Zwischenräume füllt. Die abgeheilte Oberfläche bildet dann ein Mosaik von Transplantaten und ausgewachsener Epidermis. Eine solche Oberfläche ergibt meistens ein ungünstiges kosmetisches Resultat, obwohl das Erscheinungsbild bei den einzelnen Patienten sehr unterschiedlich und nicht vorhersehbar sein kann. Im Extremfall kann die ausgesproßte Epidermis zart und dem Transplantat fast gleich sein, auf der anderen Seite kann es auch zu Narbenhypertrophien oder gar Keloiden kommen. Anfänglich mehr gerötet, wird sie i. allg. blasser und nach einigen Monaten sehr transplantatähnlich. Die ausgesproßte Epidermis ist instabiler als die Transplantate, und an den Beinen treten leicht hämorrhagische Blasen auf, wenn nicht für längere Zeit ein Schutz mit

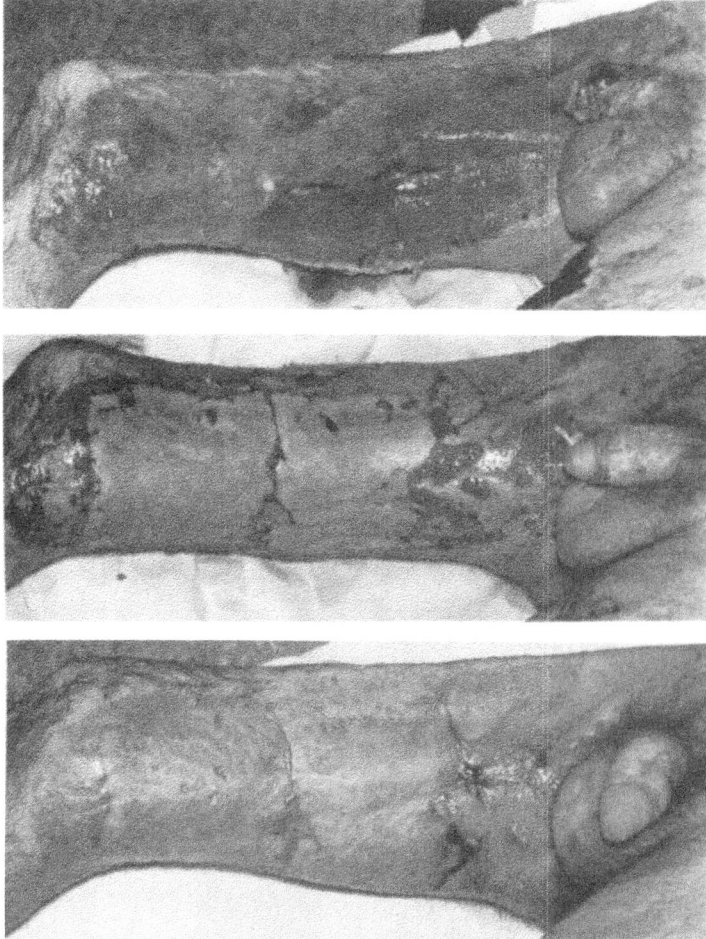

Abb. 3.20. Anwendung großer Streifen von Spalthauttransplantaten zur Deckung einer Granulationsfläche am Oberschenkel

elastischen Binden angelegt wird. Allmählich werden diese epithelisierten Gebiete widerstandsfähiger, wobei zunehmende Stabilität und verbessertes kosmetisches Resultat miteinander einhergehen.

Große Streifen haben diese Nachteile nicht so sehr, so daß ihre Anwendung gegenüber der Markenmethode mehr und mehr überwiegt, vorausgesetzt, daß genügend Haut vorhanden ist (Abb. 3.20). Kleine Hautstückchen sind nur noch gerechtfertigt, wenn wenig Haut vorhanden ist oder eine Fixierung schwierig durchzuführen ist, wie perianal oder in der Axilla, wo kleine Stückchen weniger zu Verschiebung neigen als ein großer Streifen, der sich leicht fältelt.

Die Technik der Hautauflegung ist bei Druck- und offener Methode gleich. Das Ausbreiten des Transplantats auf einen Streifen Fettgaze erleichtert die Handha-

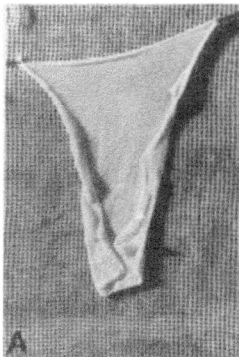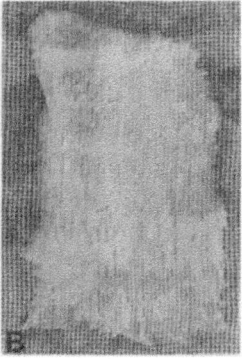

Abb. 3.21 A, B. Handhabung eines Spalthauttransplantats auf Fettgaze. **A** Applikation des Transplantats auf die Fettgaze, die auf einem Holzbrett aufgespannt wurde; **B** auf der Gaze ausgebreitetes Transplantat

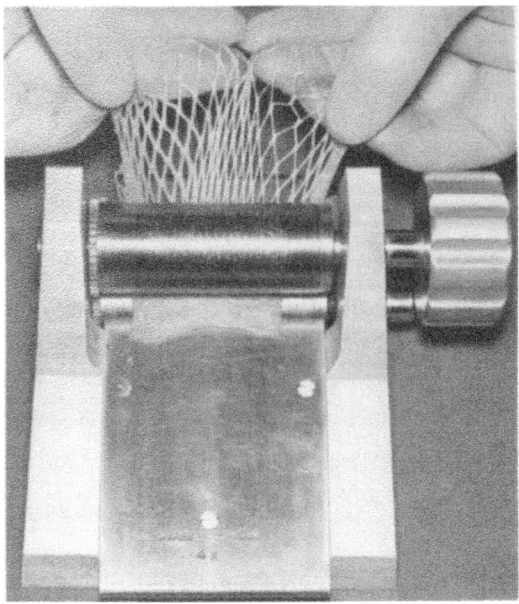

Abb. 3.22. Herstellung eines Spalthauttransplantats. Das zwischen die Rollen eingeführte Spalthauttransplantat tritt als Netz aus, so daß es gedehnt und zur Deckung einer sehr viel größeren Fläche ausgebreitet werden kann

bung (Abb. 3.21). Fettgaze und Transplantat können dann sofort auf die granulierende Fläche aufgelegt werden. Normalerweise wird die Haut nicht festgenäht. Nur in schwierigen Situationen können hier einige Fixierungsnähte ein Abrutschen der Haut beim Auflegen des Verbandes verhindern. Solche Nähte können nicht zum Einknüpfen benutzt werden, da sie zu leicht durchschneiden. Tatsäch-

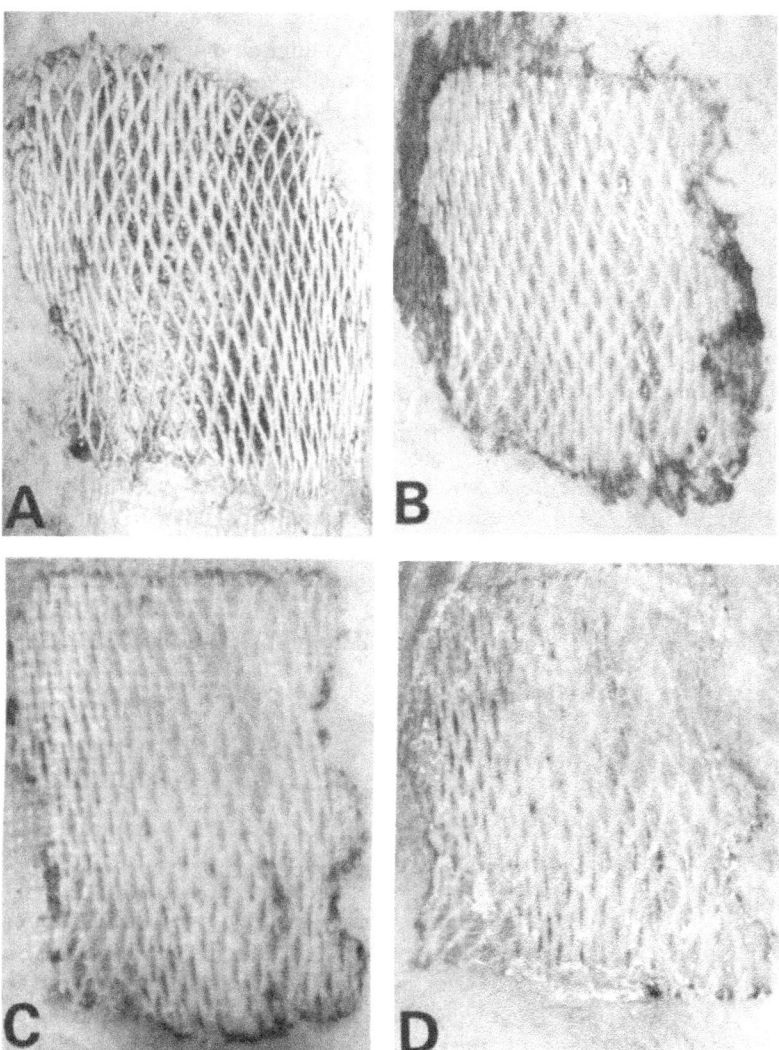

Abb. 3.23 A–D. Anwendung eines Meshgraft. **A** Das auf eine Granulationsfläche applizierte Meshgraft; **B, C** Zwischenstadium der Abheilung durch Auswachsen von Epidermis aus dem Transplantat, was an der zunehmenden Verwaschung der Netzumrisse zu erkennen ist; **D** das Heilungsergebnis läßt den Hintergrund des ursprünglichen Netzes noch erkennen

lich werden die Nähte heute meist durch Mikroporpflaster zur Fixierung ersetzt. Die Entwicklung des *Meshgrafts* hat die Anwendung von Transplantaten, deren Oberfläche vergrößert wird, beträchtlich gefördert. Dies gilt besonders für große Flächen, die früher nur durch zahlreiche kleine Stückchen bedeckt werden konnten. Das Transplantat, in üblicher Weise entnommen, wird durch ein Instrument gedreht und dabei in ein regelmäßiges Netz zerschnitten. Durch Zug an den 4 Enden erweitert sich das Netz zu einer wesentlich größeren Fläche (Abb. 3.22). Der Vorteil des Meshgrafts liegt in der Regelmäßigkeit der Maschen und der gleichmäßigen Verteilung der Transplantatstreifen als Quelle des aussprossenden Epithels (Abb. 3.23). Wenn die Zwischenräume klein sind, wird die Abheilungszeit relativ kürzer. Wie bei der Markenmethode variiert das kosmetische Resultat sehr, was u. U. ein wesentlicher Nachteil sein kann. Aber in Regionen, wo das kosmetische Resultat von untergeordneter Bedeutung ist, erlaubt es, Haut erfolgreich aufzulegen, wo andere Methoden schwierig durchzuführen wären.

Wenn ein Druckverband angelegt wird, so kann dies gleich im Operationssaal erfolgen. Die Fixierung ist aber i. allg. weniger sicher als durch einen eingeknüpften Verband, und besonders bei den ersten Lagen kann es bei geringer Sorgfalt zum Verrutschen kommen. Der äußere Verband besteht aus gewöhnlichen Kompressen, Watte und elastischer Binde oder Elastoplast. Die Dicke des Verbandes gibt meist genug Immobilisierung, aber wenn der Verband verstärkt werden muß, sollte Gips verwendet werden.

Wird eine offene Methode gewählt, sollte man warten, bis der Patient bei vollem Bewußtsein ist und in seinem Bett liegt. Das Transplantat wird dann geschützt, bis es fest eingewachsen ist.

Die offene Methode ist besonders geeignet, wenn eine einzige Fläche transplantiert wird. Sie ist unbrauchbar, wenn die Region nicht von der Bettwäsche freigehalten werden kann und deshalb nicht anwendbar bei allen zirkulären offenen Defekten.

Das Serom

Wenn ein Transplantat über eine konkave Fläche gelegt wird, kommt es gelegentlich nach der Vaskularisation zu teilweisem Abheben vom Bett und zeltartigem Spannen über die Konkavität. In dem darunter entstehenden Raum bildet sich meist ein Serom. Besonders neigen dazu nach der Druckmethode eingeheilte Transplantate, nachdem der Druckverband abgenommen wurde. Eine Punktion des Seroms ist völlig unwirksam, da es sehr rasch wieder nachläuft. Obwohl die Haut über dem Serom vom Untergrund abgehoben ist, bleibt sie durch das umgebende eingeheilte Transplantat erstaunlich lange vaskularisiert.

Unbehandelt kommt es zu einer Epithelialisierung des Transplantats an seiner unteren Seite aus den Haar- und Talgdrüsenfollikeln. Da das Transplantat nach dieser „Abheilung" nicht mehr neu fixiert werden kann, ist eine schnelle Behandlung notwendig.

Wenn erkannt wird, daß diese Situation durch Kontraktion des Transplantats, gefolgt von Abhebung und Serombildung, hervorgerufen wird, ist die Behandlung klar. Das Transplantat muß über dem abgehobenen Gebiet so eingeschnitten werden, daß es wieder voll und locker auf dem Untergrund anliegt. Zur Behebung jeglicher Spannung ist meist ein Kreuzschnitt nötig, denn die Kontraktion des Transplantats hat in allen Richtungen stattgefunden. Bei rascher Behandlung ist diese Maßnahme ausreichend, wenn aber nach einigen Tagen eine „Selbstheilung" eingesetzt hat, ist es ratsam, das Epithel durch Kürettierungen der unteren Transplantatfläche abzutragen, damit sich die Haut wieder voll anlegt. Natürlich kann auch das ganze Gebiet von der Haut befreit und neu transplantiert werden.

Mit der zunehmenden Anwendung der verzögerten Transplantation ist die Häufigkeit der Serombildung erheblich zurückgegangen.

Lagerung der Haut

Durch Lagerung der Haut bei niedrigen Temperaturen können überschüssige Transplantatteile vital erhalten und zum späteren Gebrauch aufbewahrt werden. Die zunehmende Anwendung der verzögerten Transplantation hat einen gesteigerten Bedarf an Lagerungsmöglichkeiten zur Folge. In den Bereichen zwischen 0 und 37°C ist die Überlebenszeit der gelagerten Haut eine Funktion der Temperatur – je niedriger die Temperatur, je länger die Überlebenszeit.

Zur längeren Lagerung sollte Ringer- oder Kochsalzlösung benutzt werden, um die Transplantate feucht zu halten. Das Transplantat wird in mit diesen Lösungen angefeuchtete Kompressen eingepackt und in einen sterilen Behälter getan. Abgesehen von sehr langen Aufbewahrungszeiten, z. B. bis zu 21 Tagen, ist die Temperatur nicht so wesentlich, aber 4°C scheinen optimal zu sein.

Lokalanästhesie für die Transplantathebung

Der Zusatz von Hyaluronidase zum Lokalanästhetikum hat es ermöglicht, recht große Transplantate zu heben. Die Lösung diffundiert schnell, so daß eine einförmige flache Oberfläche entsteht. Die Menge der Hyaluronidase, welche zugesetzt werden muß, ist bei genauer Einhaltung nicht gefährlich. Um eine zufriedenstellende Wirkung zu erreichen, werden 1500 I.E. zu 100 ml des Anästhetikums gemischt.

4 HAUTLAPPEN

Ein Hautlappen behält im Gegensatz zu einem freien Hauttransplantat während des gesamten Transfers eine Gefäßverbindung zum Körper. Er muß daher ein Gefäßsystem aus Arterien und Venen besitzen, das während jeder Phase der Verlagerung von der Spender- zur Empfängerregion in der Lage ist, seine Gewebe wirksam zu perfundieren. Die Anatomie des Gefäßnetzes variiert beträchtlich an verschiedenen Körperstellen. Es wurden auf der Basis dieser Unterschiede Lappen mit völlig verschiedenen Gewebekomponenten und Gefäßmustern entwickelt.

Die meisten Lappentypen sind im wesentlichen nach dem verpflanzten Gewebe benannt. Ein Lappen aus Haut und oberflächlicher Faszie wird *Hautlappen* genannt; wenn die tiefe Faszie mitgehoben wird, bezeichnet man den Lappen als *fasziokutanen Lappen*.

Ein Lappen kann Muskulatur enthalten, die gewöhnlich an einem Ende abgetrennt ist, um z.B. einen Knochen zu decken, eine Oberfläche, die für eine freie Transplantation völlig ungeeignet ist. Wenn eine Deckung mit einem derartigen *Muskellappen* durchgeführt worden ist, kann die neue Oberfläche mit einem freien Transplantat gut gedeckt werden. Das Prinzip des Muskellappens wurde erweitert in der Richtung, daß die darüberliegende Haut mitverpflanzt wird; gelegentlich wird auch der Knochen, an dem der Muskel ansetzt, mit übertragen. Der so entstandene zusammengesetzte Lappen wird nun, je nach seinen Komponenten, *myokutaner* oder *osteomyokutaner* Lappen genannt.

Die Mehrzahl der Lappen behält eine vaskuläre Verbindung zum Körper in allen Phasen des Transfers bei. Wenn aber der arterielle Zufluß und der venöse Abfluß zusammen verlaufen, ist es manchmal möglich, die entsprechenden Gefäße zu trennen, den Lappen en bloc zu transferieren und sie an geeigneten Gefäßen in der Empfängerregion zu anastomosieren; es handelt sich dann um den Transfer eines *freien Lappens*.

Die Benennungen der Lappen sind mit der Entwicklung der Hautlappen entstanden. Sie werden in diesem Zusammenhang so benutzt, können aber ebenso herangezogen werden, um alle anderen Lappentypen zu beschreiben.

Ein Lappen wird transferiert, um einen primären Defekt zu decken; er wird in diesen Defekt eingenäht, wobei gewöhnlich ein *Sekundärdefekt* verbleibt, der in den meisten Fällen entweder durch direkte Naht oder durch ein freies Hauttransplantat verschlossen wird. Der Lappen kann aus der unmittelbaren Nachbarschaft zum Primärdefekt gehoben werden – er wird dann als *Nahlappen* bezeichnet; der Gewebetransfer kann aber auch von einer vom Primärdefekt entfernten Stelle her erfolgen, dann wird der Lappen *Fernlappen* genannt. Beim Übertragen eines Nahlappens ist gewöhnlich eine *Rotation* oder eine *Verschiebung* nötig, so daß der Lappen dann entsprechend bezeichnet wird.

Einige Lappen sind während des gesamten Transfers gänzlich mit dem Körper verbunden, das proximale Ende eines solchen Lappens wird als *Basis* bezeichnet. Bei
anderen Lappen wiederum wird nur das *distale Segment* in den Defekt eingenäht,
seine zentralen Anteile und die Basis bleiben frei. Die Basis wird dann als *Lappen-*
stiel und das zentrale Segment als das *Brückensegment* bezeichnet. Diese beiden –
der Stiel und das Brückensegment – haben die Funktion eines Trägers und sichern
die Blutzufuhr zum distalen Segment. Wenn immer möglich, wird das Brückensegment eines Lappens eingerollt, um die Innenseite zu schützen. Nachdem das distale Segment in der Empfängerregion angegangen ist, was gewöhnlich 3 Wochen
dauert, kann das Brückensegment entsprechend der lokalen Situation durchtrennt
und entweder an seinen ursprünglichen Ort zurückverlegt oder verworfen werden.
Dann wird das distale Segment vollends eingepaßt. Der Stiel eines Hautlappens
besteht gewöhnlich, wie der Rest des Lappens auch, aus Haut und subkutanem
Gewebe, gelegentlich aber auch nur aus Subkutangewebe. In solchen Fällen ist es
das distale Segment, bestehend wiederum aus Haut und Subkutangewebe, das als
Insellappen verpflanzt wird.
Wird ein Fernlappen verlagert, kann er vor dem Transfer als Gewebezunge gehoben werden, d.h. mit einem *einzigen Stiel,* oder als ein Gewebestreifen mit einem
Stiel an jedem Ende, d.h. *zweigestielt.* Solch ein zweigestielter Lappen, gehoben
und eingerollt, wird als Rundstiellappen bezeichnet. Ein Fernlappen kann also in
einem Schritt oder auf mehrere andere Arten transferiert werden. Er kann direkt
in den Primärdefekt eingenäht oder auf einen Träger, gewöhnlich das Handgelenk,
fixiert werden, auf dem er zu seinem definitiven Bestimmungsort verbracht wird.
Das Handgelenk wird deshalb als Träger gewählt, weil durch seine Reichweite der
Lappen in einem Schritt eine beträchtliche Entfernung überwinden kann. Der
Lappen kann auch an seinem Stiel gedreht und an seinen Bestimmungsort gewalzt
werden. Diese Methode wird allerdings nur dann benutzt, wenn die Entfernung
zwischen Lappen und Defekt nicht groß ist und der Transfer mit einer einzigen
Walzbewegung durchgeführt werden kann.
Manchmal entsteht der Eindruck, daß die Blutversorgung eines Lappens nicht für
sein Überleben ausreicht, wenn er in einem Zug gehoben und verpflanzt wird. Die
Durchblutungssituation kann durch Umschneiden des Lappens vor dem eigentlichen Transfer verbessert werden; sowohl das Verfahren als auch der Effekt werden
als Konditionieren bezeichnet. Die Bezeichnung wird inzwischen für jedes chirur-
gische Verfahren benutzt, welches die Blutversorgung eines Lappens während des
Transfers verbessert.
Die meisten Nahlappen haben eine Achse, um die sie rotiert oder geschwenkt werden; sie wird als *Drehpunkt* bezeichnet. Im Zuge des Entwurfs werden von diesem
Punkt aus die entsprechenden Messungen durchgeführt, die schließlich zu einer
Geometrie des Lappens führen, die den gefahrlosen Transfer ermöglicht. Überbrückt ein Lappen intaktes Gewebe, wird eine andere Technik, die *umgekehrte*
Planung, benutzt.
Lappen unterscheiden sich erheblich in ihrer Widerstandsfähigkeit, Sicherheitsreserve, Einfachheit in der Anwendung und Schnelligkeit des Transfers. Die Bedeutung dieser Faktoren für die Auswahl der einzelnen Lappen für die speziellen
klinischen Situationen wird zunehmend erkannt und berücksichtigt. Das beste

Beispiel dafür ist der Rückgang in der Anwendung von Rundstiellappen und bestimmten Nahlappen. Historisch gesehen stellte der Rundstiellappen eine äußerst wichtige Entwicklung in der plastischen Chirurgie dar, und es haftet ihm immer noch etwas Mystisches an. Inzwischen ist er aber nahezu in allen Gebieten, in denen er einmal dominierte, überholt. Heutzutage benutzen ihn erfahrene plastische Chirurgen eigentlich nur noch als letzten Ausweg. Sein Transfer nimmt zu viel Zeit in Anspruch, er unterliegt häufig vaskulären Komplikationen und stellt allzuoft bei der Anwendung im Bereich der unteren Extremität nicht akzeptable Anforderungen an die Geduld und die Toleranz des Patienten.

Eine Schwierigkeit bei der systematischen Benennung der Lappen, die heute am häufigsten Anwendung finden, liegt darin, daß sie häufig zu mehr als einer Kategorie zählen. In der Gruppe von Muskel- und Myokutanlappen werden einige nur als Muskel-, andere nur als myokutane Lappen angewandt, während wiederum einige in der kombinierten Form Anwendung finden. Um die Situation noch weiter zu komplizieren, werden manche in jeder Kategorie entsprechend dem speziellen klinischen Problem als freie Lappen transplantiert. Eine ähnlich verwirrende Situation existiert hinsichtlich bestimmter Haut- und fasziokutaner Lappen.

Aspekte der Blutversorgung von Lappen

Probleme hinsichtlich der Blutversorgung beherrschen alle Bereiche des Lappenentwurfs und des Transfers. Der Chirurg erkennt sehr schnell, daß eine adäquate Blutzufuhr mit effektiver Gewebeperfusion den entscheidenden Faktor in jeder Phase des Transfers darstellt. Innerhalb der Grenzen, die durch die Anforderungen an die Zirkulation und an die dadurch bedingte Überlebensfähigkeit des Lappens gestellt werden, wird der Chirurg immer versuchen, die optimale Geometrie für seine Lappen zu erzielen. Die Kunst bei Entwurf und Anwendung von Lappenplastiken besteht weitgehend darin, zwischen den Anforderungen an Lappenperfusion und denen an Lappenabmessungen einen goldenen Mittelweg zu finden.

Gefäßbasis

Die Haut hat verschiedene Perfusionsquellen und ihre Bedeutung für den Entwurf des Lappens ist an den verschiedenen Körperstellen unterschiedlich. Allen Lokalisationen gemeinsam ist ein Gefäßnetz, das horizontal unregelmäßig in der oberflächlichen Faszie verläuft. Die Dichte dieses Netzwerks und damit die Zuversicht, die man beim Entwurf „sicherer" Lappen haben kann, ist in den einzelnen Hautgebieten unterschiedlich. Das Gefäßnetz ist maximal ausgebildet im Bereich des Gesichts und am Skalp; im Gesicht aufgrund des reichlich ausgebildeten subdermalen Plexus, am Skalp aufgrund des Fehlens von Gefäßen, welche den Zwischenraum zwischen Galea und Perikranium kreuzen, so daß ein Gefäßmuster resultiert, das vollkommen horizontal mit Gefäßen größeren Durchmessers verläuft. Am Stamm und im Bereich der Hüfte wird das Basisnetz durch zahlreiche arteriovenöse Systeme verstärkt, am Stamm als Teil des segmentalen Gefäßmusters und um die Hüfte durch Gefäße, welche ausgehend von einem Punkt in der Leiste verlaufen. An den Gliedmaßen wird die Perfusion der Haut hauptsächlich durch ein System von kleinen Gefäßen sichergestellt, die von den Hauptarterien und -venen entspringen und entlang der intermuskulären Septen zur Haut gelangen, indem sie auf der Oberfläche der tiefen Faszie einen Plexus bilden.

In weiten Gebieten des Körpers wird ein beträchtlicher Anteil zur Hautdurchblutung von den Gefäßen beigetragen, die die Haut von den darunterliegenden Muskeln aus erreichen. An manchen Stellen führt dies zu einer Perfusion, die ausreicht, um die über diesen Muskeln liegende Haut sogar ohne eine zusätzliche Perfusion ausreichend zu versorgen. Der Gefäßein- und -ausstrom bei bestimmten Muskeln ist in ihrem neurovaskulären Hilus konzentriert, so daß diese Muskeln abgelöst und verpflanzt werden können, zusammen mit der darüberliegenden Haut und/oder anhängendem Knochen als überlebensfähiges sog. kombiniertes Transplantat.

Bei der Darstellung der einzelnen Lappentypen werden die Perfusionsmuster im einzelnen besprochen.

Lappen ohne eine klare gerichtete Orientierung des Blutflusses, d. h. Lappen, bei denen kein Punkt existiert, an dem der arterielle Einstrom und der venöse Ausstrom nachweisbar zusammenliegen, haben in der Regel ineffektive Perfusionscharakteristiken und sind als sehr unsicher anzusehen. Ein erkennbar gerichteter Blutfluß und anatomisch identifizierbare Gefäße zur Sicherstellung des Ein- und Abstroms gewährleisten in der Regel einen sicheren Transfer.

Gefäßanpassung

Ein Großteil der Erkenntnisse hinsichtlich der Veränderungen des Volumens und der Richtung des Blutflusses, die innerhalb von Lappen während des Hebens und des Transfers vonstatten gehen, wurde mit indirekten Verfahren gewonnen; allerdings sind die Daten unvollständig. Wie bereits dargestellt, hat die intakte Haut viele Quellen des arteriellen Zustroms, wobei jede Quelle einen bestimmten Gewebebezirk perfundiert – ihr Versorgungsgebiet. Eine Karte der ausgebildeten Hautgebiete ist aufgrund anatomischer Präparationen und durch Injektionsstudien bei Leichen angefertigt worden. Das so entstandene Bild ist in vielen Aspekten irreführend, obwohl es in einigen Punkten von Nutzen ist; es legt einen statischen Zustand mit Abschnitten zugrunde, die in Größe und Form unverändert sind, wohingegen die Situation in Wirklichkeit eine dynamische ist, die sich ständig verändert. Es erklärt auch nicht die umfangreichen Verbindungen zwischen benachbarten Gefäßbezirken.

Die Blutgefäße in der Haut und auf der oberflächlichen Faszie bilden einen zusammenhängenden Plexus über die gesamte Körperoberfläche, und zwar ohne Kontinuitätsunterbrechung, wie man vom Konzept der Gefäßabschnitte, das auf der Grundlage von Injektionsstudien entwickelt wurde, annehmen könnte. Es existieren in der Tat Gefäßabschnitte, die von Druckgradienten abhängen, diese sind aber definiert durch Flußphänomene in den Blutgefäßen, wobei der Blutfluß von Gebieten mit hohem zu solchen mit niedrigerem Druck gerichtet ist. Wenn wir zwei benachbarte „Gefäßgebiete" annehmen, jedes mit seiner arteriellen Quelle und der Richtung des Blutflusses zu den Grenzen, wird sich entlang der Linie mit Druckgleichheit eine Wasserscheide ausbilden, eine Demarkationslinie zwischen den beiden Gebieten. Entlang dieser Linie kehrt sich der Blutfluß in Richtung der venösen Komponente des Gefäßabschnittes um.

Ein derartiges Gleichgewicht ist ein dynamisches, seine genaue Grenzlinie hängt davon ab, daß auf jeder Seite Druckgleichheit erhalten werden kann. Jede Druckänderung auf einer Seite führt zur Verschiebung der Grenzlinie: Das Gebiet, in dem der Druck abfällt, wird kleiner und das benachbarte Gebiet dehnt sich so lange aus, bis ein neuer Gleichgewichtszustand erreicht ist. Man kann sich vorstellen, daß sich in geringem Maße die Grenzlinien ständig ändern, in Abhängigkeit von kleinen, physiologischen Veränderungen der lokalen Druckgradienten, als Ergebnis beispielsweise der Änderungen der Körperlage oder des Auftretens von Druck auf eine bestimmte Körperpartie.

Derartige Veränderungen der Gefäßareale sind physiologisch, können aber auch durch chirurgische Maßnahmen induziert werden. Die Ligatur einer Arterie, die ein bestimmtes Gebiet versorgt, führt zu einer beträchtlichen Verkleinerung dieses Gebietes und zu einer Vergrößerung der umgebenden Arterienprovinzen. Wenn eine derartige Änderung andauert, wird die Änderung der Flußmuster, welche zunächst rein funktionell das Ergebnis von Änderungen im Druckgradienten ist, zu strukturellen Veränderungen in den örtlichen Blutgefäßen führen, ihrer Verteilungsmuster, ihrer Zahl und ihrer Durchmesser. Diese Veränderungen haben das Ziel und den Effekt, die lokale Durchblutung zu steigern und wieder eine ausreichende lokale Gewebeperfusion herzustellen. Es ist diese Sequenz der funktionellen und morphologischen Veränderungen, die die Basis der Konditionierung darstellt.

Die vaskulären Veränderungen durch derartige Verfahren (mit selektiver Gefäßdurchtrennung), die das Ziel haben, die Ausdehnung von Gefäßprovinzen zu beeinflussen, scheinen auf Hautlappen beschränkt zu sein. Vergleichbare Manipulationen am Gefäßsystem und an Muskeln konnten nicht nachvollzogen werden. Ob die Perfusion des Hautanteils eines myokutanen Lappens aus dem darunterliegenden Muskel durch Umschneiden vor der eigentlichen Hebung und damit Isolierung von der umgebenden Haut verbessert werden kann, ist nicht bekannt. Die Tatsache, daß die Durchblutung von Muskeln zum großen Teil von der Aktivität des Muskels abhängt, läßt dies unwahrscheinlich erscheinen.

Lappentypen

Auf der Basis ihrer anatomischen Komponenten und der Art der Gefäßmuster werden Lappen in Haut- und fasziokutane Lappen, Muskel- und myokutane Lappen und freie Lappen eingeteilt.

Haut- und fasziokutane Lappen

Diese Lappen basieren nahezu vollständig auf den Gefäßen, die horizontal in der oberflächlichen Faszie verlaufen, in manchen Körperregionen zusätzlich versorgt vom umfangreichen Netzwerk kleiner Gefäße, die auf der oberflächlichen Schicht der tiefen Faszie verlaufen.

Vor diesem vaskulären Hintergrund sind 3 Arten von Lappen bekannt: „Axialpattern"-Lappen (mit einer zentralen Gefäßversorgung), „Random-pattern"-Lappen (mit einer ungerichteten Blutgefäßversorgung) und fasziokutane Lappen. Jede dieser 3 Formen hat ihre bestimmte Geometrie, die durch die Gefäßanatomie bestimmt wird, jede hat ihre eigenen Charakteristiken und Verlaufsmuster.

Axial-pattern-Lappen werden entlang bestehender, anatomisch identifizierbarer arteriovenöser Systeme entworfen. Da sich dieses System über die gesamte Länge erstreckt, läßt sich der Lappen so konstruieren, daß er unter nur geringer Berücksichtigung der Breite wenigstens so lang wie das Versorgungsgebiet der Achsenarterie ist.

Bei *Random-pattern-Lappen* ist die Gefäßarchitektur zu ungerichtet und zufällig, als daß sie die Grundlage des Lappenentwurfs sein könnte. Aufgrund des ungerichteten Gefäßverlaufs ist ein derartiger Lappen hinsichtlich seiner Größe begrenzt, besonders in dem zulässigen Längen-Breiten-Verhältnis.

Der Unterschied in der Durchblutungssituation der beiden Lappentypen wird besonders augenfällig durch die Hautfärbung. Der gut durchblutete Random-pattern-Lappen weist eine Rosafärbung auf, die auf Druck abblaßt und genauso schnell wieder normale Färbung annimmt wie die umgebende Haut. Der regelrechte Axial-pattern-Lappen weist ein extrem bleiches Aussehen mit augenscheinlich nicht vorhandener Durchblutung auf; diese blasse Färbung ist wahrscheinlich Folge der effizienten venösen Drainage.

Es ist allgemein bekannt, daß das Längen-Breiten-Verhältnis besonders die Lappen an den Extremitäten limitiert. Die Situation in dieser Hinsicht hat sich jedoch erheblich gewandelt, nachdem in neuerer Zeit erkannt wurde, daß durch Einschluß der darunterliegenden Schicht der tiefen Faszie eines derartigen Lappens, die ihn zum *fasziokutanen Lappen* macht, seine Vaskularität und Sicherheit erheblich verbessert werden kann. Dieser Effekt hat in der Praxis dazu geführt, daß die strenge Limitierung des Längen-Breiten-Verhältnisses, die ohne die Mitnahme der Faszienschicht besteht, aufgegeben werden konnte.

Das Konzept des Längen-Breiten-Verhältnisses als ein limitierender Faktor gilt nicht absolut; wie streng es beachtet werden muß, hängt sehr von der Gefäßversorgung der Haut im jeweiligen Gebiet ab. Obwohl unpräzise und trotz vieler möglicher Ausnahmen an bestimmten Körperstellen, gibt es keine anderen Kriterien, die hinsichtlich ihrer Aussagefähigkeit auch nur entfernt vergleichbar wären. Das Problem, seine Bedeutung hinsichtlich des Entwurfs der gängigen Lappen zu diskutieren, liegt darin, daß heute viel mehr Kenntnisse über die Gefäßalterung der Haut vorliegen und von diesem Wissen in der klinischen Praxis viel mehr Gebrauch gemacht wird. Es zeigt sich, daß relativ wenige „wirkliche" Random-pattern-Lappen am Stamm gehoben werden. Allerdings sind die geometrischen Grenzen der fasziokutanen Lappen im Bereich der Gliedmaßen noch nicht vollständig ausgearbeitet.

In der Praxis hat sich jedoch herausgestellt, daß sich Axial-pattern-Lappen regelmäßig sicher heben lassen, die bis weit außerhalb des nachgewiesenen Versorgungsgebiets ihres axialen arteriovenösen Systems reichen. Das Areal außerhalb des als sicher angesehenen Gebiets ähnelt einem Quadrat. Man kann es als einen Random-pattern-Lappen am Ende eines echten Lappens mit eigener zentraler Gefäßversorgung ansehen.

Axial-pattern-Lappen weisen gegenüber Random-pattern-Lappen beträchtliche Vorteile auf. Ihre relative Unabhängigkeit hinsichtlich Einschränkungen ihrer Größe macht ihren Transfer leichter, überaus große Sorgfalt in der Planung ist nicht notwendig, ebensowenig die absolute postoperative Ruhigstellung. Sie haben ein größeres Maß an vaskulärer Reserve und sind deshalb sicherer, robuster und widerstandsfähiger beim Auftreten von Problemen. Derartige Lappen können auch in einem einzigen Schritt gehoben, gestielt und auf einem Träger befestigt werden, so daß die 6wöchige Reifeperiode, die der klassische Rundstiellappen aufweist, nicht nötig ist.

Muskel- und myokutane Lappen

Die Methode, einen Muskel zur Deckung einer für eine direkte Hauttransplantation ungeeigneten Fläche zu benutzen und dadurch eine transplantationsfähige Unterlage zu schaffen, ist mittlerweile gut entwickelt. Am häufigsten und erfolgreichsten wird diese Technik zur Deckung von freiliegenden Knochen und offenen Gelenken angewandt. Die Gewebeverlagerung erfolgt in Form eines Muskellappens. Die Oberfläche wird durch den gut vaskularisierten Muskelbauch gedeckt, auf den dann das Hauttransplantat aufgelagert wird. Der Wert dieser Methode liegt darin, daß sich solche Defekte mit Haut decken lassen, ohne daß man auf Hautlappen zurückgreifen müßte.

Bestimmte technische Gesichtspunkte gelten für alle Muskellappen und sind für diese kennzeichnend. Um durchweg zufriedenstellende Ergebnisse zu erzielen, müssen sie peinlich genau beachtet werden.

Jede Verlagerung eines Muskels muß spannungsfrei erfolgen, um seine Blutversorgung nicht zu beeinträchtigen. Eine Zirkulationsstörung zeigt sich am Aussehen der Muskelfasern, wobei eine inadäquate Blutversorgung die Farbe dunkler werden läßt. Bei der Operationsplanung muß eine gewisse Schwellung des Muskelbauches in der frühen Phase nach Verlagerung berücksichtigt werden. In der Regel empfiehlt es sich nicht, den Muskel nach Untertunnelung unter tief liegenden Faszien oder unter der Haut an seinen Bestimmungsort hinzuleiten, da Druck unbedingt vermieden werden muß. An der unteren Gliedmaße ist die Muskelfaszie kräftig ausgebildet und unnachgiebig; in der Praxis wird Druck eher durch sie, als durch die Haut ausgeübt. Man sollte nicht zögern, die Faszie weit zu spalten oder sogar nötigenfalls einen Teil zu exzidieren, um eine Einengung zu beseitigen. Hautbrücken über dem Lappen sollten ebenfalls gespalten werden.

Ein Muskel toleriert keine Nähte, die eine bestimmte Zugspannung überschreiten. Alle Muskelnähte sollen nur adaptieren, um den Muskel spannungsfrei über dem

Defekt zu fixieren. Wann immer möglich, sollten für Haltenähte die Begleitapo-neurose oder Sehne gefaßt werden. Aus diesem Grund sollte bei der Ablösung des Muskels distal ein schmaler Sehnenansatz am eigentlichen Muskelbauch stehen bleiben.

Der Muskellappen, der einen Knochen oder ein offenes Gelenk deckt, wird dann durch ein Spalthauttransplantat gedeckt. Die Spalthautdeckung kann sofort durchgeführt werden; es kann aber auch eine verzögerte Deckung in einem zwei-ten Schritt angewandt werden. In jedem Fall ist die freie Transplantation zu bevor-zugen, da diese Methode keinen Druck auf das Muskelbett benötigt.

Eine Erweiterung der Muskellappen, welche ihre therapeutischen Anwendungs-möglichkeiten beträchtlich vergrößert hat, bestand darin, den Muskel zusammen mit der darüberliegenden Haut zu verpflanzen, wobei der Hautanteil seine Durch-blutung durch die Gefäße, die vom Muskel ausgehen, erhält. Bei einem solchen Transfer wird die Haut i. allg. die „raison d'etre" des Verfahrens, der Muskel fun-giert lediglich als Träger.

Myokutane Lappen, wie sie eingangs beschrieben worden sind, werden zusammen mit der Haut gehoben, die Haut in einer Ausdehnung über die gesamte Länge des Muskels, so daß der Hautanteil sowohl von seiner eigenen Blutversorgung als auch von der aus der darunterliegenden Muskulatur profitiert. Es wurde erkannt, daß der Hautanteil komplett von dem darunterliegenen Muskel mit Blut versorgt wird, so daß die Haut jetzt gewöhnlich zusammen mit dem Muskel als Hautinsel trans-plantiert wird. Die Verbindung zwischen der Haut und dem Muskel ist nicht immer sehr fest, so daß beim Transfer des kombinierten Lappens darauf geachtet werden muß, daß Scherkräfte und Spannung auf die vom Muskel zur Haut ziehenden Blut-gefäße vermieden werden.

Die Kombination von Haut und Muskel wird am häufigsten angewandt, aber die Verbindung zwischen Muskel und Knochen wird ebenso erfolgreich benutzt, um vaskularisierten Knochen verpflanzen zu können. Der Knochen bleibt vital und geht am Empfängerort schnell und effektiv am dort liegenden Knochen an.

Freie Lappen

Gleichzeitig mit den klinischen Beobachtungen, die zur erfolgreichen Anwendung von Axial-pattern-Lappen auf der Basis von anatomisch identifizierbaren, wenn auch kleinen Arterien und Venen geführt haben, wurden die Techniken der Ana-stomosierung von kleinen Gefäßen entwickelt. Dies beinhaltet den Gebrauch des Operationsmikroskops und die Entwicklung geeigneter feiner Instrumente, Na-deln und Nahtmaterialien. Nachdem diese technischen Voraussetzungen verfüg-bar und die Verfahren entwickelt waren, wurde es möglich, Gefäße mit einem Durchmesser von 1 mm mit reproduzierbarem Erfolg zu anastomosieren. Durch Kombination der beiden Techniken wurde es möglich, einen Axial-pattern-Lap-pen in einem Schritt zu verlagern und im Empfängergebiet an entsprechende Ge-fäße zu anastomosieren. Die Zeitspanne zwischen der allgemeinen Akzeptanz des Konzeptes der Axial-pattern-Lappen und seines in dieser Art vorgenommenen Transfers war bemerkenswert gering.

Zu Beginn waren die auf diese Weise verpflanzten Lappen die zu dem Zeitpunkt bekannten Axial-pattern-Lappen; es wurde aber bald klar, daß sie für diese Technik nicht geeignet waren. Der Gefäßstiel war entweder zu kurz oder wies eine Inkonstanz in der anatomischen Ausprägung auf, darüber hinaus waren die Gefäße sehr klein. Es setzten deshalb Bemühungen ein, geeignetere Lappen für einen derartigen freien Transfer zu entwickeln. Viele solcher Lappen wurden beschrieben. Ganz allgemein haben sie größere Gefäßdurchmesser und einen längeren Gefäßstiel, durch beide Faktoren wird die Operation einfacher und die reproduzierbaren Erfolgsraten höher.

Das Prinzip des freien Gewebetransfers wurde ausgedehnt auf bestimmte myokutane und fasziokutane Lappen, bei denen die für die Durchblutung relevanten Gefäße besonders ausgebildet vorliegen, d. h. mit einem Durchmesser und einer Länge, welche die Anastomosierung relativ leicht vonstatten gehen läßt. Ebenso wie bei den myokutanen und fasziokutanen Lappen wurde das Prinzip des freien Lappens ausgedehnt auf den Knochen, so daß in bestimmten Fällen auch ein freies Knochentransplantat möglich ist. Wenn es sich anbot, wurden Nerven im Lappen an einen geeigneten Empfängernerv, entweder motorisch oder sensorisch, entsprechend den lokalen Verhältnissen adaptiert.

Beim Transfer freier Lappen ist der Blutzufluß und -abstrom auf die anastomosierten Gefäße beschränkt; in dieser Hinsicht unterscheiden sie sich von den Hautlappen, bei denen die Verbindungen zum Gefäßstiel eine zusätzliche Durchblutungsquelle darstellen. Der Lappen muß deshalb sehr eng innerhalb der Grenzen des arteriellen Durchblutungsbereichs bleiben. Die sicheren Ausmaße der verschiedenen Lappen, die aktuell in der Praxis eingeführt sind, sind gut herausgearbeitet und werden bei der Besprechung der Einzellappen abgehandelt.

Die Lappengeometrie

Bei der Planung eines Lappens ist das Wichtigste zur Sicherstellung der ausreichenden Gewebeperfusion während aller Stadien des Transfers das Vermeiden von Spannung. Wenn bei einem Lappen ein anatomisch definiertes arteriovenöses System vorliegt, muß das Augenmerk besonders auf diese Gefäße gerichtet werden, um sicherzustellen, daß sie nicht unter Spannung stehen. Jeder Lappenentwurf muß letztlich ohne Spannung ausgeführt werden, ganz gleich, ob es sich um einen Haut-, Muskel- oder um einen kombinierten Lappen handelt. Bei einem freien Lappen ist es sogar noch viel wichtiger, da jede Spannung nachteilige Auswirkungen auf die Gefäßanastomosen hat. Wenn kein definiertes arteriovenöses System in einem Lappen vorliegt, bezieht sich die Vermeidung der Spannung auf den Lappen als ganzes und ist nicht beschränkt auf bestimmte Blutgefäße.

Ganz allgemein ist es von Bedeutung, am Anfang den Drehpunkt des Lappens festzulegen; das ist das Zentrum des Bogens, um welchen der Lappen während des Transfers herumgeführt wird. Im Falle eines Muskel- oder myokutanen Lappens ist dies der Ort des Eintritts des neurovaskulären Bündels, der Gefäßhilus. Bei einem Hautlappen ist die Festlegung des Drehpunktes weniger klar definiert. Man könnte erwarten, daß bei einem definierten arteriovenösen System im Lappen der

Eintrittspunkt der Gefäße in den Lappen der Drehpunkt sein könnte; dies ist aber nur gelegentlich der Fall. Viel häufiger wird der Lappen entworfen mit einem Drehpunkt, der das Auftreten von Spannung im Lappen als Ganzes verhindern, gleichzeitig natürlich auch sicherstellen soll, daß keine Spannung am arteriovenösen System auftritt. Dies bedeutet, der Drehpunkt der meisten Hautlappen wird nach denselben geometrischen Prinzipien festgelegt, unabhängig davon, ob der betreffende Lappen ein definiertes arteriovenöses System enthält oder nicht.

Die Bestimmung des Drehpunktes wird bei den einzelnen Lappen besprochen. Allerdings gilt für alle Lappentypen das allgemeine Prinzip: „Der Abstand zwischen dem Drehpunkt und jedem Punkt auf dem Lappen darf vor dem Transfer nicht kleiner sein als der Abstand zwischen dem Drehpunkt und dem entsprechenden Punkt nach der Verlagerung."

Im Falle eines Fernlappens und wenn ein Nahlappen intakte Haut überspringt, ist das Prinzip der Drehpunktplanung nicht geeignet. Es wird statt dessen die „umgekehrte Planung" verwandt: Mit einem Stück Stoff, das den Lappen darstellen soll, wird ein Transfer simuliert, zurückgehend vom kompletten Einnähen am Empfängerort bis zum Beginn an der Stelle, wo der Lappen entnommen wird. Auf diese Weise wird dem Patienten nicht abverlangt, in einer kritischen Phase des Transfers eine schwierige Stellung einzunehmen, und der Chirurg läuft nicht Gefahr, einen Lappen zu schneiden, der zu klein oder zu kurz ist oder während der Verlagerung an irgendeiner Stelle abknickt.

Ein Lappen sollte immer mit einer Sicherheitsreserve geplant werden. Das Geizen mit der Haut, d. h. den Lappen gerade passend machen, wird mit Sicherheit dem Chirurg zu gegebener Zeit erhebliche Probleme bereiten. Es ist einfach, einen zu groß geschnittenen Lappen zurecht zu schneiden, aber schwierig, etwas anzufügen, wenn man einmal begonnen hat.

Das Vorhandensein einer ausreichenden Durchblutung kann Dimensionen, Formen und Dicke vorschreiben, die sonst nicht unbedingt notwendig wären. Deshalb kann es notwendig sein, daß man nach erfolgtem Transfer den Lappen zurechtschneiden, ausdünnen und Z-Plastiken vornehmen muß, um so das beste Ergebnis zu erreichen.

Vaskuläre Insuffizienz

Wenn ein Lappen die Zeichen verminderter Durchblutung aufweist, ist dies in der Regel auf mehrere Faktoren zurückzuführen. Eine Ursache kann eine Kettenreaktion anstoßen, andere Gründe können hinzukommen, so daß jede ihren Anteil dazu beiträgt, daß ein Teufelskreis in Gang gesetzt wird, der häufig zur Nekrose führt.

Mechanische Spannung und Abknickung sind zwei der häufigsten Ursachen für eine Durchblutungsstörung. Wenn ein Lappen verpflanzt wird, darf er keinesfalls unter größerer als der normalen Spannung eingenäht werden; die Spannung sollte sogar etwas geringer als die der normalen Haut sein. Abknickung bedeutet eine Barriere für den Blutfluß an der Knickstelle, außerdem führt sie zu einer Scherwirkung auf den Lappenstiel und behindert auch auf diese Weise die Zirkulation. Die ungünstige Situation wird noch verstärkt, wenn der Lappen zu wenig Flexibilität aufweist, und wird immer verschlimmert durch alle Ereignisse, die den Gewebedruck erhöhen.

Da der Venendruck niedriger als der arterielle Druck ist, wird als erstes der venöse Abstrom gestört; das läßt den Lappen dann gestaut aussehen. Ein vorübergehendes leichtes *Ödem* tritt häufig sogar bei den Lappen auf, die sehr gut angehen. Es nimmt sogar innerhalb der ersten 24–36 h zu, bleibt für 2–3 Tage bestehen, und geht dann zurück. Ein Ödem erhöht den lokalen Gewebedruck; die Haut, die vorher eher schlaff und gefältelt war, glänzt und schwillt an, so daß die negativen Effekte der Spannung und der Abknickung noch verstärkt werden.

Eine *Entzündung* in einem Lappen ist eine weitere Ursache für den Zusammenbruch der Durchblutung. Die vaskuläre Reserve eines Lappens entspricht niemals derjenigen von normaler Haut, sie kann zwar die metabolischen Bedürfnisse im Regelfall erfüllen, den erhöhten Anforderungen bei einer entzündlichen Reaktion ist sie allerdings niemals gewachsen. Ein Infekt, der unter anderen Umständen keine wesentlichen Auswirkungen hat, kann in einem Lappen zur Nekrotisierung größeren Ausmaßes führen. Das bei einer Entzündung auftretende Begleitödem ist ein zusätzlicher Faktor hinsichtlich der Ausbreitung der Nekrose.

Die Lappen mit einem definierten arteriovenösen System beinhalten eine derartige Reserve, so daß derartige Vorkommnisse einen weniger nachteiligen Effekt auf die Durchblutung haben.

Lappennekrose

In einem Random-pattern-Hautlappen zeigt sich eine in Entwicklung begriffene Nekrose klinisch mit akuter Stauung und Schwellung der Haut und einer zyanotischen Verfärbung, die sofort auf Druck abblaßt, wobei sich die Gefäße aber sehr schnell wieder füllen. Das Gefäßbett ist erweitert, wobei der Blutfluß stagniert. Bei weiterem Fortschreiten kann man die Abblassung auf Druck immer weniger feststellen, bis schließlich klar erkennbar wird, daß keine wirksame Zirkulation mehr vorhanden ist. Zu diesem Zeitpunkt ist die Grenze des betroffenen Gebietes selten gut demarkiert. Der Prozeß schreitet aus den schon beschriebenen Gründen weiter fort, bis ein Hautareal erreicht ist, dessen Durchblutungskapazität ausreicht, nicht nur die normalen metabolischen Bedürfnisse zu befriedigen, sondern auch noch den höheren Bedarf zu decken, welcher durch die benachbarte Nekrosezone und eine etwaige Superinfektion verursacht ist. Wenn der Prozeß schließlich zum Stillstand kommt, dann stellt sich eine deutliche Demarkationslinie mit einer unmittelbar angrenzenden Entzündungszone dar, die gut durchblutet ist. Der gesamte Vorgang ist akut; innerhalb von 1–2 Tagen ist er jedoch, gleich wie, entschieden.

Ganz anders ist der Verlauf bei einem Axial-pattern-Lappen. Die vaskuläre Pathophysiologie, welche den klinischen Erscheinungen zugrundeliegt, ist nicht vollständig geklärt. Der Ablauf bis zur vollständigen Nekrose dauert mehrere Tage, und es ist während dieses Zeitraums sehr schwer, sicher zu entscheiden, ob sich der Lappen erholen wird oder nicht. Anstelle der ausgesprochenen Blässe, die einen gesunden Lappen auszeichnet, ist das betroffene durchblutungsgestörte Gebiet leicht zyanotisch, was offensichtlich auf einen nur trägen Blutfluß hinweist. Die Zeichen sind nicht sehr stark ausgeprägt und können in den Frühstadien leicht übersehen werden. Über mehrere Tage verändert sich das Aussehen des Lappens so gut wie nicht, wobei oft sogar eine vorübergehende Verbesserung der Situation verzeichnet werden kann, bis schließlich die Nekrose endgültig zu Tage tritt. Der langsame Verlauf gibt Zeit für eine Revaskularisierung des Lappenrandes bis zu einem gewissen Grad, ausgehend vom umgebenden Gewebe, so daß das Ausmaß der definitiven Nekrose nicht den gesamten distalen Lappen betrifft, sondern oft nur eine Insel im Zentrum. Wenn man es einmal gesehen hat, ist das Frühsyndrom der geringfügigen zyanotischen Verfärbung im Unterschied zur Blässe des gut durchbluteten Lappens leicht wiederzuerkennen; sein Auftreten bedeutet für gewöhnlich die nicht vermeidbare Nekrose, obwohl mehrere Tage vergehen können, bis sie als solche endgültig zutage tritt.

Bei einem myokutanen Lappen ist der Ablauf komplexer, weil 2 Gewebearten betroffen sind. Nicht selten ist es die Hautinsel allein, die nekrotisch wird, so daß der Muskel zwar nicht gedeckt, aber vital vorliegt. Wenn dies der Fall ist, kann die Oberfläche beispielsweise mit Spalthaut gedeckt werden. Dies kann geschehen, wenn der Lappen eine Hautoberfläche decken sollte. Wenn er zur Rekonstruktion eines intraoralen Defekts verpflanzt worden ist, ist es kaum möglich, die Muskeloberfläche mit Spalthaut zu decken. Man muß dann die spontane Heilung, ausgehend von der umgebenden Schleimhaut, abwarten, was im intraoralen Bereich erstaunlich schnell vonstatten geht. Wenn die Heilung abgeschlossen ist, kann das Ergebnis unerwartet gut sein.

Der Ablauf der Ereignisse, die schließlich in der Nekrose eines freien Lappens enden, ist eng mit der postoperativen Behandlung verknüpft und wird bei den freien Lappen im Detail diskutiert.

Verhinderung der Nekrose

Die wichtigsten Schritte zur Verhinderung der Nekrose werden im Stadium des Lappenentwurfs unternommen, in dem sein Längen-Breiten-Verhältnis, die Gefäßarchitektur und die anatomische Lokalisation bedacht werden. Der Entwurf sollte die normale Spannungszunahme in der Ödemphase berücksichtigen. Bei den Axial-pattern-Lappen muß der Entwurf besonders darauf ausgerichtet sein, daß der Lappen sein axiales arteriovenöses System einschließt und die als sicher erkannte Länge nicht überschreitet. Alle diese Faktoren sind bei den verschiedenen Lappen unterschiedlich und werden jeweils bei den einzelnen Lappen besprochen.

Man kann die vaskuläre Reserve, wenn nötig, auch verbessern, indem das Prinzip der Konditionierung Anwendung findet. Dies wurde sehr häufig in der Zeit durchgeführt, als die Random-pattern-Lappen weit verbreitet waren. Es erlaubte die Vergrößerung des sicheren Längen-Breiten-Verhältnisses. Die entsprechenden Techniken werden im Detail auf S. 102 dargestellt.

In der postoperativen Phase ist das Auftreten eines Hämatoms geeignet, die Spannung derart zu erhöhen, daß der schon beschriebene Teufelskreis in Gang gesetzt wird. Eine Blutstillung ist leichter zu erzielen, wenn in anatomischen Schichten präpariert wird, da die wenigen Gefäße, die die Schichten kreuzen, groß sind und entsprechend gut unterbunden werden können.

Die Art und Weise der postoperativen Behandlung des Lappens selbst kann auch von großer Bedeutung sein. Die üblichen Alternativen sind einmal die Anwendung von Kompressionsverbänden oder die Lappen mit oder ohne Saugdrainage unverbunden zu lassen. Mit der zunehmenden Anwendung der Saugdrainage verlieren die Druckverbände mit Recht ihre Popularität. Es ist schwierig, sie so anzulegen, daß sie gleichförmig Druck ausüben, darüber hinaus machen sie es unmöglich, die Durchblutungssituation des Lappens zu beurteilen. Die offene postoperative Behandlung erlaubt die permanente Einschätzung der Durchblutungssituation und ist in Verbindung mit einer Saugdrainage wahrscheinlich effektiver, die Ausbildung eines gefährlichen Hämatoms zu verhindern. Kleinere Sickerblutungen können damit sicher beherrscht werden. Trotzdem muß der Lappen aber sorgfältig beobachtet werden, und wenn die verräterische Zunahme der Schwellung, welche eben auf das Hämatom hinweist, nicht durch die Saugdrainage beseitigt werden kann, muß der Lappen revidiert und nach Entfernung des Hämatoms nochmals eine Blutstillung durchgeführt werden.

In der Vergangenheit wiesen viele der gebräuchlichen Lappen nur eine schmale Sicherheitsreserve auf und die Nekrose stellte eine immerwährende Gefahr dar. Deshalb ist es nicht überraschend, daß Methoden zur Behandlung von Lappen beschrieben worden sind, welche die Zeichen einer verminderten Durchblutung aufwiesen, z. B. Kühlung, „um die Stoffwechselrate zu vermindern", die Infusion von niedermolekularem Dextran, hyperbarem Sauerstoff und andere Dinge. In allen Fällen war es mehr der Glaube als beobachtete Tatsachen, welche die jeweils empfohlene Methode stützten.

Mit dem zunehmenden Gebrauch von Axial-pattern- und myokutanen Lappen ergibt sich dieses Problem weniger häufig. Es wird heute auch allgemein akzeptiert, daß, wenn einmal die objektive Ursache für eine Nekrose beseitigt ist, der Chirurg dem weiteren Verlauf weitgehend machtlos gegenübersteht.

Gebräuchliche Techniken bei Hautlappen

Heben eines Lappens (Abb. 4.1)

Am Stamm befindet sich die Ebene, in welcher ein Lappen gehoben wird, zwischen der tiefen Faszie und dem darunterliegenden Muskel und der Aponeurose, da nur wenige Gefäße hier kreuzen, die gut ligiert oder koaguliert werden können. Am Schädel, im Bereich des Skalpes, befindet sich die Ebene zwischen der Galea aponeurotica und dem Perikranium, wobei praktisch keine Gefäße diese Schicht kreuzen. In beiden Fällen kann der Hebedefekt sehr gut mit einem freien Hauttransplantat gedeckt werden.

Im Gesicht gibt es keine vergleichbare natürliche Trennungsebene, sie muß während der Hebung des Lappens künstlich erzeugt werden. Die gewählte Tiefe ist in der Schicht des subkutanen Fettgewebes. Auf diese Weise bleibt am Lappen

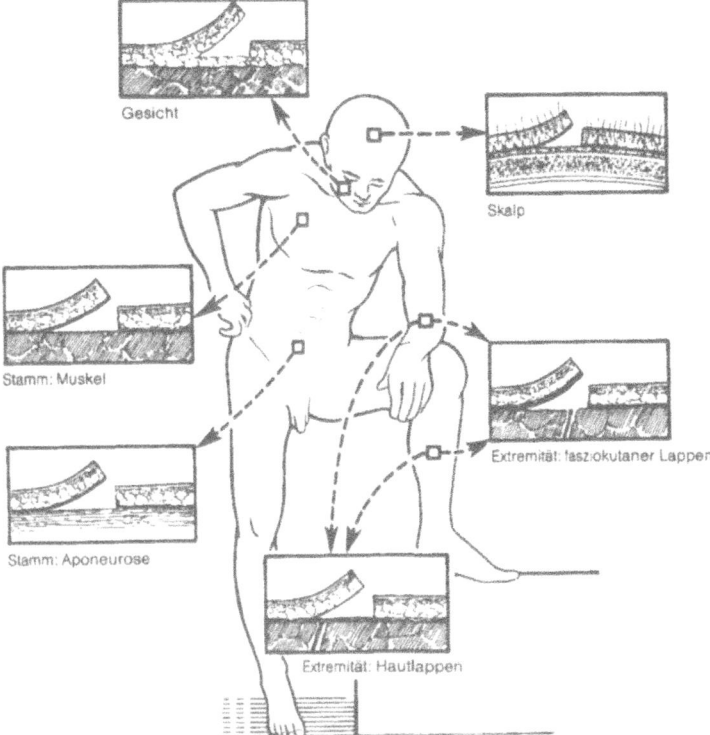

Abb. 4.1. Die Entnahmeebenen für Haut- und fasziokutane Lappen im Bereich des Skalps, des Gesichts, der Gliedmaßen und des Stamms. Zu beachten sind die unterschiedlichen Ebenen an den Extremitäten, je nachdem, ob es sich um einen reinen Haut- oder um einen fasziokutanen Lappen handelt

die reichliche subdermale Gefäßversorgung der Gesichtshaut erhalten, wobei der N. facialis oder die Muskeln keiner Verletzungsgefahr ausgesetzt sind.

An den Partien der Gliedmaßen, wo eine tiefe Faszienschicht gut ausgebildet ist, können die Lappen entweder unmittelbar oberhalb oder unterhalb der Faszie gehoben werden. Die Wahl richtet sich danach, ob ein Hautlappen mit seiner bekannten Längen-Breiten-Begrenzung oder ein fasziokutaner Lappen mit größerer Freiheit hinsichtlich des Längen-Breiten-Verhältnisses gehoben werden soll. Der Hebedefekt kann immer mit einem freien Hauttransplantat gedeckt werden.

Ausdünnung eines Lappens

Ausgesprochen adipöse Patienten sind für die Transplantation von Hautlappen generell nicht gut geeignet, dies um so weniger, wenn die Spenderregion in einem Bereich mit normalerweise schon großem Fettansatz liegt. Nach der Hebung kann ein Lappen wesentlich dicker sein, als dies für seinen Zweck günstig ist. Das Ausmaß des Ausdünnens, das er ohne Störung der Durchblutung sicher toleriert, variiert beträchtlich bei verschiedenen Entnahmestellen und unterschiedlichen Lappen. Im Gesicht gestattet der gut entwickelte subdermale Plexus bei kleineren Lappen eine beträchtliche Ausdünnung, wobei der größte Teil des subkutanen Fettes entfernt werden kann. Selten ist Ausdünnen bei größeren Lappen erforderlich, wobei die ursprüngliche Dicke in etwa der definitiven Lappenstärke nahekommt. Lappen am Skalp werden im Bereich der subgalealen Ebene gehoben, und bei den Eigenschaften des Skalps ist ein Ausdünnen praktisch niemals nötig. An den Extremitäten werden Lappen – wenn überhaupt – selten ausgedünnt, fasziokutane Lappen nicht, weil die darunterliegende Faszienschicht, die ihre Basis bildet, die für ihr Überleben entscheidenden Blutgefäße enthält; Hautlappen nicht, weil die dünne subkutane Gewebeschicht dies nicht erfordert.

Wenn das Ausdünnen erforderlich ist, dann deshalb, weil es die geringe Tiefe des Defektes erfordert, oder um den Lappen ohne übermäßige Spannung in einen Rundstiellappen umzuwandeln und auf diese Weise eine gewisse günstige Flexibilität des Segments zu erzielen. Aber selbst wenn ein ausgesprochenes Ausdünnen nicht durchgeführt wird, ist das Zurückschneiden des Subkutanfettes entlang der Lappenränder in der Regel wünschenswert. In der Regel haben Fettläppchen die Tendenz, über den Rand des Lappens hervorzuquellen; sie erschweren damit die Erstellung einer feinen Nahtlinie am Rand oder entlang des Stiels. Das randständige Fett kann zurückgeschnitten werden, ohne daß die Blutversorgung des Lappens gefährdet wird.

Ebenso ist es sicherer, einen Random-pattern-Lappen auf eine Dicke zurechtzuschneiden, die eine Rundstielbildung ohne Spannung zuläßt, als ihn dicker zu belassen, so daß die Stielbildung nur unter Schwierigkeiten gelingt (Abb. 4.2). Die größeren Blutgefäße verlaufen glücklicherweise ziemlich oberflächlich in der Faszie und es gibt darüber hinaus Hinweise, daß der subdermale Plexus einen größeren Beitrag zur Durchblutung eines Lappens liefert, als bisher allgemein angenommen wurde. Die den Lappen bei der Ausdünnung haltende Hand wird eingesetzt, um das notwendige Ausmaß der Ausdünnung abzuschätzen. Die Palpation stellt ein genaueres Maß als die Inspektion allein dar; auf diese Weise wird der Lappen gleichförmig ausgedünnt.

Im Falle eines Axial-pattern-Lappens am Stamm variieren die Probleme je nach der Entnahmestelle des Lappens und dem Geschlecht des Patienten. Bei den meisten Männern ist der Bereich des Brustkorbes und des oberen Abdomens nicht besonders adipös und ein Ausdünnen ist oft nicht notwendig. Das Ausschneiden des randständigen Fettes kann ausreichen.

Bei den Frauen erschwert die Brust dann die Situation, wenn ein Lappen darauf übergreift, besonders wenn es sich um einen großen Hängebusen handelt. Man sollte nicht zögern, den Lappen auszudünnen, so daß die Dicke dem Teil des Lappens außerhalb der Brust entspricht. Das Ausdünnen wird i. allg. durchgeführt, um die Rundstielbildung zu ermöglichen, und reicht gewöhnlich für diesen Zweck aus. Die Problematik des Ausdünnens ist komplizierter bei Lappen aus dem unteren Abdomen oder der Leiste. Hier handelt es sich bei vielen Erwachsenen um eine bekanntermaßen adipöse Region, und in der Tat ist eine ausgeprägte Adipositas in diesen Bereichen ein vernünftiger Grund, eine alternative Entnahmestelle für die

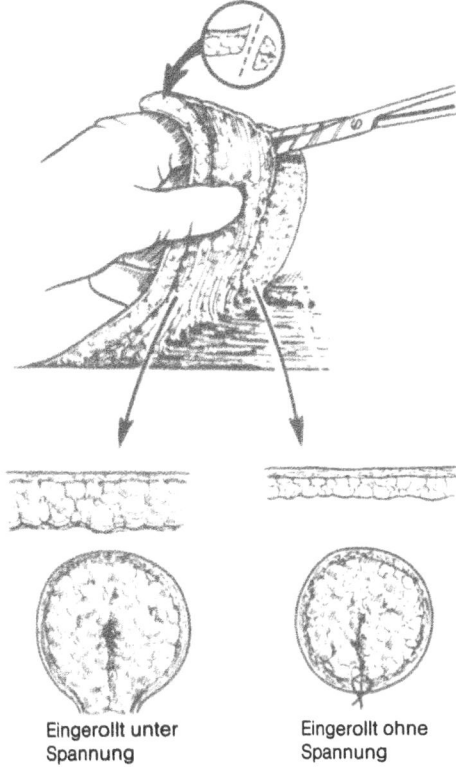

Eingerollt unter
Spannung

Eingerollt ohne
Spannung

Abb. 4.2. Ausdünnung eines „Random-pattern"-Lappens mit gleichzeitiger Randbeschneidung zur spannungslosen Einrollung des Lappens. Im Falle eines „Axial-pattern"-Lappens sollte dies jedoch mit Vorsicht vorgenommen werden, um die A. axillaris dabei nicht zu zerschneiden

Lappenplanung zu berücksichtigen. Die axialen Arterien bei den Leistenlappen verlaufen nahe ihrem Ursprung aus der A. femoralis tief in der oberflächlichen Faszie und kommen in ihrem distalen Verlauf mehr an die Oberfläche. Unter Berücksichtigung dieser Tatsache halten es erfahrene Chirurgen für ein sicheres Verfahren, den distalen Teil dieser Lappen erheblich auszudünnen. Das Ausdünnen muß natürlich sehr sorgfältig durchgeführt werden, vorzugsweise unter Zuhilfenahme der Lupenbrille, um die Fettläppchen vom Lappen entfernen zu können, ohne dabei die Blutgefäße zu verletzen. Im weiter proximal gelegenen Bereich ist erhöhte Vorsicht erforderlich, um keinesfalls das axiale Gefäßsystem zu verletzten. Das Ausdünnen der proximalen Segmente ist in jedem Fall seltener notwendig. Gewöhnlich fungiert der proximale Anteil des Lappens lediglich als Brückensegment und ist nicht Teil des letztlich verpflanzten Gewebes. Seine Stärke ist lediglich wichtig hinsichtlich der Rundstielbildung.

Vermeidung einer Infektion

Die Blutversorgung vieler Lappen ist nicht optimal, und daher sind unnötige Anforderungen an sie nicht wünschenswert. Eine besonders verhängnisvolle Be-
anspruchung, die zu der normalen Belastung hinzukommen kann, stellt die Ent-
zündungsreaktion dar. Aus diesem Grunde müssen 2 Maßnahmen besondere
Beachtung finden, um eine Infektion während des Transfers zu vermeiden: die
Verhütung eines Hämatoms und das Vermeiden nicht gedeckter Areale.

Verhütung eines Hämatoms. Neben der sorgfältigen intraoperativen Blutstillung
ist die wichtigste Maßnahme zur Vermeidung eines postoperativen Hämatoms die
Anwendung der Saugdrainage. Je größer die Wundflächen, desto wichtiger die
Saugdrainage, um sicherzustellen, daß die Oberflächen nicht durch ein Hämatom
auseinandergedrängt werden, sondern schnell verkleben können.
Verschiedene im Handel erhältliche Saugdrainagen stehen zur Verfügung, gute
Dienste leistet in vielen Fällen aber auch ein einfacher Katheter mit zusätzlichen
seitlichen Öffnungen. Der Katheter kann unter dem Lappen plaziert werden, entweder durch die seitliche Naht oder durch eine gesonderte wundferne Inzision.
Wenn das Brückensegment des Lappens zu einem Rundstiel geformt wurde, kann
der Katheter durch den Rundstiel in ganzer Länge geführt werden, um nahe des
distalen Lappenendes plaziert zu werden (Abb. 4.3).
Ein Hämatom hat den weiteren negativen Effekt, daß es Gefäßeinsprossung zwischen Lappen und Transplantatbett verhindert. Die Wichtigkeit einer schnellen
und wirkungsvollen Verklebung des Lappens in seinem Bett sollte nicht unter-
schätzt werden, sowohl hinsichtlich der Reduzierung der Gefahr einer Infektion

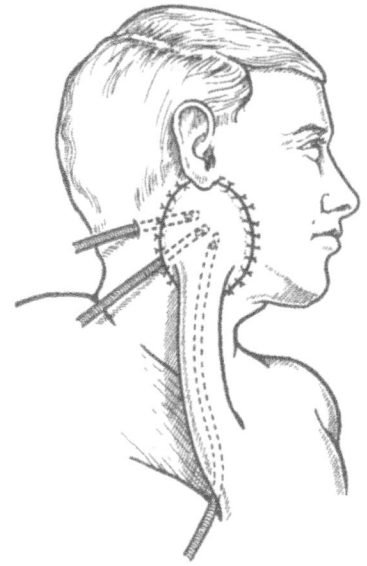

Abb. 4.3. Verschiedene Möglichkeiten, eine
Saugdrainage in der Tiefe am distalen Ende eines
Lappens so zu plazieren, daß sie an Ort und Stelle lie-
gen bleibt: über eine gesonderte Hautinzision, durch
die Naht des Lappens, durch Hindurchführen des
Katheters durch das rundgestielte Brückensegment

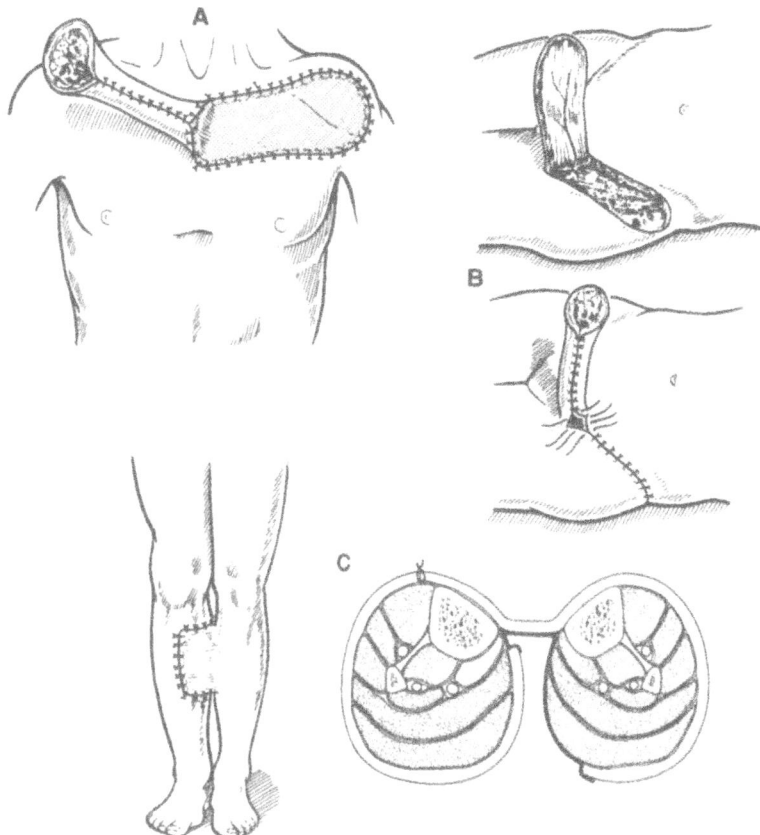

Abb. 4.4 A–C. Die Verfahren zur Vermeidung von offenen Wundflächen während des Transfers der verschiedenen Lappentypen. **A** Transfer eines deltopektoralen Lappens: Das Brückensegment wurde zum Rundstiel eingerollt, der Hebedefekt an der Thoraxwand mit Spalthaut gedeckt; das Transplantat reicht bis unmittelbar an das Brückensegment des Lappens heran. **B** Transfer eines Leistenlappens: Das Brückensegment des Lappens wurde zum Rundstiel eingerollt und der Hebedefekt direkt verschlossen. **C** Transfer eines fasziokutanen Cross-leg-Lappens: Der Hebedefekt wurde mit Spalthaut gedeckt; das Transplantat ist so groß, daß es das Brückensegment des Lappens ebenfalls deckt. Die Deckung eines Brückensegments in dieser Form wird vorgenommen, wenn die Kürze des Stiels im Verhältnis zur Breite ein Einrollen zu einem Rundstiel nicht erlaubt

als auch der Entstehung einer guten vaskulären Verbindung. Hierzu ist eine Saugdrainage von unschätzbarem Wert.

Vermeiden von nicht gedeckten Arealen. Die freien Oberflächen, um die es sich hier handelt, sind der Hebedefekt und die Unterseite des Lappens selber. In jedem Fall ist die freie Oberfläche entweder durch direkten Verschluß oder, wenn dies nicht möglich ist, durch Spalthautdeckung zu verschließen (Abb. 4.4). Sekundärdefekte im Gesicht können meist durch direkte Naht verschlossen werden, da die

Haut dort sehr nachgiebig ist. An den anderen Stellen des Körpers schließen die gewöhnlich größeren Lappen und die nicht so elastische Haut im wesentlichen die Anwendung der direkten Naht aus. Die meisten Defekte müssen mit Spalthaut gedeckt werden.

Die freie Oberfläche des Lappens ist – wann immer durchführbar – durch Rundstielbildung des entsprechenden Segments zu verschließen. Bei Lappen im Bereich des Stammes ist dies gewöhnlich möglich, im Gesicht und am Skalp praktisch jedoch nie. Glücklicherweise ist die vaskuläre Reserve der meisten Lappen im Gesicht und am Skalp so groß, daß sie eine nicht gedeckte Oberfläche verkraften und eine davon ausgehende Infektion ein seltenes Problem darstellt. Im Falle eines Lappens an einer Extremität ist die freie Oberfläche Teil des Brückensegments und nicht zur Rundstielbildung geeignet, weil sie kurz und breit ist. Das Spalthauttransplantat, welches den Hebedefekt verschließt, wird für gewöhnlich größer gewählt, um auch das Brückensegment decken zu können.

Anwendung der Konditionierung (Abb. 4.5)

Die Konditionierung wird am häufigsten angewandt, um bei einem Random-pattern-Lappen ein günstigeres Längen-Breiten-Verhältnis zu erzielen oder die Länge eines Axial-pattern-Lappens über seine als sicher erkannten Grenzen auszudehnen. In der Art, wie er i. allg. angewandt wird, besteht sein Effekt darin, den Lappen auf die Blutgefäße zu beschränken, die beim Transfer für die Durchblutung ausreichen müssen, ohne ihn dem gleichzeitigen Streß des Transfers auszusetzen. Auf diese Weise wird er „trainiert", sich auf die Durchblutung durch diese Gefäße zu beschränken, wahrscheinlich durch Induktion eines gewissen Grades von axialer Reorientierung der Gefäße.

Wird die Konditionierung benutzt, um einen Axial-pattern-Lappen über seine als sicher erkannte Länge auszudehnen, wendet man eine ähnliche Technik an, indem der Lappen in ganzer Ausdehnung angehoben wird, wenn nötig schrittweise, so daß seine einzige Verbindung nur zum distalen Ende des Lappens besteht. Der Axial-pattern-Lappen wird dann in der üblichen Weise verpflanzt. In solchen Fällen wird das so hinzugewonnene Segment am Ende des Lappens konditioniert beschrieben.

Es wird eine Inzision angelegt entlang der Linie, an der die Blutzufuhr unterbrochen werden soll. Die diese Linien kreuzenden Blutgefäße werden dargestellt und, wenn nötig, ligiert. Die Wunde wird vernäht und der Heilung überlassen. Auf diese Weise werden normale Gefäße durchtrennt; wird die Blutzufuhr in den tieferen Schichten ebenfalls durchtrennt, muß der Lappen angehoben werden. In schwierigen Situationen kann der Lappen in Schritten konditioniert werden. Gefäßverbindungen, wie sie während der Heilung der Inzision entstehen, reichen nicht aus, um die Neuentwicklung der Blutgefäße im Lappen zu verhindern.

Zu welchem Zeitpunkt eine derartige Konditionierung als abgeschlossen angesehen werden kann, wurde nie experimentell überprüft, der Zeitpunkt wird i. allg. vorgegeben durch die Heilung der Inzision. Der nächste Schritt wird gewöhnlich 7–10 Tage später vollzogen.

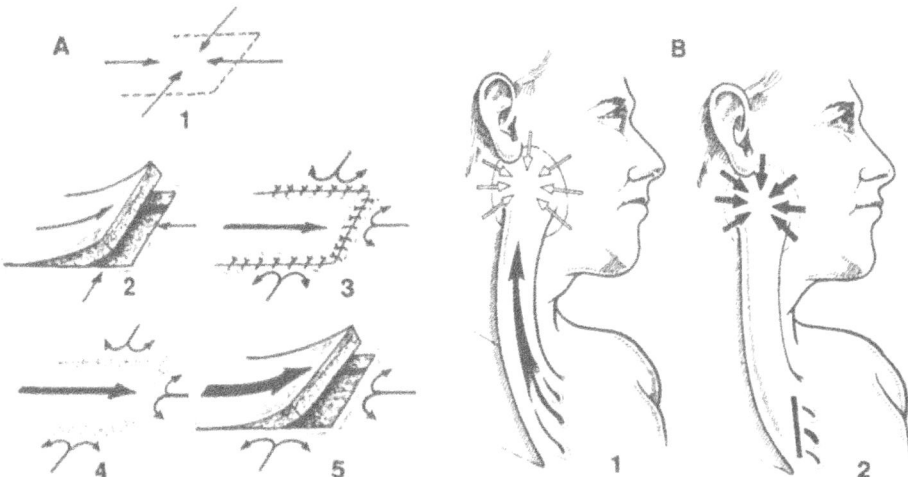

Abb. 4.5 A, B. Die Anwendung der Konditionierung beim Transfer eines Hautlappens. **A** Die Konditionierung wird immer dann angewandt, wenn ein sicherer Transfer eines Random-pattern-Lappens mit einem größeren Längen-Breiten-Verhältnis als 1:1 erzielt werden soll. Der aufgezeichnete Lappen *(1)*, dessen Blutversorgung aus allen Richtungen kommt, wird gehoben *(2)*, wobei nur die von den Seiten kommenden Blutgefäße durchtrennt werden; die Blutzufuhr der Basis bleibt erhalten. Der Lappen wird dann wieder an Ort und Stelle eingenäht und 10–14 Tage später erneut für den Transfer gehoben. Während des Intervalls *(3, 4)* bleibt die Blutversorgung auf die Gefäße der Basis beschränkt, die dann zu einer wesentlich effektiveren Perfusion des Lappens während des aktuellen Transfers führt *(5)*. Aus didaktischen Gründen wurde in den Schemazeichnungen die aus den tiefen Schichten zusätzlich vorhandene Blutversorgung des Lappens weggelassen. **B** Die Konditionierung wird auch angewandt, um den Blutfluß an der distalen Einnahtstelle eines Axial-pattern-Lappens zu verbessern. An dieser Stelle *(1)* ist der kräftige axiale Fluß und die schlechte Blutzufuhr an der distalen Fixation vor der Konditionierung dargestellt, im Unterschied zur Situation *(2)* nach der Konditionierung, bei der die axialen Gefäße durchtrennt worden waren, wodurch die Blutzufuhr durch die distale Nahtstelle verstärkt wird

Die Konditionierung ist ein zweischneidiges Schwert, sie kann ebensogut für als auch gegen den Chirurgen arbeiten. Dies trifft besonders im Falle der Konditionierung, die einer Hebung bedarf, zu; gleich wie sorgfältig die Operationstechnik auch ist, die Reaktion der getrennten Oberflächen führt immer zu einer Induration. Die Exzision dieser verhärteten Oberfläche beim Transfer des Lappens eliminiert nicht gänzlich die Reaktionszone, sie schränkt die Flexibilität des Lappens zweifellos ein, so daß eine Abknickung mit viel ernsteren Konsequenzen viel eher möglich ist. Daher ist es wünschenswert, die Reaktion auf ein absolutes Minimum zu begrenzen, was am besten erreicht wird, wenn in anatomischen Schichten präpariert wird. Dies führt dazu, das Ausmaß der Reaktion überhaupt einzuschränken und die Reaktion selber auf die Dissektionsebene zu begrenzen. Die Resektion dieser Schichten zum Zeitpunkt des Lappentransfers stellt seine ursprüngliche Flexibilität im wesentlichen wieder her.

Im Bereich der Stirn und des Skalps taucht dieses Problem nicht auf, weil eine Konditionierung niemals einer Hebung bedarf; Fragen der Blutversorgung sind praktisch gänzlich nebensächlich.

Die Konditionierung kann auch bei anderen Stadien des Lappentransfers notwendig werden, insbesondere im Falle eines Axial-pattern-Lappens. Wenn ein derartiger Lappen auf ein Handgelenk als Träger gesetzt oder im Rahmen einer Walzenverpflanzung appliziert wird, erfordert der nächste Schritt die Durchtrennung der Basis des Lappens, d. h. seines Stiels. Dies führt dazu, daß der gesamte axiale Blutfluß unterbrochen wird, wodurch der Lappen augenblicklich zu einem Randompattern-Lappen wird, dem Äquivalent eines Rundstiellappens. Die Durchtrennung des Stiels auf diese Weise bedeutet ebenso, daß der Lappen sofort auf die Durchblutung angewiesen ist, die sich an seinem Träger oder Walzenende entwickelt hat; sie reicht möglicherweise nicht aus, um sein Überleben zu sichern. Die Effizienz seines axialen arteriovenösen Systems ist so geartet, daß für den Lappen wenig Notwendigkeit besteht, effiziente neue vaskuläre Verbindungen an der Fixationsstelle zu entwickeln. Die Effizienz der neuen vaskulären Verbindungen muß vorher gesteigert werden, um die Durchblutung für den gesamten Lappen zu sichern; dies wird erreicht, indem eine Konditionierung am Stiel durchgeführt wird, mit dem Ziel, den axialen Blutfluß durch den Stiel zu reduzieren.

Die Konditionierung wird durchgeführt, indem der Stiel teilweise durchtrennt wird, richtiger, indem die axialen Gefäße unterbunden werden. Der Effekt besteht darin, die Durchblutung des Lappens zu verändern und die Effizienz der Perfusion durch das Handgelenk oder die Walzenverbindung zu erhöhen. Eine derartige Konditionierung wird gewöhnlich 3 Wochen nach dem initialen Transfer auf das Gelenk oder die Walzenfixation durchgeführt, und es ist wichtig, daß bei der Durchführung die axialen Gefäße, hier v. a. die axiale Arterie, aufgesucht, ligiert und durchtrennt werden. Die komplette Durchtrennung des Stiels wird dann eine Woche später durchgeführt. Ein Mißerfolg der schrittweisen Durchtrennung führt zur Lappennekrose. Das schrittweise Durchtrennen sowohl eines Random-pattern-Lappens als auch eines Rundstiellappens ist manchmal auch ratsam, wenn die Durchblutung durch eine Verbindung nicht als ausreichend sicher angesehen wird.

Durchtrennung und Einnähen des Lappens (Abb. 4.6)

Wenn der Stiel eines in einen Defekt eingenähten Lappens durchtrennt wird, bevor das Brückensegment an die Spenderregion zurückverlagert wurde, ist es manchmal besser, die Durchtrennung und das definitive Einnähen des Lappens in 2 Stufen durchzuführen. Das Einnähen unter solchen Umständen beinhaltet das Abpräparieren des Lappens aus seinem ursprünglichen Bett über eine unterschiedliche Länge, um letztlich ein stufenloses Einpassen zu erzielen. Dies führt zu einer Beeinträchtigung der Blutzufuhr des Abschnittes, welcher gehoben werden muß, so daß sich der Rand ablösen und es zu einer Randnekrose kommen kann.

Außer am Kopf und im Nacken ist es besser, routinemäßig das definitive Einnähen des Lappens erst eine Woche nach der Stieldurchtrennung vorzunehmen. Am Kopf und im Bereich des Nackens ist es häufig sicherer, die Stieldurchtrennung wegen der reichhaltigen Blutversorgung des gesamten Gebietes gleichzeitig vorzunehmen; bei geringsten Zweifeln über die ausreichende Durchblutung sollte ein stufenweises Vorgehen gewählt werden.

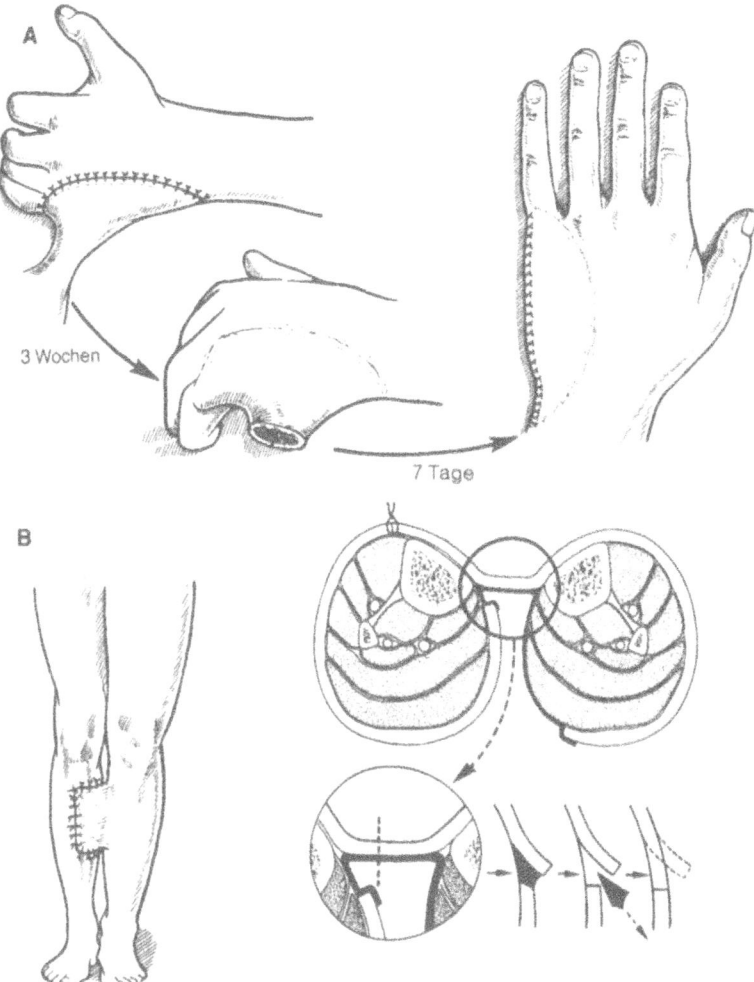

Abb. 4.6 A, B. Mehrstufiges Durchtrennen und Einnähen eines Hautlappens. **A** Das mehrstufige Vorgehen bei einem Rundstiellappen: Der Lappenstiel wird am Ende der 3. Woche durchtrennt, das definitive Einnähen erfolgt jedoch erst eine Woche später. **B** Das zweizeitige Vorgehen bei einem Nahlappen: An der Grenze zwischen Lappen und Empfängergebiet ist ein Streifen von Bindegewebe entstanden, der exzidiert werden muß, so daß der Lappen stufenlos in den Defekt eingepaßt werden kann. Der Lappenstiel wird am Ende der 3. Woche durchtrennt, die Exzision des Bindegewebes und das genaue Einnähen werden jedoch erst eine Woche später durchgeführt. Die zur Entfernung des Bindegewebes und zum genauen Einnähen des Lappenrandes erforderliche Präparation hat einen nachteiligen Effekt auf die Blutversorgung des Lappenrandes, so daß eine Randnekrose auftritt, wenn die beiden Verfahren nicht stufenweise mit zeitlichem Abstand vorgenommen werden. Die exzellente Blutversorgung im Bereich des Kopfes und des Halses macht ein stufenweises Vorgehen nur selten erforderlich

Abschätzung der ausreichenden Durchblutung. Es wird allgemein akzeptiert, daß ein eingenähter Lappen etwa 3 Wochen benötigt, bis er so weit fixiert ist, daß die neue Verbindung auch tatsächlich für eine eigenständige Durchblutung des Lappens ausreicht. Es wurden in den letzten Jahren verschiedene Untersuchungsverfahren eingeführt, in der Hoffnung, diese Zeitspanne verkürzen zu können, und mit dem Ziel, die Effizienz der Neovaskularisation abschätzen zu können. Jedes dieser Verfahren wurde inzwischen wieder aufgegeben. Die Verfahren sind deshalb nicht leistungsfähig, weil sie nur indirekt und höchst zweifelhaft die Faktoren bestimmen, um die es geht, nämlich die Vis a tergo des durch den Stiel zufließenden Blutes sowie den venösen Abstrom.

Auf jeden Fall mißlingt die Vervollständigung eines Lappentransfers innerhalb des bekannten Zeitraums häufiger infolge einer Nekrose als aus irgendeinem anderen Grund. Wird eine Nekrose riskiert in dem Versuch, ein paar Tage einzusparen, dann deutet das auf mangelhafte Reife des Arztes hin. Die Frage sollte häufiger lauten, ob selbst nach 3 Wochen die Verlagerung bereits als sicher angesehen werden kann. Bei einer solchen Einschätzung sind zusätzliche Nachweise – wie adäquate Anschlüsse in der Tiefe und am Rand, Geschwindigkeit der Heilung, Vorliegen von Verhärtungen und lokalen Reaktionen – Faktoren, die in Verbindung mit lokalen Gefäßreaktionen benutzt werden, um eine Entscheidung zu treffen.

Techniken des Transfers gestielter Lappen

Wenn ein einseitig gestielter Lappen gehoben und in Vorbereitung des Transfers gerollt wird, resultiert nach dem Einrollen an seinem distalen Ende eine nahezu kreisrunde Wundfläche. Wenn ein Rundstiellappen zur Vorbereitung des Einnähens an einem Ende abgesetzt wird, verbleibt eine ähnliche runde Wundfläche am Lappen zurück. In beiden Fällen nutzt der Chirurg diese Wundfläche, um den Lappen an seinem Bestimmungsort einzunähen. Im Empfängergebiet bildet er eine Wundfläche von vergleichbarer Form und Größe. Die beiden Wundflächen werden aufeinandergelegt und durch Vernähen der Hautränder vollständig beseitigt, wenn sie in Form und Größe zueinander passen.

Verlagert man den Lappen über einen Träger, wird die Empfängerwundfläche am Handgelenk geschaffen; im Falle des mehrzeitigen Transfers wird der Ort der Wundfläche entsprechend dem Gesamtplan der Lappenverlagerung gewählt. In jedem Fall wird die runde Wundfläche gebildet, indem ein halbkreisförmiger „Türflügel" aus Haut und oberflächlicher Faszie geschnitten wird. Die Wahl einer kreisrunden Fläche führt zu einem großen Areal von Wundflächenkontakt mit dem entsprechend positiven Effekt auf Geschwindigkeit und Effektivität der neu zu entstehenden Gefäßverbindungen.

Theoretisch sollte der Türflügel die gleichen Dimensionen wie der Lappen aufweisen, in der Praxis ist es jedoch besser, die Schrumpfung des Lappens zu bedenken. Die korrekten Maße des Türflügels können leicht bestimmt werden, indem ein Abdruck der Wundfläche des Lappens – mit seiner blutigen Oberfläche – am Ort des geplanten Einnähens gemacht wird. Die Position des Türflügels hängt davon ab, ob der Transfer über einen Karrier oder mehrzeitig vorgenommen wird.

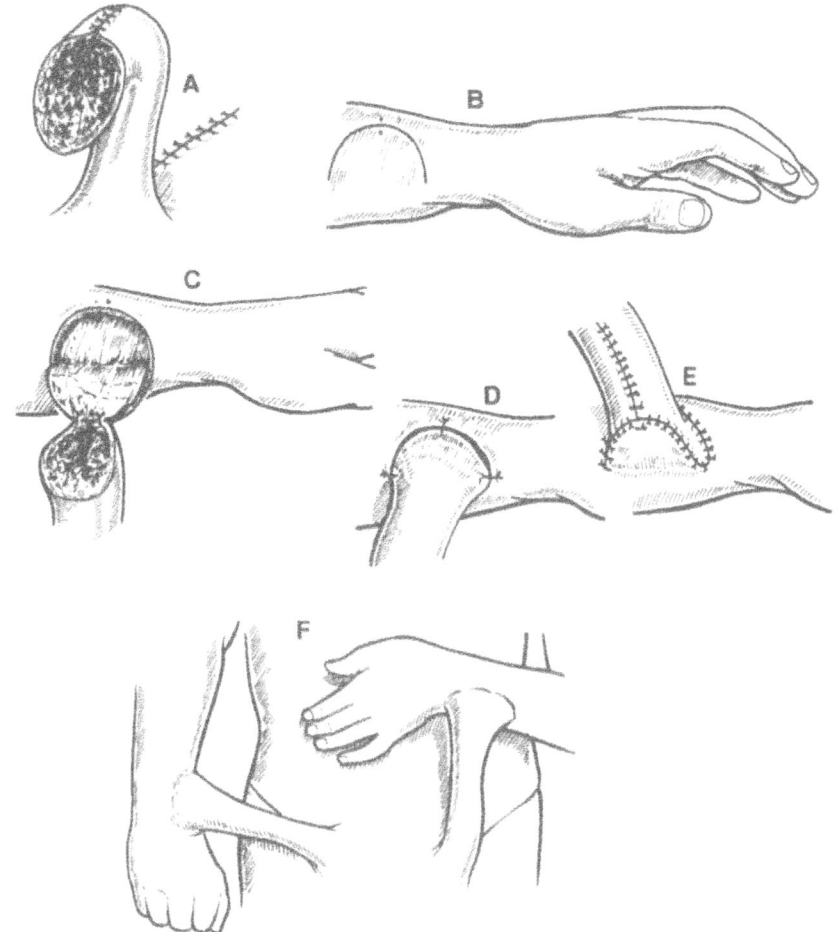

Abb. 4.7 A–F. Der Transfer eines gestielten Hautlappens über das Handgelenk als Träger. Wenn der einseitig gestielte Lappen eingerollt wird, bleibt nach Vervollständigung der Rundstielbildung eine zirkuläre Wundfläche (**A**). Es wird ein halbkreisförmiger Hautlappen seitlich am Handgelenk entworfen (**B**) und gehoben (**C**), so daß eine kreisrunde Wundfläche resultiert, die zu (**A**) paßt. Dann erfolgt die Naht (**D, E**). Je nach Art des Transfers wird der Lappen entweder auf der radialen oder der ulnaren Seite des Handgelenks fixiert (**F**)

Karrier (Abb. 4.7). Der Ort des Türflügels ist, je nach der Planung des Transfers, die ulnare oder radiale Seite des Handgelenks. Sie sollte so plaziert sein, daß beim Zurückschlagen des Türflügels die Wundfläche in einer Ebene zu liegen kommt. So klappt der Türflügel nach erfolgtem Einnähen ohne Abknickung zurück und der Anschluß verläuft glatt und frei von der Extremität.

Die andere Variable ist der Anschlußwinkel; er wird bestimmt entsprechend der Überlegung, wie Arm- und Handgelenk beim nächsten Schritt des Transfers liegen werden. Das „Scharnier", um welches der Türflügel geklappt wird, ist senkrecht zur gewünschten Lappenrichtung anzulegen.

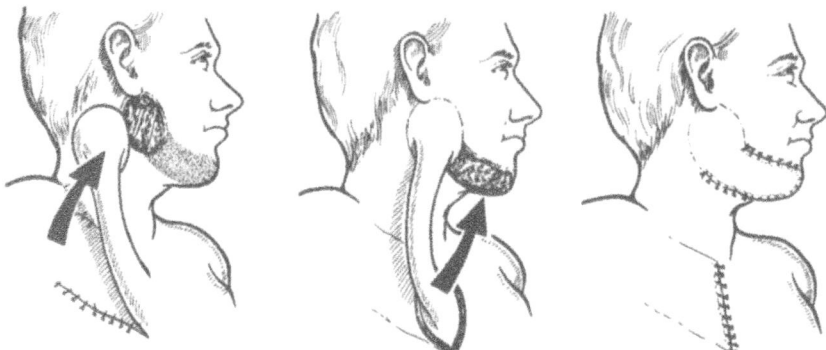

Abb. 4.8. Transfer eines Hautlappens durch Walzen. Ein Teil des Primärdefekts wird in einem ersten Schritt durch den Primärtransfer gedeckt, der Rest in einem zweiten Schritt als Sekundärtransfer. Soll ein derartiger Transfer ohne die Gefahr einer Nekrose vorgenommen werden, ist es unerläßlich, immer einen Konditionierungsschritt, wie in Abb. 4.5 dargestellt, sehr sorgfältig durchzuführen. Wenn nötig, muß dies vor dem Beginn des 2. Transferschrittes wiederholt werden

Mehrzeitige Verlagerung (Abb. 4.8). Beim mehrzeitigen Vorgehen deckt nach dem ersten Schritt der Lappen mit seinem distalen Segment gewöhnlich den größeren Teil des zu verschließenden Defekts. Nur in den seltenen Fällen eines mehrstufigen, mehrzeitigen Transfers mit Verlagerung beider Enden des Lappens erhebt sich das Problem, einen Türflügel schneiden zu müssen. Die weiteren Schritte unterscheiden sich dann von den für die Karriermethode beschriebenen nur darin, den Türflügel so zu plazieren, daß das Maximum der Verlagerung in der gewünschten Richtung mit dem Minimum von Knickbildung und Spannung während des aktuellen Transferschrittes und der folgenden Schritte erzielt wird.

Vor dem Transfer eines klassischen Rundstiellappens – entweder über das Handgelenk als Zwischenträger oder im mehrzeitigen Verfahren – muß der Lappen Zeit haben, um für eine Dauer von 6 Wochen zu „reifen". Während dieser Phase entwickelt sich die schon beschriebene axiale Ausrichtung der Gefäße. Um eine Basis für die axiale Ausrichtung zu schaffen, wird er – wo immer möglich – entlang einer Linie der venösen Ausrichtung geschnitten. Die Gefäßverbindung über die Mittellinie des Stammes ist schlecht, so daß es selten klug ist, einen Stiel so zu entwerfen, daß er diese Linie kreuzt. Der abdominale Rundstiellappen bedient sich der venösen Achse der Thoracoepigastrica, sein limitierendes Längen-Breiten-Verhältnis wird i. allg. auf 2:1 festgelegt. Ein Transfer außerhalb seiner unmittelbaren Umgebung macht einen Handgelenkzwischenträger erforderlich. Ein vergleichbarer Lappen, der akromiopektorale Rundstiellappen, wurde im Bereich des Brustkorbes gehoben. Mit dem Aufkommen des deltopektoralen Lappens wird er heute nur noch selten, wenn überhaupt, benutzt.

Techniken der Nahlappenbildung

Der klassische Nahlappen hat ein zufälliges Gefäßmuster. Er wurde gehoben, mit oder ohne Reifung, entsprechend den Dimensionen, und direkt in den Defekt eingenäht. Der Hebedefekt wurde, wenn er nicht zu groß war, durch direkte Naht verschlossen, ansonsten wurde er mit einem Spalthauttransplantat gedeckt. Aufgrund seines zufälligen Gefäßmusters war sein Längen-Breiten-Verhältnis ein außerordentlicher wichtiger limitierender Faktor beim Entwurf. Ein Längen-Breiten-Verhältnis von 1:1 war das Maximum, das ohne wesentliche Verzögerung als allgemein tolerabel angesehen wurde, und es wurden sogar günstigere Verhältnisse wie 1:1,5 herangezogen.

Die Entwicklung der Axial-pattern- und fasziokutanen Lappen mit ihrem weniger streng zu beachtenden Längen-Breiten-Verhältnis hatte die Notwendigkeit der übervorsichtigen Planung reduziert. Sorgfalt bezüglich dieser Frage jedoch ist die Grundlage, auf welcher eine Nekrose am wahrscheinlichsten vermieden werden kann. Eine umgekehrte Planung ist notwendig, um Spannung, Scherkräfte und Abknicken des Lappens zu vermeiden und auch um sicherzustellen, daß der Patient eine möglichst bequeme Haltung während des Transfers einnehmen kann.

Abtrennen des Lappens. An der Verbindung von Empfängerregion und Lappen entsteht meist ein spitzer Winkel von fibrotischem Gewebe. Nach der Durchtrennung sitzt der Lappen nicht generell in diesem Randgebiet des Defekts. Er muß vom Defekt abpräpariert, ein wenig ausgedünnt und das fibröse Gewebe muß im „Winkel" exzidiert werden, damit der Lappen paßgenau in den Randdefekt eingenäht werden kann. Eine derartige Abpräparation, selbst wenn sie minimal ist, beeinträchtigt die Blutversorgung, und die Wahrscheinlichkeit der schon beschriebenen Randnekrose ist groß (Abb. 4.6 B). Dieses Risiko wird am ehesten vermieden, wenn der Lappen komplett durchtrennt wird, ohne einen Versuch des Einnähens bereits zu diesem Zeitpunkt vorzunehmen. Dies sollte verzögert geschehen; während das Einnähen der Ränder des Lappens (eine Woche später) abgewartet wird, können die Gelenke schon wie gewünscht mobilisiert werden.

Anwendung an verschiedenen Stellen. Wenn ein Defekt im Bereich der oberen Gliedmaße durch einen Nahlappen vom Stamm gedeckt werden soll, sollte der Transfer so geplant werden, daß der Arm in einer bequemen Position zu liegen kommt, wobei der Lappen sich um den Arm „herumwickelt". Am Unterarm sind extreme Pronations- oder Supinationsstellungen schwierig zu halten, am bequemsten liegt der Unterarm in der Neutralposition. Wenn die Basis des Lappens bei einem radialen Defekt kranial und bei einem ulnaren Defekt kaudal gelegt wird, wird die natürliche Tendenz des Armes nach abwärts und nach außen, weg vom Stamm, den Lappen um das Empfängergebiet „herumwickeln" und ihn nicht davon wegziehen.

Eine nur sehr selten zur Anwendung kommende Hebestelle zur Deckung eines Defekts im Bereich der Hand ist der direkte Lappen vom anderen Arm, jedoch auch in diesen Fällen kommen die gleichen Überlegungen hinsichtlich der Planung zum Einsatz. Derartige gekreuzte Armlappen werden im Detail zusammen mit an-

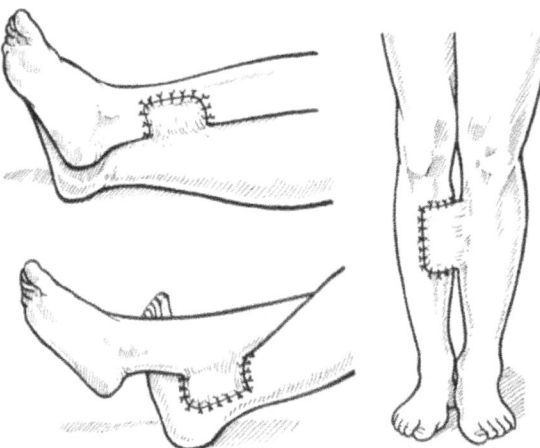

Abb. 4.9. Beispiele von gekreuzten Beinlappenpositionen

deren in der Handchirurgie gebräuchlichen Lappentypen in Kap. 7 besprochen. An den unteren Gliedmaßen werden Nahlappen praktisch ausschließlich als gekreuzte Beinlappen vom mittleren Drittel des Beines zwischen Knie- und Sprunggelenk angewandt (Abb. 4.9). Als Hautlappen sind gekreuzte Beinlappen wegen ihrer technischen Schwierigkeiten und geringer Sicherheitsbreite zum größten Teil aufgegeben worden. Wenn sie als fasziokutane Lappen mit Einschluß der Faszie benutzt werden, haben sie aufgrund größerer Sicherheitsreserven wegen der mitgehobenen Faszie eine gewisse Renaissance erlebt. Der Zuwachs der Länge relativ zur Breite reduziert auch bis zu einem gewissen Grad die Probleme des Entwurfs und der postoperativen Fixation.

Immobilisierung während des Transfers. Bei einem Transfer auf die obere Extremität wird hauptsächlich Pflaster in Verbindung mit Sandsäcken, Kissen etc. benutzt, um den Arm in einer geeigneten Lage zu fixieren. Die Position, die auf dem Operationstisch gewählt worden war, muß i. allg. fixiert werden, wenn der Patient in sein Bett zurückgebracht wird. Beim Transfer auf eine untere Gliedmaße ist die Immobilisierung durch Gips wesentlich effektiver, da der Patient nicht selbst ständig darauf achten muß, daß das Bein richtig gelagert ist. Gips bringt jedoch andere Probleme mit sich und darf nur mit Sorgfalt und Umsicht angewandt werden.
Der Gipsverband kann nach der Operation anmodelliert werden, das vorherige Anfertigen hat jedoch zweifellos Vorteile (Abb. 4.10). Diese Verfahren, insbesondere die gekreuzten Lappenplastiken, gehören zu den mühevollsten in der plastischen Chirurgie – hinsichtlich Planung, Durchführung und postoperativer Nachbehandlung. Die Position der Gliedmaßen muß strikt beibehalten werden: vom Moment der 1. Naht zur Verbindung von Lappen und Empfängergebiet bis zur Durchtrennung des Stiels 3–4 Wochen später. Das Halten der Gliedmaßen während der Naht und die nachfolgende Immobilisierung ist eine undankbare und höchst ermüdende Aufgabe. Mit genügend kräftiger Assistenz kann das Anlegen und Anmodellieren des Gipses intraoperativ durchaus machbar und befriedigend sein; wenn eine solche Assistenz aber nicht in ausreichendem Maße gegeben ist,

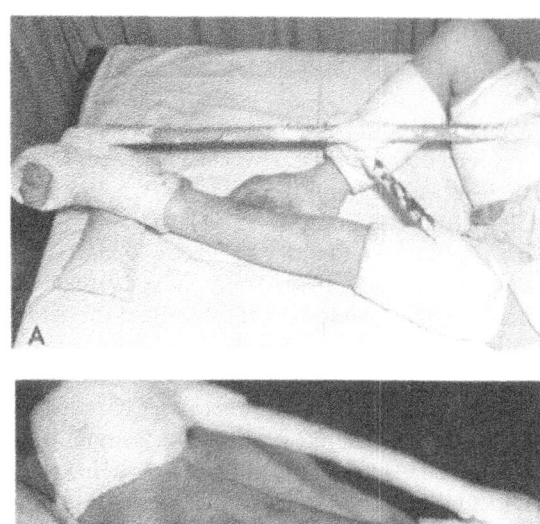

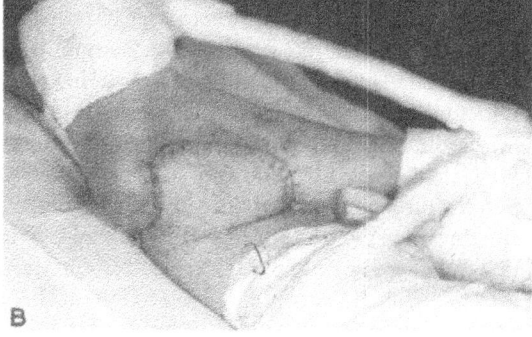

Abb.4.10 A, B. Anwendung einer vorgefertigten Gipsfixation während des Transfers eines gekreuzten Beinlappens

wird jeder Beteiligte alles begrüßen, was diesen Vorgang beschleunigt. Schneller ist das Ziel auf jeden Fall erreicht, wenn der Gips vorgefertigt wurde.

Vor der Operation werden in der Position, in der die Beine postoperativ gehalten werden sollen, entsprechende Gipsbinden an den wichtigen Stellen anmodelliert, so daß bei Verstrebung nach der Operation, beispielsweise mit Besenstielen, das ganze System in korrekter Position fest fixiert ist. Zusätzliche Gipsbinden und Streben können angelegt werden, selten jedoch werden mehr als 3–4 benötigt. Der Lappen wird während der Fixierung am besten offen gelassen, so daß seine Situation sorgfältig beobachtet werden kann. Die nicht vermeidbare leichte Verschmutzung mit Gips ist nicht bedeutungsvoll.

Gelenkeinsteifungen. Immobilisation für die 3–4 Wochen, die ein Lappen zum Einheilen braucht, führt häufig zu Gelenkeinsteifungen. Bei jungen Patienten ist dies nicht von Bedeutung, da die Beweglichkeit nach Aufhebung der Ruhigstellung rasch wiedergewonnen wird. Es sind die älteren Patienten, bei denen bleibende Bewegungseinschränkungen resultieren können. Dieses Problem muß beim Abwägen der Indikationsstellung für einen bestimmten Lappen mit in die Überlegungen einbezogen werden, es können aber Maßnahmen getroffen werden, um das Risiko der Gelenkeinsteifungen zu vermindern.

Das Geheimnis zur Vermeidung von Gelenkeinsteifungen liegt in regelmäßigen aktiven Übungen und im Durchbewegen der Gelenke in dem Ausmaß, das der Lappen zuläßt.

Wenn die Fixation mit Gips angewandt wird, bleibt die Ruhigstellung unverändert während der gesamten 3 Wochen bestehen. Dies ist ein Grund, weshalb die Methode gewöhnlich nur bei jüngeren Patienten zur Anwendung kommt, bei denen die Gelenkeinsteifung wahrscheinlich nur eine vorübergehende sein wird. An der oberen Extremität ist die komplette Ruhigstellung nur für die erste Woche nach dem Transfer des Lappens notwendig, danach kann sie schrittweise gelockert werden. Die Patienten sind in der Regel sehr vorsichtig und führen keine Bewegungen aus, die ein Gefühl von Zug auf dem Lappen hervorrufen. Sie müssen im Gegenteil i. allg. darauf aufmerksam gemacht werden, daß in dem Augenblick, in dem der Lappen einmal als fest fixiert eingeschätzt wird, sie durchaus während der Durchbewegung der Gelenke ohne Gefahr Zug auf den Lappen bringen dürfen. Von besonderer Bedeutung sind aktive Fingerübungen; ein guter Krankengymnast ist zur Durchführung und Überwachung dieser Übungen von unschätzbarem Wert.

So wie die Patienten häufig über Unbequemlichkeit und Schmerzen klagen, wenn die Gelenke fixiert sind, klagen sie gleichermaßen über Schmerzen nach der Lappendurchtrennung und während der anschließenden Krankengymnastik. Diese Beschwerden bleiben in aller Regel bis zum Wiedererreichen des vollen Bewegungsumfangs bestehen. Das Vorhandensein dieser Schmerzen zeigt die Notwendigkeit an, mit den aktiven Übungen fortzufahren und sie nicht zu unterbrechen. Die Patienten müssen entsprechend unterrichtet und beruhigt werden, eine Schonung ist nicht notwendig.

Rotations- und Schwenklappen

Zur Deckung eines Primärdefekts ist es möglich, das angrenzende Gewebe zu verschieben: Der Sekundärdefekt kann durch direkte Naht oder ein freies Hauttransplantat gedeckt werden. Wird das Gewebe in den Primärdefekt gedreht, nennt man den Lappen „*Rotationslappen*", lateral in den Defekt verschoben heißt er „*Schwenklappen*". Bei den meisten Lappen sind beide Prinzipien in unterschiedlichen Ausmaßen kombiniert, und man kann einen bestimmten Lappen nach dem vorherrschenden Prinzip benennen (Abb. 4.11).

Diese Lappen lassen sich nicht adäquat in einem Buch beschreiben, auch nicht mit einem reichhaltigen Bildangebot (Abb. 4.12–4.14), da jeder Lappen ein individuelles Problem darstellt. Insbesondere bei Eingriffen im Gesicht wächst das Urteilsvermögen bezüglich der Auswahl und die Phantasie beim Entwurf mit der durch chirurgische Praxis erworbenen Erfahrung. Die augenblickliche Diskussion beschäftigt sich mit der Erklärung der zugrundeliegenden Konstruktionsprinzipien solcher Lappen. Sie hängen zum großen Teil von der Gewebeelastizität ab, jedoch sollte man sich beim Entwurf nicht darauf verlassen, sie sollte eher als zusätzliche Sicherheit betrachtet werden. Bei den Lappenverlagerungen handelt es sich um geometrisch abmeßbare Verschiebungen, sie werden auch als solche behandelt. So bereiten sie in der Praxis normalerweise keine Schwierigkeiten.

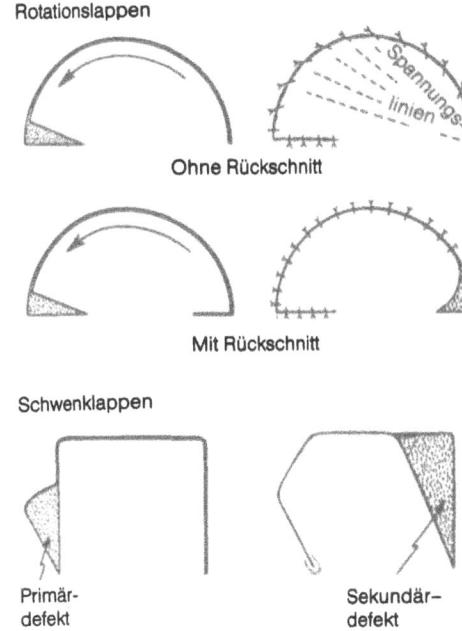

Rotationslappen

Ohne Rückschnitt

Mit Rückschnitt

Schwenklappen

Primär-
defekt

Sekundär-
defekt

Abb. 4.11. Diagramme von Rotationslappen mit und ohne Rückschnitt sowie von einem Schwenklappen

Vor der detaillierten Beschreibung dieser Nahlappen muß betont werden, daß es sich um Verfahren handelt, auf die man sich nicht leichtfertig einlassen sollte. Der Operateur, der einen solchen Lappen anwendet, sollte sich immer daran erinnern, daß eine größere Durchblutungsstörung eine sehr viel schwerere Entstellung hinterlassen kann, als diejenige, die durch den Lappen beseitigt werden sollte.

Prinzipien der Rotation (Abb. 4.15). Da der Lappen in seine Endlage rotiert wird, sollte er theoretisch einen Kreisbogen bilden, von dem der Primärdefekt ein Segment darstellt; Lappen und Defekt zusammen bilden einen Halbkreis. Der Defekt ist somit annähernd dreieckig, und je schmaler das Dreieck ist, um so weniger muß das Gewebe zur Defektdeckung rotiert werden. Nachdem der Lappen auf den Defekt rotiert und in dieser Lage eingenäht worden ist, besteht eine Spannungsdifferenz zwischen beiden Seiten der Nahtlinie, die idealerweise gleichmäßig auf die gesamte Nahtlinie verteilt wird. Daraus folgt: Je größer der Lappenbogen ist, um so länger ist auch die Linie, entlang der die Spannungsdifferenz verteilt werden kann, und um so kleiner ist diese Differenz an jedem beliebigen Punkt. Der Erfolg des Rotationslappens hängt gewöhnlich so sehr von der Lockerheit der Gewebe ab, daß es wirklich unmöglich ist, eine genaue Lokalisation für den Punkt anzugeben, um den der Lappen sich dreht.

Ein *reiner* Rotationslappen hinterläßt keinen Sekundärdefekt, häufig aber kann, bedingt durch die Gewebeelastizität und den erforderlichen Rotationsgrad, der

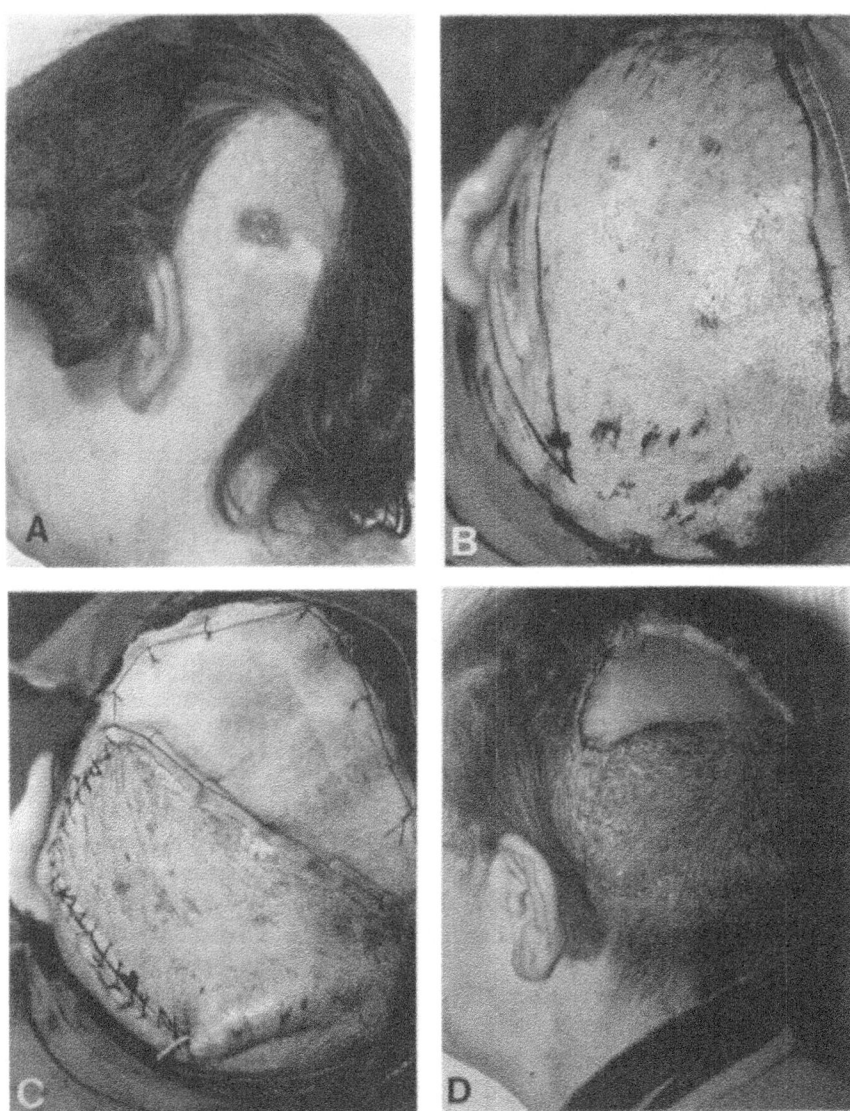

Abb. 4.12 A–D. Anwendung eines Schwenklappens nach Exzision eines Ulcus rodens, das die Tabula externa des Schädels miteinbezogen hatte. Aufgezeichneter Lappen nach Dreieckbildung des Defekts, der nach großzügiger Exzision (**B**) des Ulkus (**A**) zurückbleibt. Der verlagerte Lappen (**C**) und mit Spalthaut gedeckter Sekundärdefekt. **D** Endergebnis

Primärdefekt nicht allein durch eine Neuverteilung der Spannung geschlossen werden; dann muß durch eine weitere Inzision erreicht werden, daß der Lappen sowohl nach lateral verschoben als auch in den Defekt gedreht werden kann. Dort, wo vom Defekt ausgehend im Verlauf der Lappenkrümmung ein Halbkreis beschrieben ist, wird die Inzision als Rückschnitt entlang des Durchmessers angelegt.

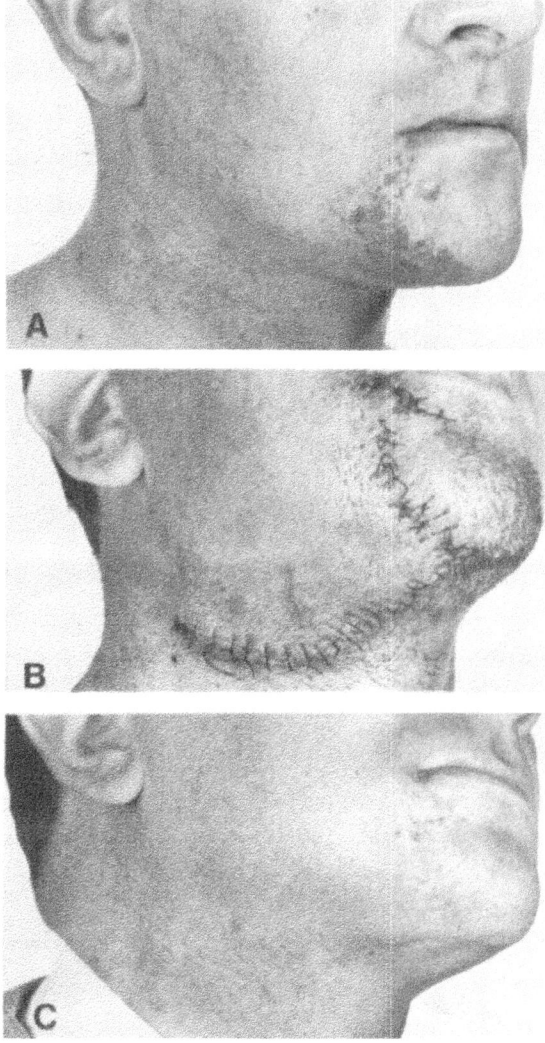

Abb. 4.13 A–C. Rotationslappen ohne Rückschnitt nach Exzision eines Hämangioms

Dies ermöglicht es, den Lappen durch eine Kombination von Rotation und Schwenkung in den Defekt zu verschieben.

Dieser Rückschnitt hinterläßt einen Sekundärdefekt, der möglichst durch direkte Naht, oder wenn dies unmöglich ist, durch ein freies Hauttransplantat verschlossen wird.

Prinzip der Schwenkung. Selbst in seiner reinsten Form dreht sich der Schwenklappen um eine Achse und rotiert damit; die Hauptbewegung erfolgt jedoch nach lateral. Das Primärdefekt ist wiederum dreieckig, und der entlang einer seiner Sei-

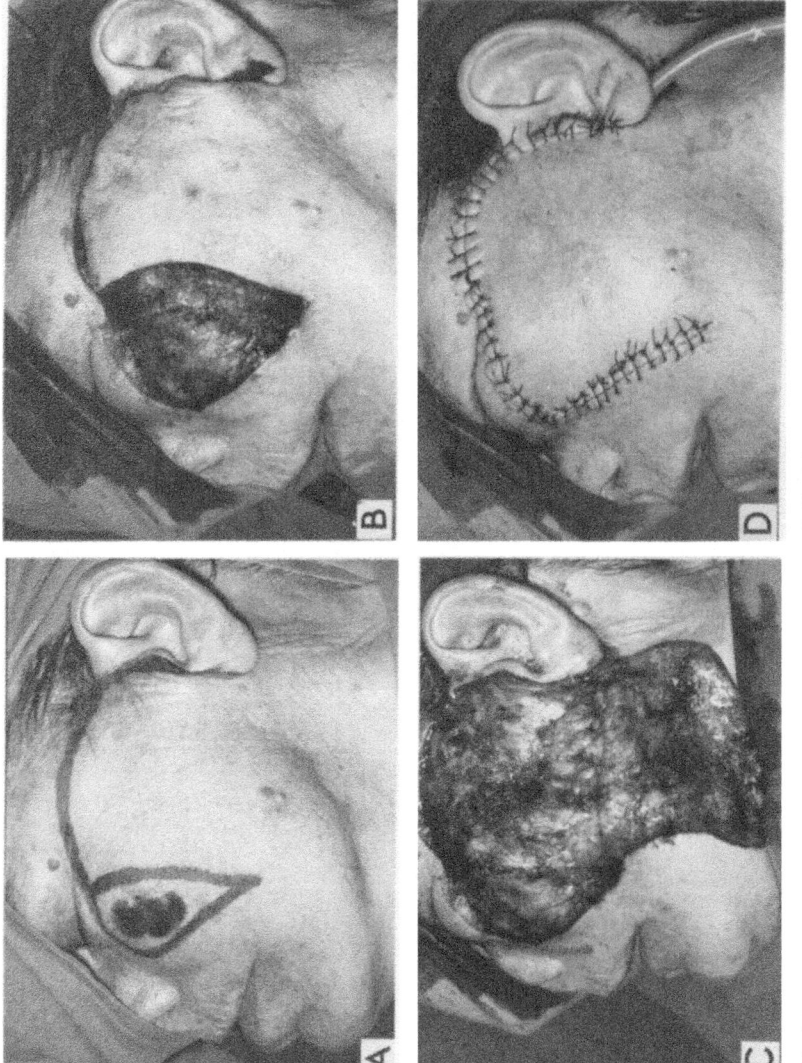

Abb. 4.14 A–D. Kombinierter Rotationsschwenklappen, nach Exzision einer Lentigo maligna der Wange angewandt. **A** Lappen aufgezeichnet. **B, C** Die Exzision ist durchgeführt und der Lappen gehoben. **D** Vollständig ausgeführter Transfer mit Saugdrainage, die hinter dem Ohrläppchen unter den Lappen eingeführt wurde

ten entworfene rechteckige Lappen verschiebt sich nach lateral, wenn er in den Defekt geschwenkt wird. Ein Ziel bei diesem Vorgehen ist, Spannung auf der den Primärdefekt verschließenden Naht zu vermeiden; daher kann der Sekundärdefekt nicht direkt vernäht werden, weil dies genau die Spannung wieder erzeugen würde, die durch den Lappen vermieden werden sollte. Daher muß der Sekundärdefekt entweder durch ein freies Hauttransplantat oder durch eine andere plastische Maßnahme verschlossen werden, die einen spannungslosen Verschluß gestattet.

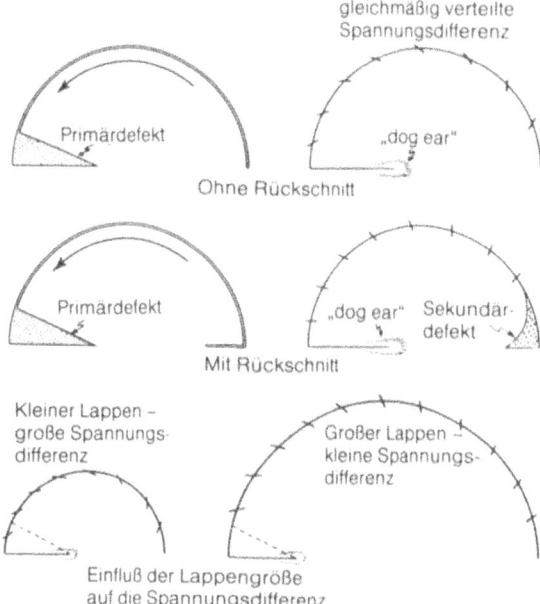

gleichmäßig verteilte
Spannungsdifferenz

Primärdefekt

„dog ear"

Ohne Rückschnitt

Primärdefekt

„dog ear"   Sekundär-
defekt

Mit Rückschnitt

Kleiner Lappen –
große Spannungs-
differenz

Großer Lappen –
kleine Spannungs-
differenz

Einfluß der Lappengröße
auf die Spannungsdifferenz

Abb. 4.15. Die Diagramme von Rotationslappen zeigen den Effekt des Rückschnitts sowie den Einfluß der Lappengröße auf die Spannungsdifferenz

Entwurf des Lappens (Abb. 4.16)

Gleich zu Beginn muß betont werden, daß die festzulegenden Leitprinzipien für Rotations- und Schwenklappen in ihrer klassischen Form gelten, und daß sie nicht notwendigerweise auch für viele der Lappen zutreffen, die in bestimmten Abschnitten an Kopf und Hals verwendet werden. Diese werden getrennt besprochen. Der erste Schritt bei beiden Lappentypen ist der, den Defekt in ein Dreieck umzuformen. Der Defekt muß sich als Dreieck mit 2 annähernd gleichen Seiten umreißen lassen, was evtl. eine Opferung von gesundem Gewebe bedeutet, damit sich das Dreieck bilden läßt. Ein Defekt, der sich aus irgendeinem Grunde nicht zu einem Dreieck umformen läßt, ist selten für einen Standardnahlappen geeignet. In der Regel sind die 2 gleichen Seiten des Dreiecks länger als die dritte, die die Basis bildet. Vergegenwärtigt man sich den Vorgang bei einem geeigneten Lappen, dann muß man sich die Defektschließung durch Verschiebung eines der gleichlangen Schenkel, der eine Seite des Lappens bildet, an den anderen heran vorstellen.
Bei einem langen, schmalen Defekt kann sich die Dreiecksbildung so planen lassen, daß die Spitze an jedem Ende liegen könnte, und welches Ende der Spitze und welches die Basis sein soll, ist möglicherweise nicht unmittelbar ersichtlich. Die Lappenbasis kommt an der Spitze des Dreiecks zu liegen, und daher sollte das Ende als Spitze gewählt werden, das vom Gesichtspunkt der Blutversorgung, des Narbenverlaufs und des zur Verfügung stehenden Gewebes aus die bessere Lappenbasis abgeben wird.

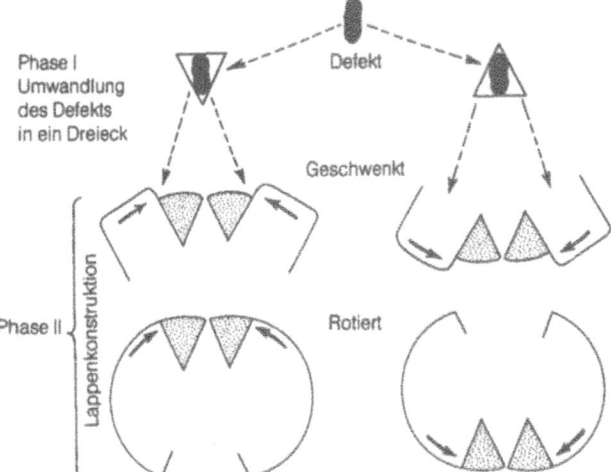

Abb. 4.16. Phasen beim Entwurf eines Nahlappens. *Phase I:* Auswahl der Lage der Lappenbasis – bei Schwenk- oder Rotationslappen. *Phase II:* Auswahl der Seite des Defekts, von der der Lappen verschoben werden soll

Nach Festlegung des Dreiecks kann es sofort offensichtlich sein, von welcher Seite der Lappen kommen wird. Bestehen Zweifel, dann entscheiden 2 Faktoren:

1. Die Seite mit dem meisten zur Verfügung stehenden Gewebe liefert wahrscheinlich den besten Lappen.
2. Die anatomische Verteilung der Blutgefäße kann evtl. eindeutig eine Seite begünstigen.

Als nächstes muß der Lappen entworfen werden, und die Konstruktionsprinzipien hängen davon ab, ob er geschwenkt oder rotiert werden soll.

Der Schwenklappen (Abb. 4.17)

Das sichere Verhältnis von Länge zu Breite eines Lappens hängt im wesentlichen einmal von der Lokalisation ab, zum anderen davon, ob es sich um einen reinen Random-pattern-Lappen handelt oder ob eine axiale Gefäßkomponente enthalten ist, und ob ein reiner Haut- oder ein Fasziokutanlappen vorliegt.
Die Lappen im Bereich des Kopfes und des Halses weisen wegen der reichhaltigen Hautdurchblutung im Gesicht und am Skalp selbst bei Fehlen eines anatomisch identifizierbaren axialen Gefäßes die Eigenschaften von Axial-pattern-Lappen auf, so daß hier die Beschränkungen hinsichtlich des Längen-Breiten-Verhältnisses nicht ganz so streng beachtet werden müssen. Bei Schwenklappen an den Extremitäten muß das Längen-Breiten-Verhältnis von 1:1 besonders genau beachtet werden, wenn die Faszienschicht nicht mitgehoben ist, wobei selbst dann derartige

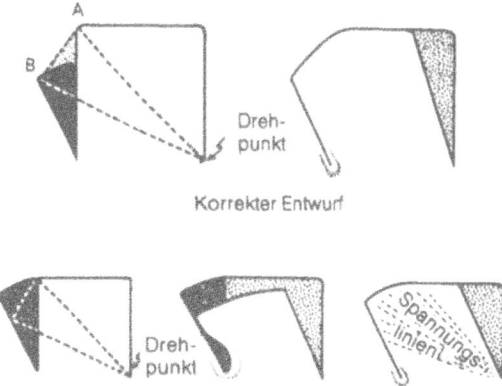

Abb. 4.17. Konstruktion eines Schwenklappens. Vergleiche den korrekt entworfenen Lappen, bei dem die Entfernungen zwischen dem Drehpunkt und *A* bzw. *B* gleich sind, und folglich die Verlagerung spannungsfrei möglich ist, und den nicht korrekt konstruierten Lappen, bei dem die Abstände ungleich sind, da der Lappen zu kurz ist; hier kann die Verlagerung nur unter Spannung durchgeführt werden

Lappen als nicht unbedingt sicher angesehen werden. Als fasziokutane Lappen wird ihre Sicherheit beträchtlich erhöht.

Beim Entwurf eines Schwenklappens muß man als erstes klar erkennen, daß der Punkt, um den der Lappen sich bei der Verlagerung drehen wird, nicht die Spitze des Dreiecks ist, sondern eher das andere Ende der Lappenbasis. Daraus folgt: Soll der Lappen den Defekt schließen, muß die Entfernung vom Drehpunkt bis zum entferntesten Punkt des Dreiecks gleich der Diagonalen des Lappens vom Drehpunkt aus gemessen sein.

Bevor irgendein Schnitt gelegt wird, muß der Drehpunkt eindeutig festgelegt sein: die Entfernungen vom Drehpunkt zu jedem beliebigen Lappenpunkt müssen mit den geschätzten Abständen zu denselben Punkten nach Abschluß der Verschiebung verglichen werden. An Stellen, wo die Distanz vor der Verlagerung kürzer ist, wird sich nach der Lappenverlagerung eine Spannung entlang der Verbindungslinie ausbilden. Beim quadratischen Lappen gerät insbesondere die vom Drehpunkt aus gemessene Lappendiagonale leicht zu kurz. Die Entfernungen können auf 2 Arten angeglichen werden:

1. Ausgangsentwurf. Der Lappen kann länger als die Seite des dreieckigen Defekts gemacht werden, so daß seine tatsächliche Diagonale vor und die geschätzte nach der Verlagerung gleich sind; ähnlich können Form und Abmessungen des Lappens unter Berücksichtigung der tatsächlichen Längen vor und der geschätzten nach der Verlagerung festgelegt werden.

Diese Methode ist die beste und sollte beim Lappenentwurf angewandt werden. Sollte sich jedoch herausstellen, daß nach Schneiden des Lappens die Länge inadäquat ist und eine Spannungslinie entstehen wird, dann muß ein alternativer, insgesamt aber weniger zufriedenstellender Kunstgriff angewandt werden, nämlich der Rückschnitt. Wird ein Rückschnitt erforderlich, dann kommt das natürlich dem Eingeständnis eines schlechten Ausgangsentwurfs gleich.

2. Der Rückschnitt. Da der Lappen durch die bereits geschnittene Länge festgelegt ist, muß der Drehpunkt verändert werden, um die Längendifferenz zu verkleinern. Durch einen Rückschnitt läßt sich dies erreichen. Obwohl die Lappenspannung vermindert wird, muß man daran denken, daß er ebenso die Gefäßverbindungen reduziert und daher so klein wie möglich gehalten werden sollte. Manchmal erweist es sich als möglich, die Spannung zu vermindern, ohne die Gefäßverbindungen wesentlich einzuschränken, indem nur das für die Spannung tatsächlich verantwortliche Gewebe durchtrennt wird, und wobei gleichzeitig die Blutgefäße intakt bleiben. Bei Haut mit einer hinreichend dicken Subkutis kann die Durchtrennung der Kutis alleine eine ausreichende Entspannung bewirken, während an der behaarten Kopfhaut die Durchtrennung der Galea aponeurotica den gleichen Effekt haben kann. Im Gesicht und am Hals ist eine solche differenzierte Durchtrennung selten durchführbar, aber glücklicherweise sind die Blutversorgung und die Gewebeverfügbarkeit gewöhnlich so gut, daß das Problem in akuter Form seltener auftritt.

Der Schwenklappen ist besonders brauchbar an Stellen, wo ein sekundäres Transplantat aus kosmetischen Gründen nicht kontraindiziert ist, und daher wird er hauptsächlich außerhalb des Gesichts benutzt. Bei diesem Lappen ist der Sekundärdefekt annähernd so groß wie der Primärdefekt und wird mit einem Spalthauttransplantat gedeckt. Jeder Versuch, den Sekundärdefekt durch direkte Naht zu verschließen, zerstört das gesamte Ziel der Lappenverlagerung aus dem bereits aufgezeigten Grund. Das Transplantat kann entweder primär unter Anwendung eines Druckverbands appliziert werden oder verzögert in Form einer offenen Transplantation. Die verzögerte Transplantation hat den Vorteil, daß jedes sich unter dem Lappen ansammelnde Hämatom unbehindert in den Sekundärdefekt abfließen kann und damit zu keiner weiteren Spannung im Lappen selbst führt. Entschließt man sich zur primären Transplantation des Sekundärdefekts, dann ist entscheidend, sicher zu gehen, daß die Spannung auf dem eingeknüpften Verbandspolster nicht auf den Lappen übertragen wird. Dies kann recht einfach vermieden werden, indem sowohl der Lappenrand als auch das Transplantat in dem daruntergelegenen Gewebe verankert werden. Dazu muß man sicherstellen, daß die durch den Lappenrand geführten Einknüpfnähte das tiefer gelegene Gewebe mitfassen. Wird auf diese Weise genäht, läßt sich der Lappen im Hinblick auf Saugdrainagen, Druckverbände usw. ziemlich unabhängig vom Transplantat versorgen (Abb. 4.18).

Der Rotationslappen (Abb. 4.19)

Der klassische Rotationslappen bildet einen annähernd kreisförmigen Bogen, der es gestattet, daß die Lappenkrümmung, ob mit oder ohne Rückschnitt, im Verlauf des Halbkreisdurchmessers, entlang der korrespondierenden Krümmung an der anderen Seite der den Lappen begrenzenden Inzision rotieren kann. Er wird mit

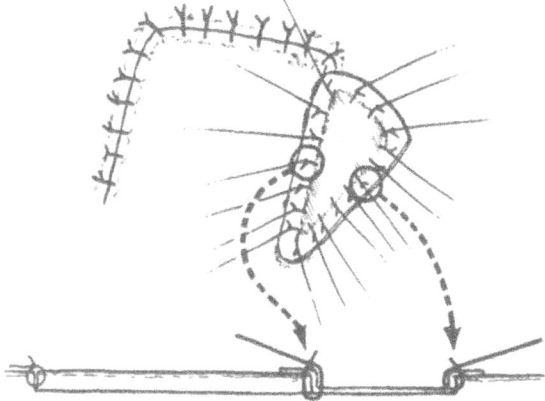

Abb. 4.18. Trennung von Lappen und Transplantat durch Anwendung von Nähten, die Transplantat und Lappen an tieferen Gewebeschichten verankern. Diese Maßnahme verhindert, daß Spannung vom Transplantat auf den Lappen übertragen wird, und gestattet, daß beide unabhängig voneinander versorgt werden

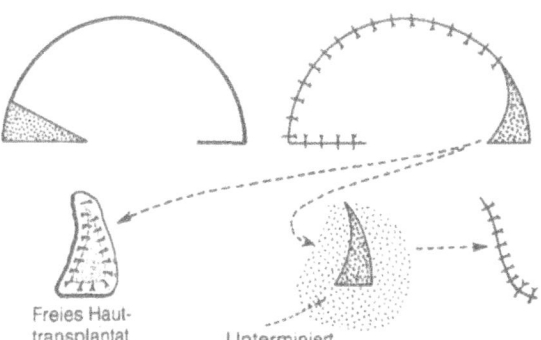

Freies Haut-
transplantat   Unterminiert

Abb. 4.19. Methoden zur Deckung des Sekundärdefekts nach Verlagerung eines Rotationslappens durch freies Hauttransplantat und direkte Naht

einer leichten Spannungsdifferenz in seiner neuen Lage vernäht; wird jedoch zusätzlich ein Rückschnitt benötigt, was häufig vorkommt, dann entsteht ein dreieckiger Sekundärdefekt, und die Lappenbewegung ist dann eine Kombination aus Rotation und Schwenkung. Da sich innere und äußere Krümmung gegeneinander verschieben, entsteht kein Defekt im eigentlichen Lappengebiet, außer im Bereich des Rückschnitts. Je größer der Lappen gebildet wird, um so geringer ist die Spannungsdifferenz an jedem Lappenpunkt; die meisten Schwierigkeiten entstehen dadurch, daß der Entwurf eher zu klein als zu groß ist.

Der Punkt, um den der Lappen sich dreht, liegt etwa auf der Hälfte zwischen der Spitze des dreieckigen Defekts und dem Ende des Rückschnitts; die Distanz von diesem Punkt aus zu jedem beliebigen Punkt auf dem Lappen muß vor und nach der Rotation gleich sein. Der Drehpunkt des Rotationslappens kann nicht mit der

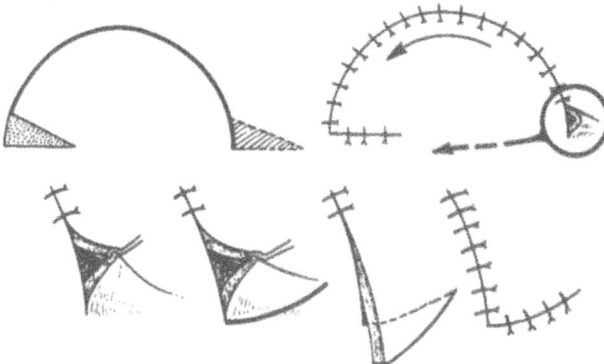

Abb. 4.20. Methode zur Vermeidung eines Sekundärdefekts, die sich manchmal anwenden läßt, wenn die Haut schlaff ist und dementsprechend Gewebe zur Verfügung steht. Abb. 5.10 zeigt die Methode in der Praxis

gleichen Genauigkeit wie beim Schwenklappen angegeben werden, da der Rotationslappen in einem beträchtlichen Ausmaß von der Elastizität der Gewebe abhängt. Daher ergeben sich gewöhnlich die besten Ergebnisse, wenn die Haut locker und elastisch ist.

Außerhalb von Kopf und Hals wird der Sekundärdefekt routinemäßig mit Spalthaut gedeckt; in der Praxis wird die Lappennaht beendet und das Transplantat appliziert, sobald Spannung deutlich erkennbar wird. Am Kopf und Hals wird der Sekundärdefekt gewöhnlich durch direkte Naht geschlossen, unter der Bedingung, daß ein solcher Verschluß zu keiner Spannung entlang der Lappenbasis führt, die ausreichen würde, die Blutversorgung des Lappens zu gefährden. Ist der direkte Verschluß nicht möglich, dann muß ein Transplantat benutzt werden.

Das Problem mit dem nach der Lappenrotation zurückbleibenden Sekundärdefekt läßt sich manchmal auf eine völlig andere Weise lösen (Abb. 4.20); man versteht die Methode am besten, wenn man die relativen Längen der Wundränder betrachtet. Die Länge des Lappenwundrandes ist geringer als die des gegenüber liegenden Randes, mit dem der Lappen vernäht werden muß; beide Strecken können entweder durch Verlängerung des Lappenrandes einander angeglichen werden, was Sinn des Rückschnitts ist, oder durch Verkürzung der äußeren Wundlinie, indem diese der Lappenlänge angepaßt wird. Genau das wird durch die Exzision eines Gewebedreiecks gegenüber der Stelle, wo normalerweise der Rückschnitt liegen würde, erreicht und läßt sich dann durchführen, wenn genügend Gewebe für eine Exzision zur Verfügung steht. Der Lappen wird also ohne Rückschnitt rotiert, und mit fortschreitender Naht wird es offensichtlich, daß etwas überschüssiges Gewebe auf der Außenseite der Nahtreihe vorhanden ist und sich schließlich ein „Schweineohr" entwickelt, dessen Exzision dazu führt, daß beide Strecken gleich lang sind. Nur am Kopf und Hals sind Gewebereserven vorhanden und ermöglichen eine Anwendung dieser Methode.

Das „dog-ear" am dreieckigen Defekt

Erfolgte die Drehung um die Spitze des dreieckigen Primärdefekts, dann wird die resultierende Nahtreihe ziemlich flach liegen; befindet sich der Drehpunkt jedoch anderswo, dann bleibt leicht sowohl beim Rotations- als auch beim Schwenklappen bei der Verschiebung ein „Schweineohr" an der Spitze des Dreiecks zurück. Obwohl es möglich sein mag, dieses zum Zeitpunkt der Lappenverlagerung auf die übliche Weise zu beseitigen, sollte es jedoch stets für eine spätere Exzision aufgehoben werden, falls durch seine Entfernung die Blutversorgung des Lappens in irgendeiner Weise gefährdet wird.

Lappen mit zentralem Gefäßsystem am Stamm

Die „Axial-pattern"-Lappen, die sich etablieren konnten, sind der Deltopektoralis-, der Leisten- und der hypogastrische Lappen.

Der Deltopektoralislappen (Abb. 4.21)

Beim Deltopektoralislappen bilden die perforierenden Äste der A. und V. mammaria interna die Basis des Achsengefäßsystems. Er verläuft schräg über die ventrale Brustwand, seine Basis liegt medial entlang dem Sternumrand. Gewöhnlich bildet die Klavikula die kraniale Grenze, die kaudale wird von der vorderen Axillarfalte gebildet. Die Ausbreitung des Versorgungsgebiets der perforierenden Ge-

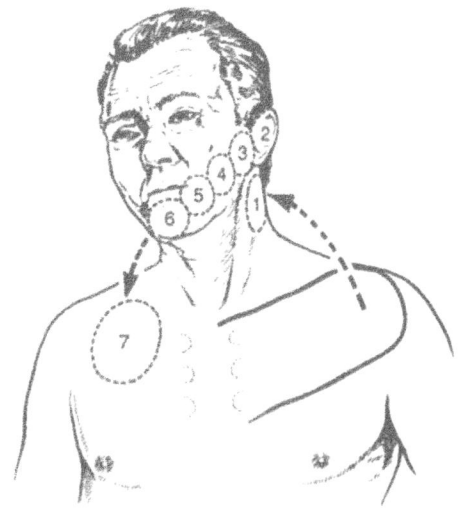

Abb. 4.21. Regionen an Kopf, Hals und Brustkorb, die zur Deckung mit dem Deltopektoralislappen geeignet sind

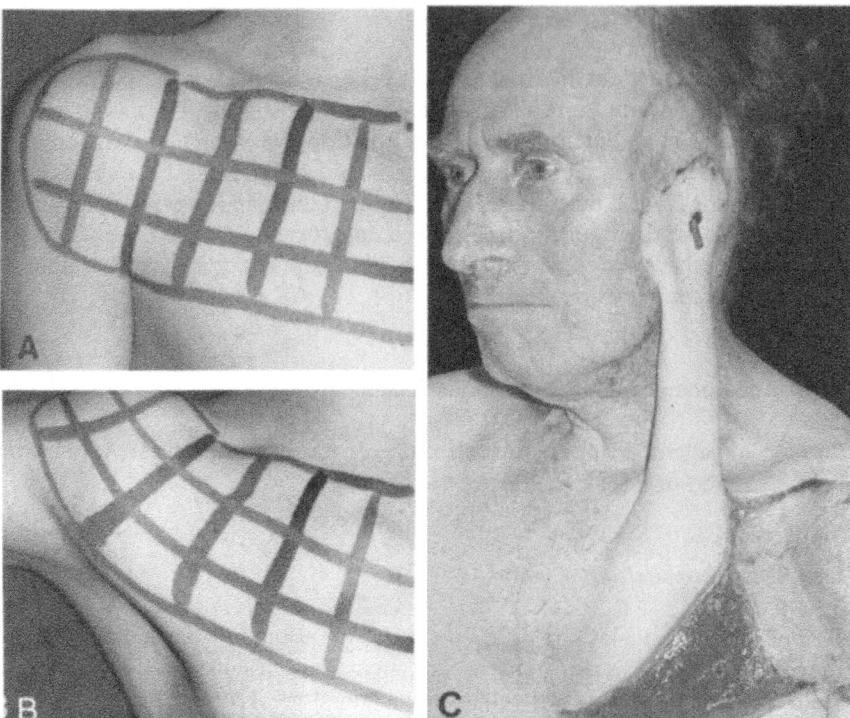

Abb. 4.22 A–C. Darstellung der im Bereich der vorderen Axillarfalte zur Verfügung stehenden lockeren Haut (**A, B**) mit dem Beispiel eines Deltopektoralislappens zur Deckung eines Defekts nach Amputation eines Ohrs wegen eines Plattenepithelkarzinoms (**C**)

fäße nach lateral ist nicht konstant; die klinische Erfahrung hat aber gezeigt, daß der Deltopektoralislappen, der unter der Faszie gehoben wird und den darunterliegenden Muskel freilegt, sich komplikationslos bis auf die ventrale Fläche des M. deltoideus ausdehnen läßt. Ein Lappen, der innerhalb dieser Grenzen gehoben wird und sich an deren allgemeinen Verlauf anpaßt, kann bedenkenlos ohne Vorschneiden gehoben werden. Wird ein längerer Lappen als dieser erforderlich, dann ist ein Vorschneiden des distal der Grenzlinie zwischen M. deltoideus und M. pectoralis major liegenden Segments sinnvoll. Die einzige größere Arterie, die bei Hebung des Lappens durchtrennt wird, ist häufig der R. deltoideus aus der A. thoracoacromialis; erfolgt eine verzögerte Lappenverlagerung, dann sollte dieses Gefäß aufgesucht und vorschriftsmäßig durchtrennt werden. Der Lappen kann sicher bis fast zum Sternalrand gehoben werden, wo die Achsengefäße in ihn eintreten, jeweils ein Gefäß aus jedem Interkostalraum. Das zweite perforierende Gefäß ist, gemessen an der relativen Größe, das wichtigste der 3 oder 4 Gefäße, die gewöhnlich im Lappen enthalten sind.

Das Brückensegment wird gewöhnlich eingerollt; wird eine Saugdrainage benutzt, dann kann der Katheter über die gesamte Länge des Rundstiels eingeführt werden.

Der Sekundärdefekt wird mit Spalthaut gedeckt, wobei die Lokalisation ideal für eine verzögerte freie Transplantation ist. Der Defekt ist sehr ausgedehnt, und wird er vollständig transplantiert, dann muß ein beträchtlicher Teil vom Hauttransplantat bei Rückverlagerung des Brückensegments an seinen präoperativen Platz, nach Durchtrennung des Stiels 3 Wochen nach der ursprünglichen Verlagerung, exzidiert werden. Unter diesem Gesichtspunkt spricht vieles dafür, nur das Gebiet zu transplantieren, das schließlich als ständiger Sekundärdefekt auf dem M. deltoideus zurückbleibt. Der übrige Defekt kann wie eine temporäre Wundfläche behandelt und lediglich verbunden werden (Abb. 4.22).

Wird der Deltopektoralislappen benutzt, um Defekte in seiner unmittelbaren Umgebung zu decken, dann wird er meist nach kranial verlagert, da im Bereich der unteren Gesichtshälfte und am Hals häufiger Defekte auftreten als am unteren Brustkorb. Hierzu kann der Lappen leicht in einem Viertelkreis geschwenkt werden (Abb. 4.21), um Defekte innerhalb dieses Kreisbogens – die Regionen im Bereich von Mastoid, Ohr, Kieferwinkel, Wange, Mund und Kinn – zu decken, wobei er um seinen Stiel am Sternum geschwenkt wird. Er kann bis ungefähr zum Arcus zygomaticus hinauf verlagert werden, wobei die Reichweite natürlich durch vorheriges Vorschneiden der Spitze des Standardlappens noch vergrößert werden kann. Der Jochbogen liegt eigentlich höher, als es den Messungen beim Entwurf entspricht, wenn das mediale Ende der unteren Lappengrenze als Drehpunkt angenommen wird. Diese Anomalie läßt sich durch die Tatsache erklären, daß der untere Lappenrand längs der vorderen Axillarfalte liegt, wo sehr viel lockere Haut vorhanden ist, die bei Abduktion des Arms aufgebraucht wird. Die durch diese Lockerheit bewirkte Längendifferenz zwischen beiden Lappenrändern bedeutet, daß jede sich während der Verlagerung entwickelnde Spannungslinie gewöhnlich entlang dem kürzeren oberen Rand und nicht am unteren Lappenrand verläuft. Daher sollte bei der Planung die effektive Lappenlänge am oberen Rand mit dem Drehpunkt an seinem medialen Ende gemessen werden (Abb. 4.22).

Obwohl die häufigste Verlagerung des Deltopektoralislappens nach kranial erfolgt, läßt er sich in jede Region am Brustkorb und oberen Abdomen innerhalb seiner Reichweite rotieren.

Der Leistenlappen (Abb. 7.13)

Beim Leistenlappen werden als arteriovenöses Versorgungssystem A. und V. circumflexa ilium superficialis benutzt (Abb. 4.23). Seine Basis befindet sich medial, und er liegt im Verlauf der Leiste. Da der Lappen von einer einzelnen Arterie abhängt, ist der anatomische Verlauf dieses Gefäßes wichtig, um sicher zu stellen, daß es ausnahmslos mit dem Lappen verbunden ist. Die Arterie entspringt 2–3 cm unterhalb des Leistenbands, meist aus der A. femoralis, gelegentlich auch aus dem Abgang der A. epigastrica superficialis. Sie verläuft parallel zum Leistenband nach lateral und gibt am medialen Rand des M. sartorius einen tiefen Seitenast ab. Von hier aus verläuft sie oberflächlicher und dringt in die Gewebeschichten ein, die zur Bildung eines Leistenlappens verwendet werden können. Lateral der Spina iliaca anterior superior teilt sie sich auf und ist von da an nicht mehr identifizierbar. Die

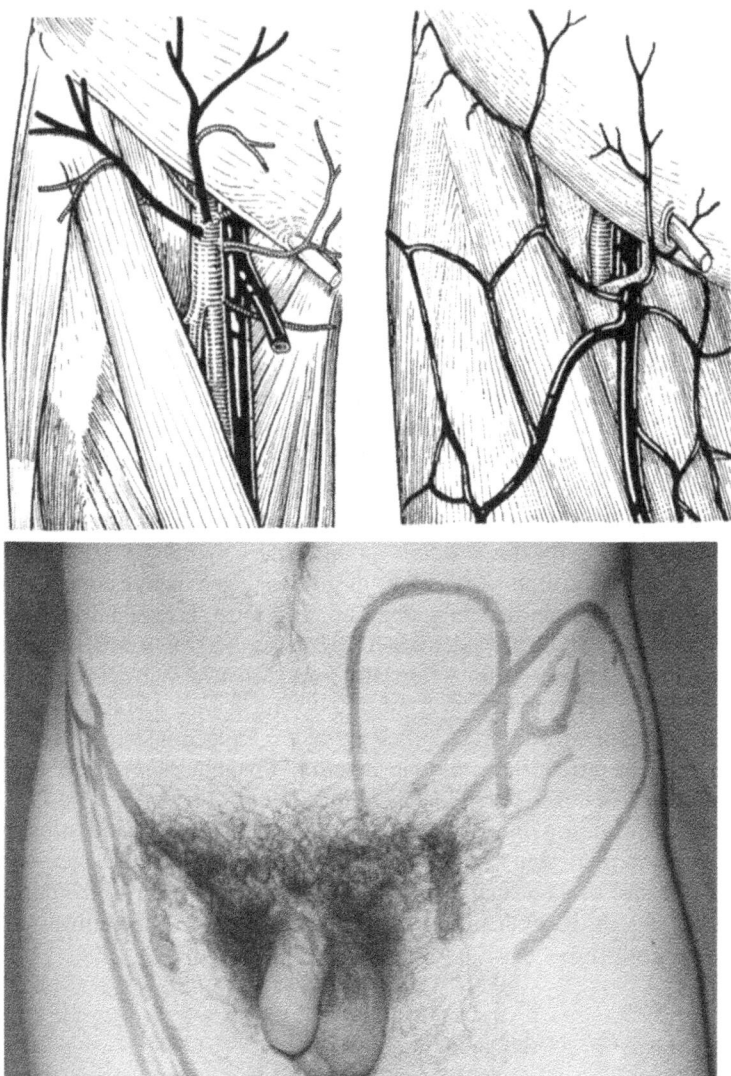

Abb. 4.23. Gefäßanatomie der Leistenregion (arteriell, modifiziert von Gray, venös nach Testut), die die axiale arteriovenöse Basisversorgung für die Leisten- und Hypogastriumlappen bereitstellt; Hautmarkierungen, die in der Praxis zur Hebung der Lappen verwendet werden

entsprechende Vene verläuft parallel zur Arterie und mündet im Hiatus saphenus, unmittelbar in der Nähe des Abgangs der Arterie.

Beim Entwurf des Lappens werden die Spina iliaca anterior superior, das Tuberculum pubicum und das Leistenband auf die Haut aufgezeichnet. Dann wird 2,5 cm unterhalb des Lig. inguinale über der palpablen A. femoralis der Abgang der A. circumflexa ilium superficialis markiert. Der Verlauf des Gefäßes wird dann parallel zum Leistenband aufgezeichnet. Die Stelle seines Eintritts in den Lappen kann dort aufgezeichnet werden, wo das Gefäß den medialen Rand des M. sartorius überquert. Mit diesen Hautmarkierungen kann der Lappen so entworfen werden, daß er die Arterie enthält, wobei diese nicht notwendigerweise entlang der Zentralachse des Lappens liegen muß. Die übliche Breite beträgt 10 cm, aber auch Extremmaße von 6 bzw. 19 cm beim Erwachsenen und 14 cm beim Kind konnten recht erfolgreich verwendet werden. Die noch sichere Maximallänge ist schwierig festzulegen, da die Ausdehnung des Gefäßgebiets nach lateral nicht mit Sicherheit bekannt ist. Soll aber der Lappen lateral über die Spina iliaca anterior superior hinaus gebildet werden, dann sollte der darüber hinausreichende Teil des Lappens quadratisch sein, d. h. mit einem Verhältnis von Länge zu Breite von 1:1.

Der Lappen sollte aus der Ebene der Muskelfaszie gehoben werden. Gewöhnlich werden durch die kraniale Inzision, die den Lappen begrenzt, die oberflächlichen epigastrischen Gefäße durchtrennt. Wird der Lappen aus einer Ebene unterhalb dieser Gefäße gehoben, dann ist es sicher, daß die ihn versorgenden Gefäßstrukturen miteingeschlossen sind, da beide Gefäßsysteme in der gleichen Ebene verlaufen. Wichtigster Punkt bei der Lappenbildung ist die praktisch konstante Aufzweigung der Arterie am medialen Rand des M. sartorius. Wenn der M. sartorius bei der Präparation erreicht ist, sollte die Muskelfaszie inzidiert und der Muskel bis kurz vor seinem medialen Rand freigelegt werden. Gewöhnlich kann man dort mit der Präparation aufhören, da man weiß, daß die Arterie sicher geschont wurde.

Die Breite des Sekundärdefekts kann vermindert werden, indem das Hüftgelenk gebeugt wird; hierdurch kann der größte Teil durch direkte Naht verschlossen werden. Ist eine Transplantation nicht zu vermeiden, dann hängt die zu benutzende Methode davon ab, ob der Sekundärdefekt teilweise durch den Lappen bedeckt wird oder nicht. Wird er bedeckt, so ist eine primäre Transplantation mit einem Druckverband unvermeidlich. Wird er jedoch nicht überlagert, dann ist die aufgeschobene offene Transplantation eine mögliche Alternative, deren Einsatz die Größe des Eingriffs vermindert.

Der Leistenlappen kann auf eine von 3 Arten benutzt werden – um die Hand zu decken, als Nahlappen und als Rundstiellappen. In dieser letzten Funktion kann er gehoben und unmittelbar am Handgelenk als Zwischenträger an der radialen oder ulnaren Seite, wie in Abb. 4.7 gezeigt, angeschlossen werden; dies erspart die 6 Wochen lange Periode der Konditionierung eines klassischen Rundstiellappens.

Der Hypogastriumlappen (Abb. 4.24)

Bei diesem Lappen werden als arteriovenöses Versorgungssystem die oberflächlichen epigastrischen Gefäße benutzt (Abb. 4.23). Es handelt sich um einen kaudal gestielten Lappen, der im unteren Abdomen gebildet wird. Seine Achse verläuft nach kranial und leicht lateral, etwa von der Höhe der Mitte des Leistenbandes ausgehend. Der Lappen wird unterschiedlich mit Längen zwischen 5 und 18 cm und Breiten zwischen 3 und 7 cm entworfen. Er wird kaudal vom Leistenband ausgehend durch 2 parallele Inzisionen, die kranial auf einen Punkt hin spitz zulaufen, aus der Ebene der Subkutanfaszie (Scarpa-Faszie) gehoben. Benutzt wird er

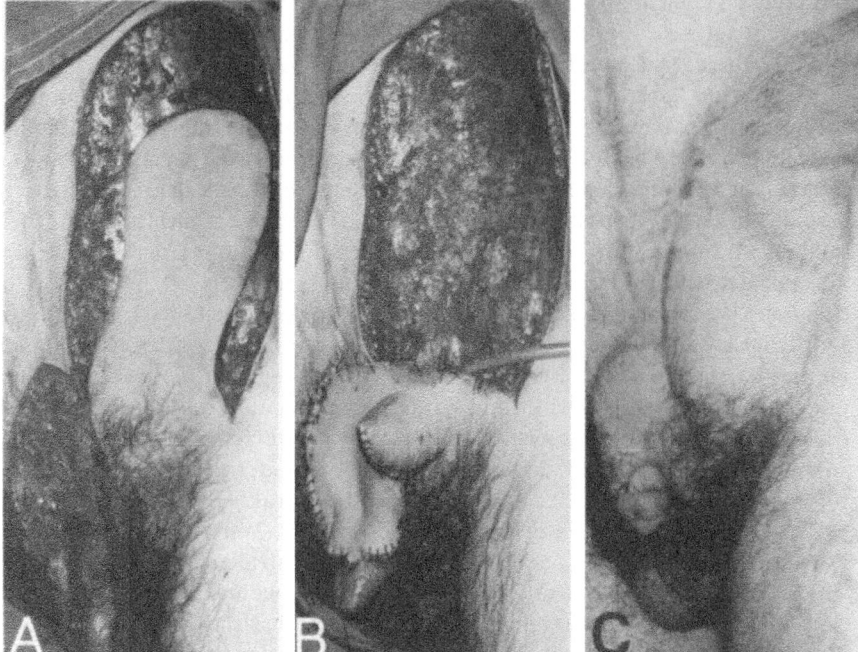

Abb. 4.24 A–C. Der in Form eines Nahlappens verwendete Hypogastriumlappen als Ersatz eines suprapubischen Narbengebiets, das Teil einer Epispadie ist. Die Anwendung einer Kathetersaugdrainage unter dem Lappen ist in **B** gezeigt. **A** Der geschnittene Hypogastriumlappen, zur Verlagerung in den suprapubischen Defekt vorbereitet; **B** der verlagerte und eingenähte Lappen; **C** das Endergebnis: mit Spalthaut gedeckter Sekundärdefekt und an seinen Ursprungsort zurückverlagertes Brückensegment des Lappens

hauptsächlich zur Oberflächendeckung an der Hand, obwohl er ebenso als Nahlappen dienen könnte.

Die Versorgung des Sekundärdefekts entspricht der des Leistenlappens.

Phasen des Transfers

Bei allen 3 Lappen wird die nächste Phase der Verlagerung 3 Wochen nach Hebung des Lappens durchgeführt.

Wenn der Defekt durch den für ihn bestimmten Lappen vollständig gedeckt worden ist, entspricht die weitere Versorgung der eines Flachlappens. Das Brückensegment wird vollständig durchtrennt, das Einpassen jedoch um eine weitere Woche verschoben, um Randnekrosen zu vermeiden.

Bleibt ein größerer Teil des Lappens eingesetzt oder wird der Lappen als Rundstiellappen verwendet, wird bei allen Lappen mit zentraler Gefäßversorgung am Ende der 3. Woche durch Ligatur und Durchtrennung der ernährenden Arterie eine Umstellung der Blutversorgung durchgeführt. Nachdem das Zentralgefäß auf diese Weise durchtrennt ist, hat der Lappen natürlich keine besonderen Charakteristika mehr, die ihn von einem herkömmlichen Stiellappen unterscheiden; bei jedem weiteren Vorgehen wird er auch wie ein solcher behandelt.

Fasziokutane Lappen

Die vaskuläre Basis der fasziokutanen Lappen besteht aus einem Geflecht kleiner Gefäße, die ungerichtet auf der äußeren Oberfläche der den gesamten Körper überziehenden tiefen Faszie verlaufen, versorgt von perforierenden Gefäßen aus den tiefergelegenen größeren Arterien. Dieses System ist am besten an den Gliedmaßen ausgebildet, wo die Faszie eine wohldefinierte Struktur darstellt; es wurde am umfangreichsten im Bereich des Unterschenkels und des Unterarms erforscht. Am Stamm ist eine Faszienschicht weniger regelmäßig vorhanden, wenn aber Lappen in einer Ebene gehoben werden, so daß Muskulatur oder Aponeurosen freiliegen, ist eine Schicht mit einem deutlich sichtbaren Geflecht kleiner Gefäße erkennbar. Dieses erscheint im großen und ganzen dem System an den Gliedmaßen ähnlich, obwohl es nicht mit der gleichen Sorgfalt untersucht wurde; wahrscheinlich, weil die anderen Gefäßsysteme, welche die Basis der axialen, myokutanen und freien Lappen bilden, i. allg. beim Lappenentwurf im Bereich des Stamms von größerer Bedeutung sind.

Sowohl am Unterschenkel als auch am Unterarm ist das Muster im Prinzip ähnlich: mit einzelnen, von den Hauptgefäßstämmen in Richtung Oberfläche perforierenden Gefäßen, die in den Septen zwischen den Muskelgruppen verlaufen und den Gefäßplexus der Faszienschicht versorgen. Auf diese Weise kommen Linien von perforierenden Gefäßen entlang der Gliedmaßenachsen zustande.

Am Unterschenkel (Abb. 4.25) liegen die 3 Hauptarterien mit ihren Begleitvenen, d. h. die A. tibialis anterior und posterior und die A. fibularis, sehr weit in der Tiefe in einem jeweils eigenen Muskelkompartiment, die perforierenden Gefäße haben einen vergleichsweisen langen Verlauf im intermuskulären Septum, bevor sie die darüberliegende Faszie erreichen. Die Faszie ist eine feste, relativ rigide, unnachgiebige Struktur, die in dem Maße, wie sie auch als Ursprungsort von Muskeln dient, als lokales Exoskelett wirkt.

Von den anterioren und posterioren tibialen Gefäßen ausgehend, erreichen die Gefäße die Oberfläche in Abständen in einer linearen Anordnung entlang der Ränder der subkutanen Grenzen der Tibia. Äste der A. tibialis anterior verlaufen auch oberflächlich im Septum zwischen dem anterioren und dem fibularen Kompartiment, und die Äste der fibularen Gefäße befinden sich im Septum zwischen dem M. peronaeus und dem M. soleus. Im Bereich der Wade, wo keine Septen vorhanden sind, penetrieren die Gefäße den M. gastrocnemius und den M. soleus, um zur Haut zu gelangen. Axial gerichtete Gefäße begleiten auch die Nn. saphenus, suralis und suralis communicantes.

Fasziokutane Lappen mit proximaler Basis waren die am häufigsten im Bereich der unteren Extremität gebrauchten Lappen, aber es wurde gezeigt, daß die Sicherheitsreserve von gekreuzten Beinlappen erhöht wird, wenn sie einschließlich der Faszienschicht gehoben werden – mit einer seitlich gelegenen Basis, wel-

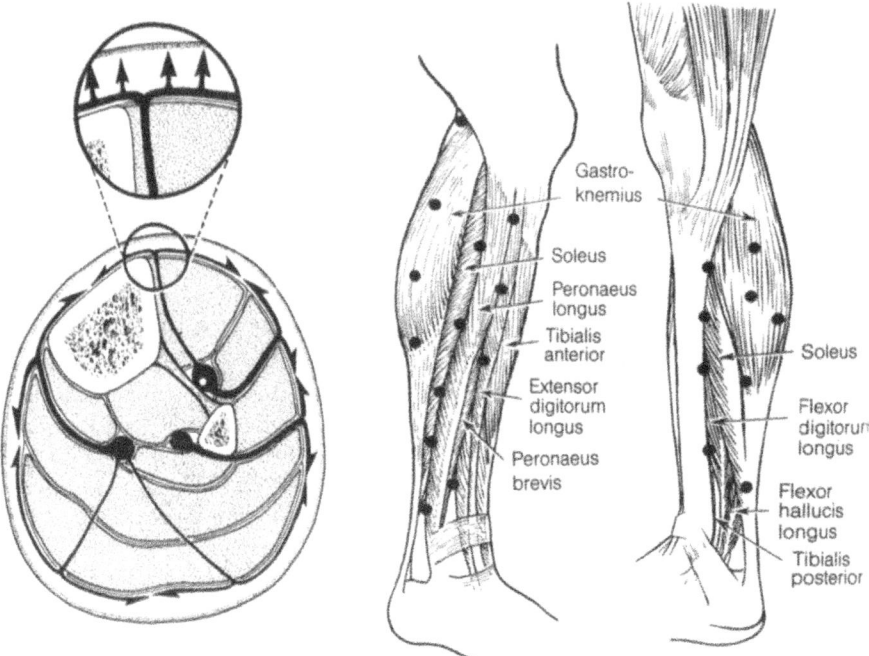

Abb. 4.25. Schematische Darstellung des Gefäßmusters der Haut des Unterschenkels zwischen Knie- und Sprunggelenk. Ein System perforierender Gefäße, von den Hauptstämmen des arteriovenösen Systems ausgehend, erreicht über die intermuskulären Septen die Faszienschicht, bildet dort einen Plexus, von dem aus Äste in Richtung Oberfläche zur Versorgung der Haut ziehen. Wo intermuskuläre Septen über eine größere Fläche fehlen, wie beispielsweise in der Wade, erreichen die Gefäße die Faszie direkt aus dem Soleus und dem Gastroknemius. Es resultiert ein Muster, wobei die perforierenden Gefäße in Abständen in einer linearen Anordnung entlang des Verlaufs der Septen, welche die Hauptmuskelgruppen trennen, verlaufen. (Nach Cormack und Lamberty)

che die Linie der Perforatoren darstellt, die in den Lappen entlang der Schienbeinvorderkante eintreten. Die Defekte, die mit derartigen Lappen gewöhnlich gedeckt wurden, lagen auf verschiedenen Höhen am Unterschenkel, meistens im Bereich der unteren Hälfte, wahrscheinlich aufgrund der Tatsache, daß Defekte an dieser Stelle, besonders wenn die Tibia freiliegt, nicht gut auf andere Weise zu decken sind. Lappen, die von medialen und lateralen Arealen des Defekts transponiert wurden, waren gleichermaßen erfolgreich; sie hatten eine Größe von bis zu 18×8 cm, obwohl die Durchschnittsmaße eher bei 15×6 cm lagen.

Die Rigidität der Faszie ist für den Transfer des Lappens hinderlich, und die Anwendung des Zurückschneidens der Faszie zum Erleichtern der Verlagerung muß sorgfältig bedacht werden, da die Existenz der perforierenden Gefäße mit ihrem Gefäßnetz die Grundlage des Transfererfolgs sicherstellen. Das heißt, daß eine sorgfältige geometrische Planung von äußerster Wichtigkeit ist. Darüber hinaus verjüngt sich auch der Unterschenkel zum Sprunggelenk, und im distalen Drittel nimmt der subkutan gelegene Anteil der Tibia einen immer größeren Anteil am

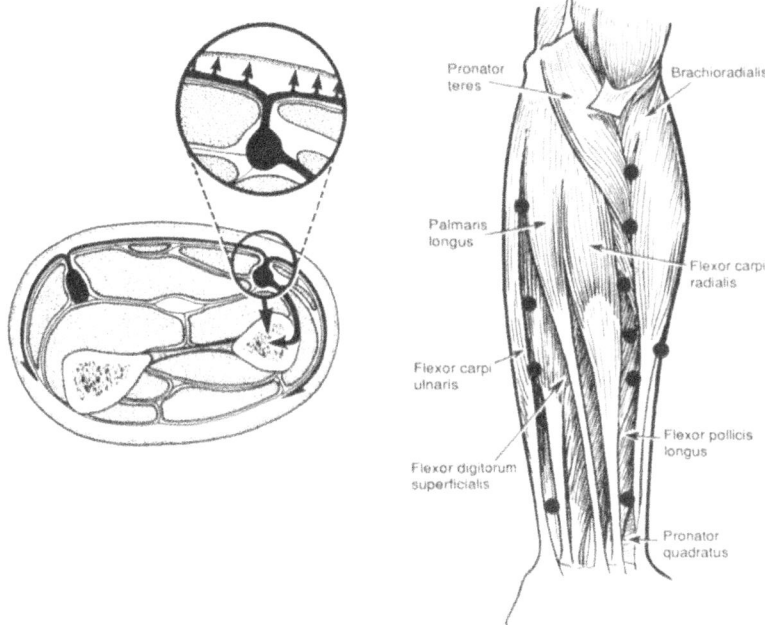

Abb. 4.26. Schematische Darstellung des Gefäßmusters zur Versorgung der Haut des Unterarms. Entlang des Verlaufs der radialen und ulnaren Gefäße perforieren Hautäste, welche in Abständen in den intermuskulären Septen in Richtung der Oberfläche verlaufen, die ein Geflecht kleiner Gefäße auf der Faszienschicht bilden, von wo aus dann die Haut des gesamten Unterarms perfundiert wird. Die Gefäße der A. radialis erreichen die Oberfläche in Abständen entlang der Linie des Septums zwischen M. brachioradialis und M. flexor carpi radialis; die Gefäße des Ulnaris-Hauptstamms treten seitlich des M. flexor carpi ulnaris an die Oberfläche. (Nach Cormack und Lamberty)

Umfang ein. Dies führt dazu, daß die Größe eines Defekts, der von medial oder lateral her gedeckt werden kann, immer kleiner wird und es nicht mehr so leicht ist, einen Lappen von ausreichender Größe zu entwerfen, der in den Defekt eingepaßt werden kann.

Obwohl Arm und Bein im Prinzip die gleichen anatomischen Muster aufweisen, gibt es doch erhebliche Unterschiede zwischen beiden. Dies zeigt sich in der Verschiedenheit der Lappen, die gehoben werden.

Am Unterarm (Abb. 4.26) ist die Faszienschicht wesentlich feiner ausgebildet, ohne die Rigidität, wie sie bei der Beinfaszie vorliegt. Die beiden Hauptarterien liegen im Beugerkompartiment relativ oberflächlich, und die Perforatoren müssen einen viel kürzeren Weg in den intermuskulären Septen zurücklegen, bevor sie die Faszie erreichen.

Die Septen selber sind sehr dünne Strukturen, die keine Spannung aufweisen. Wie am Bein gibt es linear angeordnete Perforatoren: im Septum medial des M. brachioradialis von den radialen Gefäßen ausgehend, im Septum lateral des M. flexor carpi ulnaris von den ulnaren Gefäßen ausgehend.

Verschiedene Lappen können auf der Beugeseite des Unterarms gehoben werden. Ihre Verlagerung läßt sich viel leichter durchführen als im Bereich des Unterschenkels, weil die Faszienschicht die Verlagerung des Lappens nicht behindert. Der Verschiebelappen ist allerdings nicht die üblicherweise zur Anwendung kommende Lappenform. Die Existenz zweier arteriovenöser Systeme, von denen eines, wie man aus der Erfahrung mit Dialysepatienten weiß, ohne nachteilige Folgen geopfert werden kann, und die Kürze der Perforatorgefäße ließen es möglich erscheinen, Haut und Faszie zusammen mit den radialen Gefäßen und dem System der Perforatoren als einen geschlossenen Block, der ausreichend von der A. radialis durchblutet wird, zu heben. Ein derartiger Lappen kann als gestielter Insellappen verlagert werden, proximal oder distal gestielt – je nach den geometrischen Erfordernissen des Transfers – oder als ein freier fasziokutaner Lappen. Letzterer wird häufiger angewandt (die detaillierte Hebetechnik ist im Kap. „Freie Lappen" beschrieben).

Bevor ein derartiger Lappen gehoben wird, ist ein Allen-Test durchzuführen, um sicherzustellen, daß das einzige verbleibende Gefäß für die Durchblutung der Hand ausreicht. Ein vergleichbarer Lappen auf der Basis der ulnaren Gefäße wurde auch schon erfolgreich angewandt, er weist aber offensichtlich keine besonderen Vorteile auf.

Muskel- und myokutane Lappen

Die Muskeln, die am günstigsten als Muskel- oder myokutane Lappen zur Anwendung kommen, haben einen lokalisierten neurovaskulären Hilus, der als Drehpunkt für die Verlagerung dient. Wenn sie als freie Lappen genutzt werden, sind im Hilus die Gefäße konzentriert, die an der Empfängerseite anastomosiert werden.

Die im Routinegebrauch angewandten Lappen sind dadurch charakterisiert, daß sie typische Indikationen haben, einfach zu handhaben sind, sich als zuverlässig und sicher herausgestellt haben und ein Minimum an Folgen durch Ausfall der Funktion des entsprechenden Muskels aufweisen.

Bei jeder neuen Technik hat der Wunsch, sie bis an die Grenzen auszuschöpfen, zur Verlagerung vieler verschiedener Muskeln mit und ohne Haut geführt. Die Erfahrung hat inzwischen gezeigt, daß sich derartige Muskeltransfers in 3 Kategorien einteilen lassen – diejenigen, die für den Routinegebrauch etabliert sind, diejenigen, die eine wichtige klinische Rolle spielen, aber deren Indikation eingeschränkt ist und die deshalb nur gelegentlich zur Anwendung kommen, und solche, die keine besonderen Vorteile gegenüber den etablierten Verfahren aufweisen. Allein die erste Gruppe wird an dieser Stelle berücksichtigt. Die zweite Gruppe wird in Teil 2 bei der Besprechung besonderer klinischer Situationen, in denen dieses Verfahren mit Vorteil angewandt werden kann, besprochen.

Die am häufigsten verwandten Muskellappen sind der M. gastrocnemius, der M. soleus und der M. latissimus dorsi – Gastrocnemius, Pectoralis major und Latissimus dorsi werden als myokutane Lappen eingesetzt; tatsächlich wird der Latissimus dorsi wahrscheinlich häufiger als myokutaner denn als reiner Muskellappen benutzt. Von den Muskeln, die als freie Transplantate verwendet werden können, entweder als alleiniger Muskel oder als myokutaner Muskel, ist der Latissimus dorsi der am weitesten verbreitete.

Es ist bei den verschiedenen Lappen wenig bekannt über die Art und Weise der Gefäßverbindung zwischen der Hautinsel und dem darunterliegendem Muskel, ob sie aus einer beschränkten Anzahl von Gefäßen größeren Kalibers oder einer größeren Anzahl relativ kleiner Gefäße besteht. Diese Frage ist von gewisser Bedeutung, da sie wahrscheinlich die Sicherheit eines solchen myokutanen Lappens, bei dem die Hautinsel klein ist, bestimmt. Bei nur wenigen Gefäßen kann man sich eine Hautinsel vorstellen, die die für eine befriedigende Perfusion ausreichende Gefäßanzahl nicht aufweist, und tatsächlich gibt es Hinweise, daß kleinere Hautinseln weniger sicher sind als die größeren.

Gastroknemius und Soleus

Transplantate dieser Muskeln (Abb. 4.27) haben sich von besonderer Bedeutung erwiesen zur Deckung von Defekten im Bereich des Knies und der oberen $^2/_3$ der Tibia. Jeder Gastroknemiuskopf hat seinen eigenen neurovaskulären Hilus in der Nähe des Ursprungs, die Muskelbäuche bleiben getrennt, bis sie in einer gemeinsamen Aponeurose inserieren. Der Soleus hat einen Ursprung, der von der oberen Tibia bis zur Fibula reicht, sein neurovaskulärer Hilus ist ebenfalls in der Nähe des Ursprungs. Seine Oberfläche ist im unteren Anteil von einer Aponeurose gedeckt. Die Aponeurosen, die die gegenüberliegenden Oberflächen von Gastroknemius und Soleus bedecken, sind völlig getrennt, obwohl sie in engem Kontakt zueinander stehen; distal vereinigen sie sich zur Achillessehne.

Diese anatomischen Merkmale ermöglichen es, jeden dieser 3 Muskelbäuche unabhängig vom anderen darzustellen, vom distalen Ansatz abzutrennen, ihn in Richtung des Ursprungs zu präparieren und zu seinem Bestimmungsort zu schwenken, wobei der neurovaskuläre Stiel als Drehpunkt dient. Der mediale Kopf des Gastroknemius kann das obere Drittel der medialen Seite der Tibia erreichen und den entsprechenden Bereich des Kniegelenks. Der laterale Kopf, der weniger oft benutzt wird, kann die proximale Fibula und den lateralen Bereich des Kniegelenks decken, der Soleus, der in der Mitte gehoben wird, die zentrale Hälfte des Tibiaschafts.

Im Falle einer akuten Verletzung sind die für die Darstellung, Mobilisation und Verlagerung des Muskels erforderlichen Hautinzisionen gewöhnlich durch den Ort und die Größe des freiliegenden Knochens und/oder eröffneten Gelenkanteils und ggf. zusätzlich vorhandene Hautdefekte vorgeschrieben. Ohne derartige vorgegebene Inzisionen kann der Gastroknemius durch eine Inzision dargestellt werden, die in der unteren Kniekehle nach distal umbiegt und je nach benötigtem Muskelbauch medial oder lateral weiter verläuft. Der Soleus kann entlang seiner medialen Begrenzung dargestellt werden durch eine vertikale Inzision parallel und etwa 2 cm hinter der hinteren Begrenzung der subkutan tastbaren Tibiafläche.

Der M. gastrocnemius läßt sich leicht stumpf mit dem Finger vom M. soleus trennen. Die Grenzlinie zwischen den beiden Muskelbäuchen läßt sich durch die Apo-

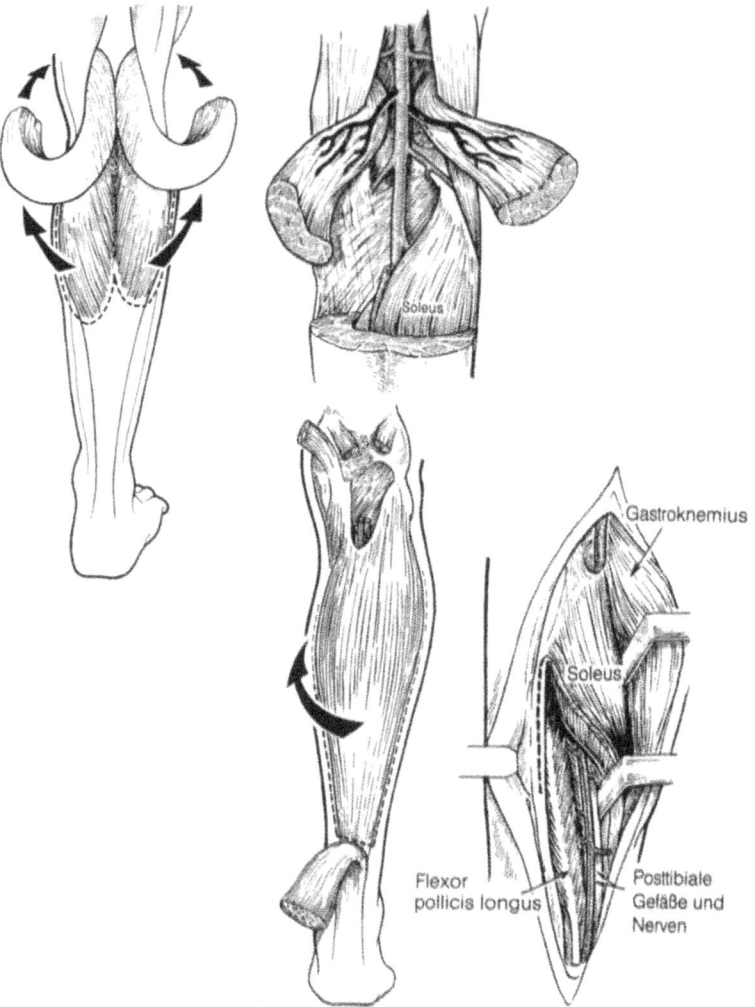

Abb. 4.27. Gastroknemius- und Soleus-Lappen. Der Gastroknemius hat 2 definierte Hauptdurchblutungsquellen aus den Poplitealgefäßen, wobei jedes den jeweiligen Kopf des Muskels in der Nähe seines Ursprungs am Femur erreicht. Die Eintrittsstellen der Gefäße in die Muskeln sind die Drehpunkte der Muskelbäuche, wenn sie als Muskellappen verlagert werden. Die Blutversorgung des Soleus kommt direkt aus den Poplitealgefäßen, weiter distal kommt noch die Versorgung aus der A. tibialis posterior hinzu. Bei Transposition als Muskellappen mit einem kranialen Drehpunkt wird die Versorgung aus den poplitealen Gefäßen ausgenutzt

neurose leicht tasten, die ihre Unterflächen überzieht und die Muskelbäuche zusammenhält.

Mobilisiert bis zur Achillessehne, kann der Ansatz des entsprechenden Muskels durchtrennt werden, wobei ein schmaler Sehnensaum am Muskel belassen wird. Indem die Aponeurose auf der tiefen Oberfläche nach proximal hin disseziert wird, kann der Muskelbauch in Richtung Kniekehle mobilisiert werden, soweit es nötig erscheint.

Der Soleus kann ebenso leicht vom Gastroknemius abpräpariert werden, zusätzlich hat er eine gute Dissektionsebene in der Tiefe zwischen dem Muskel und den posterioren tibialen Gefäßen und Nerven, obwohl mehrere Gefäße, die aus der Tiefe in ihn eintreten, eine Ligatur und Durchtrennung vor der Mobilisation erfordern. Die Abtrennung distal mit einem Saum der Achillessehne erlaubt eine Mobilisierung entlang jeder Seite, wobei die tiefe Faszie im Bedarfsfall durchtrennt wird, bis er medial über die Tibia geschlagen wird.

Das funktionelle Defizit, welches aus der Entfernung dieser Muskeln zur Verwendung als Transplantate resultiert, wird sehr schnell von den anderen Muskeln des Beugerkompartiments ausgeglichen.

Andere Muskeln, die auch als Transplantate dienen können, sind der Flexor hallucis longus für schmale Defekte im Bereich des Innenknöchels und der Extensor digitorum longus sowie Extensor hallucis longus bei Defekten der vorderen Tibia; keiner dieser Muskeln allerdings ist von der Bedeutung her auch nur im entferntesten vergleichbar dem Gastroknemius und dem Soleus.

Ohne darüberliegende Haut fungiert der Soleus als reiner Muskellappen. Der Gastroknemius kann aber auch als myokutaner Lappen verlagert werden. Genau wie der Muskel selber, kann der myokutane Lappen auf der medialen oder lateralen Seite gehoben werden. Der Hautanteil kann größer sein als der Muskel, auf jeder Seite allerdings nur wenig und distal etwa um die Hälfte der Strecke zwischen dem distalen Ansatz des Muskelbauches und dem entsprechenden Malleolus. Die Verwendung eines myokutanen Lappens läßt einen sekundären Hautdefekt zurück, welcher einer Deckung bedarf; wenn dies keinen zusätzlichen Vorteil bringt, ist der Transfer des Muskels allein vorzuziehen.

Latissimus dorsi (Abb. 4.28)

Von seiner sehnigen Insertion am oberen Humerusschaft fächern sich die Fasern des Latissimus dorsi auf, um einen flachen Muskel zu bilden mit einem Ursprung, welcher vom hinteren Anteil der Darmbeinkante aufwärts bis zur Brustwirbelsäule reicht. Das arteriovenöse System, welches seine Durchblutung während der Verlagerung in den verschiedenen Phasen sicherstellt, ist das der A. subscapularis, welches aus den axillären Gefäßen entspringt und vor der Sehne verläuft.

Die Gefäße verlaufen nach distal in Richtung des Muskelbauches, wobei sie etwa 4 cm unterhalb ihres Ursprungs die A. und die V. circumflexa scapularis abgeben. Arterie und Vene verlaufen dann noch ca. 6 cm weiter nach distal als thorakodorsale Gefäße, bevor sie in den Muskel eintreten. Innerhalb des Muskels verlaufen die Äste im wesentlichen parallel zu den Muskelfasern.

Prinzipiell ist es möglich, die gesamte Haut über dem Muskel mitzuübertragen, in der Praxis wird aber ein entsprechend zurechtgeschnittenes elliptisches Areal gewählt, wobei die Längsachse entlang der von der Sehne sich auffächernden Fasern zu liegen kommt. Aufgrund der Verhältnisse der Verlagerung liegt das elliptische Hautareal im oberen Bereich des Muskels, wobei es fast horizontal zu liegen

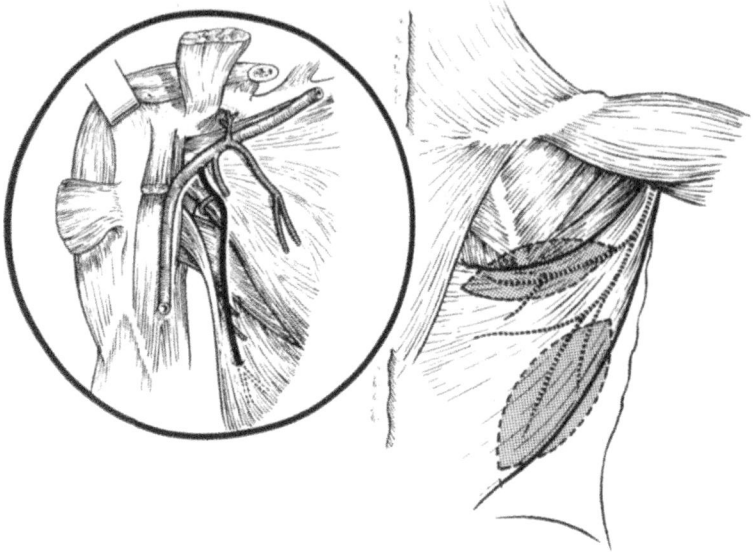

Abb. 4.28. Die vaskuläre Basis des Latissimus-dorsi-Lappens ist die A. thoracodorsalis, ein Ast der A. subscapularis, mit ihren Begleitvenen; diese Gefäße bilden auch den Drehpunkt. Bei Verwendung als myokutaner Lappen liegt die Hautinsel am häufigsten nahe der oberen oder der unteren Begrenzung

kommt oder mehr vertikal entlang der vorderen Begrenzung des Muskels. Die Hautinsel, die von der vorderen Begrenzung gewonnen wird, kann nach vorne über den Muskel hinaus ausgedehnt werden, wobei die noch als sicher anzusehende Größe von den Ausmaßen der Hautinsel abhängt.

Der Drehpunkt bei der Verlagerung ist nahe beim Ursprung der A. subscapularis. Über den Verlauf der ersten 10 cm liegen sowohl die Arterie als auch die Begleitvene frei auf dem Muskel. Die effektive Länge des Gefäßstiels erlaubt es, eine Hautinsel, welche am distalen Ende des Muskels plaziert wird, über eine viel größere Distanz, als bei solchen Lappen üblich, zu transplantieren.

Bei der Darstellung des proximalen Stiels können die Gefäße in der Tiefe durch Auseinanderdrängen des Muskels dargestellt werden; dies ermöglicht es, den Stiel sicher zu präparieren, wobei bei der Mobilisierung in Richtung der Axilla die verschiedenen arteriellen und venösen Äste ligiert werden. Die Präparation nach proximal wird nur so weit durchgeführt, wie es die Verhältnisse des Transfers notwendig machen, aber wenn es nötig ist, kann die gesamte Muskelkomponente des Stiels durchtrennt werden. Mit einem Stiel, der auf seine Gefäßkomponente reduziert ist, ist es notwendig, jedweden Zug während des Transfers und danach zu vermeiden.

Wenn der Lappen als eine horizontale Ellipse an der vorderen Muskelgrenze entworfen wurde, kann er bei aufrechter Position des Patienten gehoben und verlagert werden; Lappen aus anderen Arealen des Muskels erfordern i. allg. eine entsprechende Lagerung des Patienten. Entsprechend seiner Größe und der

Lokalisation wird der entstehende Sekundärdefekt direkt verschlossen oder mit einem Spalthauttransplantat gedeckt.

Die Schritte beim Heben des Muskellappens zur Verwendung als freier Lappen sind im Prinzip denen beim myokutanen Transfer ähnlich, außer der Präparation der proximalen Gefäße, bei der sie völlig vom Muskel getrennt verlaufen. Die A. und V. subscapularis weisen in ihren Ursprüngen einen beträchtlichen Durchmesser auf, die Länge des breiten Gefäßstiels ist beträchtlich, beide Faktoren machen den Transfer technisch einfacher.

In den verschiedenen klinischen Situationen liegen die Hauptvorteile des Latissimus-dorsi-Lappens in dem größeren Hautbereich, der transponiert werden kann, und in der Distanz, über die bei intaktem Gefäßstiel eine Verlagerung möglich ist. Der funktionelle Ausfall nach Hebung eines Latissimus-dorsi-Lappens ist bemerkenswert klein. Das anfängliche Volumen des Lappens ist meistens beträchtlich größer als erforderlich, aber der denervierte Muskel verkleinert sich relativ rasch, so daß das Endresultat viel besser ist, als es ursprünglich den Anschein hatte.

Pectoralis major (Abb. 4.29)

Die Gefäße, welche die vaskuläre Basis des myokutanen Pectoralis-major-Lappens bilden, sind der Pektoralisast der A. thoracoacromialis und seine Begleitvenen. Sie treten zusammen mit dem N. pectoralis lateralis aus der klavikopektoralen Faszie aus, 2–3 cm medial des Ansatzes des M. pectoralis minor am Processus coracoideus. Die A. thoracica lateralis trägt ebenfalls zur Blutversorgung des Muskels bei, sie erreicht ihn lateral des Pectoralis minor. Die Gefäße treten nicht sofort in den Muskel ein, sondern verlaufen i. allg. in distaler und medialer Richtung über seine tiefe Oberfläche, zweigen sich dabei auf, treten in den Muskel ein und verlaufen im Muskel dann weiter. Der Drehpunkt des Pectoralis-major-Lappens ist der neurovaskuläre Hilus des Muskels, jedoch ist es in Abhängigkeit von der Geometrie des Transfers manchmal möglich, die Durchtrennung von A. und V. thoracica lateralis zu vermeiden. Die Landmarke auf der Haut für den Hilus liegt 2–3 cm medial des Processus coracoideus, der knöchernen Prominenz, die sehr gut unterhalb der Klavikula in der Nähe des Übergangs zwischen mittlerem und äußerem Drittel getastet werden kann.

Die normalerweise mitverlagerte Hautinsel liegt distal und medial der Brustwarze in Höhe der 6. Rippe. In diesem Bereich ist die Hautfläche, die den Pectoralis major bedeckt, sehr klein; es hat sich als sicher herausgestellt, die Hautinsel über die Grenzen des Muskels hinaus auszudehnen. Bis zu welcher Ausdehnung dies geschehen kann, ist nicht genau bekannt, 3–4 cm werden aber generell als das Äußerste angesehen; die Aponeurose des Rectus abdominis wird entsprechend mitgehoben. Bei der Frau ist die Brust, insbesondere ihre Größe, ein bedeutender Faktor hinsichtlich der Plazierung der Hautinsel unterhalb der Submammillärfalte und der Richtung der Ausdehnung, die nur nach medial verlaufen kann.

Bei der vorbereitenden Hautskizze ist es nützlich, den Drehpunkt in Beziehung zum Processus coracoideus zu markieren. Die zu verlagernde Hautinsel wird dann bis auf den Muskel oder die Aponeurose inzidiert. Der direkte Zugang zum Mus-

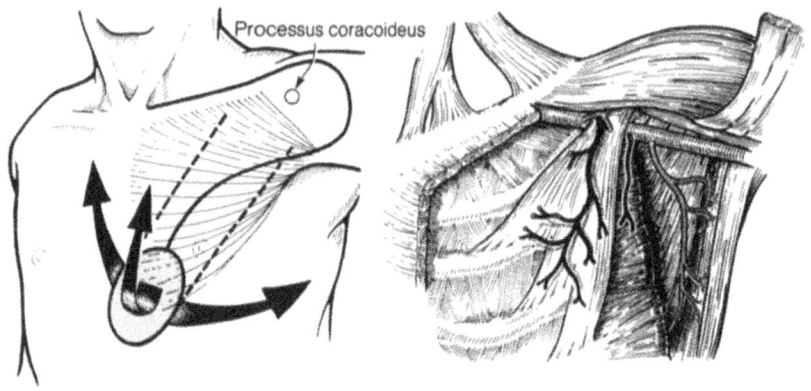

Abb. 4.29. Die Durchblutungsquellen des myokutanen Pectoralis-major-Lappens sind die A. pectoralis, ein Ast der A. thoracoacromialis, und die A. thoracica lateralis, die für das Überleben des Lappens nicht von Bedeutung ist. Ein praktikabler Zugang zum Muskelstiel nützt die Hautinzision, wie sie zur Hebung eines deltoideopektoralen Lappens angewandt wird. Dieser „defensive" Zugang läßt die Möglichkeit des letzteren Lappens als Rückzugstechnik offen, falls der myokutane Lappen Probleme bereitet. Die Plazierung der Hautinsel, wie sie hier dargestellt ist, ist die häufigste, allerdings wurden Varianten bezüglich der Lokalisation beschrieben. Der Muskelstiel wird generell so weit geschnitten wie die Hautinsel

kelstiel verlangt eine Hautinzision, die direkt vom Drehpunkt zur Hautinsel verläuft. Obwohl dieser Zugang sonst befriedigend ist, schließt er eine gleichzeitige oder folgende Anwendung eines deltoideopektoralen Lappens aus, eine Tatsache, die als wichtig angesehen werden kann oder auch nicht, je nach den Umständen des Transfers. Eine andere Inzision, die dem Entwurf eines deltoideopektoralen Lappens folgt und dann nach distal bis zur Hautinsel umbiegt, läßt die Möglichkeit eines deltoideopektoralen Lappens zusätzlich als Reserve noch offen. Wenn der Muskel über die Länge und Breite des Stiels dargestellt ist, werden die Fasern inzidiert und der „Block", aus Haut und Muskel bestehend, von der Brustwand abgehoben, wobei die Rippen, die Interkostalmuskulatur und der Pectoralis minor freiliegen. Der Muskelstiel wird gewöhnlich so breit wie die Hautinsel geschnitten, obwohl während der Hebung des Lappens und der Darstellung des arteriovenösen Netzes der Stiel manchmal schmäler genommen werden kann. Beim Ablösen des Muskels von den tiefergelegenen Strukturen wird oft erkennbar, daß viele Gefäße in den Muskeln von anderen Stellen aus eintreten, aber das arteriovenöse System, auf das wir während des Transfers angewiesen sind, scheint ausreichend zu sein. Die Hebung wird bis zum Processus coracoideus hin fortgesetzt, wobei die Hilusgefäße möglichst wenig beeinträchtigt werden sollen. Es wird ein Transfer bei intakten Pectoralis-lateralis-Gefäßen versucht; je nach Spannung werden diese Gefäße belassen oder durchtrennt.

Oft ist es möglich, den entstehenden Sekundärdefekt bei der Frau durch Verlagerung der Brust zu verschließen, ohne daß eine zu starke Asymmetrie auftritt. Beim Mann ist i. allg. die Deckung mittels Spalthauttransplantat erforderlich.

Die Hauptanwendungsgebiete dieses Lappens liegen in der intraoralen und pharyngealen Rekonstruktion sowie bei Defekten im Bereich des distalen Gesich-

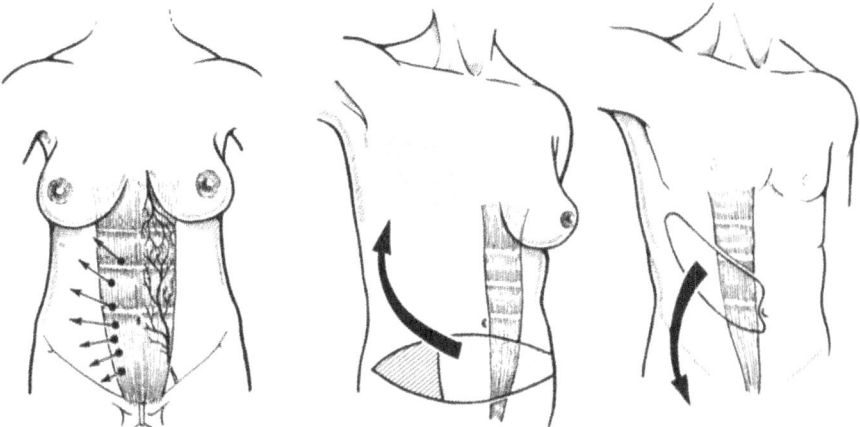

Abb. 4.30. Der myokutane Rectus-abdominis-Lappen basiert auf dem vertikal verlaufenden Gefäßmuster, welches auf seiner tiefen Oberfläche und in der Muskelmasse selber zusammen mit dem System der perforierenden Gefäße verläuft. Der kranial gestielte Lappen wird am häufigsten zur Rekonstruktion der Brust nach Mastektomie verwandt; der kaudal gestielte Lappen mit seinem nach kranial und lateral gerichteten Gefäßverlauf kann nach kaudal auf den proximalen Oberschenkel und die Leiste geschlagen werden

tes und des Nackens. Dieser Lappen hat nebenbei den nicht unbeträchtlichen Vorteil, daß sein Muskelstiel die Hauptgefäße des Halses decken und schützen kann, was besondere Bedeutung erlangt, wenn diese Gefäße aufgrund einer vorausgegangenen Bestrahlungsbehandlung gefährdet sind.

Rectus abdominis (Abb. 4.30)

Die A. subclavia und die Vasa iliaca externa stehen über die Vasa epigastrica superiores et inferiores, die senkrecht auf der tiefen Oberfläche des Rectus abdominis innerhalb der Rektusscheide verlaufen, in Verbindung, wobei sie in der Muskulatur etwa in Höhe des Nabels anastomosieren. Von diesem System gehen Äste ab, die den Muskel und die darüberliegende Haut versorgen, und die Haut über eine Reihe von perforierenden Gefäßen, welche das vordere Blatt der Rektusscheide in einer Art segmentaler Anordnung durchdringen, wobei ein zusätzliches Muster durch perforierende Gefäße hinzukommt, welches radiär vom Nabel als Zentrum ausgeht.
Das dem myokutanen Rectus-abdominis-Lappen zugrundeliegende Konzept ist folgendes: Wenn der Muskel mit seinen Gefäßen präpariert und gehoben wird – mit einer Insel darüberliegender Haut und den perforierenden Gefäßen zwischen Muskel und Haut –, bleiben sowohl der Muskel als auch die Haut über die Epigastrica superior oder inferior, je nach Ebene der Hebung, ausreichend durchblutet. Für einen Lappen zur Transposition im Bereich des Brustkorbes werden der Lappen und die Hautinsel im unteren Abdomen gehoben. Die perforierenden Gefäße

kommen von der Epigastrica superior; für einen Lappen, der für die Hüftregion und den oberen Oberschenkel vorgesehen ist, wird die Absetzungsebene entsprechend im Bereich des oberen Abdomens liegen. Als perforierendes System dient die Epigastrica inferior.

Die mit der Hebung und Verlagerung des Lappens verbundenen Probleme ergeben sich aus der Tatsache, daß der Muskel von einer aponeuroseartigen Muskelscheide umgeben ist. Das vordere Blatt, durch das die Perforatoren zur Haut ziehen, erstreckt sich über die gesamte Länge des Muskels; das hintere Blatt fehlt unterhalb der Ebene der Spina iliaca anterior superior. Aus diesem Grund können die Vasa epigastrica inferiores nach kranial und medial unter die Muskelscheide ziehen.

Die Richtungen der Perforatoren in der oberflächlichen Faszie bestimmen die Form der Hautinsel, welche entsprechend entworfen wird. Um den Nabel herum liegt ihre Achse schräg, nach kranial und seitlich in Richtung der Axilla verlaufend; weiter kaudal im Abdomen verläuft die Richtung horizontal. Das Muster der Perforatoren reicht nicht über die Mittellinie, es hat sich jedoch in der Praxis als sicher erwiesen, die Hautinsel bis etwa 4 cm über die Mittellinie zu entnehmen.

Die Verlagerung als gestielter myokutaner Lappen wird in 2 verschiedenen Formen vorgenommen, einmal mit einem kranialen, zum anderen mit einem kaudalen Muskelstiel.

Bei einem kranialen Stiel wird die Verlagerung i. allg. zur Brustrekonstruktion nach Mastektomie durchgeführt; die Haut wird als horizontale Insel gehoben, ihre Höhe auf dem Abdomen wird durch die geometrischen Erfordernisse des Transfers bestimmt, ihr Drehpunkt liegt etwas unterhalb des Rippenbogens in der Linie des M. rectus abdominis. Bei einem auf diese Weise ausgeführten Entwurf liegt die Hautinsel an der Stelle der normalerweise exzidierten Haut bei der standardmäßigen Abdominoplastik.

Die im Bereich des unteren Abdomens gehobene Hautinsel hinterläßt einen symmetrischen Defekt, der für einen direkten Nahtverschluß geeignet ist, obwohl ein beträchtlicher Anteil der kontralateralen Seite verworfen werden muß, da eine ausreichende Durchblutung über die Mittellinie hinaus in ihrer Ausdehnung eng begrenzt ist. Der Teil des Lappens, der über die Mittellinie reicht, wird bis zur Linea alba gehoben, wobei das basisnahe Segment bis zum seitlichen Rand des Rektusmuskels gehoben wird.

Der Effekt ist der, daß die Hautinsel am vorderen Blatt der Rektusscheide fixiert bleibt. Im nächsten Schritt wird das vordere Blatt senkrecht medial und lateral der Linie der perforierenden Gefäße inzidiert, wobei der Rektusscheidenstreifen mit den Perforatoren mit dem Muskel und der Hautinsel gehoben wird. Die Breite des Aponeurosensegments, das mit dem Muskel und der Haut transferiert wird, kann auf ein Minimum reduziert werden, wenn von den kontralateralen Perforatoren aus präpariert wird. Die Hautinsel dient als Wegweiser zu den ipsilateralen Perforatoren. Die Präparation erfolgt sorgfältig von medial und lateral her. Dies erleichtert den Verschluß der Vorderwand des Rektusscheidendefekts und er reduziert die Möglichkeit einer evtl. Hernienbildung. Das Rechteck des gehobenen Rektusscheidenanteils wird durch quere Inzisionen entlang der oberen und unteren Begrenzung der Hautinsel vervollständigt.

Das vordere Rektusscheidenblatt wird von der oberen Begrenzung der Hautinsel in der Paramedianlinie nach kranial bis zum Processus xiphoideus eröffnet und vom Muskel abpräpariert, insbesondere werden die Verbindungen zu den Intersectiones tendineae gelöst. Im Bereich des Xiphoids ist es i. allg. nötig, ein Segment der Rektusscheide zu entfernen, so daß beim Transfer keine Einengung des Muskelstiels erfolgt. Zur Brustrekonstruktion kann es in der Tat vorteilhafter sein, den Lappen auf dem gegenseitigen Rektusmuskel zu entwerfen, um die Biegung, um die der Lappen rotieren muß, nicht zu eng werden zu lassen. Die segmentären Blutgefäße erreichen den Muskel von der Seite, zusammen mit den Gefäßen auf seiner tiefen Oberfläche; diese Tatsache kann ausgenutzt werden, um eine blutarme Präparation bei der Mobilisierung des Muskels zu erzielen, entlang seinem medialen Rand und auch seitlich, wobei jeweils die neurovaskulären Bündel dargestellt und ligiert werden. Unterhalb der Linea arcuata, welche die untere freie Grenze des hinteren Blattes der Rektusscheide markiert, verlaufen die Vasa epigastrica inferiores und der Muskel getrennt, so daß es möglich ist, den Muskel auf Höhe der unteren Begrenzung der Hautinsel zu durchtrennen, ohne daß gleichzeitig die Gefäße durchtrennt werden müssen. Auf diese Weise können der Rektusmuskel und die Hautinsel von distal her bis zur eigentlichen Verlagerung durchblutet bleiben.

Bei Anwendung eines distal gestielten Muskellappens sind die Schritte bei der Lappenhebung im Prinzip ähnlich, obwohl es einige Unterschiede im Detail gibt. Der Ort der proximalen Absetzungslinie des Rektusmuskels wird sehr von der Geometrie des Transfers und der Größe der erforderlichen Hautinsel bestimmt. Ein langer Stiel oder eine große Hautfläche erfordern eine schräge Konstruktion des Hautovals, um die periumbilikalen perforierenden Gefäße auszunutzen. Ein kürzerer Stiel reicht bei einem queren Hautareal im Bereich des unteren Abdomens aus. Die Tatsache, daß die Vasa epigastrica inferiores unterhalb der Linea arcuata getrennt vom Rectus abdominis verlaufen, macht es möglich, daß der untere Anteil des Muskels in situ bleibt, wobei als Teil des Lappens nur das Muskelsegment genommen wird, bei dem die Gefäße in engem Kontakt zum Muskel und zu den Perforatorgefäßen stehen.

Die Vasa epigastrica inferiores weisen einen vergleichsweise großen Durchmesser auf, so daß es möglich ist, die distal gestielten myokutanen Lappen zum freien Gewebetransfer zu nutzen. Wenn eine lange Strecke zu Präparation der Vasa epigastrica inferiores in Richtung ihres Ursprungs notwendig ist, erleichtert eine quere suprapubische Inzision das Vorgehen erheblich. Unterhalb der Linea arcuata ziehen Äste direkt zum Peritoneum, deren Verletzung sorgfältig vermieden werden muß. Eine mögliche, allerdings noch nicht beschriebene Gefahr liegt darin, daß eine „abnorme" A. obturatoria als Stammgefäß der A. epigastrica inferior vorliegen kann, die bei der Operation einer Femoralhernie möglicherweise durchtrennt werden kann.

Sowohl der kranial als auch kaudal gestielte Lappen erfordern eine Hautmobilisation von beträchtlichem Ausmaß, der kranial gestielte Lappen wesentlich mehr als der kaudal gestielte, so daß die Drainage nach Verschluß des Hebedefekts sehr wichtig ist. Gleichermaßen wichtig ist es, die vordere Bauchwand wiederherzustellen, insbesondere im Bereich des unteren Abdomens, wo das hintere Blatt der

Rektusscheide fehlt. Verschiedene Verfahren beinhalten die Anwendung von prothetischem Material zur Wandverstärkung, ein vom kontralateralen vorderen Blatt der Rektusscheide eingeschlagener Lappen zur Deckung wurde ebenfalls beschrieben. Wenn der direkte Verschluß der verbleibenden Rektusscheide möglich ist, kann eine Reduktion der Spannung durch Inzision der Aponeurose des M. obliquus externus abdominis erreicht werden.

Freie Lappen

Die während der Verlagerung eines freien Lappens zwischen der Durchtrennung seiner axialen Gefäße und der Herstellung der arteriellen Anastomose verstrichene Zeit wird als Ischämiezeit bezeichnet. Um die nachteiligen Effekte der Ischämie zu reduzieren, muß der operative Ablauf nach taktischen Gesichtspunkten vorgenommen werden, um die Ischämiezeit auf ein absolutes Minimum zu reduzieren.

Bei den anfänglich angewandten freien Lappen waren die Gefäße klein, nicht immer vorhanden und gelegentlich für eine Anastomosierung ungeeignet. Aus diesen Gründen war es bei der Hebung eines solchen Lappens üblich, die erste Inzision so zu plazieren, daß sofort ein direkter Zugang zu den Gefäßen resultierte. Es sollte sicher sein, daß sie ein ausreichendes Kaliber aufwiesen. Dann wurden die Gefäße bis zu ihrem Ursprung oder entsprechend weit nach distal präpariert, um einen Stiel von entsprechender Länge zu erhalten. Sie wurden angezügelt, beispielsweise mit Gummizügeln, so daß die Durchblutung des Lappens nicht gestört und die Gefäße während der Lappenhebung geschont werden konnten. Nun wurde der Lappen in der üblichen Weise gehoben, wobei er nur noch über seinen Gefäßstiel Verbindung hatte. Bei den in letzter Zeit entwickelten Lappen sind die Unsicherheiten bezüglich der Gefäße nicht mehr gegeben, so daß eine primäre Darstellung für nicht notwendig erachtet wird; ihre Präparation kann zurückgestellt werden, bis sie sinnvoll erscheint.

Durch den Trend zu den Lappen mit größeren Arterien ist die Frage des arteriellen Inputs zu einem geringeren Problem geworden. Die entsprechenden Grundlagen bezüglich des venösen Outflows sind weitaus weniger bekannt. Eine vernünftige Faustregel ist, daß die Vene mindestens so groß wie die Arterie sein sollte; wenn nötig, wird häufig eine zweite Vene anastomosiert. Die Gefäße, die für den Anschluß der Empfängerregion gewählt werden, sollten in ihrem Durchmesser mindestens den Lappengefäßen vergleichbar sein, um damit eine ausreichende Durchblutung des Lappens sicherzustellen.

Die Gefäße können anastomosiert werden, indem eine Öffnung in die Wand des Empfängergefäßes geschnitten wird – End-zu-Seit-Anastomose. Im Unterschied dazu können die Empfängergefäße durchtrennt und die Anastomose End-zu-End angelegt werden. Die jeweils gewählte Methode hängt von der Gefäßanatomie der Empfängerseite und dem relativen Durchmesser der beiden Gefäße ab. An den meisten Stellen ist ein guter Kollateralkreislauf ausgebildet, und die Nutzung einer Arterie als Spendergefäß für einen freien Lappen beeinträchtigt nicht die Überlebensfähigkeit des Gewebes in der Umgebung. Mit derartigen Arterien können End-zu-End-Anastomosen ohne Gefahr durchgeführt werden. In besonderen klinischen Situationen allerdings, beispielsweise nach einem Trauma, können Gefäße zu potentiellen Endarterien werden, deren Durchtrennung dann zu einer Ischämie in ihrem normalen Versorgungsgebiet führt. Dann ist eine End-zu-Seit-Anastomosierung, welche das Durchblutungsmuster der Arterie nicht beeinträchtigt, essentiell.

Wenn die Entscheidung auf seiten des Chirurgen liegt, wird die gewählte Methode gewöhnlich vom relativen Durchmesser der zu anastomosierenden Gefäße bestimmt. Bei vergleichbaren Durchmessern ist es üblich, allerdings nicht obligatorisch, End-zu-End-Anastomosen durchzuführen. Wenn die Unterschiede im Durchmesser größer sind, ist die Naht oftmals zwar technisch möglich, es kann aber zu turbulenten Blutströmungen mit Thrombosierung kommen. Unter solchen Umständen sollte eine End-zu-Seit-Anastomose ausgeführt werden.

Auf der venösen Seite ist diesbezüglich viel weniger bekannt, i. allg. werden allerdings die gleichen Kriterien wie für die Arterien benutzt, wenn es um die Entscheidung End-zu-End- oder End-zu-Seit-Anastomose geht.

Es ist wünschenswert, bereits im Planungsstadium genaue Vorstellungen vom Normalverlauf der Empfängergefäße zu haben. Die Kenntnis der normalen Gefäßanatomie ist Grundvoraussetzung, wenn aber ein Lappen aufgrund eines Traumas notwendig geworden ist, müssen der Einfluß des Traumas auf die Anatomie und das Ausmaß einer möglichen Gefäßschädigung mit in die Überlegungen einbezogen werden. Lokale Narbenbildung führt zu erheblichen Schwierigkeiten bei der Operation, schränkt die Mobilität der Gefäße ein und erhöht die Rate der unbeabsichtigten Gefäßverletzungen. Angiographische Untersuchungen sind nur von begrenzter Aussagekraft, da sie keine Informationen über das Flußvolumen, über den Zustand der Gefäßwand und das Ausmaß der Vernarbungen liefern. Unter solchen Umständen muß eine gesunde Gefäßwand und ein ausreichendes Schlagvolumen vor der Hebung des freien Lappens sicher nachgewiesen sein. Ähnliche Überlegungen sind in einem vorbestrahlten Gebiet anzuwenden. In beiden Fällen kann es erforderlich sein, außerhalb des geschädigten Gebietes zu präparieren, um ein anastomosenfähiges Gefäß zu finden; die Strecke muß dann mit einem Venentransplantat überbrückt werden.

Die Spendergefäße, sowohl die Arterie als auch die Vene, sollten eine gesunde Intimaauskleidung und eine normale Gefäßwand aufweisen. Ein ebenso wichtiger Aspekt bei der Präparation ist, sicherzustellen, daß der Gefäßstiel lang genug ist, um die Spendergefäße am Lappen zu erreichen, einschließlich einer Sicherheitsreserve, um auf jeden Fall Spannung, Abknickung oder eine Verdrehung zu vermeiden. Im Idealfall sollten keine Äste, und im Falle der Venen keine Klappen in der Nähe der Anastomose liegen, weil dadurch Turbulenzen erzeugt werden können, die eine erhöhte Thrombosegefahr darstellen. Die Gefäße müssen korrekt ausgerichtet werden, um eine Verdrehung zu vermeiden, die einen weiteren Grund für das Auftreten einer turbulenten Strömung darstellt. Eine atheromatöse Intima sollte vermieden werden, da auch sie für eine Thrombose prädisponiert. Ein Infekt im Bereich der geplanten Anastomose ist eine absolute Kontraindikation für einen freien Lappen. Eine Thrombosierung ist unvermeidlich.

Bei der Präparation der Gefäße – vor, während und nach der Anastomosierung – sowohl im Lappen als auch an der Empfängerseite ist eine atraumatische Technik von entscheidender Bedeutung. Die Gefäße können durch Schieben mit der geschlossenen Pinzette oder durch Zug am periadventitiellen Gewebe manipuliert werden; jede Form der Traumatisierung, Quetschung mit der Pinzette, Hitzeschädigung aufgrund unvorsichtigen Umgangs mit der bipolaren Koagulation oder Zerrung durch exzessiven Zug führt zur Verletzung der Gefäßwand und kann die Intima schädigen, wodurch das Entstehen einer Thrombose begünstigt wird. Seitenäste können sorgfältig bipolar koaguliert werden, es muß allerdings vermieden werden, daß die Wand des Hauptgefäßes in Mitleidenschaft gezogen wird. Die Seitenäste können auch ligiert und durchtrennt werden, aber die Ligatur darf auf keinen Fall die Wand des Hauptgefäßes beeinträchtigen. Von geringerer Bedeutung ist es, ob die Präparation mit der Schere oder dem Skalpell vorgenommen wird, wenn nur die Gefäße selber nicht direkt angegangen werden. Das Herunterziehen der Periadventitia führt praktisch immer zu einem Spasmus, so daß deshalb die Gefäße nicht gründlich gesäubert werden sollen. Es ist im Gegenteil vorzuziehen, eine Manschette um das Gefäß bis zur Vorbereitung für die Anastomosierung unter dem Mikroskop zu belassen.

Die Durchblutung über das eigentliche Gefäß des Lappens wird bis zur letzten Minute vor dem eigentlichen Transfer belassen; wenn immer möglich, sollte die Gesamtoperationszeit verkürzt werden, indem das Heben des Lappens und die Vorbereitung der Empfängerseite simultan vorgenommen werden.

Anastomosentechnik (Abb. 4.31)

Auch unter dem Mikroskop ist die Beachtung der Regeln der atraumatischen Operationstechnik von größter Bedeutung. Die Gefäße dürfen nur an der Periadventitia, niemals an der Intima oder an der Gefäßwand gefaßt werden, und das periadventitielle Gewebe sollte nur am Gefäßende völlig entfernt werden, damit es sich dort nicht während der Anastomosierung in das Lumen einschlagen kann; jede unnötige Manipulation und Präparation am Gefäß ist in der Lage, einen Spasmus auszulösen.

Vor der Durchtrennung der Lappengefäße wird gewöhnlich ein Mikroklip gesetzt; die Ausrichtung des Klips sollte auf jeden Fall beachtet werden, um ein Verdrehen der Gefäße um ihre Längsachsen zu vermeiden. Verdrehung führt zum Auftreten von turbulenter Strömung, die häufig eine Thrombosierung verursacht. Die Empfängergefäße sollten über eine ausreichende Strecke freipräpariert werden, damit sie weit genug in das Wundgebiet hineinreichen. Die Durchführung einer End-zu-End-Anastomose kann oft dadurch erleichtert werden, daß Gazeläppchen unter die Gefäße gelegt werden. Während der Präparation kann selbst das sorgfältigste Vorgehen einen gewissen Spasmus hervorrufen. Es ist allgemein üblich, die Gefäße mit antispastisch wirkenden Lösungen auszuspülen, z. B. mit Lokalanästhetika wie Lidokain, Prokain oder Papaverin. Es gibt keine objektiven Hinweise, daß eine derartige Spülung tatsächlich von Nutzen ist, nach klinischer Erfahrung schadet sie zumindest nicht.

Sind Lappen und Empfängerseite so weit vorbereitet, werden die Lappengefäße an der vorher festgelegten Seite durchtrennt; danach wird der Lappen transponiert. Entsprechend der jeweiligen örtlichen Verhältnisse kann der Lappen in den Defekt entlang seiner gesamten Zirkumferenz eingenäht oder lediglich mit Haltenähten an Ort und Stelle fixiert werden. Bei beiden Methoden sollte der Lappen allerdings so gehalten werden, daß die Gefäßanastomose während des Einnähens nicht beeinträchtigt werden kann.

Wenn die Gefäße ausgerichtet und spannungsfrei einander angenähert sind, wird zur Ausführung der Anastomose das Mikroskop benutzt. Es sollte alles so hergerichtet sein, daß der Operateur bequem arbeiten kann, wobei der Patient, der Operationstisch und das Mikroskop in den entsprechenden Positionen fixiert werden müssen. In einer ungünstigen Stellung ermüdet der Operateur schnell; dadurch steigt die Wahrscheinlichkeit, daß es zu Fehlern kommt.

Dann werden die Gefäße für die Anastomosierung vorbereitet, die Präparation muß sorgfältig vorgenommen und vollständig durchgeführt werden, bevor die erste Naht gesetzt wird, so daß es keine weitere Verzögerung in der Wiederherstellung der Durchblutung gibt. Das Vorbereiten eines Gefäßes für die Anastomose erfordert die Entfernung des periadventitiellen Gewebes auf einer Strecke von etwa 2–3 mm vom Ende oder über einer Länge von 1 cm am Empfängergefäß im Falle einer End-zu-Seit-Anastomose. Jedes periadventitielle Gewebe im Gefäßvolumen, entweder locker oder an der Wand fixiert, induziert eine Thrombose. Üblicherweise wird das Gefäßende etwas zurückgeschnitten zur Entfernung jeglichen traumatisierten Gewebes, so daß das abgeschnittene Ende glatt ist und nur

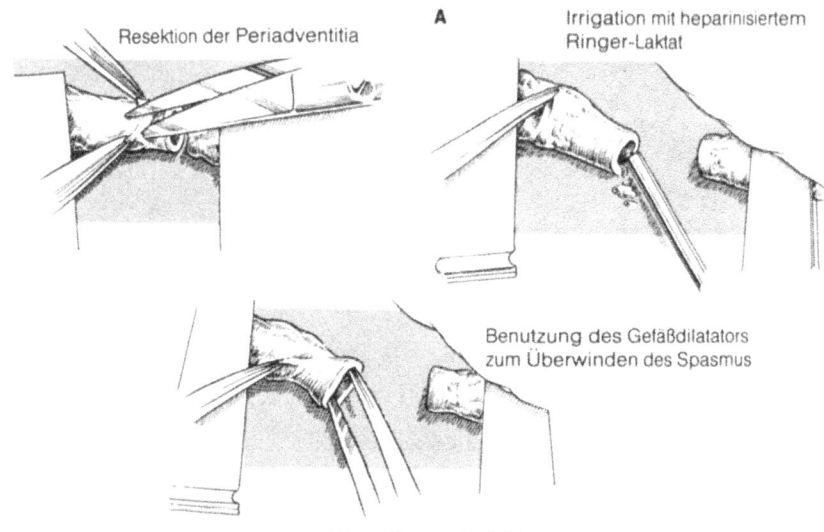

Präparation der Gefäße

Abb. 4.31 A–D. Die mikrovaskuläre Anastomosentechnik beim Transfer freier Lappen. **A** Vorbereitung der Gefäße für die Anastomosierung. **B** Die Schritte bei der End-zu-End-Anastomose. **C** Die Schritte bei der End-zu-Seit-Anastomose. **D** Technik zur Untersuchung der Durchgängigkeit der Anastomose. Einige Chirurgen bevorzugen es, hinter die Gefäße ein gefärbtes Plastikband zu legen, um die Verhältnisse übersichtlicher zu machen; dies ist in **A** dargestellt, in **B-D** weggelassen. **B-D** s. S. 146/147

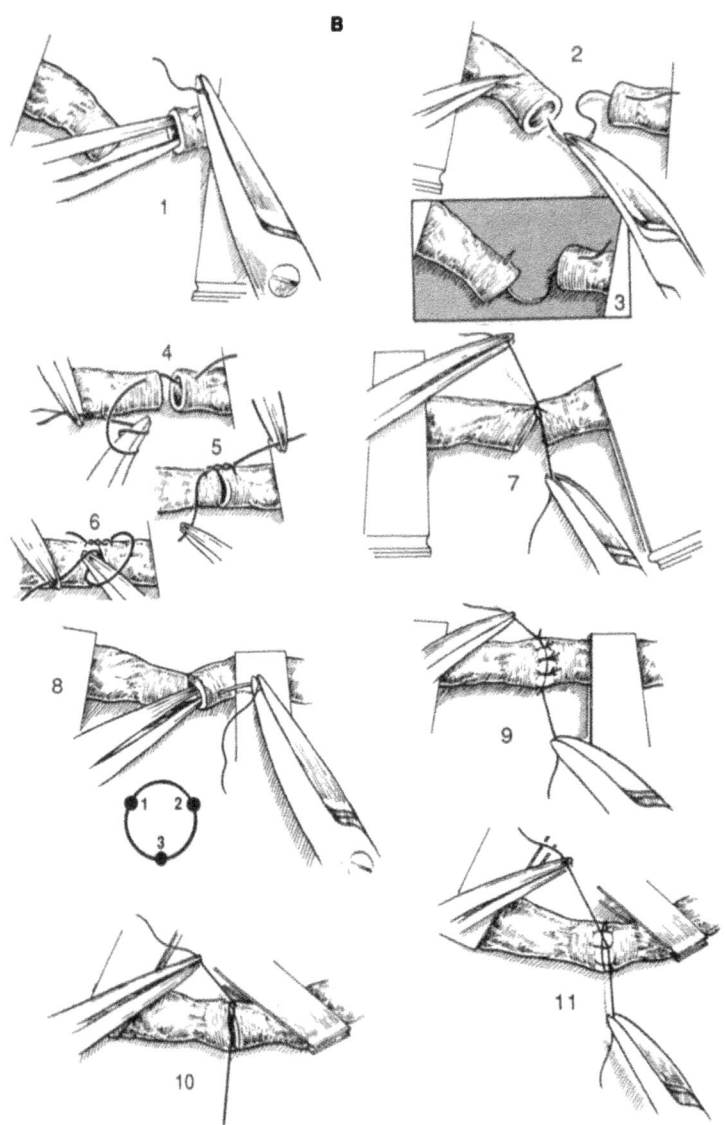

End-zu-End-Anastomose

Abb. 4.31 B. Legende s. S. 145

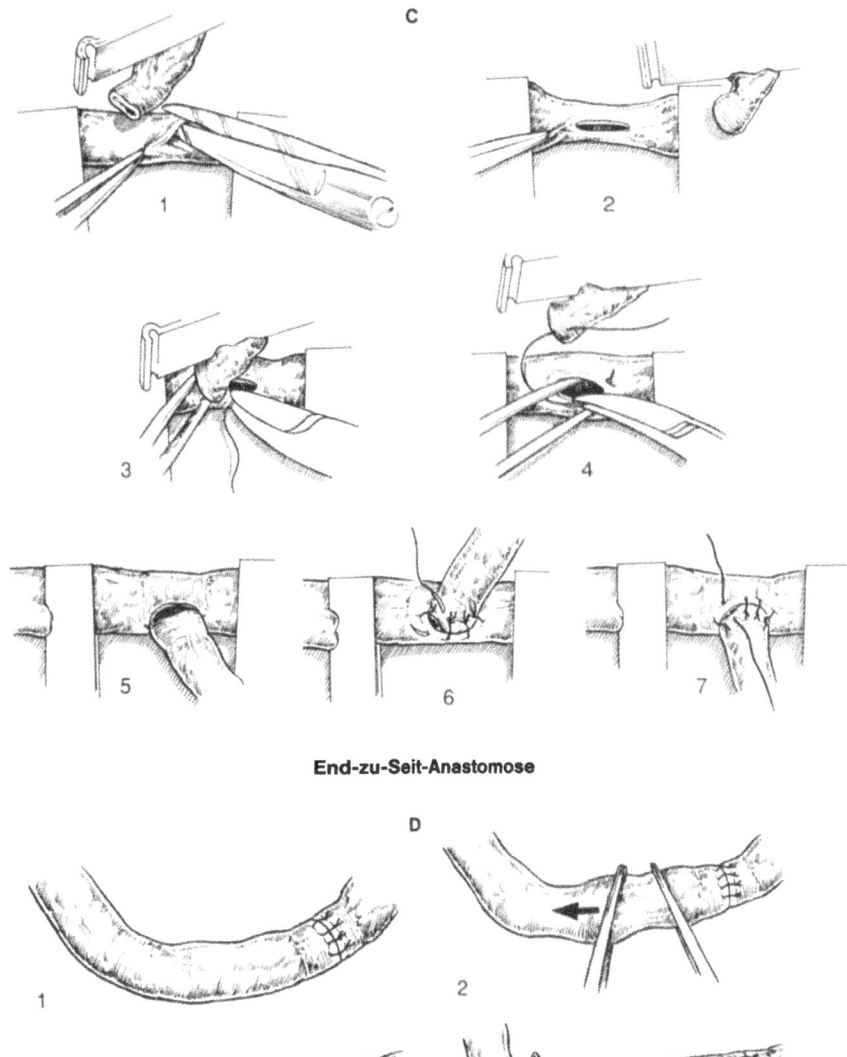

End-zu-Seit-Anastomose

Prüfen der Durchgängigkeit der Anastomose

Abb. 4.31 C, D. Legende s. S. 145

gesundes Gewebe aufweist. Die Gefäße können entweder schräg oder quer geschnitten werden, je nach persönlicher Präferenz. Unter allen Umständen muß jedoch ein Berühren und Quetschen der glattgeschnittenen Enden und der Intima
vermieden werden. Die Gefäße können mit der geschlossenen Pinzette hin- und
hergeschoben, dürfen aber nicht gefaßt werden, lediglich an der verbliebenen Adventitia. Das Lumen am zurechtgeschnittenen Ende wird mit heparinisierter Rin-
ger-Laktat- oder Hartmann-Lösung ausgespült zur Entfernung auch der kleinsten
Thromben; die Spülung wird während der Anastomosierung immer wiederholt.
Mit der gleichen Lösung wird das Operationsfeld immer feucht gehalten. Die
Gefäßenden werden mit der Pinzette oder mit speziell angefertigten Gefäßsprei-
zern dilatiert. Das Instrument wird in geschlossenem Zustand in das Lumen eingeführt und dann vorsichtig gespreizt. Dies erweitert die Gefäße leicht, vergrößert
das Lumen und wirkt einem Spasmus entgegen.

Wenn eine End-zu-Seit-Anastomose angelegt wird, werden zuerst am Empfängergefäß Mikroklips auf jeder Seite der zu anastomosierenden Stelle gelegt. Die Öffnung wird in das Gefäß auf der Seite des Lappens eingeschnitten. Manchmal geschieht dies durch Längsinzision mit dem Skalpell, die elastischen Fasern der
Gefäßwand kontraktieren sich und es resultiert eine runde oder ovale Öffnung;
häufiger wird jedoch ein rundes Stück der Gefäßwand exzidiert. Dies kann allerdings technisch sehr schwierig sein, besonders bei großen Gefäßen. Die Ränder
der Öffnung müssen ganz glatt sein.

Die Naht wird mit feinem monofilen Nahtmaterial (gewöhnlich Nylon) durchgeführt; je nach Größe des Gefäßes und der persönlichen Erfahrung des Operateurs
wird die Stärke des Fadens gewählt (8/0–11/0). Die Nähte werden in regelmäßigen
Abständen an der Zirkumferenz angelegt, wobei die Nadel in einem Abstand vom
Gefäßende eingestochen wird, der etwa der doppelten Dicke der Gefäßwandung
entspricht. Die Nadel wird senkrecht von der Adventitia in einer einzigen runden
Bewegung in das Lumen durchgestochen. Zur Stabilisierung der Gefäßwand wird
die geschlossene Pinzette in das Lumen eingeführt und leicht gespreizt. Die Branchen werden auf jeder Seite der Einstichstelle leicht gegen die Intima gepreßt, um
dadurch einen leichten Gegendruck auszuüben. Die Nadel wird durchgezogen und
in das Lumen des anderen Gefäßes eingeführt. Die Pinzette übt einen Gegendruck
auf die Adventitia aus, und die Nadel wird durch die Gefäßwand hindurchgeführt.
Die Enden werden einander angenähert und die Naht außerhalb des Gefäßes geknotet. Die Plazierung des Knotens ist im Falle einer End-zu-End-Anastomose
nicht von Bedeutung, bei der End-zu-Seit-Anastomose jedoch sollte der Knoten
auf der Seite des Lappengefäßes liegen, da er dann das Lappengefäß etwas gegen
das Empfängergefäß drückt. Die Abstände zwischen den Nähten sollten so gewählt werden, daß die Gefäßenden vollständig aneinander liegen, so daß keine
Löcher verbleiben, durch die Blut austreten kann. Dies ist eine Frage der Erfahrung und Einschätzung. Immer werden dazu Einzelnähte benutzt.

Die Reihenfolge, in welcher die Nähte gesetzt werden, kann verschieden sein, für
jede Einzelnaht wird aber die gleiche Technik benutzt. Bei der End-zu-End-Anastomose wird eine Naht an jedem Ende der Öffnung gesetzt; zuerst wird die Rückwand genäht, dann die Vorderwand. Bei der End-zu-End-Anastomose spricht viel
für die Anwendung der Dreieckstechnik, die von Carrel beschrieben wurde. Bei

dieser Methode werden 2 Nähte im Abstand von 120° gesetzt und geknotet, dann werden die Gefäße umgedreht und es wird eine weitere Naht in der Mitte der Rückwand in jeweils gleichem Abstand von den ersten beiden Nähten gelegt. Dann werden die Zwischenräume verschlossen. Die Reihenfolge bei der Naht wird bis zu einem gewissen Grad von der persönlichen Erfahrung bestimmt, häufig jedoch von den Umständen des Einzelfalls vorgeschrieben. An einem Gefäß in einer tieferen Schicht wird die tiefe Anastomose zuerst ausgeführt.

Manche Chirurgen stellen zuerst die arterielle Anastomose her und entfernen dann die Gefäßklemmen, bevor sie die Venenanastomose machen in der Vorstellung, die Ischämiezeit zu verkürzen. Das Blut, das dann in den Lappen fließt, kann durch die abgeklemmten Venen nicht wieder herausfließen, entweder bleibt es im Lappen stehen, der dann anschließend aufschwillt, oder es blutet aus der Lappenoberfläche.

Die andere und vorzuziehende Methode besteht darin, beide Anastomosen fertigzustellen, bevor man die Zirkulation durch Entfernen der Mikroklips frei gibt, wobei zuerst der Klip an der Vene distal der Anastomose entfernt wird, also entgegengesetzt der Flußrichtung. Zuletzt wird der arterielle Klip proximal der Anastomose entfernt. Immer sollte der Klip distal einer Anastomose in Richtung der Flußrichtung als erster entfernt werden, weil es sonst zur Blutung aus der Anastomose mit nachfolgender Thrombosierung kommt.

Nach Freigabe des Blutstroms kann es zu einer geringfügigen Blutung zwischen den Nähten kommen, diese steht jedoch sehr schnell. Ein offensichtliches Leck erfordert zusätzliche Nähte. Es kann einige Zeit dauern, bevor der Lappen eine rosa Färbung annimmt, und das erste Zeichen der Durchblutung ist oft, daß sich die Venen füllen. Die Durchblutung kann zunächst stockend sein, wird aber schnell kontinuierlich. Eine pralle pulsierende Arterie, ein rosa Lappen und eine gefüllte Vene sind die Zeichen einer guten und ausreichenden Durchblutung. Wenn sich diese Zeichen nicht rasch einstellen, muß nach der Ursache gesucht werden. Ein Spasmus der Arterie kann durch lokale Applikation eines gefäßerweiternden Mittels – beispielsweise Lokalanästhetikum oder Papaverin – vermindert werden; wenn dies allerdings nicht glückt, ist es besser, die Anastomose nochmals zu revidieren, oder sie zu resezieren und erneut anzulegen. Eine abwartende Haltung verschiebt das Unvermeidliche nur. Gleiches gilt für Probleme auf der venösen Seite.

Bei Zweifeln hinsichtlich der Perfusion ist ein nützlicher Test zur Prüfung der Durchgängigkeit der Anastomose, das Gefäß distal der Anastomose mit 2 nebeneinander plazierten Mikropinzetten abzuklemmen. Das Blut wird dann aus dem Gefäß entfernt, indem mit der distalen Pinzette das Gefäß nach distal auf einer kurzen Strecke ausgestrichen wird. Dann wird die proximal gelegene Pinzette geöffnet; bei einer Füllung des vorher leeren Gefäßteils wird die Durchgängigkeit der Anastomose sichtbar. Nach Fertigstellung der Anastomose und Durchgängigkeit nehmen die Gefäße für gewöhnlich eine „natürliche Lage" ein, wobei sie leicht gebogen oder schlingenförmig verlaufen. Allerdings muß der Chirurg dafür Sorge tragen, daß weder Abknickung noch Kompression vorliegt.

Abschließend wird ein Drain unter den Lappen plaziert. Bei Verwendung einer Saugdrainage ist darauf zu achten, daß sie in einiger Entfernung von der Anastomose zu liegen kommt; sie wird mit einer Naht durch Drain und Haut fixiert.

Postoperative Nachbehandlung

Freie Lappen haben ihre kritische Phase während der ersten 72 h nach der Operation; die meisten Komplikationen treten auch in dieser Zeitspanne auf. Obwohl auch danach noch Probleme auftauchen können, ist dies so selten der Fall, daß die ersten 3 Tage als die gefährliche Periode anzusehen sind, in welcher genaue und engmaschige Kontrollen erforderlich sind. Später als 3 Tage nach der Operation auftretende Komplikationen beinhalten in der Regel eine schlechte Prognose und können durch chirurgische Maßnahmen wenig beeinflußt werden.

Der postoperative Verlauf eines erfolgreichen freien Lappens ist dem eines gestielten Lappens nicht unähnlich; es gibt sicherlich einige kleinere Unterschiede. Ein Ödem tritt gewöhnlich nach 24–48 h auf und zeigt eine Rückbildungstendenz nach 72 h. Ein vorübergehendes Ödem ist im gestielten Random-pattern-Lappen normal, aber es ist weniger ausgeprägt als bei den meisten freien Lappen. Der komplikationslose freie Lappen hat eine rosa Färbung und blaßt auf Druck ab, nicht unähnlich dem gesunden Random-pattern-Lappen. Jede Veränderung in diesem Muster sollte Anlaß zum Verdacht geben, daß eine Anastomose nicht funktionieren könnte. Bei einem Lappen, der „eingefallen und leer" erscheint, auf Druck nicht abblaßt und sich kalt anfühlt, liegt am wahrscheinlichsten eine arterielle Insuffizienz vor, entweder aufgrund eines Spasmus oder einer Thrombose. Dies kann klinisch differenziert werden, indem der Lappen mit einer Skalpellklinge Nr. 11 gestichelt wird – bei einem Spasmus kommt es zu einer geringen, wenn auch reduzierten Blutung, keine Blutung tritt im Falle einer Thrombose auf. Die Unterscheidung hingegen ist rein akademisch, da der arterielle Spasmus nahezu gesetzmäßig eine Thrombosierung im Bereich der Anastomose nach sich zieht.

Eine ausgesprochene Schwellung, Zyanose, Abkühlung und venöse Stase ist wahrscheinlich durch eine venöse Thrombosierung bzw. Insuffizienz der venösen Anastomose bedingt. Probleme des venösen Schenkels sind viel häufiger als die der arteriellen Seite.

Zahlreiche Methoden wurden zur kontinuierlichen Messung des Durchblutungszustandes von freien Lappen versucht, wie die Plethysmographie in ihren verschiedenen Formen, die Doppler-Sonographie sowie Temperatur- und perkutane Sauerstoffspannungsmessungen, wobei die Aufmerksamkeit direkt auf die Durchgängigkeit der Lappengefäße gerichtet ist. Keine dieser Methoden allerdings ist befriedigend, alle können sie in der Tat zu Fehlschlüssen Anlaß geben. Die Entscheidung, ob eine Revision der Anastomose notwendig ist, wird aufgrund klinischer Kriterien getroffen. Die Regel ist einfach – im Zweifel sollte die Reexploration immer durchgeführt werden. Das schadet dem Lappen nicht. Allein das Aufschieben der Revision in der vergeblichen Hoffnung auf eine spontane Verbesserung gefährdet das Überleben des Lappens unnötigerweise und kann das Mögliche ins Unvermeidliche umkehren.

Bezüglich des Nutzens von Medikamenten für das Offenhalten der Anastomose und das Aufrechterhalten einer guten Zirkulation im Lappen gehen die Meinungen auseinander. Drei verschiedene Medikamentengruppen stehen zur Verfügung – Antikoagulanzien, Thrombozytenaggregationshemmer und Spasmolytika. Die Thrombose des arteriellen Schenkels ist hauptsächlich plättchenbedingt – mit sekundärer Aktivierung der Gerinnungskaskade. Die venöse Thrombose ist ein Prozeß der plasmatischen Gerinnung. Die prophylaktische Anwendung von Antikoagulanzien und Thrombozytenaggregationshemmern scheint deshalb logisch zu sein. Orale Antikoagulanzien finden keine Anwendung, da sie nicht sofort wirksam und schwierig zu dosieren sind, darüber hinaus ist ohnehin nur eine Kurzzeittherapie erforderlich. Deshalb ist Heparin vorzuziehen. Dipyridamol (Persantin) ist der Thrombozytenaggregationshemmer der Wahl, da er ähnlich wie Aspirin keine Nebenwirkungen hat. Trotz ihres theoretischen Nutzens gibt es keine überzeugenden Beweise, daß derartige Medikamente die Thromboserate vermindern; sie ist viel häufiger auf technische Fehler bei der Herstellung der Anastomose als auf irgendwelche, präventiv behandelbare „idiopathischen Gründe" zurückzuführen. Niedermolekulares Dextran verhindert die Sludgebildung der Erythrozyten und ist hauptsächlich auf die Mikrozirkulation gerichtet, die in Wirklichkeit durch den freien Transfer nicht beeinträchtigt ist, im Gegensatz zu den Auswirkungen des Ödems, die in keiner Weise durch antithrombotische Medikamente zu beeinflussen sind. Heparin und Dextran induzieren darüber hinaus Blutungen von der Wundfläche des Lappens und können so zum Auftreten vom Hämatomen führen. Es gibt in der Tat keine objektiven Beweise, daß irgendeines dieser Medikamente einen Effekt aufweist, dennoch ziehen einige Chirurgen eine antithrombotische Therapie vor, da die Nebenwirkungen minimal sind und der Lappen durchaus davon profitieren kann.

Radialer Unterarmlappen (Abb. 4.32)

Die anatomische Basis dieses Lappens wurde schon bei der Besprechung der fasziokutanen Lappen beschrieben (s. S. 131). Bei seiner Anwendung als freier Lappen wird sein Hautanteil als Insel konstruiert. Die Erfahrung hat gezeigt, daß die Hautinsel nicht notwendigerweise direkt über dem Gefäßverlauf liegen muß, wenn ein ausreichend breites Segment der Faszie den Lappen mit dem intermuskulären Septum mit seinen Perforatoren und damit mit den Hauptstammgefäßen verbindet.

Der Schlüssel für diesen Lappen liegt in der Erkenntnis, daß etwa in der Mitte des Unterarms das intramuskuläre Septum liegt, das das Perforatorsystem der radialen Gefäße enthält, die zwischen dem M. brachioradialis und dem M. flexor carpi radialis verlaufen. Nach Darstellung dieser Muskeln und ihrer Sehnen präpariert man auf das Segment zu, zunächst von der einen, dann von der anderen Seite, wobei zur Exposition der radialen Gefäße die benachbarten Strukturen auseinandergedrängt werden. Die radialen Gefäße werden mobilisiert, wobei die zahlreichen kleinen Äste für die umgebenden Muskeln durchtrennt werden. Unter Zuhilfenahme zusätzlicher Hautinzisionen kann die weitere Mobilisation so weit wie nötig durchgeführt werden, nach proximal bis zur Bifurkation der A. brachialis, nach distal bis zum Handgelenk. Die proximale Grenze der Mobilisation wird bestimmt durch die Gefäßanatomie der Aufzweigung der A. brachialis. Es ist nicht klug, die A. interossea anterior, die häufig aus der A. radialis entspringt, zu durchtrennen und sie als Durchblutungsquelle für den distalen Unterarm und die Hand auszu-

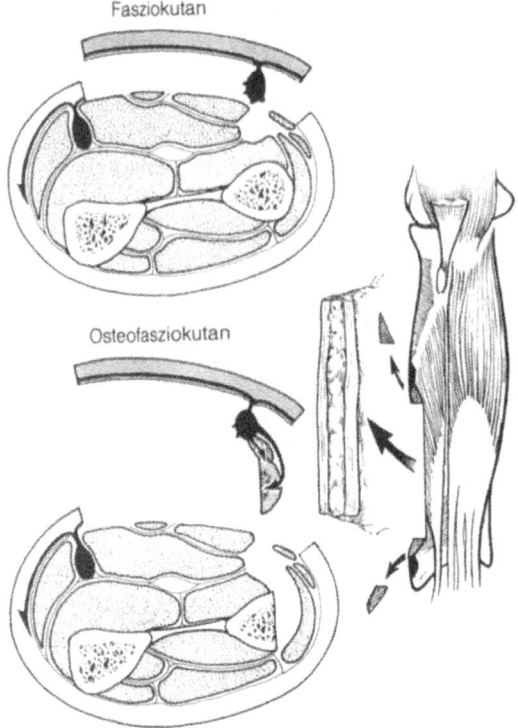

Fa! Fasziokutan

Osteofasziokutan

Abb. 4.32. Die vaskuläre Basis des radialen Unterarmlappens als freier und als gestielter fasziokutaner Lappen, einschließlich eines Anteils des Radius

schalten. In jedem Fall hängt das Ausmaß der Mobilisation der Gefäße und der
Lokalisierung des Lappens auf dem Unterarm von der durch die geometrischen
Verhältnisse des Transfers bestimmten Länge des Stiels ab. Handelt es sich um einen gestielten Lappen, stellen die radialen Gefäße die einzige Perfusionsquelle
dar; bei einem freien Lappen wird i. allg. zusätzlich eine oberflächliche Vene für
eine weitere Anastomose zusätzlich zu den Begleitvenen benutzt, falls dies erforderlich sein sollte.

Bei einem reinen fasziokutanen Lappen wird das intermuskuläre Septum nur in
der selben Ausdehnung wie die radialen Gefäße mitgenommen; es reicht mit seinen Gefäßen in die Tiefe bis zum M. brachioradialis und vereinigt sich mit dem
Periost, welches die seitliche Oberfläche des Radiusschaftes bedeckt. Zwischen
den Insertionen des M. pronator teres und des M. brachioradialis ist der Radiusschaft auf einer Länge von etwa 10 cm lediglich von Periost bedeckt, und zwar seitlich der Ursprünge des M. flexor pollicis longus und des M. pronator quadratus. Im
Periost verläuft ein Geflecht kleiner Gefäße, welche von den radialen Gefäßen
über das intermuskuläre Septum hierhin gelangen. Ausgehend vom Septum treten
auch Äste in die Muskelbäuche des M. flexor pollicis longus und des M. pronator
quadratus ein und ziehen unmittelbar neben dem muskelfreien Areal zum Radius.

Die Existenz dieser Gefäße erlaubt die Transplantation eines vaskularisierten Knochenanteils dieses Radiussegments.

Wenn ein derartiger kombinierter Lappen gehoben wird, wird zunächst der Hautanteil präpariert, auf dem intermuskulären Septum mit seinen radialen Gefäßen isoliert, und zur Darstellung der in den M. flexor pollicis longus und in den M. pronator quadratus ziehenden Gefäße zur Seite weggehalten. Die beiden Muskeln werden bis auf den Knochen in einer Linie inzidiert, die entlang des Radiusschaftes verläuft. Diese Linie wird so gewählt, daß der Radiusschaft mit der Säge in einem Verhältnis von lateral : medial von $^1/_3 : {}^2/_3$ längs durchtrennt wird. Der laterale Anteil enthält die knöcherne Komponente des kombinierten Transplantats, die verbliebenen $^2/_3$ sorgen für eine nicht allzu große Schwächung des verbleibenden Knochens. Der auf diese Weise für den Transfer verfügbare Knochenanteil liegt zwischen den Insertionen des M. pronator teres und des M. brachioradialis und weist eine Länge von etwa 10 cm auf. Die Orthopäden gehen davon aus, daß die auf diese Art durchgeführte Entfernung eines rechteckigen Knochenspans einen Schwachpunkt an jedem Ende der Resektionsstelle aufweist, die bis zu einem gewissen Grade entschärft werden kann, indem jeweils ein keilförmiges Knochensegment an jedem Ende zur Abrundung der scharfen Ecke entfernt wird. Zusätzlich ist für 4–6 Wochen postoperativ ein Gipsverband anzulegen.

Der Hebedefekt am Unterarm muß i. allg. mit Spalthaut gedeckt werden. Dies erfordert ein überaus sorgfältiges Vorgehen, da häufig das peritendinöse Gewebe freiliegt, insbesondere in einem großen Gebiet über den M. flexor carpi radialis. Die Konzentration auf das Heben des Lappens kann die Aufmerksamkeit des Chirurgen vom entstehenden Defekt ablenken, so daß die Gefahr besteht, daß das Paratenon (Sehnengleitgewebe) austrocknet. Es muß fortwährend feucht gehalten werden. Die Erfahrung hat zudem gezeigt, daß eine längere Immobilisation als üblich ratsam ist, um auf jeden Fall sicherzustellen, daß das Transplantat vor Beginn der Hand- und Handgelenkbewegungen angegangen ist. Die Immobilisation sollte mindestens 10–12 Tage betragen, wobei das Handgelenk im Gips in leichter Extensionsstellung ruhiggestellt werden soll, um die Handfunktion nicht zu sehr einzuschränken. Glücklicherweise ist bei einem mißlungenen Transplantat eine Einschränkung der Handfunktion nicht unvermeidlich, selbst wenn der M. flexor carpi radialis auf einer großen Fläche freiliegt. Mit sterilen Verbänden und Geduld granuliert das freiliegende Sehnengewebe langsam und heilt schließlich spontan. Es ist jedoch während des gesamten Heilungsprozesses darauf zu achten, daß die Finger und das Handgelenk immer voll durchbewegt werden.

Seitlicher Oberarmlappen (Abb. 4.33)

Dieser fasziokutane Lappen hat seine vaskuläre Basis im hinteren Ast der A. radialis collateralis und ihren Begleitvenen. Der Hautanteil wird von der Außenseite des Oberarms unmittelbar oberhalb des Epicondylus humeri lateralis entnommen. Der Weichteilgewebetransfer kann ein Segment des darunterliegenden Knochens einschließen.

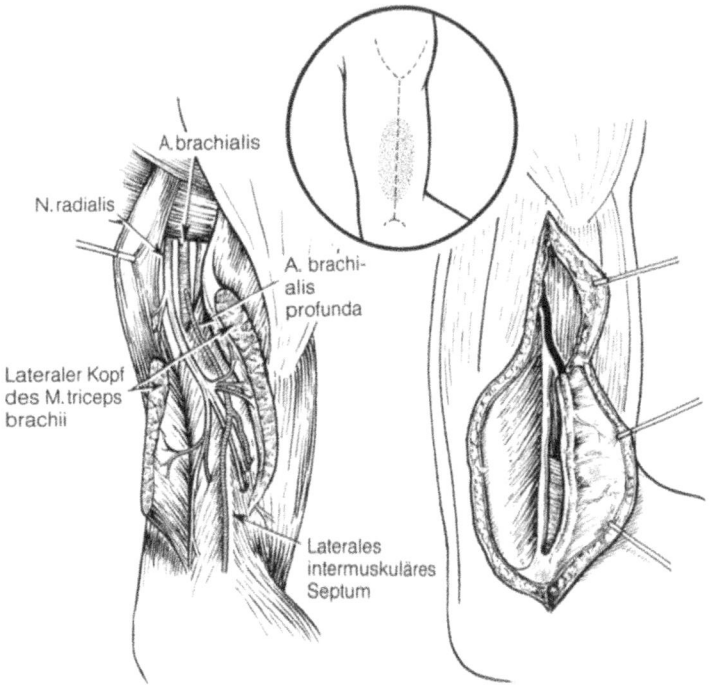

A. brachialis

N. radialis

A. brachi-
alis
profunda

Lateraler Kopf
des M. triceps
brachii

Laterales
intermuskuläres
Septum

Abb. 4.33. Die vaskuläre Basis des seitlichen Oberarmlappens, einer der Endäste der A. profunda brachii, der hintere Ast der A. collateralis radialis

Das Stammgefäß des Systems ist die A. profunda brachii. Dieses Gefäß verläuft zusammen mit dem N. radialis in der spiralförmigen Rinne unterhalb des M. triceps und zieht zwischen der Insertion des M. deltoideus und des M. triceps zum lateralen intermuskulären Septum. An dieser Stelle teilt sich die Arterie in ihre beiden Äste: A. profunda brachii anterior und A. profunda brachii posterior. Der vordere Ast, der klein und manchmal auch nicht vorhanden ist, begleitet den N. radialis bei seinem Verlauf zwischen dem M. brachialis und dem M. brachioradialis. Der hintere Ast mit einem äußeren Durchmesser von meist 1,5–2,0 mm ist konstant mit seinen Begleitvenen vorhanden; er verläuft nach distal im intermuskulären Septum zwischen dem M. triceps und der Brachialis-Brachioradialis-Muskelgruppe, um schließlich in den Anastomosenkomplex des Ellbogengelenks einzumünden. Im intermuskulären Septum gibt die A. profunda brachii posterior Äste ab, welche zur tiefen Faszienschicht und der darüberliegenden Haut ziehen. Zusätzlich gehen zahlreiche kleine Gefäße zu den Muskeln in der Nachbarschaft ab; sie ziehen auch zum Periost des Humerus, an dem das intermuskuläre Septum fixiert ist.

In der klinischen Praxis ist das gehobene Hautareal beidseits symmetrisch zum intermuskulären Septum lokalisiert. Es sollte nicht breiter als 6 cm sein, nicht weil die Hebung eines breiteren Lappens unsicher wäre, sondern weil ein breiterer Defekt nicht sicher gedeckt werden kann. Der N. cutaneus lateralis inferior des Arms ist für die sensible Versorgung dieses Hautareals zuständig und zur Anastomosierung im Empfängergebiet geeignet, wenn ein sensibler Lappen erforderlich ist. Die Durchtrennung dieses Nervs sowie des N. cutaneus posterior des Unterarms, welcher gewöhnlich mit ihm verläuft, hinterläßt natürlich ein anästhetisches Areal distal der Lappenhebestelle.

Der Lappen wird in Blutsperre gehoben, die Linie zwischen dem Epicondylus humeri lateralis und dem Deltoideus sowie der Verlauf des intermuskulären Septums werden auf die Haut gezeichnet. Hinter dieser Linie enthält der Lappen keine Strukturen von Bedeutung, so daß es günstig ist, diesen Teil des Lappens zuerst zu heben, um so die Ebene zwischen der Faszienschicht und dem M. triceps darzustellen und dann nach vorne bis zum lateralen intermuskulären Septum zu präparieren. Der Muskel wird dann in seiner ganzen tiefen Ausdehnung über die gesamte Länge des Lappens vom Septum getrennt. Darüber werden die Gefäße und die Nerven im Septum dargestellt. Sie werden proximal präpariert und vom N. radialis getrennt, wobei die Hautinzision nach proximal am hinteren Rand des M. deltoideus verlängert wird, um sie in der spiralenförmigen Rinne aufzufinden. Dabei werden der M. triceps und der M. deltoideus voneinander getrennt; alle Muskelfasern des Trizeps, die am Septum haften und die Rinne mit ihrem Inhalt verdecken, werden durchtrennt. Anhand des auf diese Weise dargestellten Gefäßstiels kann der Rest des vor dem Septum liegenden Lappens vom M. brachialis und vom M. brachioradialis gehoben werden. Während der Präparation müssen zahlreiche kleine Muskelgefäße in der Nachbarschaft durchtrennt werden.

Wenn der Transfer ein kombiniertes Transplantat von Haut und Knochen beinhaltet, verbleibt ein schmaler Muskelstreifen an beiden Seiten des Septums bis auf den Knochen über die ganze zu hebende Länge, wobei der N. radialis vorher vorsichtig aus dem Operationsgebiet herausgehalten werden muß. Es kann ein Knochenstreifen von 1 cm Breite und bis zu 10 cm Länge gehoben werden.

Skapulalappen (Abb. 4.34)

Die Gefäßbasis dieses Lappens stellen die Hautäste der A. circumflexa scapularis mit ihren Begleitvenen dar, gewöhnlich zwei, gelegentlich auch nur eine. Die Gefäßbasis wird aus der Aufteilung der A. subscapularis, ihrem Stammgefäß, an der Hinterwand der Axilla gebildet. Unmittelbar danach tritt sie in das intermuskuläre Dreieck, dessen Begrenzungen oben der Unterrand des M. subscapularis und des M. teres minor auf der Skapula, unten der Oberrand des M. teres major und seitlich der lange Kopf des M. triceps bilden.

In diesem Dreieck teilt sich die Arterie in ihre Haut- und Muskeläste. Der Hautast zieht in das Subkutangewebe, über der Skapula zwischen dem M. teres major und dem M. teres minor hindurch, und teilt sich dann in die beiden Hauptendäste, von denen einer horizontal zur Mittellinie verläuft, der andere schräg nach kaudal, etwa parallel zur seitlichen Begrenzung der Skapula. Der Hauptmuskelast zieht in die Tiefe zum M. teres minor und zum M. infraspinatus in den infraspinalen Teil der Skapula. Vorher gibt er einen Ast ab, der entlang der seitlichen Grenze des Knochens in Richtung des Angulus inferior verläuft. An dieser Stelle haben der M. teres minor und der M. teres major eine nahezu kontinuierliche Ursprungslinie

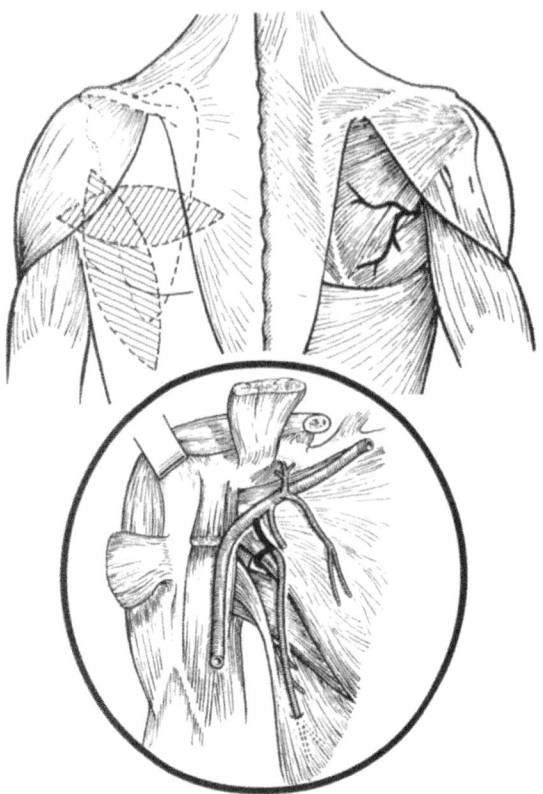

Abb. 4.34. Skapulalappen, die die Hautäste der A. circumflexa scapularis als die vaskuläre Basis der beiden Lappen zeigen, wobei einer horizontal in Richtung auf die Mittellinie zu und der andere schräg entlang der seitlichen Begrenzung der Skapula verläuft. Wenn ein langer Gefäßstiel erforderlich ist, können die A. und die V. circumflexae scapulae bis zu den Stammgefäßen der A. und V. subscapularis in der Axilla präpariert werden

an einem verdickten Skapulastreifen, der ihre seitliche Begrenzung bildet. Die Muskeln und der Knochenstreifen, von dem sie entspringen, werden in der ganzen Ausdehnung bis zum Angulus inferior von den Muskelästen perfundiert.

Es wurden 2 Lappen entworfen, um die terminalen kutanen Hautäste zu nutzen, einer als horizontale Ellipse, etwa zwischen der Spina scapulae und dem Angulus inferior, der andere in Form einer schräg nach unten und leicht nach hinten verlaufenden Ellipse, parallel zur seitlichen Begrenzung der Skapula. Beide haben ein gemeinsames Zentrum, von dem die Gefäße aus dem muskelfreien Dreieck entspringen; die Identifikation dieses Punktes durch Präparation der Muskelränder ist der Schlüssel zur sicheren Hebung der beiden Lappen.

Die Größe der in der Praxis verwendeten Lappen ist durch die Notwendigkeit des direkten Verschlusses des Hebedefekts begrenzt – 24×12 cm gelten als absolutes Maximum. Beide Lappen werden von ihren entfernten Enden in Richtung des Eintrittspunktes der Gefäße gehoben. Die Sektionsebene in der Tiefe sollte die darunterliegenden Muskeln einschließen, um sicherzustellen, daß die Lappen ihre axialen Gefäße auch tatsächlich beinhalten. Die Gefäße werden sichtbar, sobald der Gefäßstiel erreicht ist.

Der kurze Stiel kann durch Verfolgung der Gefäße bis zum Ursprung aus der A. subscapularis in der Axilla verlängert werden. Die Schwierigkeiten bei der Präparation hängen im wesentlichen von dem die Gefäße umgebenden Fett ab, welches bei adipösen Patienten beträchtliche Ausmaße annehmen kann. Durch diese weitere Präparation resultiert ein erheblich längerer Stiel, wobei die Gefäßdurchmesser größer sind. Beide Faktoren erleichtern die Transposition als freier Lappen. Die übertragene Haut weist für die Haut im Bereich des Rückens die allgemein typische Dicke und Rigidität auf, all das muß bei Anwendung dieses Lappens in die Überlegungen einbezogen werden. Der sekundäre Hautdefekt kann direkt verschlossen werden.

In Form der verdickten seitlichen Begrenzung der Skapula kann bei beiden Lappen Knochen als kombinierter freier Gewebetransfer mit eingeschlossen werden, wobei durchschnittlich zwischen der Fossa glenoidalis und dem Angulus inferior bis zu 12 cm gewonnen werden können.

Dorsalis-pedis-Lappen (Abb. 4.35)

Dieser Lappen wird aus der Haut des Fußrückens gebildet. Die Gefäße für die Anastomose sind die A. dorsalis pedis und ein Ast des dorsalen venösen Bogens, welcher in die Saphena führt, gelegentlich gibt es Begleitvenen der Arterie.

Die A. dorsalis pedis, ihre Begleitvenen sowie der N. peronaeus profundus, welcher für die sensible Versorgung der Streckseite der 1. und 2. Zehe und der dazwischenliegenden Haut zuständig ist, verlaufen nach distal über den Fußrücken lateral der Sehne des M. extensor hallucis longus, um dann in die Tiefe zur Sehne des M. extensor hallucis brevis zu ziehen. Auf der Höhe der Tarsometatarsalgelenke gibt die Arterie einen bogenförmigen Ast ab, welcher nach lateral über den Fußrücken zieht. Sie verläuft dann weiter nach distal bis zur Basis des 1. und 2. Metatarsalknochens, wo sie in die Tiefe zwischen den beiden Zehen in Richtung Fußsohle zieht, unter dem Bogen, welcher durch den doppelten Ursprung des M. interosseus dorsalis gebildet wird, um dann den tiefen Plantarbogen zu erreichen. Beim Verlauf in die Tiefe gibt sie einen Ast ab, die A. metatarsea dorsalis prima. Dieses Gefäß versorgt die laterale Seite der Großzehe und die mediale Seite der zweiten Zehe.

Die venöse Drainage nimmt 2 Wege – den ersten und wichtigsten über die oberflächlichen Venen des dorsalen Bogens, die in das Saphenasystem münden, den zweiten über die Vv. comitantes zu den tiefen Beinvenen. Außer der 1. und 2. Zehe wird die Sensibilität der Haut des Fußrückens vom N. peronaeus superficialis vermittelt, der auf dem Fuß zwischen der Haut und der oberflächlichen Faszie von lateral nach medial verläuft.

Der Ort, an dem die A. metatarsea dorsalis aus ihrem Stammgefäß entspringt, ist variabel: entweder vor oder nach der Stelle ihres Eintrittes zwischen die Metatarsalia oder nach dem weiteren Verlauf in die Tiefe in Richtung des tiefen Plantar-

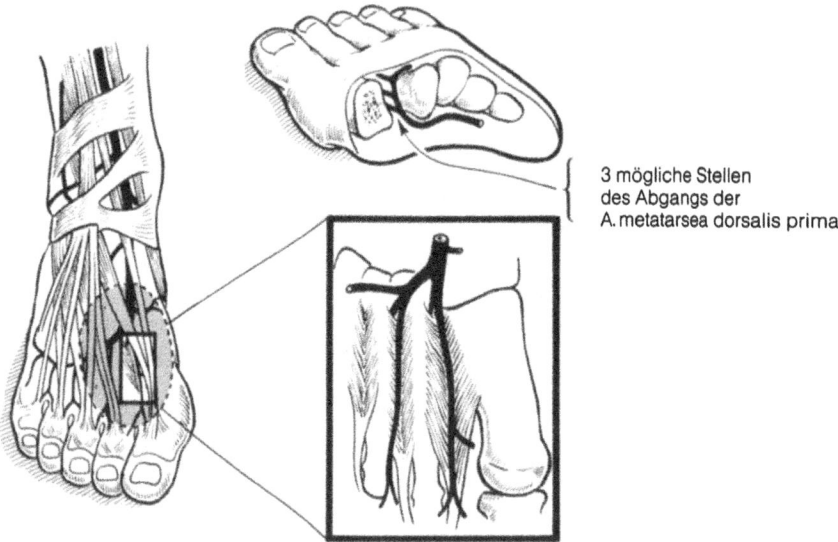

3 mögliche Stellen
des Abgangs der
A. metatarsea dorsalis prima

Abb. 4.35. Dorsalis-pedis-Lappen mit Darstellung der A. metatarsea dorsalis prima als eine Durchblutungsquelle, welche von der A. dorsalis pedis beim Verlauf auf die Plantarfläche zwischen dem ersten und dem zweiten Metatarsalknochen abzweigt. Die Stelle, an der der Ast abgeht, ist variabel und kann sehr tief zwischen dem ersten und dem zweiten Metatarsalknochen liegen

bogens. Diese Varianten sind für die Hebung des Lappens von großer Bedeutung, da er im Unterschied zu seiner Bezeichnung nicht nur von der A. dorsalis pedis, sondern auch von der A. metatarsea prima versorgt wird. Der Lappen wird einschließlich der tiefen Faszie gehoben, so daß er eigentlich ein fasziokutaner Lappen ist. Weiter nach distal in Richtung des Knies ist die Verbindung zwischen Haut und tiefer Faszie fester und die Bedeutung der A. metatarsea dorsalis prima wird größer. Um das Maximum an Durchblutung durch dieses Gefäß zu erzielen, wird der Lappen nach distal bis zu den Schwimmhäuten der Zehen gehoben, von dieser Linie aus nach proximal wird seine Länge gemessen. Je nach erforderlicher Länge des Stiels wird die A. dorsalis pedis nach proximal bis zum distalen Retinaculum flexorum mobilisiert.

Die Anatomie der A. dorsalis pedis weist Anomalien auf, die bis zum gelegentlichen vollständigen Fehlen dieses Gefäßes reichen. Dann kann ein derartiger Lappen natürlich nicht in Erwägung gezogen werden. Die Palpation der Arterie und nicht einmal die Arteriographie schließen Fehlinterpretationen aus, so daß als erster Schritt bei der Lappenhebung das Gefäß dargestellt und identifiziert werden muß. Ebenfalls müssen vorher die oberflächlichen Venen auf der Haut eingezeichnet werden. Die Präparation wird dann in Blutsperre durchgeführt, der Lappen wird einschließlich der tiefen Faszie gehoben. Diese Schicht liegt sehr dicht auf den Extensorsehnen, so daß sorgfältig vorgegangen werden muß, um das Paratenon nicht zu verletzen. Im Verlauf der Hebung wird die A. arcuata durchtrennt, die kritische Stelle während der Präparation ist das Gebiet zwischen den Basen des 1. und

2. Metatarsalknochens, der Schlüsselpunkt ist die Abgangstelle der A. metatarsea dorsalis. Abhängig davon, wie tief sie zwischen den Metatarsalia liegt, kann es unmöglich sein, sie zu ligieren; dann muß das Gefäß geklippt werden. Die oberflächliche Vene wird in geeigneter Länge vom proximalen Ende des Lappens her isoliert; es können die in den Lappen ziehenden Nerven mitgehoben werden, um sie an der Empfängerseite einzunähen mit dem Ziel, einen sensiblen Lappen zu erhalten. Eine entsprechende Länge des arteriellen Stiels wird durch Präparation nach proximal erreicht. Nun wird die Blutsperre aufgehoben, so daß die Durchblutungssituation des Lappens beurteilt werden kann. Danach folgt die Blutstillung.

Die häufigste Anwendung dieses Lappens ist sein freier Gewebetransfer, dabei werden die Gefäße durchtrennt. Er wird auch als proximal gestielter Nahlappen zur Deckung von Defekten der Umgebung genutzt, wobei der Gefäßstiel intakt bleibt. Dabei wird es oft als wünschenswert erachtet, einen sensiblen Lappen zu gewinnen; um dies zu ermöglichen, muß sorgfältig auf den Erhalt der relevanten Hautnerven geachtet werden. Zum Verschluß des sekundären Defekts ist ein Spalthauttransplantat nötig; Probleme mit dem Hebedefekt machen den Hauptnachteil dieses Lappen aus, so daß aus diesem Grund ein gutes Resultat des Transplantats wünschenswert ist. Während aller Phasen des Transfers muß sehr sorgfältig vorgegangen werden, d. h. Sorgfalt beim Heben des Lappens, die Sehnen müssen ständig feucht gehalten werden, die Spalthaut muß korrekt aufgebracht und der Fuß muß im Gips ruhiggestellt werden. Bei vielen Patienten kommt es zu einem Bogensaitenphänomen der Sehnen mit einer entsprechend irregulär geformten Oberfläche, wenn Sprunggelenk und Sehnen nicht in Dorsalflexion stehen. Die Gipsruhigstellung muß mindestens für 10 Tage erfolgen, damit das Spalthauttransplantat gut einheilen kann. Darüber hinaus ist bis zum völlig sicheren Einheilen eine sorgfältige Beobachtung erforderlich.

Der Dorsalis-pedis-Lappen gibt eine dünne flexible Haut von guter Qualität, die Durchmesser seiner Gefäße machen die Anastomosierung relativ einfach. Zweifellos allerdings haben Probleme mit dem Hebedefekt eine allgemeine Verbreitung eingeschränkt. Mit den derzeit verfügbaren alternativen Möglichkeiten ist seine Bedeutung in der ursprünglichen Form beträchtlich gesunken. In seinen modifizierten Formen wird er allerdings heute noch häufiger zusammen mit den weiter distal gelegenen Gewebeanteilen, die entweder von der A. metatarsea dorsalis prima oder dem Endast der A. dorsalis pedis versorgt werden, angewandt. Der Transfer der Großzehe oder der zweiten Zehe zur Rekonstruktion von Fingern (insbesondere der Daumen) findet Anwendung, und in neuerer Zeit werden lange Weichteilsegmente mit ihren Nervenversorgungen zur sensiblen Deckung bei Fingerrekonstruktionen benutzt.

TEIL 2
KLINISCHE ANWENDUNG

5 ALLGEMEINCHIRURGIE

Die Notwendigkeit, Methoden der plastischen Chirurgie in der Allgemeinchirurgie anzuwenden, ergibt sich in vielen unterschiedlichen Situationen; der allen gemeinsame Faktor ist, daß Haut ersetzt werden muß. Der Hautverlust kann durch das Trauma selbst, durch die operative Behandlung oder durch die Kombination von beiden hervorgerufen worden sein. Eine Betrachtung der unterschiedlichen Möglichkeiten, die eine Deckung notwendig machen, muß sich besonders mit dem Einfluß der pathologischen Situation auf das Vorgehen des Chirurgen und auf die dadurch bestimmte Art der Deckung befassen.

Einige wenige Bedingungen verschiedenster Art lassen sich nicht klassifizieren, aber die meisten Fälle mit Verletzung oder Verlust der Haut, die eine Deckung erfordern, gehören zu den großen Kategorien des traumatischen, infektiösen oder postoperativen Hautverlustes.

Traumatischer Hautverlust

Es kann sich um ein Hitze-, mechanisches oder Bestrahlungstrauma handeln. Es ist nicht beabsichtigt, das Hitzetrauma als gesonderte Einheit abzuhandeln, da eine adäquate Diskussion Aspekte berücksichtigen müßte, die den Umfang dieses Buches sprengen würden; ein Großteil der Betrachtungen zur Hautdeckung auf granulierendes Gewebe ist direkt auf die Versorgung von Verbrennungen, die die ganze Haut betreffen, anwendbar.

Mechanisches Trauma

Prinzipiell kann ein mechanisches Trauma jedes Hautgebiet entblößen. Die besonders von diesen Verletzungen betroffenen Teile sind jedoch der behaarte Kopf, die Gliedmaße und das Skrotum.

Behaarter Kopf

Aufgrund ihrer langen Haare ist dies häufig eine Verletzung bei Frauen; das Haar wird von Maschinenteilen erfaßt und dadurch die behaarte Kopfhaut teilweise oder vollständig abgerissen. Meistens liegt die Ebene der Ablederung in der lockeren Gewebeschicht zwischen der Galea aponeurotica und dem Perikranium. Der ausgerissene Teil kann partiell oder vollständig losgelöst sein.

Bei nur partieller Loslösung sollte der Lappen erhalten und nach entsprechender Wundtoilette, Rasur usw. unabhängig von der Größe des Gewebestiels wieder in den Defekt eingenäht werden. Durch dieses Vorgehen kann der Lappen beobachtet werden, bis sich eine Demarkationslinie zwischen gesundem Lappenanteil und Nekrose ausbildet. Es kann ein sehr viel größerer Teil des Lappens überleben, als es die Größe des Stiels zunächst vermuten läßt. Nach der Demarkation können die trockenen und relativ sterilen Nekrosen exzidiert werden. Die entstandenen Defekte können sofort mit Spalthaut gedeckt werden. Bei mikrochirurgischer Erfahrung sollte zusätzlich die Revaskularisation des Lappens versucht werden.

Wenn das Areal vollständig abgetrennt ist, hängt die Behandlung davon ab, ob die Verlegung in ein mikrochirurgisches Zentrum möglich ist. Dorthin sollte der Patient so schnell wie möglich zur weiteren Behandlung überwiesen werden. Der abgerissene Skalp muß während des Transports gekühlt werden; er wird in einem verschlossenen Plastiksack in eiskaltem Wasser transportiert.

Mit seiner starken, unnachgiebigen Galea widersteht der Skalp dem Trauma der Abscherung ziemlich gut; die Blutgefäße können, abgesehen von denen in der Abscherungsebene, durchaus intakt sein. In solchen Fällen hängt sein Überleben von einer schnellen Revaskularisation ab, und genau das kann der Mikrochirurg leisten. Das für die Anastomosierung zu wählende arteriovenöse System wird vom Ort und dem Ausmaß der Abscherung bestimmt, wenn jedoch mehrere Gefäßsysteme zur Verfügung stehen, ist das System der oberflächlichen Temporalgefäße zuerst zu rekonstruieren. Zur Überbrückung von Defekten können Veneninterponate erforderlich sein. Durch das reichhaltige Anastomosenmuster der Skalpgefäße mit ihrem vergleichsweise großen Durchmesser kann durchaus eine einzige arterielle und venöse Gefäßnaht zur Durchblutung des gesamten abgescherten Skalps ausreichen. Wenn die ersten Anastomosen fertiggestellt sind, kann die Durchblutung abgeschätzt und es können bei Bedarf zusätzliche Anastomosen ausgeführt werden. Ein Revaskularisationsversuch des abgescherten Gewebes sollte immer durchgeführt werden, da im Erfolgsfall das Haarwachstum normal ist. Der Mißerfolg wird schnell erkennbar und es wird dann so vorgegangen, als wenn kein Mikrochirurg zur Verfügung stehen würde.

Bestand keine Möglichkeit der Revaskularisation oder mißlang der Versuch, muß die Deckung mit anderen Mitteln erreicht werden. Es handelt sich nicht um einen absoluten Notfall, jedoch um eine dringliche Situation. Wurde das Kopfhautsegment komplett losgelöst, dann darf es unter keinen Umständen wieder in den Defekt zurückgenäht werden. Es besteht keine Aussicht, daß ein solches freies Transplantat angeht, und der Optimismus des Chirurgen, der abwartet und hofft, verzögert nur die Entfernung der unvermeidlichen Nekrose.

Die Behandlung hängt von der Ausrißebene ab. Normalerweise verläuft die Trennebene durch das lockere netzförmige Gewebe unter der Galea aponeurotica; das dabei intakt gelassene Perikranium stellt ein ausgezeichnetes Transplantationsbett dar. Der Defekt sollte als erste Maßnahme vollständig mit Spalthaut gedeckt werden (Abb. 5.1). Die behaarte Kopfhaut ist eine ideale Region für eine offene Transplantation. Ist aus irgendwelchen Gründen eine sofortige Transplantation nicht möglich, so ist es angezeigt, das Perikranium sorgfältig zu verbinden; damit soll vermieden werden, daß es austrocknet und nekrotisch wird. In diesem

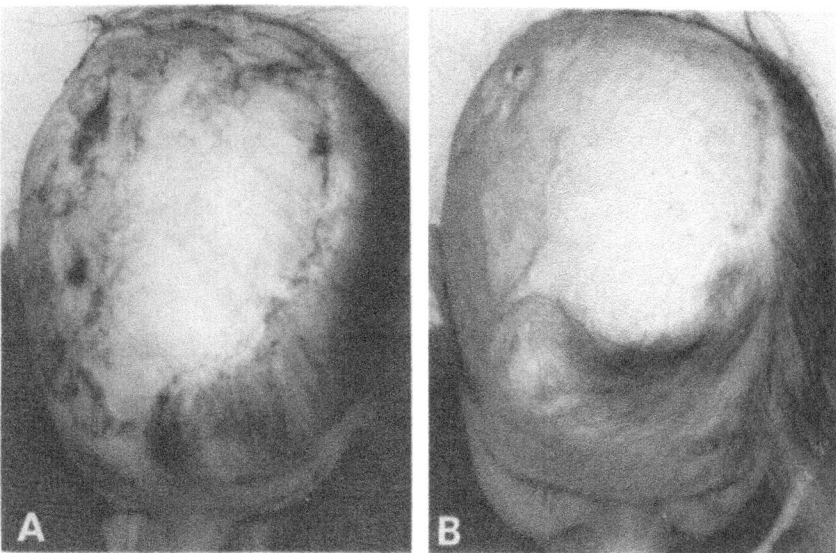

Abb. 5.1 A, B. Eine primäre Deckung mit Spalthauttransplantaten nach Skalpierungsverletzung bei unverletztem Perikranium zeigt die schnelle Abheilung. **A** Erscheinungsbild 2 Wochen nach der Verletzung; **B** vollständige Abheilung, 7 Wochen nach der Verletzung

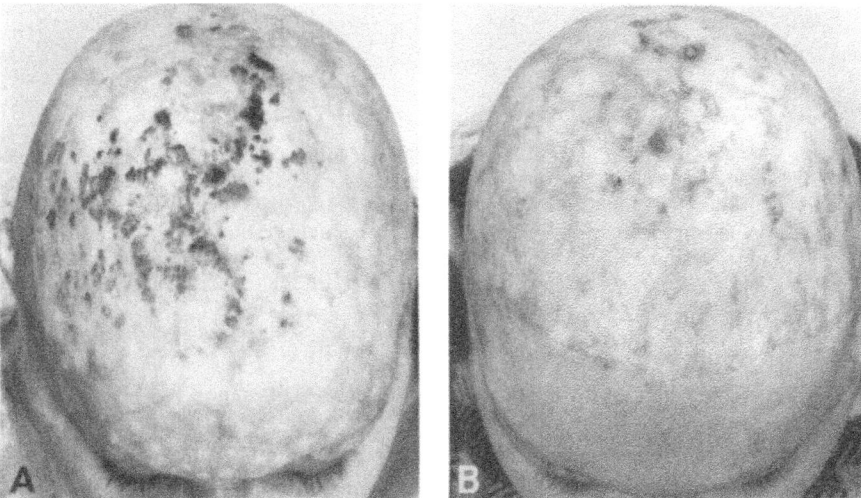

Abb. 5.2 A, B. Verwendung eines mit dem Dermatom gewonnenen Spalthauttransplantats bei einem sekundären Stirnhautersatz nach unbefriedigendem kosmetischem Ergebnis des Primärtransplantats. **A** Das schlechte kosmetische Ergebnis nach primär applizierten Reverdin-Epidermisläppchen; **B** Ersatz mit dem Dermatomtransplantat

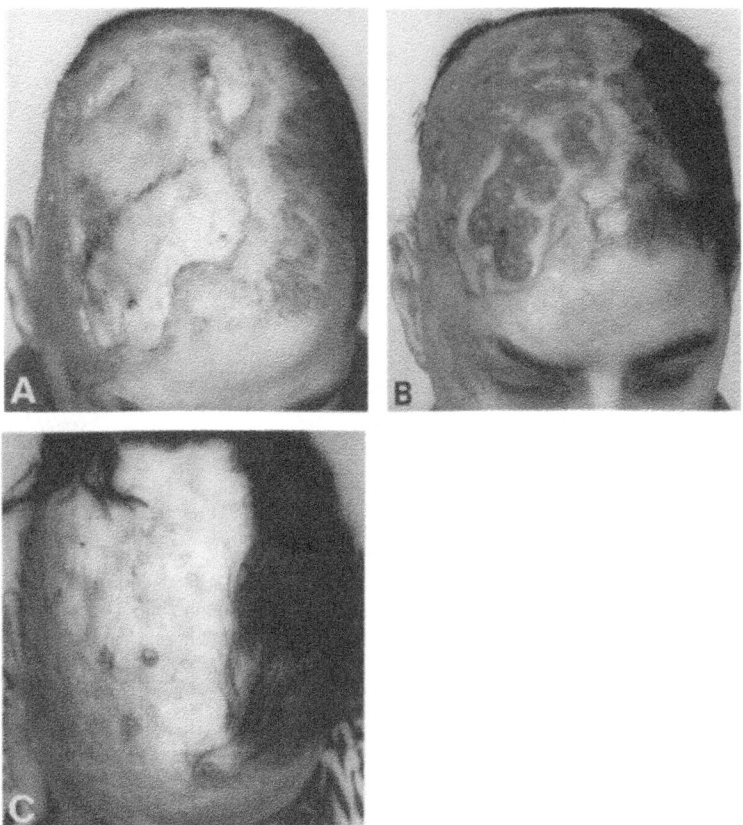

Abb.5.3A–C. Abheilung nach Zerstörung des Perikraniums. In diesem Beispiel erfolgte die Schädigung durch Verbrennung; die Erscheinungsfolge ist ähnlich, wenn der knöcherne Schädel durch Abriß der behaarten Kopfhaut freigelegt wird. **A** Freiliegende Tabula externa des Schädeldachs; **B** Granulationsinseln 4 Monate später; **C** der abgeheilte Zustand 13 Monate nach **A** zeigt instabile Epidermisregionen. Mit schnellerem und effektiverem Entfernen des äußeren Kortex könnte die Heilung rascher voranschreiten, aber der Endzustand – mit den Gebieten chronischer Instabilität – würde sich wahrscheinlich nicht mehr ändern

frühen Stadium kann nämlich das offen gelassene Perikranium, bevor sich Granulationen zeigen, sehr leicht mumifizieren.

Ist die Stirn mitbetroffen, so ergibt das glatte, gleichmäßig dicke Dermatomtransplantat kosmetisch das beste Ergebnis. Es kann entweder primär oder sekundär nach Exzision des ersten Transplantats angewandt werden (Abb.5.2).

Seltener ist im Bereich der Skalpierung der Schädelknochen entweder teilweise oder vollständig vom Perikranium entblößt; die Behandlung des Defekts bei freiliegendem Knochen ist völlig anders, sie dauert länger und ist schwierig. Die freiliegende Lamina externa des Schädelknochens nimmt kein Transplantat an; es müssen daher Methoden eingeführt werden, um einen „blutenden Knochen" zu schaffen, der dann granuliert (Abb.5.3). Der schnellste und sicherste Weg, den

Knochen zum Granulieren zu bringen, besteht darin, die Tabula externa abzu-
meißeln. Bei genügender Erfahrung kann ein sofort aufgetragenes Spalthauttransplantat auf einer solchen Oberfläche angehen; man verliert jedoch wenig, wenn abgewartet wird, bis sich vernünftige Granulationen gebildet haben. Häufig muß das
Abmeißeln wiederholt werden, wenn kleinere Areale nicht granulieren. Der gesamte Behandlungsablauf ist sowohl für den Patienten als auch für den Chirurgen
außerordentlich ermüdend. Zudem ist das Endergebnis wenig befriedigend, da der
Mangel an Beweglichkeit und Polsterung das Transplantat für kleinere Traumen
anfällig macht.

Auf dem skalpierten Gebiet wächst kein Haar, wodurch eine Nachfolgeoperation
notwendig werden kann. Die Situation kann manchmal verbessert werden, indem
ein Lappen aus der übrigen normalen behaarten Kopfhaut nach frontal geschwenkt wird, um eine ventrale Haargrenze zu schaffen. Wird das aus einem solchen Lappen neu wachsende Haar entsprechend gekämmt, so kann damit die kah-
le Stelle bedeckt werden. Obwohl es niemals ganz natürlich aussieht, ergibt dies
ein besseres Ergebnis als viele Perücken. In dieser Situation kann die ggf. wiederholt angewandte Gewebeexpansion eine beträchtliche Hilfe bedeuten. Sie erlaubt,
haarlose Flächen durch vorher expandierten haartragenden Skalp zu ersetzen;
dies ist eine der Situationen, in denen das Verfahren unzweifelhaft Erfolg hat.

Die Gliedmaße

Ein ausgedehnter Hautverlust an einer Gliedmaße ist meistens das Ergebnis einer
Verletzung an Wringmaschinen oder Walzen, die zur Skelettierung führt.
Der übliche Unfallmechanismus besteht entweder darin, daß eine Gliedmaße
durch maschinell angetriebene Rollen, z.B. den Wringer einer Waschmaschine,

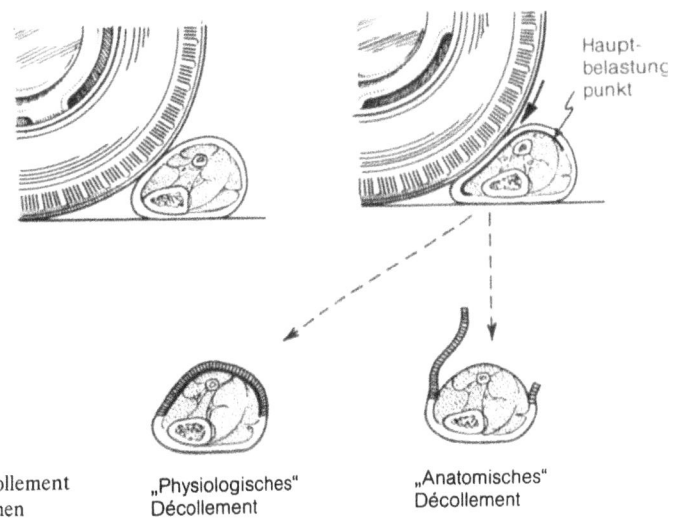

Abb. 5.4. Zum Décollement   „Physiologisches"   „Anatomisches"
führende Mechanismen   Décollement   Décollement

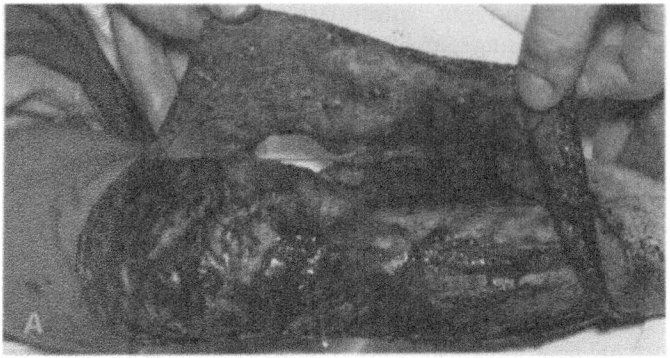

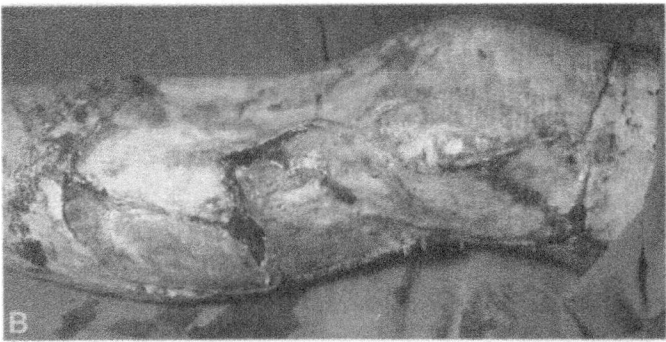

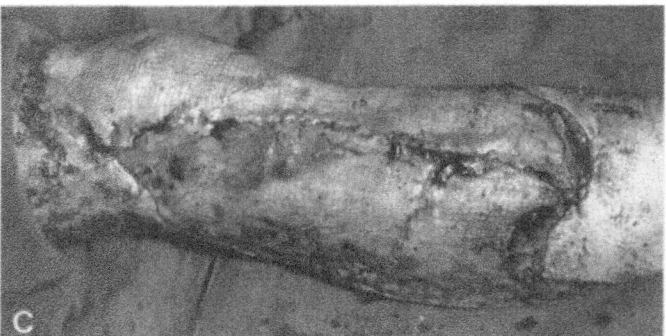

Abb. 5.5 A–E. Décollement des Beins, primär mit Spalthautstreifentransplantaten gedeckt.
A Ausdehnung der Verletzung; **B** erster Verbandwechsel 7 Tage später; **C** Abheilung bei voller
Funktion. **D, E** s. S. 169

gefaßt wird oder im Überrollen des Gliedes durch einen Autoreifen; beide verursachen eine plötzliche starke Scherbelastung (Abb. 5.4). Die Endergebnisse unterscheiden sich nur im Schweregrad. Es können gleichzeitig knöcherne und Gelenkverletzungen vorliegen; die Behandlung solcher Kombinationsverletzungen wird
auf S. 204 beschrieben. Die charakteristische Erscheinung eines solchen Traumas
besteht in der Ablösung der Haut. Das Wort „Ablösung" muß modifiziert werden,

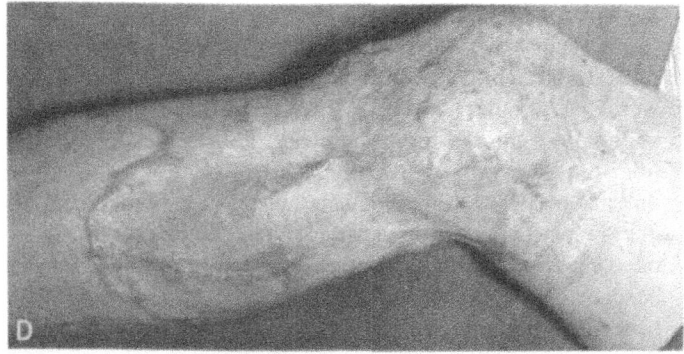

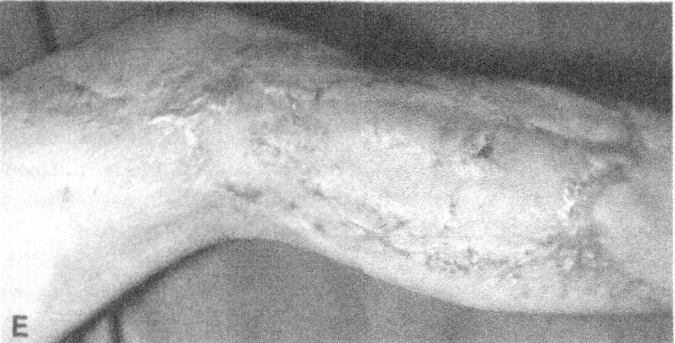

Abb. 5.5 D, E.   Legende s. S. 168

da sie anatomisch oder physiologisch vorliegen kann. Bei anatomischer Ablösung ist die Haut tatsächlich abgerissen. Besteht die Ablösung physiologisch, dann ist die Hautoberfläche intakt, auf der Höhe der Muskelfaszie ist es jedoch zu einer vollständigen Gewebezerreißung mit Unterminierung gekommen. Gleichzeitig ist das Gefäßsystem der Haut mehr oder weniger schwer durch den plötzlichen extremen Druck infolge der Scherbelastung geschädigt; die Schädigung ist gewöhnlich groß genug, um eine ischämische Nekrose der Haut und der Subkutis hervorzurufen. Abhängig vom Verletzungsmechanismus im einzelnen kann die abgescherte Haut auch durch Reibungswärme ganz oder teilweise verbrannt sein, was darauf hinweist, daß die Gliedmaße bei dem Unfall über die Straße geschoben oder gezogen worden ist.

Man muß sich klar machen, daß anfangs nur wenige klinische Zeichen auf die Schwere und das Ausmaß der Gefäß- und Hautschäden hinweisen – außer man sucht gezielt danach. Klinische Symptome, nach denen bei einer solchen Verletzung gefahndet werden muß, sind das fehlende Abblassen der Haut auf Druck und die Rückkehr der ursprünglichen Farbe beim Loslassen oder das Fehlen einer Blutung aus einem Wundrand. Beide Zeichen deuten auf das Fehlen einer wirksamen Hautzirkulation hin. Die Haut über dem gesamten unterminierten Bezirk muß als gefährdet angesehen werden, und der Chirurg muß entscheiden, was lebensfähig

ist und erhalten werden kann, oder was abgestorben ist und exzidiert werden sollte. Liegen positive Anzeichen für eine Blutzirkulation vor, dann ist mit Lebensfähigkeit zu rechnen; fehlen diese positiven Zeichen, so sollte die Haut exzidiert
werden. Eine nützliche Hilfe, dies abzuschätzen, bietet die intravenöse Verabreichung von Fluoreszein in einer Konzentration von 15 mg/kg in 200 ml Kochsalz,
über eine Zeitspanne von 10 min injiziert. Unter ultraviolettem Licht fluoresziert
durchblutete Haut, während nichtdurchblutete Haut diesen Effekt nicht aufweist.
Schwierigkeiten ergeben sich dann, wenn die Hautschädigung partiell ist, wobei
dann ein marmoriertes Fluoreszenzmuster resultiert. Solche Gebiete weisen, insbesondere in den Rändern eines abgescherten Lappens, mit großer Wahrscheinlichkeit zumindest eine oberflächliche Nekrose auf und sollten daher besser exzidiert werden.
Ebenso wie an der behaarten Kopfhaut, sollte hier eine Transplantation frühzeitig
erfolgen (Abb. 5.5). Obwohl durch den Gesamtzustand des Verletzten die lokalen
Verhältnisse in den Hintergrund gedrängt und deren Versorgung zeitweilig aufgeschoben werden kann, sollte doch so bald wie möglich eine lokale Bestandsaufnahme erfolgen. Hierbei wird die abgestorbene Haut exzidiert und der entstandene
Defekt – falls notwendig – nach entsprechendem Débridement mit Spalthaut gedeckt. Es sollte so viel Haut wie möglich appliziert werden, vorrangig im Bereich
von Beugen und Gebieten mit darunterliegenden Sehnen.
Oft liegt eine Muskelschädigung vor, und hier muß die Exzision von nekrotischem
Gewebe so radikal sein, wie es mit der Erhaltung solch lebenswichtiger Strukturen
wie Arterien und Nerven gerade noch vereinbar ist. Ein Transplantat wird nur auf
einem gesunden Untergrund angehen; zurückbleibendes nekrotisches Gewebe
bedeutet den Transplantatverlust.
Es ist nicht ungewöhnlich, daß zumindest ein Teil der losgelösten Haut noch relativ
ungeschädigt ist. Eine solche Haut kann nach sorgfältiger Ablösung des gesamten
Subkutanfetts als Vollhauttransplantat auf den gesäuberten Untergrund replan-
tiert werden. Geht ein solches Transplantat erfolgreich an, dann ist das Endergebnis signifikant besser, als wenn die Spalthaut von einer anderen Region genommen
wird.
Das wichtigste ist, daß man den Dingen nicht ihren Lauf läßt, bis sich die Nekrosen
langsam und spontan abstoßen. Ist die Verletzung primär übersehen worden und
wird sie erst erkannt, wenn sich Nekrosen bilden, dann sollten diese sofort nach
Demarkation exzidiert und der Defekt mittels Transplantat gedeckt werden. Ein
weiteres Abwarten bedeutet ein Warten auf Infektion, Gewebezersetzung und
Verzögerung der Nekrosenabstoßung mit nachfolgenden Schwierigkeiten bei der
Transplantation.

Das Skrotum

Die übliche Unfallursache eines Skrotalhautabrisses besteht darin, daß das Skrotum zusammen mit den Hosen von einer horizontal drehenden Welle erfaßt werden. Früher wurden die freiliegenden Hoden in die Oberschenkel implantiert oder
mit einem Hautlappen gedeckt; es hat sich jedoch gezeigt, daß man sie auch mit ei-

nem freien Hauttransplantat decken kann. Häufig ist die abgerissene Haut noch vorhanden und relativ intakt; sie ist – nach sorgfältiger Exzision der Tunica dartos – bereits erfolgreich als Vollhauttransplantat benutzt worden. Als Alternative dazu ist die Anwendung von Spalthaut beschrieben worden.

Diese Techniken sollten nur von einem Experten angewandt werden, denn Erfolg erfordert Erfahrung und Geschick. Verletzungen dieser Art sollten primär in einer Abteilung für plastische Chirurgie behandelt werden.

Strahlenschäden

Radionekrose und Radiodermatitis (Abb. 5.6) sind Formen von Strahlenschäden, die eine Anwendung von Methoden der plastischen Chirurgie notwendig machen können. Die Probleme, mit denen sich der plastische Chirurg konfrontiert sieht, sind die Durchblutungstörung des bestrahlen Gewebes und die Beziehung des Strahlenschadens zur bösartigen Grundkrankheit.

Die Durchblutungsstörung nimmt bis zu 6 Monate nach der Bestrahlung noch zu, um dann eine Plateauphase zu erreichen; die Tatsache aber, daß sich die Probleme klinisch viel später manifestieren, läßt den Schluß zu, daß der Prozeß der Ischämie eine noch viel längere Zeit andauert. Die Beziehung zum malignen Tumor kann in 2 Formen erfolgen: Entweder die maligne Erkrankung bricht im bestrahlten Gebiet erneut auf, oder aber es handelt sich um das kontinuierliche Wachstum eines Neoplasmas unter der Radiotherapie. Ein Tumor kann sich im bestrahlten Gewebe entwickeln, selbst wenn die primäre Läsion weder maligne noch semimaligne war. Bei dem Tumor kann es sich um ein Karzinom oder ein Sarkom handeln; oft präsentiert er sich als Geschwür im bestrahlten Gebiet. Die Radiotherapie zur Behandlung eines malignen Tumors ist nicht immer erfolgreich und bei weiterem Tumorwachstum manifestiert sich die Geschwulst gewöhnlich auch als Geschwür. Das Problem ist nicht einfacher, wenn – wie so oft – die beiden pathologischen Zustände gleichzeitig in einem Geschwür vorliegen.

Eine Radiodermatitis findet sich heute häufig im Gesicht oder an Hautarealen, über denen die Bestrahlung von intraabdominellen Tumoren oder regionären Lymphknoten erfolgte. Als die Radiotherapie als Standardmethode zur Behandlung von Erkrankungen im Bereich des Gesichts, beispielsweise bei Akne, Sycosis barbae oder Lupus vulgaris, genutzt wurde, war die Einwirktiefe nicht groß und die tiefergelegenen Gewebe waren nicht besonders betroffen. Am Ort einer Tiefenbestrahlung ist die Situation jedoch völlig anders. Der gesamte Gewebeblock zwischen der Haut und dem Zielort ist hierbei betroffen. Diese Art der Radiodermatitis hat mit der Radionekrose viel gemeinsam und schreitet oft bis dorthin fort. Eine Radionekrose mit Beteiligung der Haut führt zu Ulkusbildungen und zeigt eine tiefere Ausdehnung der Ischämie. Die Notwendigkeit, daß sicher festgestellt werden muß, ob das Geschwür Ausdruck eines malignen Geschehens ist, bedeutet, daß ausgiebige und repräsentative Biopsien vorgenommen werden müssen. Die Diagnose einer reinen Radionekrose ohne pathohistologische Sicherung darf nicht akzeptiert werden. Ein in einem strahlengeschädigten Gebiet auftretendes Neoplasma bleibt für eine beträchtliche Zeit lokal beschränkt; Lymphknotenmetastasen sind in

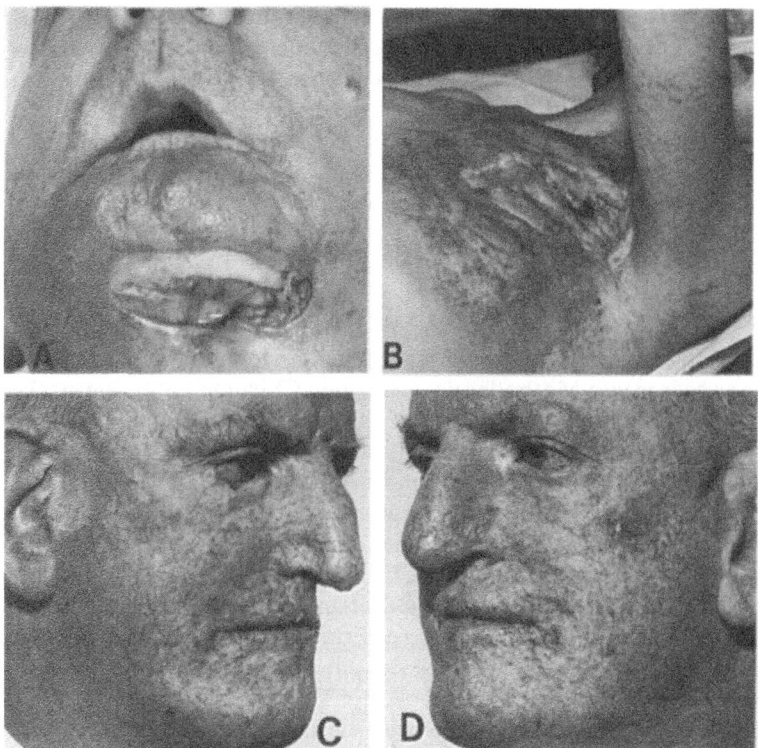

Abb. 5.6 A–D. Beispiele für Radionekrosen und Radiodermatitiden. **A** Radionekrose des Kinns, Mundbodens und Unterkiefers in Verbindung mit einer Fistel nach Bestrahlung eines Plattenepithelkarzinoms des Mundbodens. **B** Radionekrose der Brustwand infolge Strahlentherapie nach radikaler Mastektomie wegen Karzinoms; man sieht die zentral gelegene tiefe Ulzeration mit den freiliegenden Rippen und eine Radiodermatitis in der Umgebung. **C, D** Radiodermatitis nach Bestrahlung wegen Acne vulgaris. Es sind freie Hauttransplantationen am rechten Unterlid und der rechten präaurikulären Region durchgeführt worden, und nachdem diese Bilder gemacht wurden, mußten weitere Ulcera rodentia unmittelbar nach Auftreten entfernt werden

diesem Stadium eine Seltenheit. Ein bestrahlter Tumor, der im gleichen Gebiet wieder auftritt, verhält sich im wesentlichen wie vor der Bestrahlung.

Die zur Behandlung einer Radiodermatitis erforderliche Exzision muß selten tiefer als die Haut ausgeführt werden, so daß davon ausgegangen werden kann, daß ein freies Hauttransplantat gut angeht, wenn die Exzision bis auf das klinisch normal erscheinende, gut durchblutete Gewebe vorgenommen wurde. Bei Zweifeln über die Tiefenausdehnung ist der Mobilitätsgrad der Haut ein nützlicher Hinweis, da die gute Beweglichkeit der Haut eine tiefe Ausdehnung ausschließt. Die Durchblutung der Basis nach der Exzision der Radiodermatitis erfordert eine sorgfältige Beachtung hinsichtlich der Entscheidung der Art der Rekonstruktion – freies Transplantat oder Lappen.

Die Probleme bezüglich der Rekonstruktion sind bei Radionekrosen häufig erheblich größer. Im Idealfall wird das ganze nicht durchblutete Gebiet exzidiert, sowohl in der Seitausdehnung als auch in die Tiefe; dies ist jedoch nicht immer möglich, insbesondere im Hinblick auf die Tiefenausdehnung wegen der dort betroffenen Strukturen, am häufigsten sind dies Nerven und Gefäße. Die Deckung eines derartigen Defekts erfordert nahezu immer einen Lappen mit der entsprechenden Blutversorgung. Wenn es nicht möglich war, das Gebiet der Radionekrose vollständig zu exzidieren, wird der Lappenstiel nicht durchtrennt. Die Durchtrennung des Stiels kann in solchen Fällen selbst nach sehr langer Zeit zur Nekrose des Lappens führen. Wenn es möglich war, das nicht durchblutete Gewebe in toto zu resezieren, bis normales Gewebe zurückbleibt, wird dieses Problem nicht auftauchen.

Hautverlust durch Infektion

Seit dem Aufkommen der Antibiotika sind Hautnekrosen infolge einer fulminanten Zellgewebeentzündung selten; es kann aber immer noch ein ausgedehnter Hautverlust durch Infektion nach einer nekrotisierenden Pannikulitis auftreten. Das hauptsächliche pathologische Geschehen liegt in der Subkutis, wo eine sich schnell ausbreitende Nekrose auftritt. Sekundär tritt infolge einer avaskulären Nekrose durch Thrombosierung der ernährenden Gefäße der Verlust der darüber liegenden Haut ein.
Die Behandlung besteht in einer großzügigen Exzision der betroffenen Subkutis. Die bei ihrer Exzision gleichzeitig geopferte darüber gelegene Haut kann bei rechtzeitiger und radikaler Exzision noch gesund sein. Das Gebiet sollte weiträumig gereinigt werden, wenn sich klinisch Irritationen zeigen. Sobald sich im Wundgrund gesunde Granulationen zeigen und er frei von wesentlichen pathogenen Keimen ist, wird in üblicher Weise eine Spalthauttransplantation durchgeführt. Ob die Transplantate offen gelassen oder verbunden werden, hängt hauptsächlich von der Lokalisation des Defekts ab.

Hautverlust nach chirurgischem Eingriff

Ein Hautdefekt kann nach Exzision eines Hauttumors selbst oder nach Tumorexstirpation, die die Haut sekundär mitbetrifft, wie beim Mammakarzinom, auftreten.

Mammakarzinom

Die Probleme der Rekonstruktion nach Mastektomie haben sich in dem Maße verändert, wie sich die Mastektomieformen geändert haben. Mit der Abkehr von der radikalen Mastektomie über die einfache Mastektomie zur „Lumpektomie" hat sich die Notwendigkeit für eine Hauttransplantation des Exzisionsdefekts erheblich verringert, der Schwerpunkt liegt jetzt bei dem höheren Bedarf für die Rekonstruktion nach Mastektomie. Die ersten Rekonstruktionen zum Wiederaufbau der resezierten Mamma wurden mit dem myokutanen Latissimus-dorsi-Lappen durchgeführt, wenn nötig mit einem zusätzlichen Silikonimplantat. In neuerer Zeit wird alternativ der untere myokutane Rectus-abdominis-Lappen angewandt. Diese Methode ist dann besonders geeignet, wenn die Patientin, was in solchen Situationen in der Regel der Fall ist, ein Übermaß an Haut im Bereich des unteren Abdomens aufweist, wobei die Hautinsel, die bei der „Apronektomie" normalerweise verworfen wird, zur Rekonstruktion der Brust verwandt wird. Je nach Volumen dieses Lappens kann er ein zusätzliches Implantat überflüssig machen. In neuester Zeit wurde die Gewebeexpansion zur Behandlung des Defekts nach Mastektomie eingesetzt; die Methode hat sich als sehr effektiv erwiesen zur Schaffung eines Raums, der dann mit einem Silikonimplantat aufgefüllt wird.

Ein bislang nicht völlig geklärter kontroverser Aspekt der Rekonstruktion nach Mastektomie betrifft die Frage, ob die Rekonstruktion primär oder zeitlich verzögert durchgeführt werden soll. Es besteht unter den plastischen Chirurgen eine allgemeine Tendenz, die sekundäre Rekonstruktion vorzuziehen. Die Patientin mit sekundärer Rekonstruktion kennt ihre Situation nach der Mastektomie, wodurch sie die Tatsache, daß das Ergebnis niemals dem Original völlig gleicht, leichter akzeptieren kann.

Karzinome der Haut

Bei der Therapie maligner Hauttumoren ist es wichtig, daß der Chirurg zumindest im Geiste 2 Dinge trennt: die Exzision des Tumors und die Deckung des Defekts, damit der Tumor entsprechend seiner Dignität und Ausdehnung ohne Rücksicht auf mögliche Probleme der Defektdeckung behandelt werden kann.

Außer an Kopf und Hals erfolgt der Hautersatz nach Exzision eines malignen Hauttumors direkt anschließend. Der kosmetische Aspekt spielt bei der Festlegung der Deckungsmethode eine untergeordnete Rolle; die normalerweise angewandte Methode besteht darin, unmittelbar nach Exzision ein Spalthauttransplantat zu applizieren. In diesem Bereich hat das freie Hauttransplantat die Vorteile, daß es technisch leichter zu handhaben ist und außerdem das Auftreten eines Rezidivs in diesem Gebiet nicht verschleiert.

Eine der wenigen Situationen, die die primäre Anwendung eines Lappens erfordern, ist dann gegeben, wenn nach Exzision eine Wundfläche zurückbleibt, auf der ein freies Hauttransplantat nicht angeht, wie z. B. bei kortikalen Knochen oder Sehnen. Es müssen dann die Vorteile einer Lappendeckung gegen den Sicherheitsgrad einer adäquaten Exzision abgewogen werden, besonders hinsichtlich der Tiefenausdehnung, wobei diesem Aspekt bei einem Lappen am wenigsten Rechnung getragen wird.

Neoplasmen an Kopf und Hals

Nach Exzision eines bösartigen Hauttumors im Bereich des Kopfes und des Halses hängt die geeignete Deckung von einer Vielzahl von Faktoren ab, insbesondere pathologischer und anatomischer Art; die Probleme werden durch kosmetische Faktoren akzentuiert. Alle diese Aspekte ausführlich zu beschreiben, würde den Rahmen dieses Buches sprengen, allerdings gibt es bestimmte Prinzipien, die beachtet werden müssen, wenn die Techniken zur Deckung von Weichteildefekten im Bereich des Gesichtes mit Erfolg angewendet werden sollen.

Wenn immer möglich wird eine Exzisionsstelle direkt verschlossen; ist aber bei einem Defekt eine direkte Naht nicht möglich, muß entschieden werden, welche Art der Rekonstruktion vorgenommen werden soll: freies Hauttransplantat oder Lappen. Die Schwierigkeiten der Entscheidung zwischen beiden Verfahren entstehen aus den Erfordernissen der Tumorbehandlung einerseits und denen der Kosmetik andererseits, wobei der Chirurg abwägen muß, welchem er beim jeweiligen Patienten die relative Priorität einräumt.

Pathologische Aspekte betreffen den Tumortyp, die Wachstumsgeschwindigkeit, die Art der Infiltration und das Ausmaß der Radikalität. Von Bedeutung ist oft zusätzlich der Zustand der umgebenden Haut, ob diese beispielsweise Zeichen einer Strahlenschädigung aufweist und dann evtl. die Eignung des Gewebes als Nahlappen in Frage gestellt ist. Wie sicher eine Tumorexzision erfolgen kann und die möglichen Konsequenzen einer nicht radikalen Tumorentfernung stehen ebenfalls im direkten Zusammenhang zur Art der zu wählenden Verfahren, Hauttransplantat oder Lappen. Im allgemeinen wird diskutiert, daß bei einem dünnen Transplantat – verglichen mit dem dickeren Lappen – das Tumorrezidiv leichter in einem früheren Stadium entdeckt werden kann. Dies trifft hinsichtlich der Radikalität in der Tiefe zu, weniger aber wenn das Rezidiv mit großer Wahrscheinlichkeit im Randbezirk zu erwarten ist. Dann kann es genauso schnell bei einem Lappen wie bei einem Transplantat entdeckt werden.

Hinsichtlich der klinischen Abschätzung der Radikalität spielt die Erfahrung des Chirurgen die wichtigste Rolle; seine sichere Beurteilung bei den verschiedenen Tumortypen und sein Geschick, Tumorbarrieren wie beispielsweise Knorpel bezüglich der Radikalität zur Tiefe hin auszunutzen. Ein weiterer Faktor ist, ob bei lokalem Tumorrezidiv die Letalität ansteigt. Dies wiederum hängt von der anatomischen Lokalisation und davon ab, ob das Wachstumsverhalten und die Infiltration des Tumors durch die vorhergehende ineffektive Bestrahlungstherapie verändert wurden.

Anatomische Faktoren schließen solche Tatsachen ein wie den Ort des Tumors, ob es sich um ein Gebiet handelt, bei dem die Verfahren der Exzision und Defektdeckung wohldefiniert und etabliert sind, und in dem die Haut locker ist und Defekte direkt verschlossen werden können, oder wo aufgrund der Spannungsverhältnisse eine direkte Naht Verziehungen im Gesicht hervorrufen würde.

Probleme hinsichtlich der Kosmetik ergeben sich daraus, daß entsprechend dicke Transplantate besonderer Spenderregionen nicht immer kosmetisch und funktionell einwandfreie Resultate in bestimmten Gebieten ergeben. Die meisten freien Hauttransplantate liefern ein schlechteres kosmetisches Ergebnis als ein richtig gewählter Lappen, insbesondere wenn es sich um einen Nahlappen vom gleichen Gewebetyp handelt.

Das kosmetische Problem ist außerordentlich komplex, wobei die individuellen Unterschiede bei jedem Patienten vor der definitiven Entscheidungsfindung entsprechend berücksichtigt werden müssen. Der weniger erfahrene Chirurg wird wahrscheinlich die Methode der freien Transplantate häufiger verwenden, die meisten Chirurgen werden jedoch in dem Maße mehr Lappen verwenden, wie ihre Erfahrung steigt und ihre Einschätzungen exakter werden. Nichtsdestoweniger ist es richtig, daß es selbst der erfahrenste Chirurg gelegentlich richtig findet, zunächst zu exzidieren und zu transplantieren, bevor er nach sorgfältiger Beobachtung und erst wenn er sicher ist, daß tatsächlich das Tumorproblem gelöst ist, zur definitiven und kosmetisch befriedigenden Lappenrekonstruktion schreitet, insbesondere wenn es sich um ein schwieriges Problem mit wiederholt aufgetretenen Rezidiven handelt.

Manchmal lassen die besonderen Verhältnisse eines Defekts eine Prothese während der Beobachtungsphase geeigneter erscheinen. Wenn die Komplexität der rekonstruktiven Maßnahmen in Rechnung gestellt und das wahrscheinlich zu erzielende kosmetische Ergebnis mit dem Aussehen der Prothese verglichen wird, kann es sein, daß die Prothese letztlich als endgültige „Rekonstruktion" gewählt wird. Derartige Situationen ergeben sich am häufigsten, wenn die Ohrmuschel oder die Nase betroffen sind (Abb. 5.7).

Wenn die Entscheidung zugunsten eines Lappens gefallen ist, muß im nächsten Schritt geklärt werden, ob ein Nah- oder ein Fernlappen benutzt werden soll. Nahlappen sind i. allg. vorzuziehen, allerdings kann die Größe des Defekts und auch der Defekt selbst seine Anwendung ausschließen. Fernlappen sind in den meisten Fällen kosmetisch weniger befriedigend, da sie wegen ihrer Farbe und ihrer Gewebetextur schlechter passen. Mit der Zeit kann sich die Färbung angleichen, sie wird jedoch selten einem Nahlappen vergleichbar sein. Generell können kleine Defekte meist mit Nahlappen gedeckt werden, während größere Defekte Fernlappen erfordern. Gelegentlich liegen Umstände vor, welche eine Abkehr von den hier dargestellten allgemeinen Prinzipien erfordern. Beispiele dafür sind:

1. Wenn durch die Exzision eine größere Speichelfistel resultieren würde. Dies gilt besonders bei älteren Patienten, die eine Fistel schlecht tolerieren; hier ist es sinnvoll, eine primäre definitive Deckung anzustreben. In jedem Fall betrifft eine solche Exzision die gesamte Dicke von Wange oder Lippe, und es brauchen daher nur die Ränder auf Rezidive hin kontrolliert zu werden.
2. Wenn ausreichende Radikalität klinisch feststeht, aber das Kiefergelenk oder der Unterkiefer freiliegen, sollte zur Defektdeckung ein Lappen angewandt werden. Ein freies Transplantat wird nicht angehen, und im Falle der Heilung durch Granulation würde ein schwerer Trismus resultieren.
3. In Fällen, wo eine sichere Exzision nicht gewährleistet ist, vereinfacht die provisorische Anwendung eines Lappens die Nutzung der Radiotherapie und macht sie effektiver.

Die Nahlappen im Bereich des Gesichtes und des Halses unterscheiden sich generell von denen an anderen Stellen des Körpers dadurch, daß nach Verlagerung der Hebedefekt i. allg. direkt verschlossen werden kann und nur selten der Deckung durch ein Transplantat bedarf. Dies ist möglich, da in den meisten Gesichtern der Erwachsenen Areale vorliegen, in denen die Haut infolge des Alterungsprozesses gut dehnbar ist. Diese Stellen mit dehnbarer Haut liegen im Bereich des *Unter-*

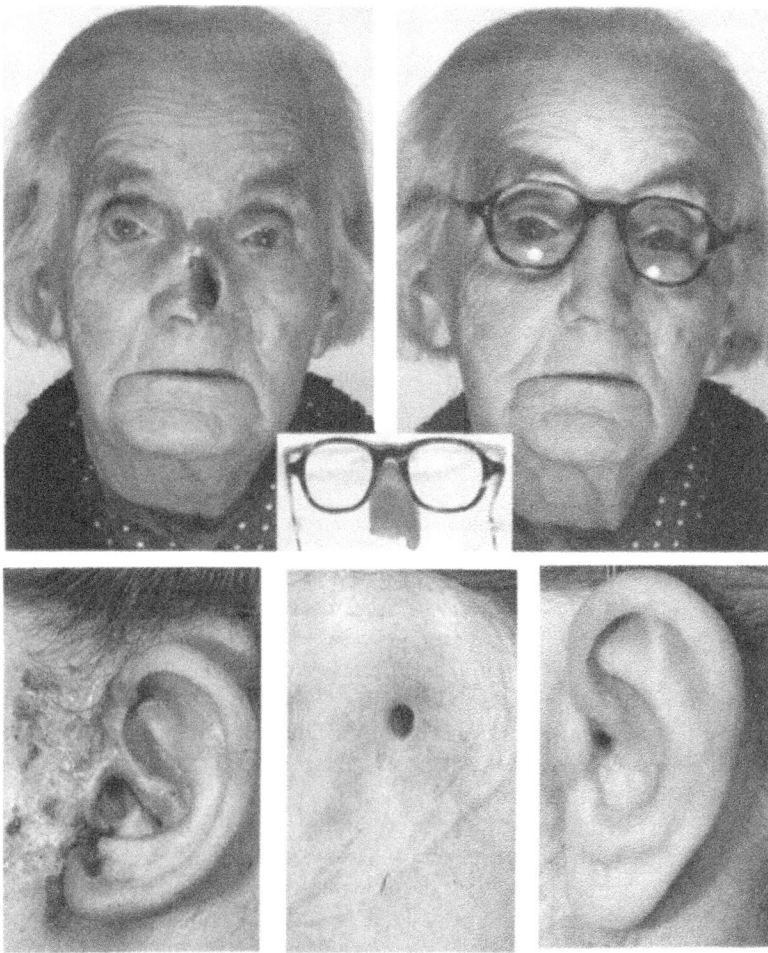

Abb. 5.7. Acrylprothese als Dauerersatz bei Defekten nach Exzision an Nase und Ohrmuschel. Alter und Allgemeinzustand der Patienten schlossen eine endgültige Deckung mit körpereigenem Gewebe aus. Der Defekt an der Nase rührte von der Exzision eines tief penetrierenden Basalzellkarzinoms, der Defekt an der Ohrmuschel von der radikalen Exzision eines Basalzellkarzinoms, ausgehend von der präaurikulären Haut und sich ausbreitend in die Ohrmuschel und den äußeren Gehörgang. Das Rekonstruktionsergebnis der Ohrmuschel mit patienteneigener Haut würde niemals das der Prothese erreichen

kiefers und des *Masseters,* der *Nasolabialgegend,* der *Schläfe* und der *Glabella* (Abb. 5.8). Das Ausmaß verfügbarer Haut ist individuell sehr unterschiedlich und geht parallel mit der Zahl der Falten. Je größer die Zahl und je tiefer die Falten, desto dehnbarer ist die Haut und desto mehr ist verfügbar. Bei den meisten Personen nehmen Faltenbildung und damit die zur Verfügung stehende Haut mit dem Alter zu, gelegentlich hat jedoch auch der Ältere keine Falten, so daß bei diesem Patienten die zur Verfügung stehende Haut nur gering ist.

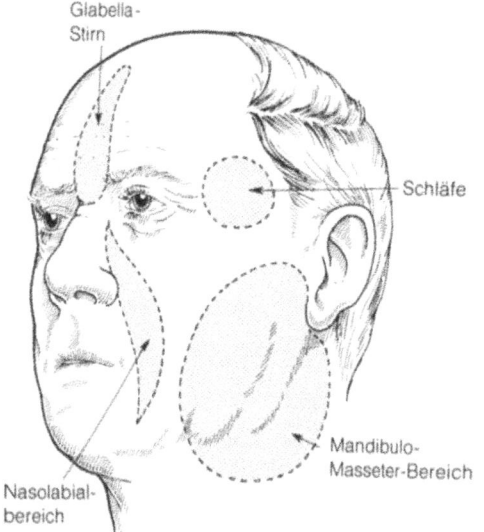

Glabella-
Stirn

Schläfe

Mandibulo-
Masseter-Bereich

Nasolabial-
bereich

Abb. 5.8. Die Spendergebiete, die am häufigsten für einen Nahlappentransfer herangezogen werden – Mandibulo-Masseter-Bereich, Nasolabialbereich, Glabella und Stirn sowie Schläfe

Wenn ein Hautdefekt in einer derartigen Region liegt, erlaubt die Dehnbarkeit den direkten Verschluß recht großer Defekte. Bei einem Nahlappen wird das Gebiet der verfügbaren Haut in ganz verschiedener Weise ausgenutzt. Der Lappen wird so entworfen, daß der entstehende Hebedefekt in einem Gebiet zur Verfügung stehender Haut zu liegen kommt; die Dehnbarkeit wird bei der Transposition des Lappens zu Hilfe genommen, so daß ein direkter Nahtverschluß folgen kann und ein Transplantat nicht erforderlich ist.

Es wurden zahlreiche Nahlappen beschrieben, und jeder Chirurg hat seine Präferenzen; die effektivsten und am häufigsten genutzten sind jedoch diejenigen mit Standardindikationen, welche die Gebiete der verfügbaren Haut am effektivsten ausnützen. Es ist notwendig, bei der Abschätzung und beim Entwurf herauszuarbeiten, welches Areal mit verfügbarer Haut genutzt werden soll und es muß auch wirklich sicher sein, ob Haut verfügbar ist oder nicht, da der Lappen bei nicht genügend verfügbarer Haut nicht der geeignete ist.

Die Lappen im Bereich des Kopfes und des Halses weisen ganz bestimmte Qualitäten auf. Sie sind reich durchblutet (Abb. 5.9), wodurch beim Entwurf gewisse Freiheiten gestattet sind, die an anderen Stellen nicht akzeptabel wären. Unterhalb der Höhe des Arcus zygomaticus liegt eine überaus reichliche dermale und subdermale Durchblutung vor. Oberhalb davon besteht ein Reichtum an Gefäßen von beträchtlichem Durchmesser, die untereinander anastomosieren und ohne Verbindungen zur Tiefe zwischen der Haut und der Galea verlaufen; sie werden von Gefäßen aus der Peripherie gespeist.

Beim Vorschneiden eines Skalplappens ist aufgrund der fehlenden Verbindungen zur Tiefe hin eine Hebung niemals erforderlich. Im Bereich des Skalps gehobene axiale Lappen werden unter Nutzung der oberflächlichen Schläfengefäße und dem Supraorbital-supratrochlear-System gehoben. Es ist bemerkenswert, daß Lappen ohne offensichtliches axiales Gefäßmuster im Bereich des Lappens und der Stirn

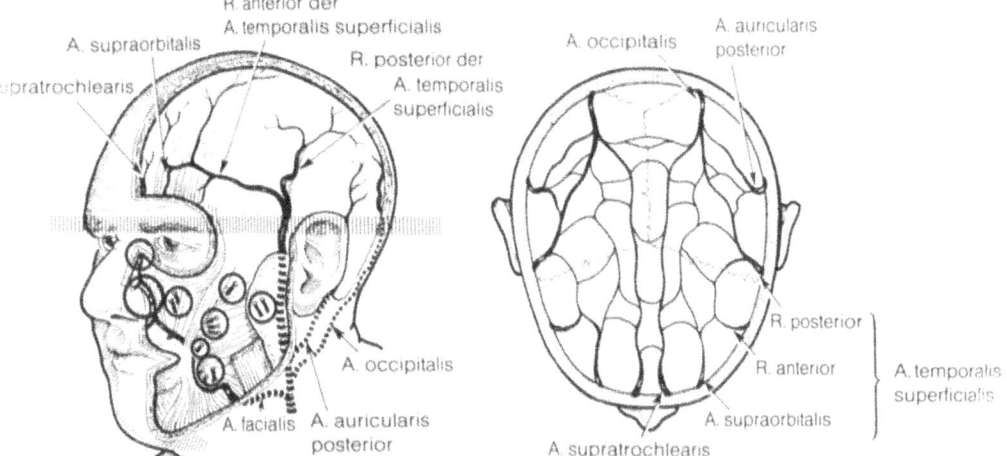

Abb. 5.9. Gefäßmuster oberhalb und unterhalb des Arcus zygomaticus. Unterhalb des Arkus gibt es ein reiches subdermales Gefäßnetz, das durch „Perforatoren" von tiefer gelegenen Gefäßen gespeist wird. Oberhalb des Arkus gibt es keine bedeutungsvollen Gefäßverbindungen zur Tiefe. Gespeist vom arteriovenösen System an den Rändern, verläuft das Gefäßnetz im Skalp horizontal in der Schicht der oberflächlichen Faszie zwischen der Haut und der Galea

sich beim Transfer so verhalten, als hätten sie ein derartiges axiales Versorgungssystem.

Die Blutversorgung der kleineren Lappen im Bereich des Gesichts ist auch so reichlich ausgebildet, daß es möglich ist, die Tiefe des Defekts im Bereich des einzupassenden Lappens zu verdoppeln; es ist jedoch sinnvoll, den Lappen am Übergang vom einzupassenden Segment zum Stiel in der Standardebene zu heben. Im Bereich des Gesichts liegt diese Ebene subdermal oberhalb der Gesichtsmuskeln; im Bereich des Nackens liegt sie unterhalb des Platysmas, wobei vom oberflächlichen venösen System so viel wie möglich eingeschlossen ist – im Bereich der Stirn reicht sie bis auf den M. frontalis, im Bereich des Skalps bis auf die Galea.

Glücklicherweise ermöglicht die überaus reichliche Blutversorgung der Lappen im Bereich des Gesichts und des Skalps, die Wundflächen der Brückensegmente ohne Infektionsgefahr so zu belassen, da die Rundstielbildung aus technischen Gründen nur selten möglich ist.

Während der 3 Wochen zwischen der Initialverlagerung und der Durchtrennung des Brückensegments bildet sich eine Art Rundstiel durch Fibrosierung und Kontraktion der Wundfläche sowie der Epithelisierung vom Rand her selber aus. Wenn das Brückensegment nach der Stieldurchtrennung verworfen wird, spielt dies keine Rolle; wenn es jedoch wieder am Hebedefekt eingenäht werden muß, erfordert das „Entrollen" die vollständige Exzision des fibrösen Gewebes und der Entfernung der epithelialisierten Bezirke am Rand. Selbst dann bleibt der Lappen gewöhnlich etwas schmaler als nach der primären Hebung, und die Mobilisierung der Wundränder des Empfängerbettes kann notwendig werden, um eine spannungsfreie Naht zu erreichen.

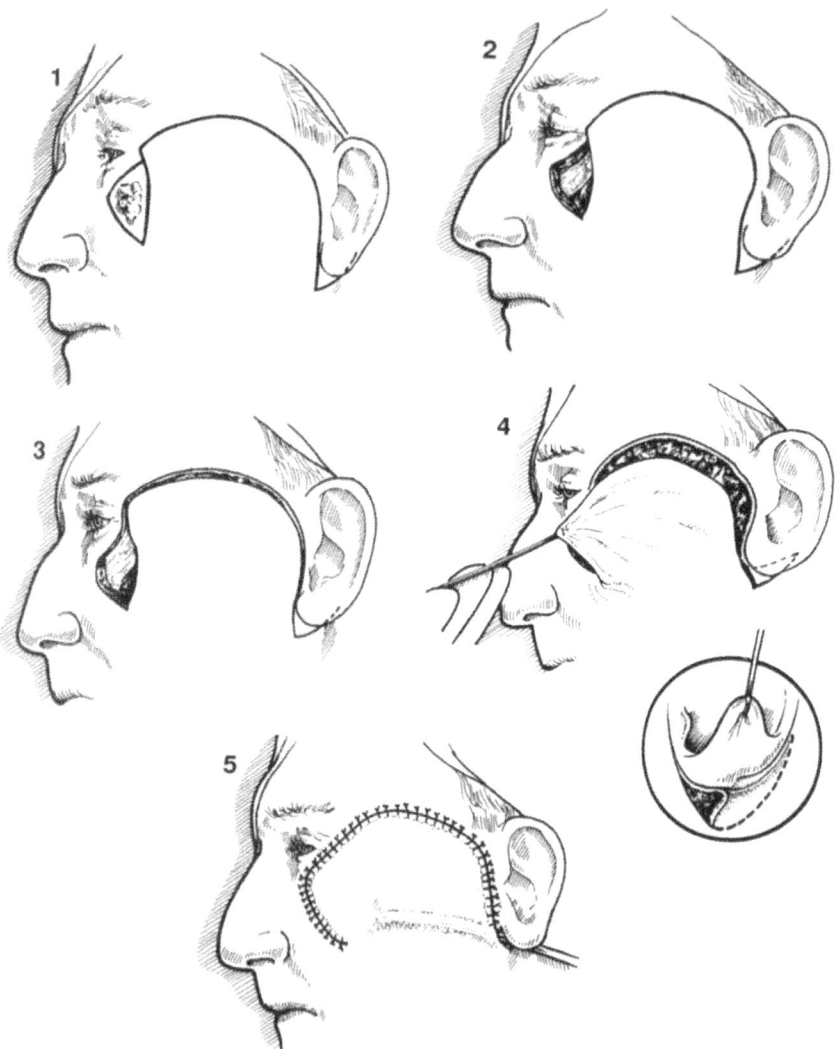

Abb. 5.10. Der distal gestielte Rotationslappen von Wangenhaut zur Rekonstruktion eines Wangendefekts nach der Exzision eines Basalioms. *1, 2* Der dreieckige Defekt wird exzidiert, der Lappen ist auf die Haut gezeichnet. Zu beachten ist, daß der vordere Rand des Lappens geringfügig länger ist als der Defekt und die Linie des Lappens anfänglich an der Wange hochsteigt und bogenförmig verläuft; beides verhindert ein Ektropion nach Verlagerung des Lappens. *3, 4* Der Lappen geschnitten, gehoben und in den Defekt eingeschlagen. *5* Der eingenähte Lappen mit einer Saugdrainage zur Verhinderung eines Hämatoms. Im *Inset* ist das Verfahren gezeichnet, um das „Hundeohr" unter dem Ohrläppchen nach Lappenverschiebung zu beseitigen, wie es schematisch in Abb. 4.20 gezeigt ist

Nach der Durchtrennung des Brückensegments kann der Lappen gewöhnlich sofort sicher eingenäht werden, beim Nahlappen ist eventuell ein geringfügiges Ausdünnen der Ränder notwendig, um damit einen paßgenauen Sitz im Defekt zu erreichen.

Wangen- und Unterkieferregion

Defekte in diesen Arealen resultieren nach Exzision von Tumoren im Bereich der Haut selber oder von Tumoren, die von tieferen Strukturen ausgehen und die (beispielsweise Glandula parotis) die Haut infiltrieren; sie unterscheiden sich beträchtlich in Lokalisation und Größe. Darüber hinaus können Defekte aller Schichten der Wangen von tiefen invasiv wachsenden Tumoren der Mundschleimhaut ausgehen, ihre Rekonstruktion ist jedoch nicht mehr Thema dieses Buches.

Defekte im Bereich der nasolabialen Falte, welche für eine direkte Naht zu breit sind, liegen der flachen Hautoberfläche nahe genug, um das Rotationslappenprinzip anzuwenden. Ein solcher Lappen ist am häufigsten kaudal gestielt (Abb. 5.10) und kann ein exzellentes Ergebnis liefern. Defekte über der Parotis und im Bereich der Submandibulargegend werden am besten mit dem deltopektoralen Lappen gedeckt, welcher meist bis zum Arcus zygomaticus reicht (Abb. 4.22). Die anfängliche Blässe der verlagerten Haut läßt am Anfang etwas Zweifel aufkommen, aber mit der Zeit nimmt sie dann doch eine gute Farbe an.

Der lateral gestielte Hautlappen im Bereich der Stirn, welcher das oberflächliche temporale Gefäßsystem nutzt, wurde auch zur Deckung von Wangendefekten verwandt (Abb. 5.11). Der Lappen kann ohne Probleme über die gesamte haarfreie

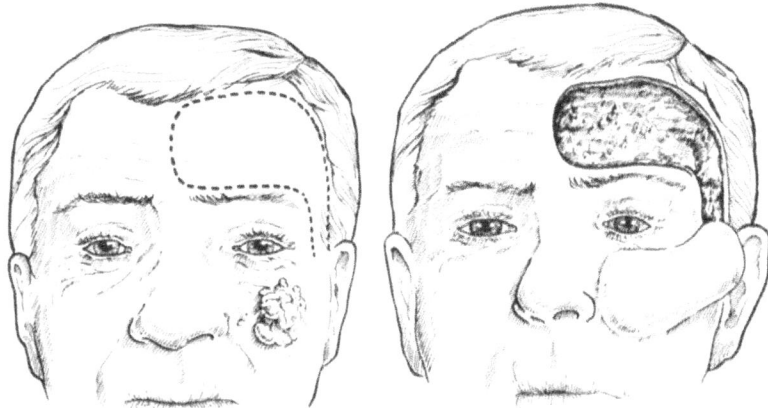

Abb. 5.11. Der seitlich gestielte Stirnlappen zur Rekonstruktion eines Defekts an der Wange. Der Lappen gleicht hinsichtlich Farbe und Gewebebeschaffenheit genau der Haut im Bereich der Wange, der Preis dafür ist ein Hebedefekt an der Stirn, der gewöhnlich mit Spalthaut gedeckt werden muß. Das kosmetische Ergebnis einer solchen Deckung ist nur selten befriedigend, der Verlust der Beweglichkeit der Augenbraue im Bereich des transplantierten Gebietes schränkt das normale Erscheinungsbild der Stirn zusätzlich ein

Stirn ausgedehnt werden, obgleich seine gesamte Länge nur selten zur Deckung von Wangendefekten notwendig ist. Die Übereinstimmung hinsichtlich der Färbung läßt ihn exzellent für die Deckung im Bereich der Wange erscheinen, jedoch ist das Transplantat zur Deckung des Stirndefekts sehr auffallend, so daß dadurch seine an sich nützliche Rolle erheblich eingeschränkt ist. Heute besteht die Möglichkeit, durch die unten beschriebene Gewebeexpansion die Hebedefektdeckung mit einem Transplantat zu vermeiden.

Stirn, Schläfe und Skalp

Was als erstes bei der Planung von Rekonstruktionen in diesen Bereichen bedacht werden muß, ist die Tatsache, daß Stellen mit Haaren und solche ohne vorliegen, mit der Notwendigkeit, sie jeweils in entsprechende Position zu bringen. Ein weiterer komplizierender Faktor kann die Art der vorliegenden Glatzenbildung darstellen bzw. die Glatze, die sich wahrscheinlich entwickeln wird.

Stirndefekte können primär das Ergebnis nach lokaler Tumorexzision sein oder sekundär nach Hebung eines Lappens auftreten. In beiden Fällen beruht das Vorgehen auf der Größe des Defekts. Die meisten Defekte werden entweder direkt verschlossen oder mit einem Spalthauttransplantat gedeckt. Es war in der Vergangenheit kein vorgeschriebenes Prinzip, Stirndefekte aufgrund der haarlosen Haut mit Lappen zu decken. Ein anderes Verfahren, der Fernlappen, war sehr mühevoll, mit langwierigem Verlauf in vielen Einzelschritten, so daß aus diesen Gründen die Spalthautdeckung trotz des gewöhnlich schlechten kosmetischen Ergebnisses vorgezogen wurde. Selbst die folgende stufenweise Exzision des Transplantats war nicht befriedigend, da die Größe des Transplantats die vollständige Exzision häufig ausschloß und die bloße Verkleinerung der Fläche das Erscheinungsbild nicht entscheidend verbesserte. Eine heute verfügbare Alternative ist der freie Lappen; er beinhaltet jedoch viele Nachteile der Fernlappen ganz generell; seine einzigen Vorteile gegenüber den konventionellen Fernlappen sind die Schnelligkeit und Bequemlichkeit der Deckung. In praxi werden Lappen am häufigsten angewandt, wenn die Umstände ein freies Hauttransplantat nicht möglich machen.

Einige der oben beschriebenen Probleme scheinen durch die Anwendung der Gewebeexpansion einer Lösung zumindest näher gebracht worden zu sein, obgleich die Indikationen und Anwendungen noch nicht systematisch herausgearbeitet sind. Die Gewebeexpansion kann in Vorbereitung der Hebung eines Lappens angewandt werden, so daß der entstehende Hebedefekt direkt verschlossen werden kann. Andererseits kann sie angewandt werden, um die Exzision eines früher verwandten freien Transplantats mit schlechtem kosmetischen Ergebnis zu ermöglichen.

Defekte im Bereich der Stirn, welche direkt verschlossen werden können, werden möglichst vertikal genäht, wobei darauf geachtet wird, daß korrespondierende Falten aneinander zu liegen kommen. Der horizontale Verschluß wird v. a. bei einem nahe der Augenbraue liegenden Defekt zu einer Augenbrauenasymmetrie führen.

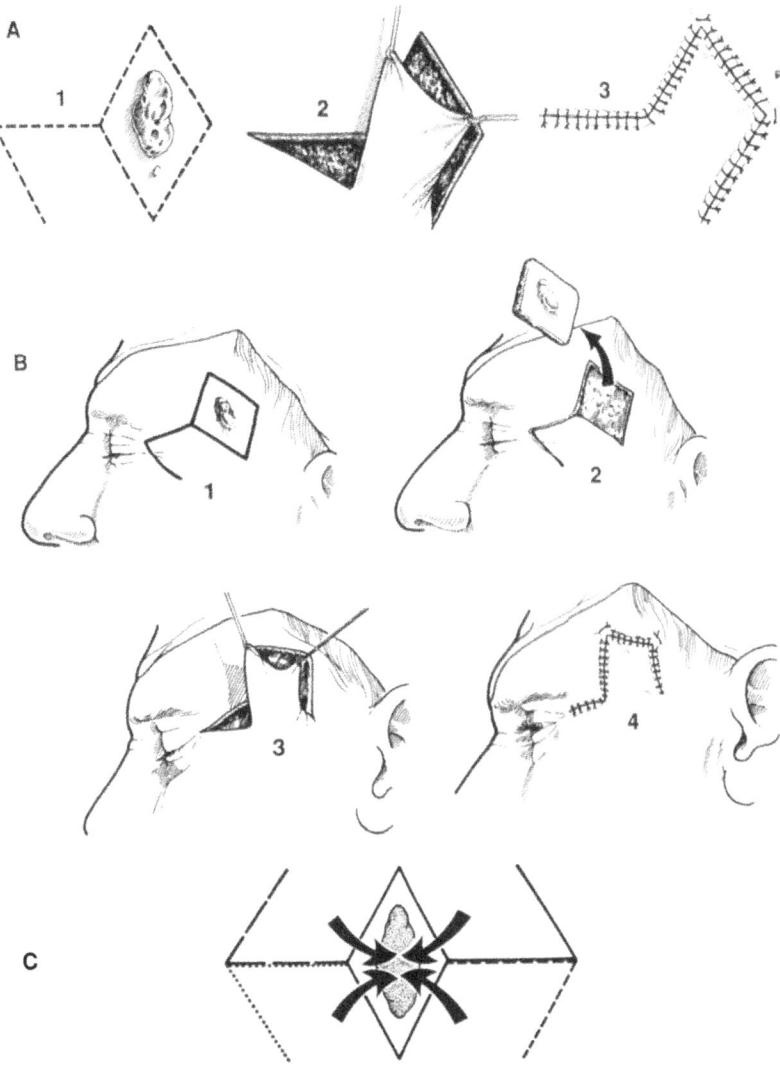

Abb. 5.12 A–C. Der Rhombuslappen zur Deckung eines Schläfendefekts. **A** Der Entwurf des Lappens und die Stadien der Verlagerung. **B** Das Verfahren in der klinischen Praxis mit dem Defekt und dem aufgezeichneten Lappen *(1)*, der Defekt nach Exzision des Tumors und der geschnittene Lappen *(2)*, gehoben und transponiert *(3)* und nach der Einnähung *(4)*. **C** Die 4 Rhombenlappen, die theoretisch zur Defektdeckung verschoben werden können. Der in den jeweiligen Situationen gewählte Lappen hängt von der örtlichen Verfügbarkeit der Haut ab, d. h. ob genügend lockere Haut an Ort und Stelle vorhanden ist, um den Hebedefekt nach der Transposition des Lappens direkt zu verschließen

Kleine Hauttumoren liegen im Bereich der Schläfe; nach ihrer Entfernung entsteht ein in diesem Bereich einzigartiges Problem, nämlich eine Rekonstruktion zu wählen, welche die Position des vorderen Haaransatzes und der Augenbraue sowie den Abstand zwischen beiden beläßt. Eine gute Lösung ist die Nutzung des Rhombuslappens (Abb. 5.12). Um den Tumor wird mit entsprechendem Sicherheitsabstand ein Rhombus auf die Haut gezeichnet, dessen kurze Diagonale der Länge seiner Seiten entspricht, so daß 2 aneinanderliegende gleichseitige Dreiecke resultieren. Die kurze Diagonale wird um ihre Größe verlängert, und vom Ende wird eine Rückschnittlinie parallel zu einer der Seiten des Rhombus gezeichnet. Der Geweberhombus, welcher den Tumor enthält, wird exzidiert, der durch die verlängerte Diagonale und den Rückschnitt gebildete rhombusförmige Lappen wird gehoben und in den Defekt eingeschlagen, den er genau ausfüllt. Der resultierende Hebedefekt wird direkt verschlossen.

Obgleich die Abmessungen und die Form von Defekt und Lappen festgelegt sind, gibt es hinsichtlich der Planung, welcher der 4 möglichen Lappen genutzt und um welche Achse der Rhombuslappen geschwenkt werden soll, Variationen. Die verschiedenen Möglichkeiten müssen so gewählt werden, daß die Spannung beim Verschluß des Hebedefekts die Schlaffheit der Haut im Bereich der Schläfe ausnutzt, wie sie sich durch die Krähenfußfalten, die vom äußeren Augenwinkel ausgehen, zeigt. Beim Transfer jedoch muß der Rhombusdefekt durch den Rhombuslappen ausgefüllt und die entsprechenden Abstände und Positionen müssen, wie oben beschrieben, eingehalten werden.

Der Skalp ist eine der hinsichtlich der Rekonstruktion weniger problematischen Regionen, wobei chirurgische Folgen eher vom Haar verdeckt werden. In der Praxis werden die meisten Defekte, gleich welcher Größe, mit Spalthaut gedeckt, obwohl hier im Bereich der Stirn die Gewebeexpander eine Rolle spielt, entweder bei der Vorbereitung der Exzision oder sekundär zur Exzision eines früher aufgebrachten Spalthauttransplantats, entweder zur Deckung eines Defekts nach Tumorexzision oder zur Deckung eines Hebedefekts nach Lappentransplantation. Die Lappen haben ihr Hauptindikationsgebiet, wenn der Tumor in oder durch die Schädeldecke infiltriert hat, so daß ein Defekt resultiert, der für eine Deckung mit einem freien Transplantat ungeeignet ist. Das Gebiet des haartragenden Skalps und die anatomischen Besonderheiten um die meisten Defekte machen den Entwurf von Nahlappen relativ leicht. Wenn der Defekt eine bestimmte Größe aufweist oder an einer Stelle liegt, die einen befriedigenden Nahlappen ausschließt, ist das Behandlungsverfahren der Wahl heute der freie Lappen.

Der Skalp toleriert im Unterschied zu den meisten anderen Geweben Nähte unter Spannung viel eher. Die Stärke und Unnachgiebigkeit der Galea scheint zu verhindern, daß sich die Spannung auf das Gefäßsystem überträgt. Es wird allgemein behauptet, daß das „Einschneiden" der Galea den Effekt von Entlastungsschnitten aufweist, nach meiner Erfahrung jedoch ist die dadurch gewonnene zusätzliche Beweglichkeit der Haut praktisch gleich null.

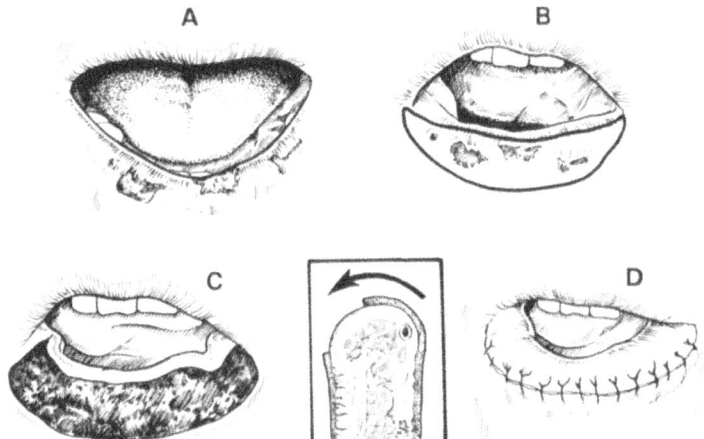

Abb.5.13A–D. Lippenshaving mit Mukosaverschiebung. **A** Die Läsionen, welche mit diesem Verfahren behandelt werden können: multifokale Präkanzerosen des Lippenrots. **B** Das zu exzidierende Areal. **C** Der Defekt. Das *Inset* zeigt die Tiefe der Exzision auf dem Lippenrot. **D** Die Verschiebung der Schleimhaut ohne Unterminierung und die Vervollständigung der Naht

Lippen

Der häufigste bösartige Tumor im Bereich des Lippenrots der Unterlippe ist das Plattenepithelkarzinom. Es tritt entweder als Einzeltumor oder als eine neoplastische Veränderung in einem präkanzerösen Lippenrot auf. Die Präkanzerose kann auch nur für sich allein vorliegen.

Das präkanzeröse Lippenrot der Unterlippe wird durch „*lip shaving*" exzidiert (Abb.5.13). Der gesamte befallene Hautstreifen wird von der Lippe abgezogen, wobei die Mukosa von interoral her nach außen bis an die Haut vorgezogen wird. Wenn der Tumor Zeichen der Invasion aufweist und die Exzision weiter in die Tiefe reichen muß, ist mehr vom Lippenrot zu entfernen. Die Randbiegung kann dann durch den *Zungenlappen* gedeckt werden (Abb. 5.14), wobei das resezierte Gewebe von einem mukomuskulären Lappen vom Zungenrücken entlang dem vorderen Rand gehoben wird. Die gleiche Methode wird als ein Schritt bei den ausgedehnteren Rekonstruktionen im Bereich der Unterlippe angewandt, bei denen ein Ersatz des Lippenrots notwendig ist.

Das klassische invasive Plattenepithelkarzinom wird durch Exzision des entsprechenden Segments der Lippe in der Dicke behandelt; das Ausmaß der Exzision und die Art der Rekonstruktion des Defekts hängen von der Größe des Tumors ab. Wenn das Plattenepithelkarzinom gleichzeitig mit einer diffusen Präkanzerose des Lippenrots vorliegt, werden die verschiedenen Techniken kombiniert, sowohl die Exzision aller Schichten als auch das Lippenshaving.

V-Exzision und direkter Verschluß (Abb.5.15), können angewandt werden, wenn bis zu $1/3$ der Lippe betroffen ist, ohne daß die Mundöffnung dadurch übermäßig verkleinert wird. Die Naht erfolgt, wie bei der Versorgung aller Lippenverletzungen, 2reihig. Durch Unterminieren der Haut auf 2–3 mm werden die Schichten aus

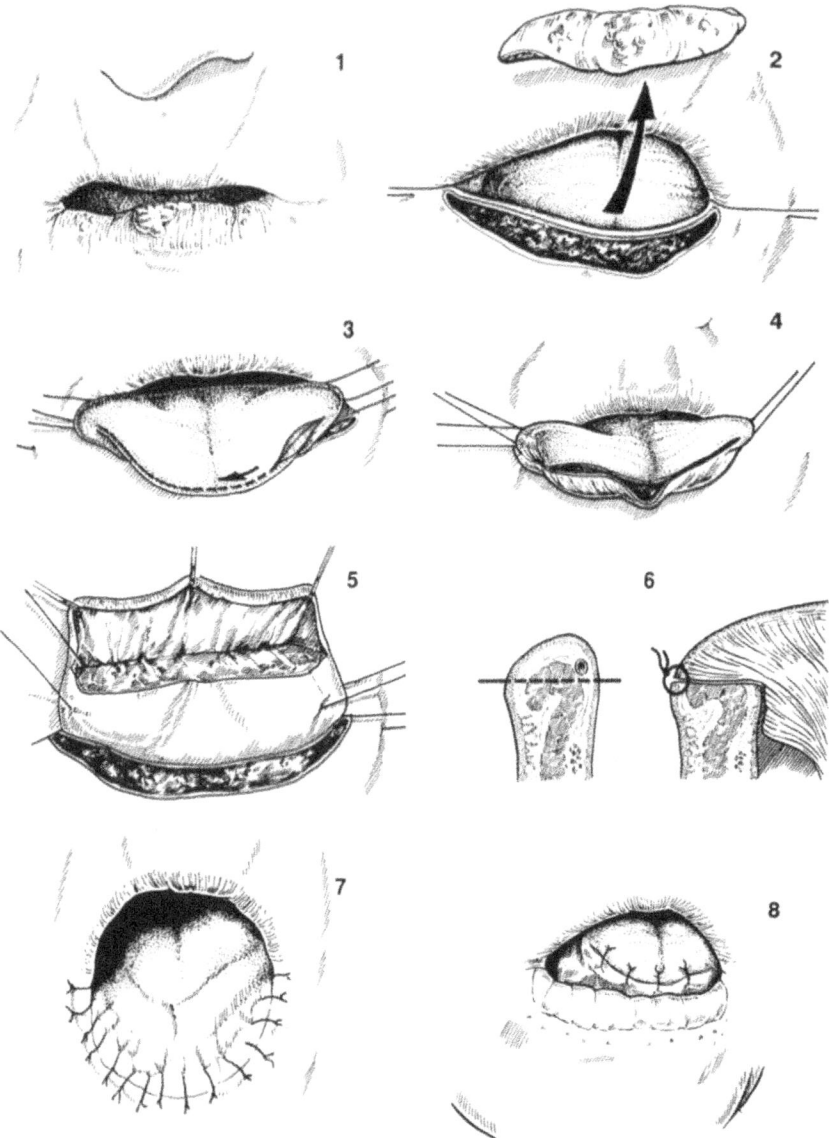

Abb. 5.14. Das „tiefe" Lippenshaving, gedeckt mit einem Zungenlappen: Tumor an der Lippe, ein Plattenepithelkarzinom, mit Beginn der Invasion und diffuser Präkanzerose im Bereich des übrigen Lippenrotes *(1)*, Defekt nach der Exzision *(2)*, Inzisionslinie vom Vorderrand der Zunge mit Beginn der Inzision *(3)*, vollständig ausgeführte Inzision *(4)*, gehobener Zungenlappen *(5)*, Tiefenausdehnung der Exzision und die Art und Weise, wie der Lappen den Defekt deckt *(6)*, eingenähter Lappen *(7)*, das Resultat nach Lappendurchtrennung 2 Wochen später *(8)*

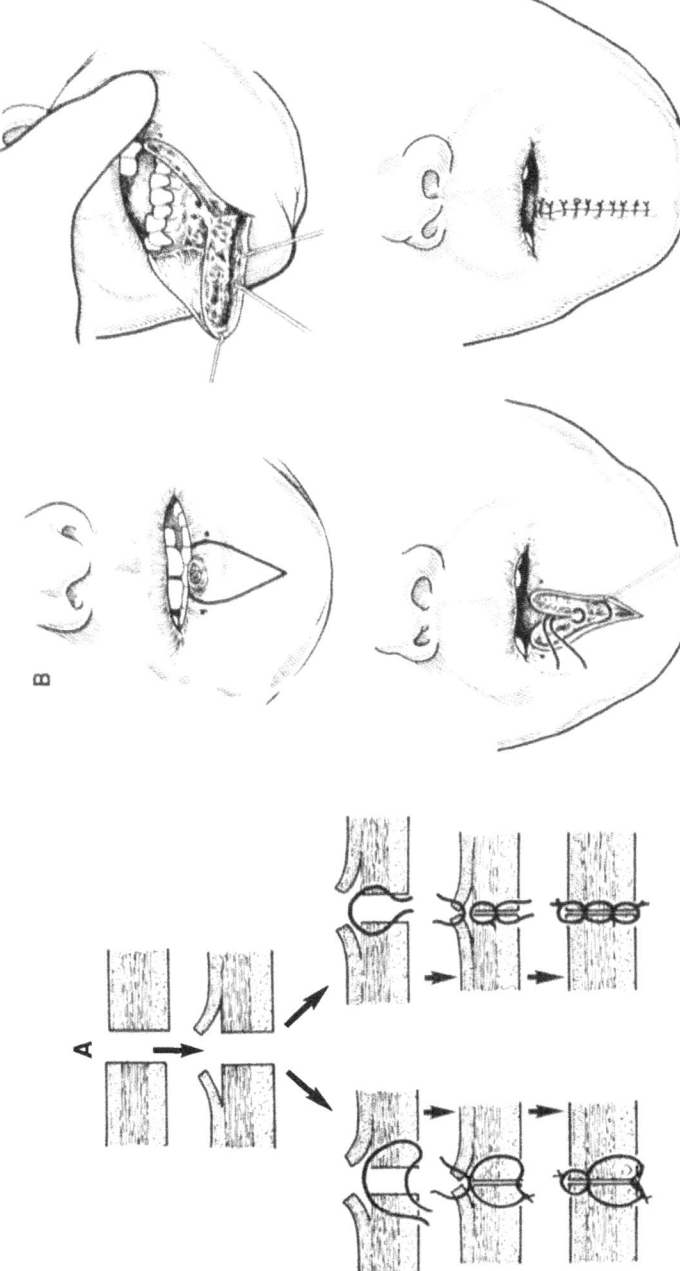

Abb. 5.15 A, B.   Winkelexzision der Unterlippe und direkte Naht.   **A** Die Nahtverfahren der Lippenchirurgie. Bei beiden Methoden werden die Haut und das Subkutangewebe über eine Länge von 2–3 mm vom Schnittrand der Lippe von der Schleimhaut-Muskel-Schicht abgelöst. Es folgt eine zweischichtige Naht, wobei die Muskulatur und die Schleimhaut mit einer einzigen absorbierbaren mukomuskulären Matratzennaht adaptiert wird; es kann auch eine Dreischichtennaht angewandt werden, wobei die Muskulatur und die Schleimhaut getrennt genäht werden. **B** Das Verfahren in einem klinischen Beispiel mit Exzision eines kleinen Plattenepithelkarzinoms. Zu beachten ist die präoperative Markierung an der Grenze zwischen Haut und Lippenrot auf jeder Seite der Exzision, um die Adaptation zu erleichtern. Dieses Verfahren wird generell bei Lippenrekonstruktionen angewandt, wo es auf die Paßgenauigkeit des Lippenrotes ankommt

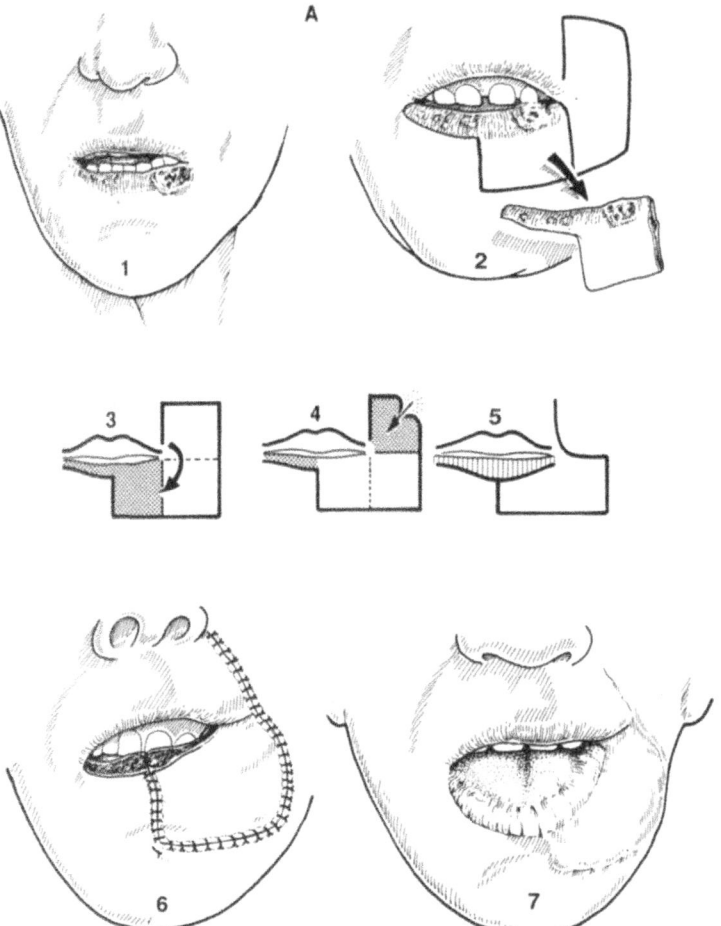

Abb. 5.16 A, B. Der Fähnchenlappen in Kombination mit einem Zungenlappen zur Rekonstruktion eines alle Schichten betreffenden Defekts der Unterlippe. **A** Das Verfahren nach der Resektion der Hälfte der Lippe. Tumor, ein Plattenepithelkarzinom, mit gleichzeitig vorliegenden diffusen Präkanzerosen des benachbarten Lippenrotes *(1)*. Das Ausmaß der Resektion und der Entwurf des Fähnchenlappens, welcher die ganze Dicke der Wangenhaut einschließt *(2)*. Das Prinzip der Rekonstruktion mit Rotation des Lappens in den Lippendefekt, wobei ein nasolabialer Hebedefekt resultiert, welcher durch Verschiebung des nasolabialen Gewebes verschlossen wird *(3–4)*. Das Ergebnis nach Einnähen des eingeschwenkten Lappens *(6)*, die Rekonstruktion des Lippenrotes mit einem Zungenlappen *(7)*, unter Anwendung des in Abb. 5.14 gezeigten Verfahrens. **B** Der beidseitige Fähnchenlappen in Kombination mit einem Zungenlappen zur Behandlung eines Plattenepithelkarzinoms mit Befall des gesamten Lippenrotes der Unterlippe mit Resektion und Rekonstruktion der gesamten Lippe. Die Schritte sind denen in **A** dargestellten ähnlich, bei einem doppelseitig gehobenen Lappen bildet jeder Lappen nach dem Einschwenken die Hälfte der rekonstruierten Lippe. **B** s. S. 189

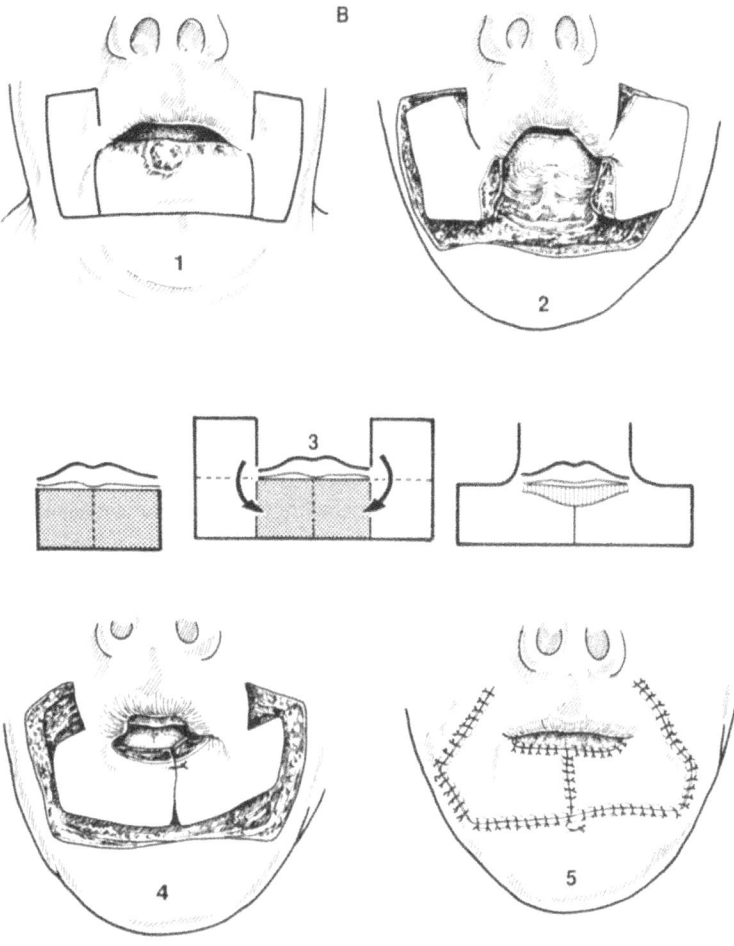

Abb. 5.16 B. Legende s. S. 188

Mukosa und Muskel dargestellt und mit vertikalen mukomuskulären Katgut-matratzennähten vereinigt. Diese Nähte nehmen die Spannung zwischen den Wundrändern auf und ermöglichen es, die Haut ohne Spannung oder Neigung zum Einkrempeln zu schließen. Die auf diese Weise durchgeführte zweischichtige Naht stellt die Routinemethode zum Verschluß von allschichtigen Lippendefekten dar. Gewöhnlich wird bei Lippenspalten eine Z-Plastik im Lippenrot durchgeführt, um der Lippe eine glattere Begrenzung zu geben. In der Krebschirurgie ist jedoch eine gerade Naht vorzuziehen, da hierbei nur eine einzige Narbenlinie zurückbleibt, die auf ein Rezidiv hin beobachtet werden muß. Falls die Resektion einen Verlust von mehr als $1/3$ der Lippe betrifft, ist die formale Rekonstruktion des resezierten Segments notwendig. Um die Rekonstruktion zu erleichtern, ist die Exzision grundsätzlich von einem rechten Winkel aus vorzunehmen. Wenn der Defekt die ganze Hälfte der Unterlippe einnimmt und bis zu einem Mundwinkel reicht, kann die Rekonstruktion mit einem Fähnchenlappen (Abb. 5.16 A) vorgenommen werden. Dabei wird ein nahezu kreisrunder Lappen aus der gesamten Dicke der Wangenhaut geschnitten, lateral des Mundwinkels, auf dem er zentriert ist, mit einem Rückschnitt am Ende, der bis fast an das Lippenrot am Mundwinkel heranreicht, so daß ein schmaler, die oberen Lippengefäße beinhaltender Stiel resultiert. Der Lappen wird in den Unterlippendefekt geschwenkt und eingenäht. Er beläßt den Mundwinkel an seiner Stelle und erhält die Breite des Mundes. Der Hebedefekt im Bereich der Nasolabialfalte wird direkt verschlossen, wobei die in diesem Bereich vorhandene lockere Haut ausgenutzt wird. Die rekonstruierte Lippe weist kein Lippenrot auf; dies wird wiederhergestellt durch Naht der Haut an die Schleimhaut entlang der vorderen freien Begrenzung oder durch Einnähen eines Zungenlappens. Wenn eine Resektion und zusätzliches Lippenshaving eines präkanzerösen Lippenrots erforderlich ist, wird immer ein Zungenlappen zur Rekonstruktion eines roten Randes über die gesamte Breite der Lippen angewandt.

Muß sehr selten einmal die gesamte Lippe entfernt werden, kann die beschriebene Fähnchenlappentechnik in gedoppelter Form angewandt werden, wobei die Lappen beidseits gehoben und so eingeschwenkt werden, daß sie sich in der Mitte treffen (Abb. 5.16 B). Ein Zungenlappen ist praktisch immer zur Vervollständigung dieser Rekonstruktion erforderlich. Der in dieser Weise entworfene, einfache oder doppelte Fähnchenlappen ist total denerviert, die Sensibilität kehrt aber häufig in ausreichendem Maß zurück. Die motorische Innervation wird ebenfalls, jedoch viel langsamer, wieder restituiert.

Wenn der Lippendefekt ca. $^2/_3$ der Lippe einschließt, aber keinen Mundwinkel erreicht, ist die Rekonstruktionsmethode mit dem besten Ergebnis der *neurovaskuläre Fähnchenlappen* (Abb. 5.17). Auf jeder Seite des rechteckigen Defekts wird eine Kreislinie um die Mundwinkel gezogen, mit einem Radius, welcher der Höhe des Lippendefekts entspricht und bis unmittelbar an die Basis der Nasenflügel reicht. Entlang der beiden Linien wird die Haut inzidiert bis zur, jedoch nicht durch die Schleimhaut. Dabei werden die Muskelfasern, welche den Orbicularis-oris-Komplex bilden, durchtrennt; sowohl die motorischen als auch die sensiblen Nerven und die Blutgefäße werden sorgfältig geschont. Auf jeder Seite des Defekts wird die Mukosa zur Seite hin auf einer Strecke von 1 cm abgelöst. Auf diese Weise können die seitlichen Exzisionsränder nach der Rotation des Haut- und Muskellappens beidseits senkrecht adaptiert und genäht werden. Die Hautinzisionen an beiden Seiten werden in ihren neuen Positionen genäht, wobei die Längenmißverhältnisse jeweils ausgeglichen werden. Durch die Schonung der Nerven behält die rekonstruierte Lippe sowohl ihre Beweglichkeit als auch die Sensibilität im Bereich der Haut.

Im Bereich der Oberlippe sind Tumoren selten, wenn jedoch die Exzision einen Defekt aller Schichten hinterläßt, wird gewöhnlich mit einem *Lippenumstellungslappen (Abbe)* (Abb. 5.18) rekonstruiert. Dieser Lappen aus der gesamten Dicke der Unterlippe wird gewöhnlich in Form eines V mit einem schmalen Stiel, der die unteren Lippengefäße enthält, geschnitten; er wird zur Rekonstruktion in den Oberlippendefekt eingeschlagen. Der Hebedefekt im Bereich der Unterlippe wird direkt verschlossen. Die Lippen sind am Ort des Stiels verbunden, bis dieser 2 Wochen später durchtrennt wird. Aus der Unterlippe kann ein Lappen bis zu $^1/_3$ ihrer

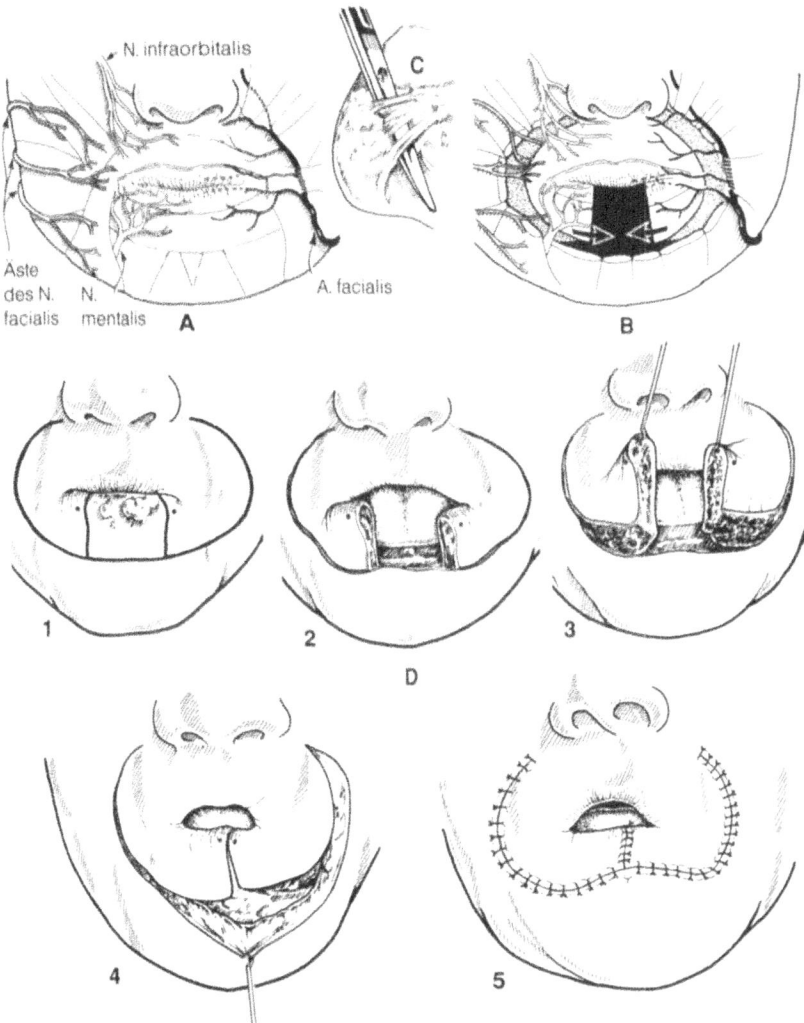

Abb. 5.17 A–D. Der neurovaskuläre Fähnchenlappen zur Rekonstruktion eines Defekts nach Resektion der zentralen ²/₃ der Unterlippe mit allen Schichten. **A** Die neurovaskuläre Anatomie der Unterlippe. **B** Das Prinzip der Rekonstruktion, bei welchem nach Resektion der gesamten Lippendicke eine halbkreisförmige, auf die beiden Mundwinkel zentrierte Inzision vom Resektionsrand aus bis zur Nase durchgeführt wird. Außer am Beginn der Inzision, wo sie durch die gesamte Dicke der Lippe geführt wird, werden nur Haut und Muskeln durchtrennt, wobei die Nerven und Blutgefäße, welche die Inzisionslinie kreuzen, sorgfältig geschont bleiben **(C).** Die auf diese Weise auf beiden Seiten geschnittenen Lappen werden zur Mittellinie hin verschoben und aneinandergenäht. Dann werden die halbkreisförmigen Lappeninzisionen verschlossen. **D** Das Verfahren in einer klinischen Situation. Der beträchtliche Vorteil dieses Verfahrens liegt im Erhalt der motorischen und sensiblen Nervenversorgung der rekonstruierten Lippe

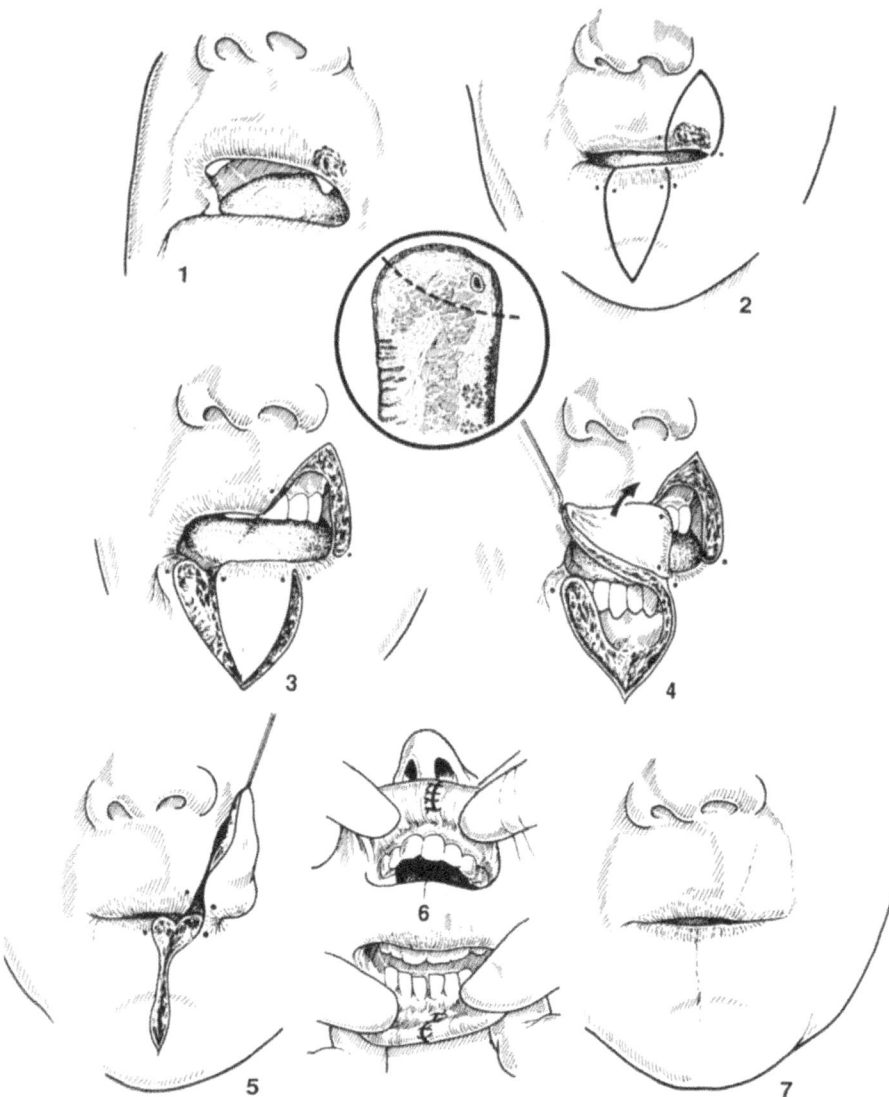

Abb. 5.18. Der Lippenumkehrlappen (Abbe) zur Rekonstruktion einer winkelförmigen Exzision aller Schichten der Oberlippe. *1* zeigt den Tumor im Bereich des Lippenrotes der Oberlippe und *2* das Ausmaß der Exzision mit dem auf der Unterlippe eingezeichneten Lappen. Das *Inset* zeigt den Stiel mit der A. labialis inferior und *3, 4* den Defekt mit dem gehobenen und in die Position der Oberlippe eingeschwenkten Lappen. *5* zeigt den Lappen in Position und den in Verschluß befindlichen Lippendefekt. Der Stiel wird 2 Wochen später durchtrennt. *6* zeigt die Naht nach der Durchtrennung. Zu beachten ist die Konstruktion des Stiels völlig innerhalb des Lippenrotes, wie es im *Inset* gezeigt ist, so daß die Haut-Lippenrot-Grenzen bereits im Stadium des primären Transfers genau einander gegenüberliegen, so daß keine Korrektur nach Stieldurchtrennung erforderlich ist. *7* zeigt das Endresultat

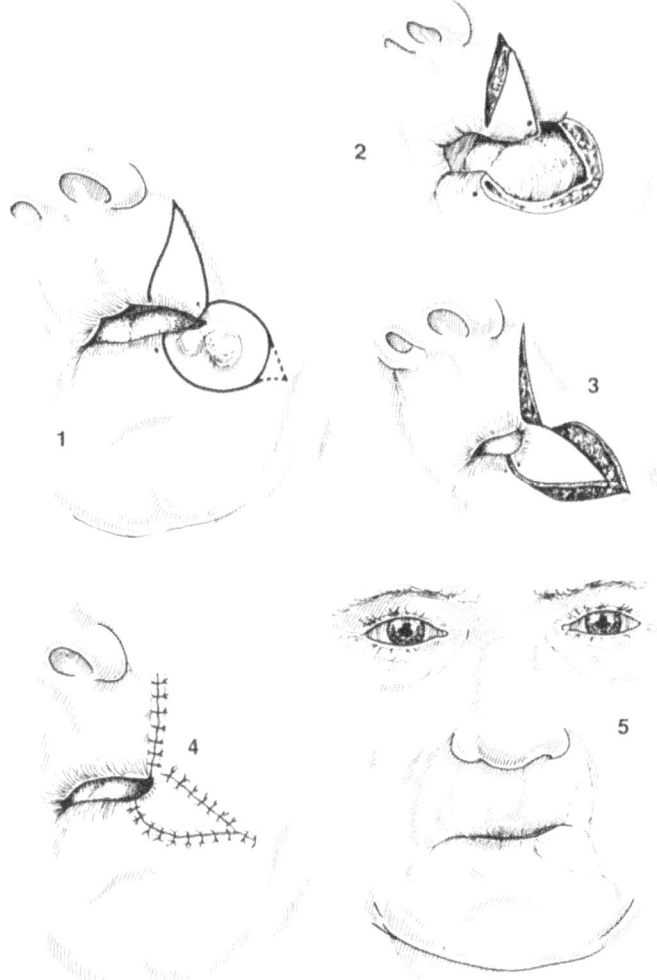

Abb. 5.19. Der modifizierte Lippenumkehrlappen (Abbe-Estlander), der seine Indikation bei einem Defekt im Mundwinkel hat, der Stiel des Lappens wird zum Winkel des rekonstruierten Mundes: Tumor und die Ausdehnung der Exzision sowie der auf die Haut gezeichnete Lappen *(1)*, Defekt mit gehobenem *(2)*, in den Defekt eingeschwenkten *(3)* und den eingenähten Lappen mit Verschluß des Oberlippendefekts *(4)*; Endergebnis *(5)*

Breite geschnitten werden; er kann in Defekte entsprechender Form und Größe auf beiden Seiten der Oberlippe eingeschlagen werden. Reicht der Defekt bis in einen Mundwinkel, kann das Verfahren auch angewandt werden, wobei der Stiel zum neuen Mundwinkel wird (Abb. 5.19).

Die Augenlider

Der häufigste Tumor im Bereich der Augenlider ist das Basaliom; wesentlich seltener ist das Plattenepithelkarzinom. Die einen Defekt hinterlassende Resektion kann von der Tiefenausdehnung her allein sowohl die Haut als auch das Lid in seiner gesamten Dicke betreffen. Die häufigsten Lokalisationen sind der mediale Augenwinkel und das Unterlid. Das Oberlid ist sehr selten betroffen, die Schwierigkeit seiner Rekonstruktion geht weit über den Rahmen dieses Buches hinaus.

Oberflächliche Defekte des Augenlides können in vielen Fällen mit postaurikulären Vollhauttransplantaten gedeckt werden; die technischen Aspekte dieses Verfahrens speziell an diesem Ort wurden bereits in Kap. 3 besprochen. Bei kleinem und entsprechend lokalisiertem Defekt kann ein anderes Verfahren, welches die Haut des Oberlides in Form eines Lappens nützt, der sog. *Tripier-Lappen,* angewandt werden (Abb. 5.20). Die meisten Patienten in der Altersgruppe, in der sich gewöhnlich Hautkarzinome entwickeln, weisen einen Hautüberschuß im Bereich des Oberlides auf, zwar verschieden im Ausmaß, jedoch immer vorhanden. Der mit dem M. orbicularis gehobene Lappen wird in Form eines „Henkelgriffs" entlang der gesamten Breite des Augenlides entworfen und an seinen beiden Stielen in den Unterliddefekt eingeschwenkt. Seine Größe ist durch die vorhandene Haut begrenzt, da der Hebedefekt direkt verschlossen werden muß. Das Längen-Breiten-Verhältnis eines solchen Lappens ist natürlich selbst bei der bemerkenswerten Durchblutung der Augenlider unglaublich, eine Nekrose findet jedoch praktisch nicht statt. Die Erklärung liegt möglicherweise in der Tatsache, daß in dieser Altersgruppe der Lappen trotz seines Muskelanteils extrem dünn ist, so daß er teilweise als freies Transplantat angesehen werden kann. Dessen ungeachtet, ist er extrem widerstandsfähig, trotz der dunklen Färbung, die er häufig während der Hebung und des Transfers annimmt.

Innerhalb seiner Breitenbegrenzung ist er ein extrem nützlicher Lappen, der zur Deckung von Defekten des Unterlides, und zwar praktisch der gesamten Ausdehnung, vom medialen bis zum lateralen Augenwinkel, genutzt werden kann. Wenn beim Transfer ein Brückensegment resultiert, das nicht eingenäht werden muß, weil der Defekt nicht bis zur Lappenbasis reicht, rollt es sich sehr schnell ein; selbst in dem Bereich, welcher in den Defekt eingenäht wurde, weist der Lappen eine Tendenz zum Einrollen auf. Diesem kann dadurch vorgebeugt werden, daß ein leichter überknüpfter Kompressionsverband angelegt wird. Die leichte Kompression führt darüber hinaus dazu, daß der Lappen anliegt und schnell vaskularisiert. Im Falle eines Brückensegments sind Stieldurchtrennungen und Einnähen zur Vervollständigung der Rekonstruktion erforderlich, obwohl die Patienten es oft für überflüssig halten, da der Stiel praktisch nicht sichtbar ist und ihnen auch keine Probleme bereitet.

Wenn die Resektion nahe eines Augenwinkels durchgeführt wurde und sich nur bis zur Mitte des Augenlids erstreckt, kann der Entwurf modifiziert werden, wobei nur die eine Hälfte des Lappens mit einem einzigen Stiel angewandt wird.

Viele Tumoren im Bereich des Augenlides sind klein genug für eine Tripier-Lappenplastik, der Lappen selber ist dünn genug, so daß ein Tumorrezidiv darunter leicht erkannt werden kann. In dieser Hinsicht weist er die Vorteile einer Haut-

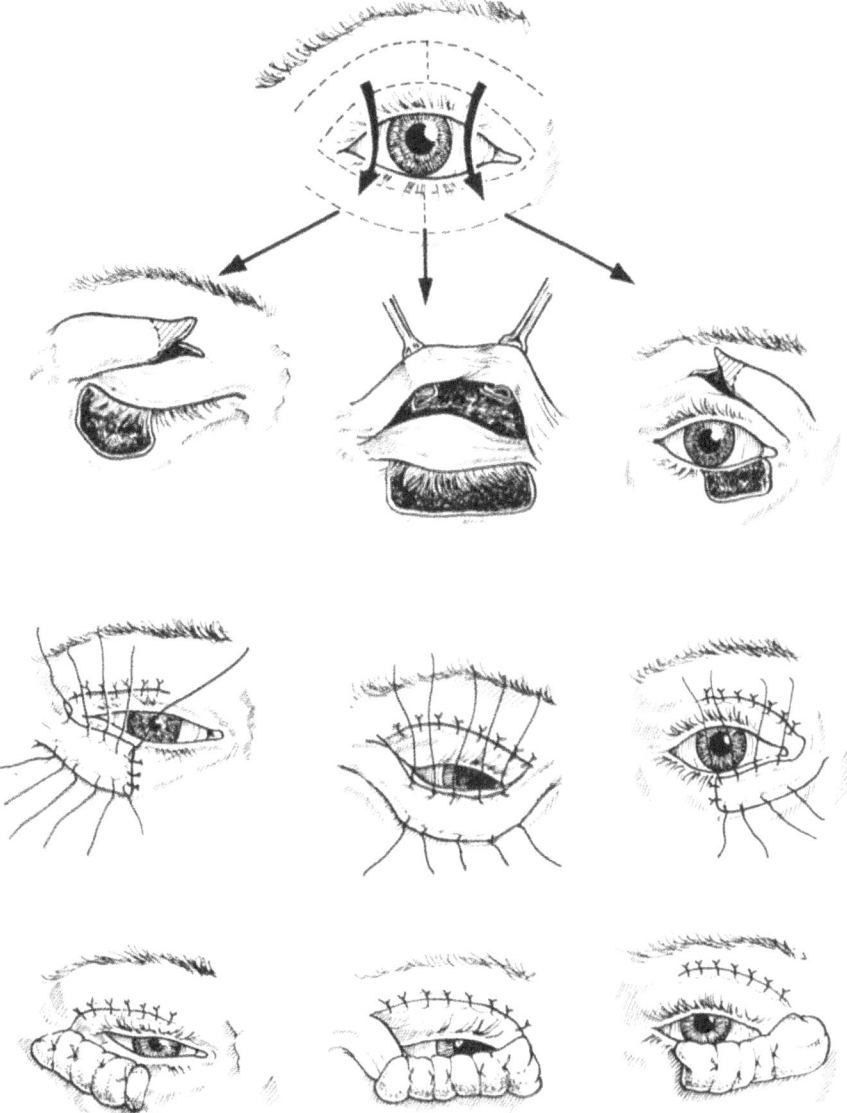

Abb. 5.20. Der Tripier-Lappen dient zur Deckung von Hautdefekten des Unterlides. Der Lappen, welcher im Bereich von überschüssig vorhandener Haut, wie sie gewöhnlich am Oberlid bei älteren Patienten vorhanden ist, ist sehr nützlich; er kann als einseitig gestielter Lappen zur Rekonstruktion von Defekten nahe dem medialen oder lateralen Augenwinkel oder als zweigestielter Lappen zur Rekonstruktion von Defekten im Bereich des Zentrums des Augenlides angewandt werden

transplantation auf. Der Tripier-Lappen wird darüber hinaus für die Wiederherstellung der Hautkomponente bei der Rekonstruktion bestimmter Liddefekte von
gesamter Dicke benutzt; das Vorgehen bei derartigen komplexen Defekten ist
nicht Thema dieses Buches.

Defekte der gesamten Dicke, die aus der Exzision eines V-förmigen Winkels aus
dem Augenlid resultieren, werden durch Adaptation der beiden Schenkel des V
verschlossen, *V-Exzision und direkte Naht* (Abb.5.21). Der Defekt wird in
2 Schichten verschlossen, einmal tarsokonjunktival und einmal die Haut-Muskel-
Schicht. Es wird feines absorbierbares Nahtmaterial, z. B. 6/0 Katgut, mit atrauma-
tischer Nadel benutzt, die Ränder des Tarsus werden mit Einzelknopfnähten adaptiert, wobei die Knoten auf der Hautseite zu liegen kommen. Die Konjunktiva heilt
schnell und braucht nicht gesondert genäht zu werden. Da feines Nahtmaterial benutzt werden muß, darf keine Spannung an der Nahtlinie im Tarsus bestehen; dies
begrenzt die Weite des V, welches direkt verschlossen werden kann, auf etwas
weniger als $^1/_4$ der Breite des Augenlides. Wenn die Spannung zu groß wird, kann
sie dadurch vermindert werden, daß der zum Lid ziehende Anteil des Lig. palpebrale laterale, welches durch die Konjunktiva zum lateralen Augenwinkel zieht,
durchtrennt wird, *V-Exzision und laterale Kanthotomie* (Abb.5.21).

Wenn die Spannung trotz dieses Manövers immer noch zu groß ist, muß der Defekt
mit anderen Verfahren rekonstruiert werden, nämlich mit einem Verschiebelappen durch Mobilisierung der Haut neben dem seitlichen Augenwinkel, *V-Exzision
und Verschiebelappen* (Abb.5.21). Der Lappen wird durch Fortsetzung der nach
oben gerichteten Kurve des Augenlides auf die Schläfe bis unmittelbar an die
Haaransatzlinie mit einem nach kaudal gerichteten Rückschnitt entworfen, etwa
genauso lang und parallel des lateralen Schenkels des V. Der Lappen wird gehoben, der untere Zügel des Lig. palpebrale laterale durchtrennt und der Lappen
nach medial verlagert. Für gewöhnlich ist es notwendig, das Septum orbitale ebenfalls zu durchtrennen und ebenfalls die übrigen Verbindungen des Lides zur Haut,
welche die Medialverlagerung einschränken. Die schlaffe Konjunktiva im Bereich
des lateralen Fornix wird im Zuge der Medialverlagerung des Lappens aufgebraucht und kleidet den Teil des Lappens aus, welcher das rekonstruierte Augenlid
bildet. Die beiden Schenkel des V werden adaptiert und der freie Rand des so auf-
gebauten Augenlides mit der ebenfalls nach medial verlagerten Konjunktiva vernäht. Die Verlagerung des Hautlappens nach medial führt zu einem dreieckförmi-
gen Hebedefekt lateral, entsprechend dem aus dem Augenlid entfernten Winkel.
Der Verschluß dieses Defekts schließt die Rotation eines kleinen dreieckigen Lappens ein, welcher im Planungsstadium am seitlichen Ende des Lappens eingezeichnet wird, so daß die Form eines Z resultiert. Dieser Lappen rotiert zur Deckung des
lateralen dreieckigen Defekts nach kaudal und vervollständigt so die Rekonstruktion.

Die besten Ergebnisse werden mit diesen Verfahren erzielt, wenn der Defekt
weder in den einen noch in den anderen Augenwinkel reicht und vom Tarsus auf
jeder Seite noch so viel vorhanden ist, daß die Naht gut verankert werden kann.
Das Verfahren kann angewandt werden bei Defekten, die bis zu $^2/_3$ des Augenlides
ausmachen; es ist somit bei der Mehrzahl der Tumoren einsetzbar, deren Exzision
in Form eines V-Winkels vorgenommen werden kann.

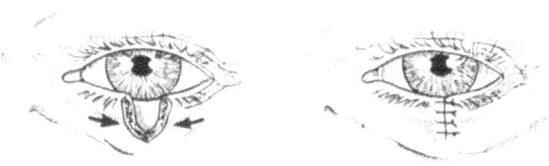

V-Exzision und direkte Naht

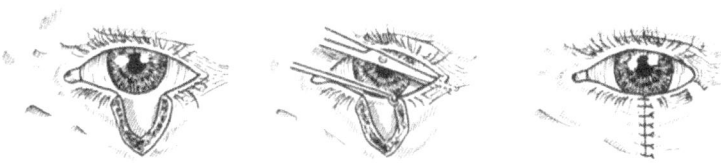

V-Exzision und laterale Kanthotomie

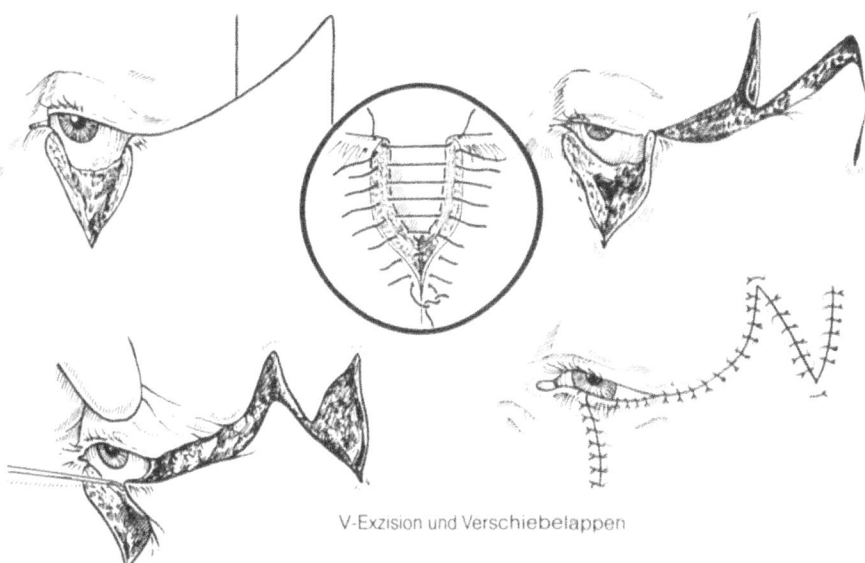

V-Exzision und Verschiebelappen

Abb. 5.21. V-Exzision aller Schichten des Augenlides, wobei alle Verfahren zum spannungslosen Verschluß des immer größer werdenden V dargestellt sind. Das enge V wird direkt verschlossen. Wenn die Spannung beim Verschluß eines größeren V zu groß wird, wird die laterale Kanthotomie durchgeführt, bei welcher der zum Augenlid ziehende Strahl des Lig. palpebrale laterale durchtrennt wird, so daß das V ohne Spannung verschlossen werden kann. Wenn das V noch breiter ist und die Kanthotomie als nicht ausreichend angesehen wird, ist es notwendig, Gewebe aus dem benachbarten Bereich und der Schläfe in Form eines Verschiebelappens zu mobilisieren, wobei der Sekundärdefekt mit einer Z-Plastik verschlossen wird. Das *Inset* zeigt die Nahttechniken beim Verschluß des V

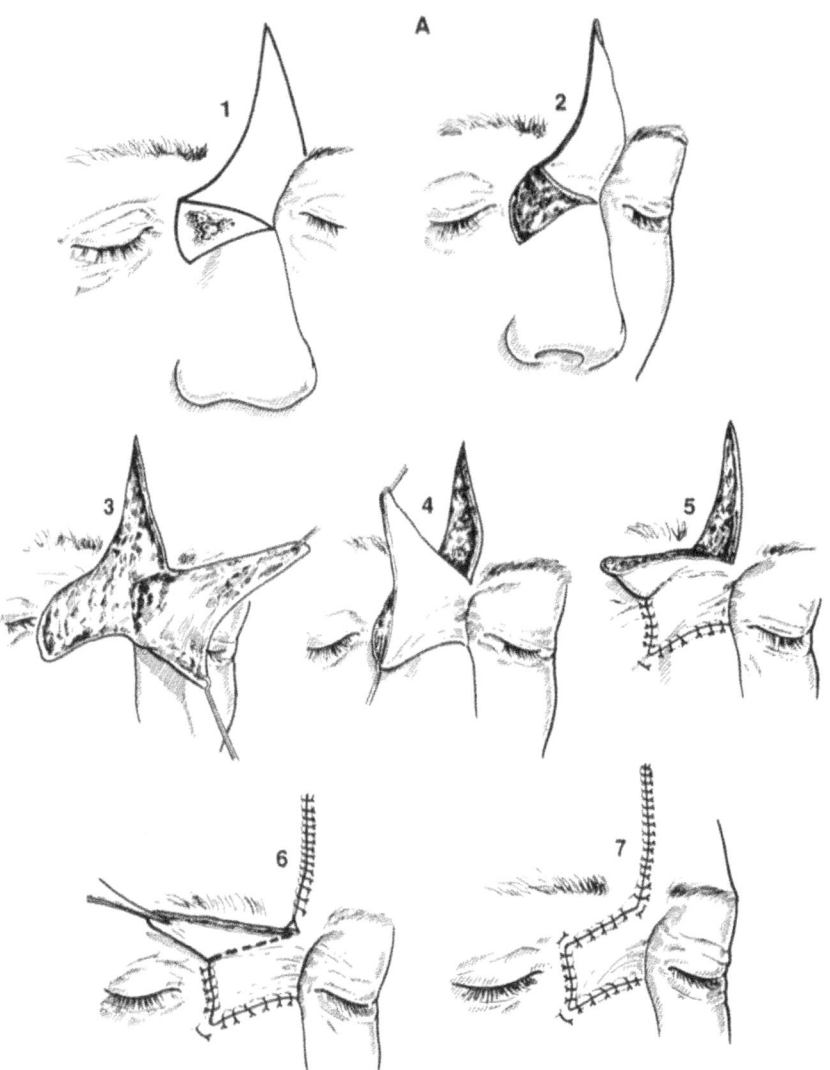

Abb. 5.22 A, B. Der Glabellalappen zur Deckung von Defekten zwischen Nasenwurzel und Augenwinkel, wobei die beiden möglichen Entwürfe dargestellt sind. Der in der Praxis jeweils angewandte Lappen wird durch den Grad der Laxizität der Haut in der Glabellaregion und der Möglichkeit des Verschlusses des Sekundärdefekts bestimmt, wenn der Verschluß einfach (**A**) und wenn er schwierig ist (**B**). **A** Der Tumor mit eingezeichnetem Defekt und Lappen ist in *1* dargestellt. In *2* ist der Defekt durch Tumorexzision entstanden, der Lappen inzidiert, in *3* ist der Lappen gehoben. *4* zeigt den in den Defekt eingeschlagenen und *5* den eingenähten Lappen. In *6* ist der Glabelladefekt verschlossen und das überschüssige dreieckige Hautareal dargestellt. In *7* ist das Dreieck exzidiert und die Naht vollständig ausgeführt. **B** Der Tumor mit dem eingezeichneten Defekt und Lappen ist in *1* dargestellt. In *2* ist der Lappen gehoben, in den Defekt eingeschlagen und eingenäht. Um den Verschluß des Glabelladefekts zu erleichtern, wird eine Inzision wie in *3* durchgeführt, wobei ein dreieckiger Lappen nach medial verschoben werden kann *(4)*, der die Spannung beim Verschluß reduziert. *5* zeigt die vollständig ausgeführte Naht. Der Lappen wird gewöhnlich in der Breite so groß wie der Abstand zwischen den Augenbrauen entworfen. Deswegen ist dieser Lappen in **A** enger als in **B**, der Verschluß des Glabelladefekts steht folglich unter geringer Spannung. **B** s. S. 199

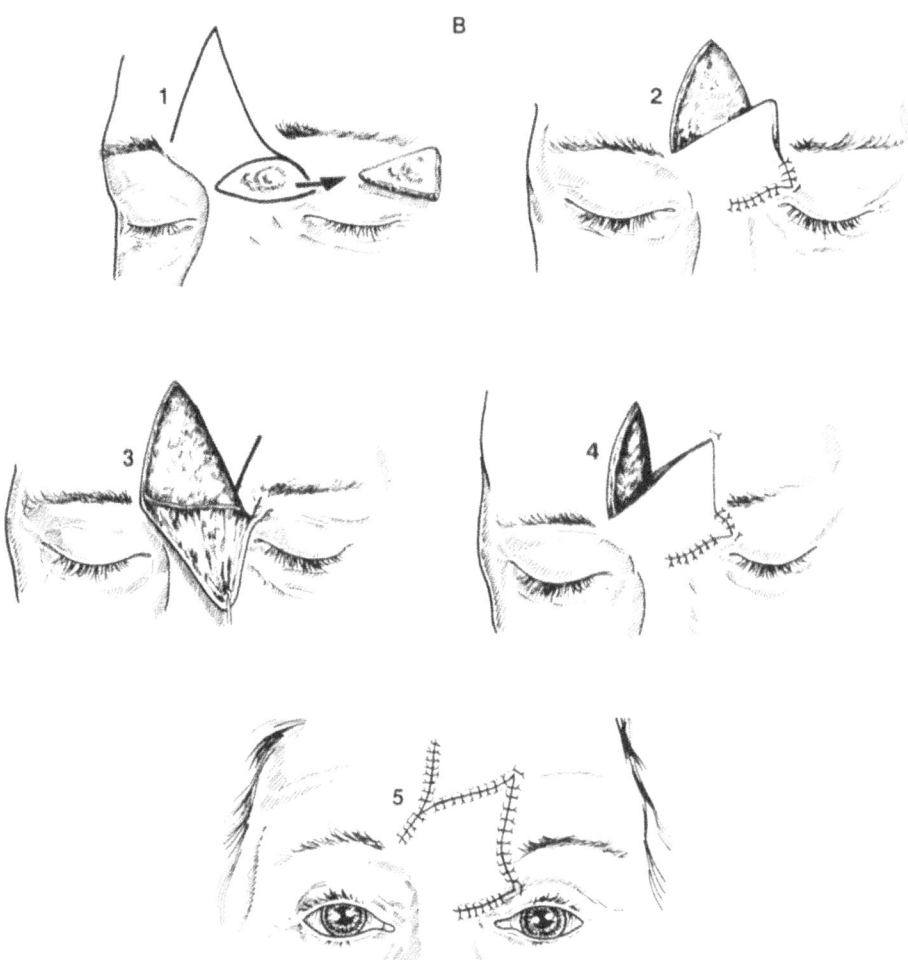

Abb. 5.22 B. Legende s. S. 198

Die Nase

Die kleinen Defekte im Bereich der Nase betreffen im Unterschied zu denen der Nasenlochränder gewöhnlich nicht die gesamte Tiefe; die zu ihrer Rekonstruktion am häufigsten genutzten Lappen werden im Bereich der Nasolabial- oder der Glabellaregion gehoben. Die größeren Defekte betreffen häufig alle Schichten, ihre Rekonstruktionstechniken sind nicht Thema dieses Buches.

Ein seitlicher Defekt im Bereich der proximalen Nase kann mit einem *Glabellalappen* (Abb. 5.22) gedeckt werden, der auf dem supraorbital-supratrochlearen Gefäßsystem basiert. Er hat eine nur begrenzte Reichweite, welche verlängert werden kann, indem er in einen *Fingerlappen* (Abb. 5.23), durch Ausdehnung

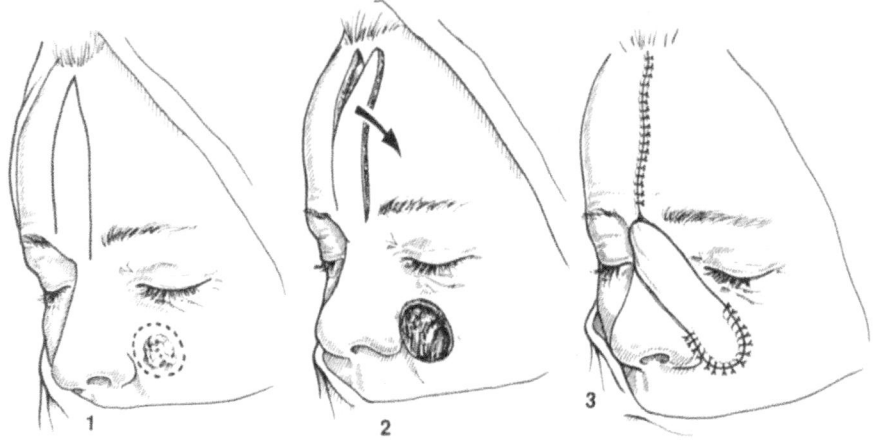

Abb. 5.23. Der Fingerstirnlappen. Der eingezeichnete Tumor und der Lappen *(1)*. Der Defekt bei gehobenem Tumor und für die Verlagerung vorbereitetem Lappen *(2)*. Der eingeschwenkte und eingenähte Lappen mit direktem Verschluß des Hebedefekts an der Stirn *(3)*. Die zulässige Breite des Lappens wird durch die Dehnbarkeit der Haut in der Mitte der Stirn bestimmt, da der Defekt direkt zu verschließen ist. Der Lappen sollte, wann immer möglich, senkrecht verlaufend konstruiert werden, da die so entstehende Narbe viel weniger auffällig ist als Narben an allen anderen Stellen der Stirn

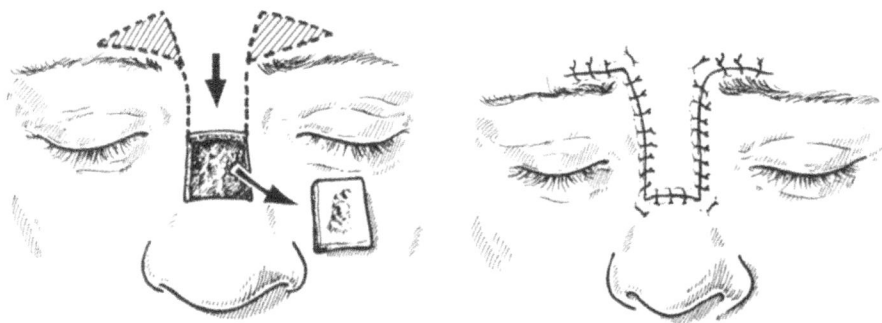

Abb. 5.24. Der Glabellaverschiebelappen zur Rekonstruktion eines Mittelliniendefekts der Haut im Bereich der oberen Hälfte der Nase

senkrecht nach kranial über die Stirn bis zum Haaransatz, umgewandelt wird. Die zusätzlich gewonnene Länge dient zur Deckung von weit entfernt liegenden Defekten. Seine Länge ist durch die Höhe der Stirn limitiert, bei vielen Patienten reicht sie jedoch bis zur Nasenspitze. Seine sinnvolle Breite ist durch den anzustrebenden direkten Verschluß des Hebedefekts begrenzt. Bei der Deckung eines Defekts jenseits der Nasenspitze wird nicht der gesamte Lappen beim Transfer eingenäht – es muß ein 2. Schritt mit Stieldurchtrennung und nachfolgendem Einnähen folgen.

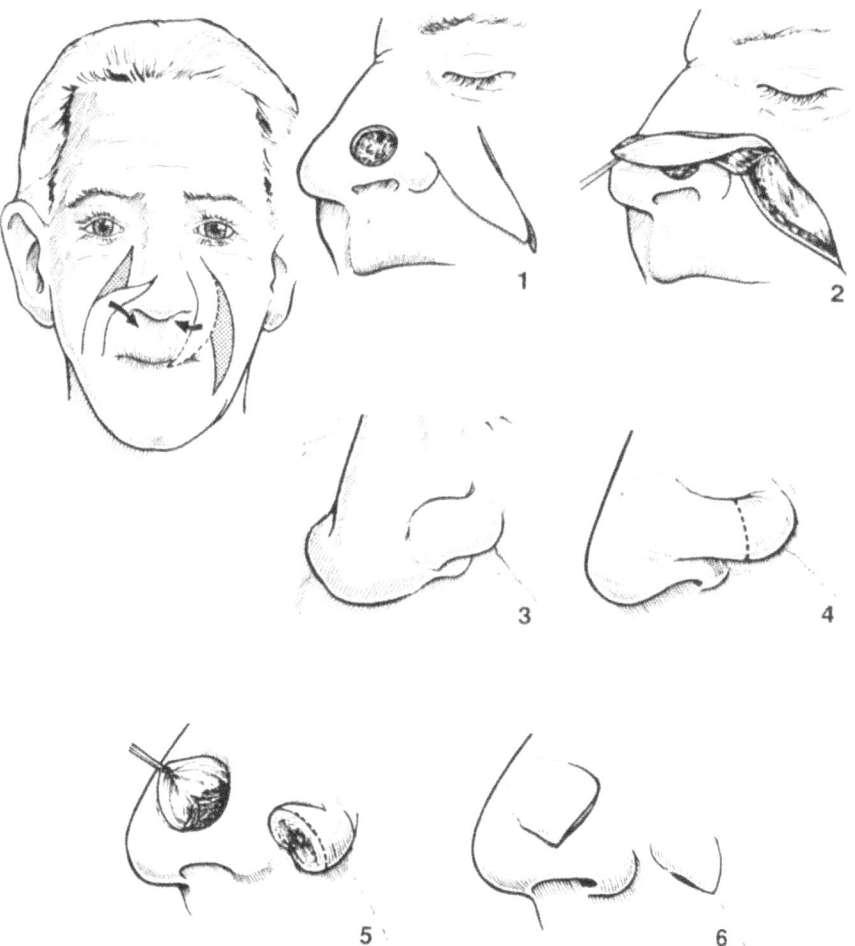

Abb. 5.25. Der kranial oder kaudal gestielte nasolabiale Lappen. In dem gezeigten klinischen Beispiel ist das Verfahren in 2 Schritten durchgeführt, da der Defekt und der Lappen weiter voneinander entfernt liegen. *1* zeigt den Defekt im Bereich des Nasenflügels und den gehobenen und in den Defekt eingeschlagenen Lappen *(2)*. *3* zeigt das Erscheinungsbild mit dem Lappen 3 Wochen später und unmittelbar vor der Stieldurchtrennung; die Narbe nach direktem Verschluß des nasolabialen Hebedefekts. *4* zeigt die Linie zur Durchtrennung des Stiels und den durchtrennten Stiel *(5)* mit eingenähtem Lappen *(6)*, wobei der zurechtgeschnittene Rest des Stiels an seinen ursprünglichen Platz zurückverlagert ist

Zur Deckung von Defekten in der Mitte des oberen Nasenanteils kann ein *Glabellaverschiebelappen* (Abb. 5.24) benutzt werden; er ist jedoch auf die Patienten beschränkt, deren Augenbrauen sich nicht in der Mittellinie treffen.

Defekte in den unteren Bereichen der Nase können gut mit dem *nasolabialen Lappen* (Abb. 5.25) gedeckt werden. Der Lappen kann kranial oder kaudal gestielt werden. Je nach Ort des Defekts, entweder nahe oder fern vom Lappen, kann der

Transfer in einem einzigen Schritt oder als zweiseitige Prozedur mit Stieldurchtrennung und nachfolgendem Einnähen vorgenommen werden. Der nasolabiale
Lappen ist auch zur Rekonstruktion von Defekten der Oberlippe, welche nicht alle
Schichten umfassen, geeignet. Er hat den beträchtlichen Vorteil, die Symmetrie
der Lippen zu belassen.

Das Ohr

Ein Defekt im Bereich des äußeren Ohres kann je nach Lokalisation auf verschiedene Art gedeckt werden. Ist der Tumor nicht so groß und befindet er sich an einer
Stelle, an der er als allschichtiges V exzidiert werden kann (Abb. 5.26), ist es möglich, den Defekt schichtweise direkt zu verschließen. Es resultiert eine Störung in
der Kontur der Ohrmuschel, das Ergebnis ist jedoch meistens ausreichend. Kleinere Tumoren in der Nähe des Gehörgangs werden gewöhnlich exzidiert und mit einem feinen Transplantat gedeckt, die Ergebnisse sind exzellent. Bei der Exzision
derartiger Tumoren ist darauf zu achten, daß der darunterliegende Knorpel mit-
exzidiert wird, um genügend Sicherheitsabstand zur Tiefe hin zu haben. Wenn der
Defekt in der Nähe des Knorpelrandes der Concha liegt, wird eine gewisse Störung
des Ohrumrisses wahrscheinlich unvermeidbar sein; wenn der Defekt näher zum
Gehörgang liegt, gibt es genügend umgebenden Knorpel, um die Gesamtform des
Ohres zu erhalten.
Die Tumoren am Rande der Ohrmuschel werden am besten exzidiert mit direktem
Verschluß des Defekts, wobei genügend Knorpel in geringem Abstand vom Tumor
exzidiert werden muß, um einen Hautverschluß ohne Spannung zu gewährleisten.
Im Bereich des Defekts bleibt eine Kerbe im Rand des Ohres; bei der in der Regel
betroffenen Altersgruppe ist das Resultat jedoch akzeptabel.

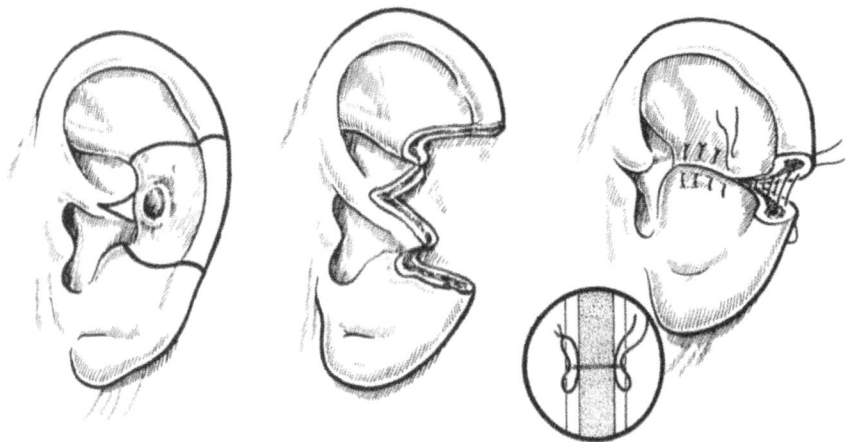

Abb. 5.26. V-Exzision der Ohrmuschel und direkte Naht

Bei den Tumoren, deren Exzision lediglich einen Überrest des äußeren Ohres zurücklassen würde, ist es besser, die Ohrmuschel vollständig zu amputieren. Das Ohr kann relativ leicht mit einer Prothese ersetzt werden, die kosmetischen Ergebnisse sind gut (Abb. 5.7).

6 ORTHOPÄDIE

In der Orthopädie wird die Hautdeckung wegen der Notwendigkeit eines sterilen Gebiets während und nach chirurgischen Eingriffen an Knochen und Gelenken benötigt. Bei einer frischen Knochenverletzung in Verbindung mit einem Hautverlust kann durch die Hautdeckung eine offene Fraktur in eine geschlossene umgewandelt werden, wodurch die Wahrscheinlichkeit einer Infektion entsprechend geringer wird. Bei der Spätversorgung eines Traumas erlaubt eine entsprechende Hautdeckung ein operatives Vorgehen ohne Furcht vor Wundnekrosen und Infektion. Wird ein Sekundäreingriff an Nerven oder Sehnen erforderlich, ist aus ähnlichen Gründen ebenfalls eine gute Hautdeckung notwendig.

Die Behandlung von Paraplegikern ist Aufgabe des Orthopäden geworden, und die chirurgische Versorgung von Dekubitalulzera wird daher in diesem Zusammenhang besprochen. Das Problem von Druckgeschwüren betrifft auch Nichtgelähmte, die Prinzipien der chirurgischen Behandlung treffen aber auf beide Typen von Ulzerationen zu und werden zusammen abgehandelt.

Hautdeckung bei Knochenverletzungen

Im täglichen Leben sind die am häufigsten mit einem Hautdefekt verbundenen Frakturen die der subkutan gelegenen langen Knochen, wie Tibia und seltener Ulna. Ziel bei der Behandlung einer solchen Verletzung ist das Verhindern einer Infektion durch die Fixierung der Fraktur und durch Herstellung einer Hautdeckung, die die Fraktur von der Außenwelt isoliert.

Maßnahmen zur Hautdeckung

Diese Kombinationsverletzungen von Haut und Knochen können in allen Schweregraden auftreten, von der offenen Fraktur mit minimalem Hautverlust bis zur ausgedehnten Skelettierung in Verbindung mit einer offenen Fraktur und/oder einer Gelenkverletzung. Der letztere Verletzungstyp wirft gewöhnlich die größeren technischen Probleme auf.

Im Falle einer offenen Fraktur mit minimalem Hautverlust wird oft die Entlastungsinzision zum Zweck der Hautdeckung empfohlen. Der Grundgedanke ist der, durch einen Entlastungsschnitt in einiger Entfernung von der Wunde die Hautspannung zu reduzieren und dadurch eine spannungsfreie Naht zu erhalten. Die Methode erscheint einfach und sicher, es muß aber betont werden, daß durch eine solche Entlastungsinzision im Grunde ein zweigestielter Streifenlappen gebildet wird. Es ist eine wohlbekannte Tatsache, daß sogar unter optimalen Bedingungen der zweigestielte Streifenlappen grundsätzlich ein unsicheres Verfahren ist, das häufig mit einer ausgedehnten Gangrän endet. Wird er bei einer kombinierten Haut-Knochen-Verletzung benutzt, so ist dies sogar noch riskanter, da Weichteilschädigung und Décollement oftmals ihren Teil zur lokalen Devitalisierung der Haut beitragen. Das Vorliegen eines Décollements sollte eigentlich eine Kontraindikation darstellen; auch wenn kein Décollement vorhanden ist, muß eine Anwendung stets mit größter Sorgfalt abgewogen werden. Die Inzision selbst sollte in der Längsachse der Gliedmaße verlaufen; sie sollte in einem angemessenen Abstand von der Wunde gelegt, und eine Unterminierung der Haut sollte möglichst vermieden werden. Diese Methode ist wahrscheinlich am nützlichsten, wenn kein ausgedehnter Hautverlust vorliegt und der Wundverschluß wegen einer lokalen Schwellung der Gliedmaße infolge von Ödem oder Hämatom schwierig ist.

Die offene Fraktur mit einem mehr oder weniger großen Hautverlust ist ein völlig anderes, jedoch sehr viel schwierigeres Problem. Bevor die Versorgung dieser schwereren Verletzungen besprochen wird, ist es jedoch wichtig, die zugrundeliegenden Gesetze zu begreifen, da die Behandlung eines Patienten im einzelnen immer die praktische Anwendung dieser Prinzipien darstellt.

Der erste Punkt betrifft die entscheidende Funktion des Periosts in bezug auf die Hautdeckung. Von einem mit Periost überzogenen kortikalen Knochen kann man erwarten, daß er ein Spalthauttransplantat annimmt; von Periost denudierter kortikaler Knochen wird ein Spalthauttransplantat nicht annehmen. Daraus folgt, daß der Chirurg jene therapeutischen Probleme akzeptieren muß, die durch den infolge eines Unfalls denudierten kortikalen Knochen vorgegeben sind; er sollte durch seine folgenden Maßnahmen nichts auf den freien Knochen auflagern und dadurch weitere Probleme schaffen.

Der zweite Punkt betrifft mögliche Methoden der Hautdeckung und insbesondere ihre Einschränkungen in diesem Zusammenhang. Vier Methoden stehen zur Verfügung: Hautlappen, freies Hauttransplantat, Muskel- oder myokutaner Lappen und „freier Lappen" unter Anwendung mikrovaskulärer Anastomosentechniken. Eine Kombination dieser Methoden ist ebenfalls möglich.

Die Röntgenaufnahme einer Fraktur ergibt nur ein unvollständiges Bild der Gesamtverletzung, weil sie die Weichteile außer acht läßt. Art und Ausmaß der Weichteilschädigung sind von großer Bedeutung, wenn zur Rekonstruktion die Weichteile im Bereich der Fraktur – nämlich Muskeln, Faszie und Haut – als potentielle Gewebe in Erwägung gezogen werden, und wenn frakturierter oder freiliegender Knochen gedeckt werden muß.

Das Muskeltrauma kann zur offensichtlichen Zerreißung von Muskelgewebe führen, es kann aber auch eine Schädigung sein, welche lediglich zu einer Schwellung des Muskels führt. Selbst dann hat sich Muskelgewebe in der Praxis als unerwartet widerstandsfähig gezeigt; es wurde in kurzem Abstand nach dem Trauma erfolgreich als Lappen transplantiert.

Die Verletzung der Haut kann in verschiedenen Formen auftreten, am augenscheinlichsten ist sie, wenn es bei dem Trauma zur Ablederung der Haut und der oberflächlichen Faszie gekommen ist. Die Ablederung als isolierte Verletzung wurde schon besprochen (S. 168), wenn sie jedoch zusammen mit einer knöchernen Verletzung auftritt, muß in die Überlegungen miteinbezogen werden, inwie-

weit die abgelederte Haut und ihre Faszienschicht als Nahlappen zur Defektdeckung überhaupt dienen kann. Bevor eine derartig geschädigte Haut zur
Deckung in Erwägung gezogen werden kann, muß ganz klar nachgewiesen sein,
daß das in Frage kommende Hautareal durchblutet ist, und selbst dann ist ein Lappen aus einer solchen Spenderregion als nicht sicher anzusehen.

Freies Hauttransplantat. Auch wenn alternative Methoden verfügbar sind, so gilt
doch, daß eine Spalthauttransplantation durchgeführt werden sollte, falls die
Wundfläche dies zuläßt. Bei der Entscheidung, welche Flächen transplantiert werden sollen, muß man stets die Funktion des Periosts als entscheidende Struktur
beachten. Die Exzision von avaskulärem Weichteilgewebe, die Erhaltung von
Periost, der Verschluß eines offenen Gelenks durch Kapselnaht falls möglich, die
Fixierung der Fraktur – all dieses wirkt zusammen und gibt einem Transplantat die
bestmögliche Chance, anzuwachsen. Das Spalthauttransplantat hat den großen
Vorzug, wenn nötig, die klinische Situation unter minimaler Belastung des Patienten zu stabilisieren. Es gestattet dem Chirurgen eine Verschnaufpause, und sollte
es gar als definitive Deckung unerwünscht sein, so kann ein Transplantat immer in
Ruhe ersetzt werden, wenn sich der Zustand des Patienten stabilisiert hat.
Das Spalthauttransplantat kann natürlich auch in Verbindung mit anderen Methoden benutzt werden. Zum Beispiel kann ein Muskellappen erforderlich werden,
um den freiliegenden Knochenabschnitt einer Kombinationsverletzung aus Haut
und Knochen zu decken, wobei ein Spalthauttransplantat immer noch im Umkreis
angelagert oder als Hautdeckung für den Muskel verwendet werden kann.

Haut- und fasziokutane Lappen. Wie schon betont, gilt die Regel, daß Nahlappen
in Form der Rotations- oder Verschiebelappen praktisch keine Bedeutung bei
akuten Verletzungen dieser Art haben. Auch lokale fasziokutane Lappen, welche
die tiefe Faszienschicht beinhalten, sind trotz ihrer höheren Sicherheit im Zusammenhang mit dem akuten Haut-Knochen-Trauma nicht akzeptiert. Bevor ein derartiger Lappen in Erwägung gezogen wird, ist das Ausmaß des Durchblutungs-
schadens der als Lappen vorgesehenen Haut abzuschätzen, wobei allerdings
immer bedacht werden muß, daß eine in dieser Weise geschädigte Haut keinen
sicheren Nahlappen ergeben kann. Es ist sicherlich unklug, in einem solchen Fall
das im anderen Zusammenhang als sicher erkannte Längen-Breiten-Verhältnis bis
an die Grenzen auszuschöpfen. Die Geometrie muß so ausgelegt sein, daß
während der Verschiebung keinerlei Spannung auftritt. Die Größe und die Form
des Defekts sowie der Zustand der umgebenden Haut schließen seinen Gebrauch
in den allermeisten Fällen aus.
Der Cross-leg-Lappen wurde durch die Mitnahme der Faszienschicht sicherer, für
den Chirurgen mit nur geringer Erfahrung muß er aber als besonders gefährlich
angesehen werden. Die Erfahrung mit ihm wird immer seltener in dem Maße, wie
der Lappen in anderen Zusammenhängen an Popularität verliert. Derartige Lappen dürfen selbst in Form elektiver Verfahren bei älteren Patienten nur mit besonderer Zurückhaltung angewandt werden, und zwar aufgrund vaskulärer Probleme
der Peripherie der alternden Gliedmaße und der Probleme, die aus den Gelenkeinsteifungen resultieren. Diese Schwierigkeiten ergeben sich noch eher in einer

Notfallsituation, insbesondere im Bereich der unteren Gliedmaße, wo das Problem tatsächlich auftritt. Dies bedeutet, daß bei einer Verletzung im Bereich der unteren Gliedmaße ein fasziokutaner Cross-leg-Lappen nur von einem erfahrenen Operateur beim jungen Patienten mit intakter peripherer Durchblutung und Gelenken, welche die notwendige Immobilisation tolerieren, in Erwägung gezogen werden darf. Das Verfahren stellt niemals die Methode der ersten Wahl dar.

Nachdem lokale fasziokutane Lappen im akuten Stadium einer derartigen Verletzung unsicher sind, erhebt sich die Frage, ob Haut und Faszie sich so weit erholen können, daß sie zu einem späteren Zeitpunkt für eine sichere Deckung genutzt werden können und ggf. zu welchem Zeitpunkt. Es ist schwer vorstellbar, daß eine total abgelederte Haut wieder völlig normale Durchblutungsverhältnisse aufweisen kann; es wurde jedoch über erfolgreiche verzögerte Rekonstruktionen berichtet – das würde bedeuten, daß eine Erholung zumindest bis zu einem gewissen Grade stattfindet. Der vorsichtige Chirurg jedoch wird dies wahrscheinlich nicht als generelle Regel akzeptieren. Entsprechend anderer klinischer Erfahrungen spielen Beobachtungen wie der Grad der oberflächlichen Narbenbildung in dem entsprechenden Hautareal, seine Verschieblichkeit im Vergleich zur umgebenden normalen Haut und das korrespondierende Gebiet des Beines sowie die Dicke der Faszienschicht in der Entscheidungsfindung eine wichtige Rolle.

Muskel- und myokutane Lappen. Diese Deckungsmethoden sind mit größtem Erfolg bei Defekten im Bereich des Knies und der Tibiavorderkante angewandt worden. Der mediale Kopf des M. gastrocnemius kann das obere Drittel der Tibia und den medialen Anteil des Kniegelenks decken; das mittlere Drittel der Tibia erfordert eine Verlagerung des M. soleus. Die Transposition wird wahrscheinlich besser als reiner Muskel-, denn als myokutaner Lappen durchgeführt. Selbst bei sekundären Rekonstruktionen wurden die Vorteile von einem reinen Muskeltransplantat, welches dann mit Haut gedeckt wird, im Vergleich zur Deckung des Hebedefekts nach dem Transfer eines myokutanen Lappens erkannt. Das mögliche Risiko einer vorliegenden Muskelschädigung bei der Frage der Anwendung eines Muskellappens wurde schon besprochen ebenso wie seine unerwartete Widerstandskraft, selbst wenn Zeichen der Traumatisierung vorliegen.

Freie Lappen. Wo die notwendige mikrochirurgische Erfahrung verfügbar ist, wurden die freien fasziokutanen Muskel- und myokutanen Lappen zur Behandlung der schwereren kombinierten Verletzungen von Haut und Knochen ständig populärer. Die erforderlichen Techniken sind anspruchsvoll, es gibt jedoch keinen Zweifel, daß die Ergebnisse hinsichtlich Heilungszeit, Zeit der Frakturheilung und Hospitalisierungsdauer insgesamt besser sind. Als Lappen transplantierter Muskel bringt einen Grad von Durchblutung mit sich, der, wenn er eine geschädigte Oberfläche deckt, das Fortschreiten zur vollständigen Nekrose verhindert; er scheint diese Vorteile zu behalten, selbst wenn er nur als Teil eines freien Lappens verpflanzt wurde. Dies ist eine besonders wertvolle Eigenschaft, wenn der Knochen durch Schädigung des Periosts denudiert ist, da bei Freiliegen der Kortikalis häufig eine Sequestration der äußeren Schichten auftritt. Muskulatur kann auch jeden knöchernen Defekt, der beispielsweise nach Entfernung von avaskulären Knochenfragmenten auftritt, decken und so Totraum verhindern. Der wahrscheinlich am häufigsten verwandte Lappen ist der Latissimus-dorsi-Lappen. Aufgrund seines langen Stiels mit konstanten Gefäßen von ausreichendem Durchmesser gehört er noch zu den technisch weniger anspruchsvollen freien Lappen. Wegen der großen transplantierbaren Muskel- und Hautfläche können sogar größere Defekte erfolgreich gedeckt werden, so daß es vorzuziehen ist, das gesamte Areal mit dem Lappen zu decken, selbst wenn ein Teil des Defekts mit einem Hauttransplantat gedeckt werden könnte.

Andere Methoden sind der seitliche Oberarmlappen und der Skapulalappen. Diese Lappen enthalten keinen Muskel und die verfügbare Hautfläche ist begrenzt. Der Oberarmlappen hat einen beträchtlich kürzeren Gefäßstiel als der Latissimus-dorsi-Lappen, außerdem haben die Gefäße einen viel kleineren Durchmesser. Der Skapulalappen weist bei Präparationen der Gefäße bis zu ihrem Ursprung in der Axilla eine ausreichende Länge und ein ausreichendes Kaliber auf.

Der Latissimus-dorsi-Lappen ist anfangs ziemlich voluminös aufgrund seines dicken Muskelanteils. Er verkleinert sich jedoch beträchtlich im Zuge der auftretenden Muskelatrophie; zur Erreichung einer befriedigenden Silhouette der Gliedmaße kann jedoch ein späteres Ausdünnen erforderlich werden.

Die für die Anastomosierung vorgesehenen Gefäße hängen vom Ort der Verletzungen und dem Ausmaß der Gefäßbeteiligung ab. Die zu anastomosierenden Gefäße müssen äußerst sorgfältig auf Schädigungen untersucht werden; Veneninterponate sind zur Überbrückung größerer Defekte notwendig, um ein gesundes Gefäß zu erreichen, welches für die Anastomosierung geeignet ist. Man sollte erwarten, daß die Gefäße jenseits des deutlich erkennbaren Verletzungsgebietes der Weichteile reseziert werden müßten, in der unmittelbaren posttraumatischen Situation gibt es wahrscheinlich aber keine sicheren Kriterien für eine völlig normale Gefäßwand. 7–10 Tage später sind Gefäßschäden mit Ödemen und Verdickung der Gefäßwand deutlicher sichtbar. Darüber hinaus muß auch der Zustand der anderen Hauptarterien beurteilt werden, um sicher einschätzen zu können, in welchem Maß die für die Anastomose vorgesehene Arterie die Gliedmaße allein oder ohne wesentliche Beteiligung der anderen Arterien durchblutet. So kann sich eine End-zu-End-Anastomose mit der Lappenarterie verbieten, und selbst ohne Schädigung der übrigen Arterien ist die End-zu-Seit-Anastomose vorzuziehen. Die durch die Arteriographie gewonnenen Informationen sind, wie bereits betont, nur lückenhaft und müssen dem intraoperativen Befund gegenübergestellt werden.

Die Ruhigstellung der Fraktur

Die Entscheidung über das Verfahren der Frakturruhigstellung liegt beim Chirurgen, sie hat jedoch die Weichteilkomponente der Verletzung zu berücksichtigen, um sicherzustellen, daß das gewählte Verfahren nicht die notwendigen Schritte zur Behandlung des Weichteilschadens beeinträchtigt. Welches Verfahren auch immer angewandt wird, es sollte die Fraktur auf jeden Fall fest fixieren. Die Möglichkeiten sind *Gips* mit und ohne Fenster, die *innere Fixation* mit *Platten und Schrauben* allein, die *Marknagelung* oder der *Fixateur externe*.

Die Gipsfixation schränkt den Zugang zum Weichteildefekt praktisch vollständig ein, wenn nicht ein großes Fenster ausgeschnitten wird. Ein Fenster entsprechender Größe beeinträchtigt möglicherweise die Ruhigstellung der Fraktur und ist aus diesem Grund nicht möglich. Die bei der Primärbehandlung durchgeführte Hautdeckung kann damit meistens nur ein Spalthauttransplantat sein. Daher ist diese Art der Ruhigstellung nicht anzuwenden, wenn der Weichteilschaden einen nicht unerheblichen Anteil an der Gesamtverletzung hat. Selbst ohne Fenster ist Gips allein nicht ausreichend, um die heute geforderte Fixation bei instabilen Frakturen zu gewährleisten.

Die innere Fixation mit Kompressionsplatten kann bei der geschlossenen Tibiafraktur eine effektive Methode darstellen; bei den kombinierten Frakturen mit Hautdefekt ist ihre Anwendung hingegen gefährlich. Der Ort der Hautschädigung liegt nahezu immer an der Schienbeinvorderkante an der subkutanen Oberfläche der Tibia, so daß die Hautinzisionen und Präparation zur Darstellung des Knochens für die Anlage einer medialen Platte den Weichteilgewebeschaden an einer Stelle noch vergrößern, wo die Gefahr für eine Hautnekrose ohnehin am größten ist. Die laterale Plattenanlage ist eine Alternative, jedoch ist der hintere Zugang in diesem Zusammenhang nicht das Standardverfahren. Besonders bei Trümmerfrakturen ist dieses Verfahren nicht die Methode der Wahl, und selbst wenn Trümmerzonen nicht vorliegen, hat sie den großen Nachteil, daß zusätzlich Knochen freigelegt und Weichteilgewebe durchtrennt werden muß.

Die Marknagelung ist aufgrund zahlreicher Kontraindikationen in den meisten Fällen nicht möglich. Bei Trümmerbrüchen sowie Schräg- oder Spiralfrakturen ist sie nicht geeignet. Selbst wenn sie vom Frakturtyp her geeignet wäre, ist die Infektionsgefahr durch die zur Einführung des Nagels notwendige Eröffnung des Markraums und damit die Infektverschleppung über den ganzen Knochen erhöht. Bei den heute verfügbaren Alternativen hat sie praktisch keinen Stellenwert mehr.

Der *Fixateur externe* wird immer populärer und stellt heute die wahrscheinlich am häufigsten angewandte Methode dar. Die in den Knochen in einiger Entfernung von der Fraktur eingebrachten Schanz-Schrauben sichern praktisch eine absolute Stabilität zu, ohne daß die Frakturstelle selber bei der Reposition angegangen werden muß.

Aufgrund der Tatsache, daß mit diesem Verfahren die Weichteile am Ort der Fraktur selbst und im Bereich der Fraktur nicht tangiert werden, können die beiden verletzten Komponenten, Knochen und Weichteile, jede für sich getrennt behandelt werden, ohne Beeinträchtigung der jeweils anderen. Der einzige Aspekt bei der Fixation der Fraktur, welcher die Behandlung des Weichteildefekts beeinflussen kann, ist der Ort der Schanz-Schrauben. Sie bedingen die Lage des Fixateurkörpers; dies sollte bedacht werden, um die vom plastischen Chirurgen gewünschte Rekonstruktion nicht unnötig zu erschweren oder sogar unmöglich zu machen.

Welche Art der Fixierung auch benutzt wird, eine interne oder externe, es ist die nichtadäquate Stabilisierung der Fraktur, die in einer solchen Situation zur Infektion führt; die Bewegung und nicht das Metall ist verantwortlich dafür.

Es wurde bereits in Verbindung mit der Hautdeckung betont, wie wichtig die Unversehrtheit des Periosts ist. Auch in der Frakturbehandlung spielt dies eine entscheidende Rolle. Neben der Wirksamkeit als Barriere gegen eine Infektion stammt ein großer Teil der Blutversorgung der oberflächlichen Kortikalis aus dem Periost. Dies erklärt, warum avaskuläre Nekrosen der äußeren Kortikalis und oberflächliche Sequesterbildung wahrscheinlich unvermeidbar sind, wenn durch die Verletzung der Knochen von Periost denudiert wurde. Es ist ein weiterer Grund, weshalb während der Einrichtung und Fixierung der Fraktur nichts unternommen werden sollte, was zusätzlich das Periost schädigt oder noch mehr Knochen denudiert. Platten und Schrauben müssen daher über dem Periost angebracht werden, auch wenn dies zu zusätzlichen technischen Schwierigkeiten bei der Fixierung führt.

Bei einer derartigen Variationsbreite hinsichtlich der Schwere der Verletzungen der verschiedenen Komponenten der kombinierten Haut-Knochen-Verletzungen ist das praktische Vorgehen nicht schematisch festzulegen. Der plastische Chirurg hat wahrscheinlich eine eingeschränkte Betrachtungsweise, da er in den meisten Fällen nur die Patienten mit den schwersten Verletzungen sieht, da die Mehrzahl der weniger schweren Verletzungen vom Unfallchirurgen selbst erfolgreich behandelt werden können. Trotzdem sollte der plastische Chirurg möglichst frühzeitig hinzugezogen werden, selbst wenn der Unfallchirurg nur eine geringe Wahrscheinlichkeit sieht, zu einem späteren Zeitpunkt den plastischen Chirurgen in die Behandlung mit einzubeziehen.

Wenn die Fraktur reponiert und ruhiggestellt ist, kann eine bessere Abschätzung des Weichteilgewebeschadens sowie eine Exzision von irreparabel geschädigtem Gewebe – Haut, Faszie und Muskel – vorgenommen werden. Die Möglichkeiten zur Abschätzung der Hautdurchblutung sind schon besprochen worden, die Exzision der eindeutig geschädigten Faszie sollte radikal vorgenommen werden, da auf der freiliegenden Muskeloberfläche ein freies Transplantat angehen soll. Die Exzision der Faszie hat den zusätzlichen Effekt einer Dekompression des infolge des Unfalls geschwollenen ödematösen Muskels. Die einzige Struktur neben den Gefäßen und Nerven, die immer belassen werden sollte, ist, wie bereits betont, das Periost. Selbst in diesem frühen Stadium ist eine Vorstellung von der notwendigen Rekonstruktion möglich, so daß eine Strategie entwickelt werden kann. Wenn die Deckung mit einem freien Hauttransplantat möglich erscheint, muß dies nicht sofort geschehen. Es spricht viel für einen „second look" und ein nochmaliges Débridement zur Verbesserung der Oberfläche. Die Gesamtheilungszeit kann tatsächlich reduziert werden, indem primär zugewartet wird, so daß letztlich das Transplantat vollständig und nicht nur teilweise angeht. Das zweite Débridement 4–6 Tage nach der Primärversorgung beläßt nur vitales Weichteilgewebe, so daß dann die definitiven Entscheidungen bezüglich der Defektdeckung getroffen werden können.

Die Entscheidung bezüglich der besten Form der Hautdeckung hängt sehr vom Ort der Verletzung, dem Zustand des Knochens und seiner freiliegenden Oberfläche ab, am meisten aber davon, wieviel vom Defekt mit einem freien Transplantat zu decken ist und wieviel nicht. Dies wiederum kann vom Frakturtyp abhängen, d. h. ob eine Trümmerzone vorliegt oder nicht, und von der abzuschätzenden Vitalität der Fragmente – insgesamt müssen die Größe der Fläche, welche nicht mit einem freien Hauttransplantat gedeckt werden kann, und die Tiefenausdehnung des Defekts genau wie die Knochendefekte nach dem unfallchirurgischen Débridement in die Entscheidungsfindung mit einfließen. Die am häufigsten von derartigen kombinierten Verletzungen betroffene Körperregion ist die distale Hälfte der Tibia, und falls an dieser Stelle die Defektdeckung mehr als ein freies Hauttransplantat erfordert, ist die beste Alternative wahrscheinlich ein freier Lappen; je größer die Tiefenausdehnung des Defekts, um so wichtiger ist die Muskelkomponente des freien Lappens. Dieser Aspekt entscheidet am ehesten über die Anwendung eines Latissimus-dorsi-Lappens.

Bezüglich des Zeitpunkts der Deckung mit freien Lappen gehen die Meinungen auseinander, d. h. ob eine primäre oder eine verzögerte Deckung nach ein paar Tagen vorgenommen werden soll. Für die meisten plastischen Chirurgen stellen die schwereren Formen dieser kombinierten Verletzungen seltene Situationen dar, und die Befürworter der primären definitiven Deckung durch freie Lappen sind eher Enthusiasten als Realisten. Die Ergebnisse, die sie für sich in Anspruch nehmen, können nicht notwendigerweise vom Operateur, der nur gelegentlich derartige Eingriffe durchführt und vielleicht zurückhaltender sein sollte, wiederholt werden. Es kann mit Sicherheit festgestellt werden, daß, wenn die Entscheidung zugunsten eines primären oder sekundären freien Lappens gefallen ist, das Débridement vor der Transplantation des Lappens ausgedehnter als üblich sein sollte, um wirklich sicherzugehen, daß kein geschädigtes Gewebe zurückbleibt, was zu weiteren Nekrosenbildungen und möglichen Infektionen führen könnte.

Bei der Behandlung dieser Verletzungen muß irgendwann die Frage auftreten, ob ein derartig geschädigter Unterschenkel oder Fuß überhaupt zu retten ist. Die Frage ist nicht, ob die Tibia vital erhalten werden kann, sondern ob das Ergebnis der Bemühungen tatsächlich eine ausreichend funktionierende Gliedmaße darstellt. Es steht außer Zweifel, daß schwergeschädigte untere Gliedmaßen heutzutage in einer Weise erhalten werden können, wie es noch vor kurzem nicht möglich schien; bei der zunehmenden Zahl der schwer verletzten unteren Gliedmaßen ist dies höchst befriedigend. Wie bei vielen Fortschritten allerdings ist das Pendel weiter als letztlich wünschenswert ausgeschwungen, so daß Gliedmaßen erhalten wurden, die niemals eine ausreichende Funktion aufweisen konnten. Derartige Ergebnisse stellen den Sieg der Begeisterung für eine Technik über die realistische Beurteilung ihrer Ergebnisse dar. Die auf lange Sicht am meisten behindernde Verletzung ist diejenige, die zum Gefühlsverlust der belasteten Oberfläche des Fußes führt. Erfahrungen mit diesem Problem in anderem Zusammenhang haben gezeigt, daß ein solcher Fuß eine schlechte Funktion aufweist. Es ist falsch, einem Patienten die Chance zu verweigern, seine unteren Gliedmaße ganz zu erhalten, es muß aber auch anerkannt werden, daß gelegentlich die Erhaltung zu weit getrieben werden kann. Mit den derzeit verfügbaren Prothesen muß eine Unterschenkelamputation nicht unbedingt eine wesentliche Behinderung bedeuten und der Chirurg muß diese Alternative hinsichtlich der Endfunktion und auch hinsichtlich der Hospitalisierungszeit bedenken. Ohne zu unterstellen, daß eine Entscheidung sofort im akuten Stadium getroffen werden muß, sollte die Möglichkeit einer evtl. notwendigen Amputation, wenn sie wirklich realistisch ist, dem Patienten frühzeitig eröffnet werden. Die Entscheidung, so sie getroffen werden muß, sollte dann auch nicht allzulange hinausgezögert werden. Mit der Zeit kann der Patient die Lage immer weniger realistisch einschätzen und es ist ihm nicht mehr möglich, einer „unschönen" Wahrheit ins Gesicht zu sehen; daher wird er wünschen, weil er ja schon Zeit investiert hat, die Behandlungen in der falschen Hoffnung auf einen vielleicht doch noch eintretenden Erfolg fortzusetzen.

Ein weiterer, oft vernachlässigter Aspekt der Behandlung von Unterschenkelfrakturen mit Hautdefekten betrifft das Sprunggelenk und den Fuß. Wenn nicht für ihre Vermeidung Sorge getragen wird, treten regelmäßig Krallenzehen, oft zusammen mit einer gewissen Spitzfußstellung, auf. Die Behandlung dieser Komplikationen wird immer schwieriger, bei Fortbestehen ist ein normales Gehen nicht mehr zu erreichen, selbst nach Frakturkonsolidierung und Heilung des Weichteildefekts.

Ostitis und infizierte Frakturen

Normalerweise ist sowohl im Falle der Osteitis als auch der infizierten Fraktur die Tibia der betroffene Knochen. Das Problem besteht entweder im Ersatz von minderwertigem Narbengewebe infolge einer chronischen Osteomyelitis oder in der Schaffung belastbarer Hautverhältnisse, um dem Orthopäden vernünftiges Material für den Hautverschluß in die Hand zu geben, wenn er den darunter liegenden Knochen exploriert oder eine Sequestrotomie durchführt. Die eigentliche Ausdehnung des Hautersatzes und dessen genaue Methode, ob durch einen Hautlappen, einen Muskellappen plus Spalthauttransplantat oder einen myokutanen Lappen, wird von den lokalen Umständen abhängen; er sollte jedoch großzügig angelegt und mit ausreichender Reserve geplant werden, um mit einer kleineren Infektion, die vom Knochen ausgehen kann, fertig zu werden. Wann genau der Knochen in zeitlicher Beziehung zur Lappenverlagerung angegangen werden soll, muß mit dem Orthopäden abgesprochen werden; gewöhnlich aber sollte eine Operation am erkrankten Knochen nur dann unternommen werden, wenn dieser sofort und vollständig durch den Lappen gedeckt werden kann.

Sehnen- und Nervenverletzung

Wird ein Nerv oder eine Sehne in Verbindung mit einem ausgedehnten Hautverlust verletzt, dann ist es notwendig, eine Deckung durch Subkutangewebe und Haut und damit ein zufriedenstellendes Lager zu schaffen, bevor irgendeine Ope-

Abb. 6.1 A–F. Anwendung eines Rundstiellappens zum Hautersatz bei fokaler Sklerodermie, um ▶ einen operativen Eingriff an Sehnen und Gelenk zu ermöglichen. **A** Eversion des Fußes infolge der fokalen Sklerodermie, die Sehnenverlängerungen und die Durchtrennung der lateralen Seitenbänder des Sprunggelenks erforderlich macht, damit der Fuß eine normale Stellung einnehmen kann. **B** Doppelte Einpflanzung des abdominalen Rundstiels mit entsprechender Lockerheit in der Mitte, die bei Korrektur der Eversion leicht aufgebraucht wird. **C** Entfalteter Lappen und exzidierte dazwischenliegende sklerodermatös veränderte Haut. **D** Durchtrennte Sehnen und Bänder; **E** korrigierte Eversion vor der Sehnenverlängerung; **F** Endergebnis mit dem ausgebreiteten Lappen und der korrigierten Eversion des Fußes

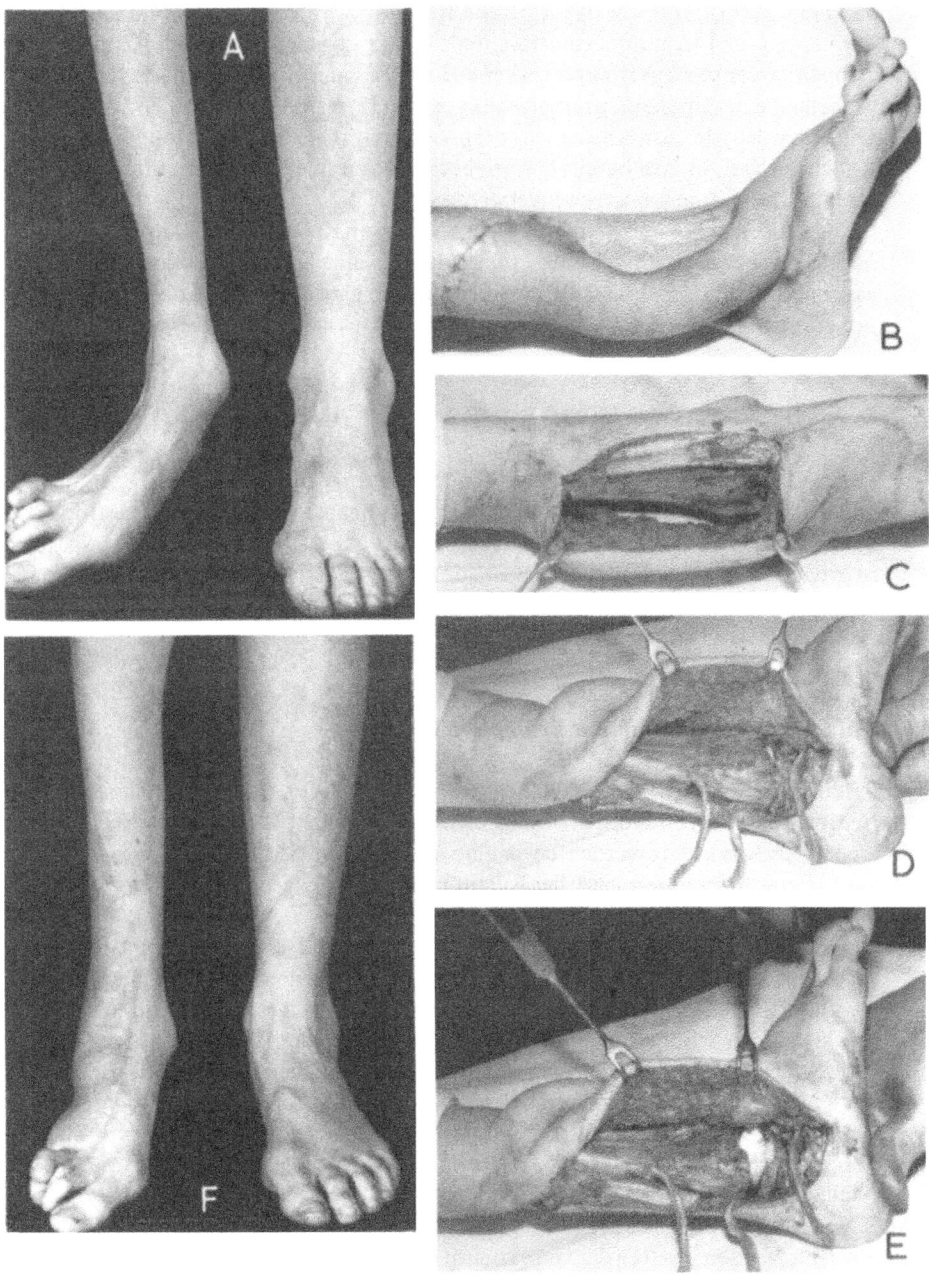

ration am Nerv oder der Sehne selbst durchgeführt wird; um dies zu erreichen, muß ein Lappen zur Deckung benutzt werden. Unter günstigen Umständen kann der Lappen primär verlagert werden; alternativ dazu kann er sekundär nach primärer Anheilung eines Spalthauttransplantats verwendet werden.

Die Methoden, die zur Anwendung bei problematischen kombinierten Haut- und Knochenschädigungen bereits beschrieben worden sind, können ebenfalls in dieser klinischen Situation angewendet werden.

Gelegentlich muß bei notwendigen Operationen an Knochen, Gelenken oder Sehnen die darüber liegende Haut ersetzt werden, da eine Erkrankung oder vorausgegangene Schädigung sie ungeeignet werden ließ. Gewöhnlich wird dann ein Lappen erforderlich (Abb. 6.1).

Druckgeschwüre

Druckgeschwüre treten bei bettlägerigen Patienten, bei paraplegischen Patienten und bei Patienten mit neurologischen Erkrankungen, insbesondere bei multipler Sklerose, auf. Die pathologischen Prozesse sind im wesentlichen gleich; Ursache ist großer und lang anhaltender Druck, der die ischämischen Hautnekrosen hervorruft. Die Ulzerationen entstehen in Gebieten, wo Druck ausgeübt wird und das subkutane Polster spärlich ist.

Das Druckgeschwür beim Nichtparaplegiker

Prädilektionsorte sind die Sakralregion und die Ferse, gelegentlich auch der Beckenkamm. Die Ursache des Ulkus, d. h. der die Immobilität auslösende Faktor, muß immer behandelt werden, bevor eine aktive chirurgische Versorgung des Ulkus in Betracht gezogen wird; der Patient muß in der Lage sein, die Druckstellen unbelastet zu lassen.

Dieser Aspekt kann nicht genügend betont werden, und seine Beachtung steht an alleroberster Stelle, so daß eine ganze Reihe von Patienten schon von Beginn an von chirurgischen Maßnahmen ausgeschlossen ist. Wird dieser Punkt nicht streng beachtet, ist der Mißerfolg hinsichtlich des Eintretens der Heilung in kurzer Zeit vorprogrammiert und ein langer Verlauf vorgegeben. Die Lösung liegt oft darin, den Patienten zu mobilisieren. Dadurch wird der Druck sofort von der Region des Geschwürs genommen, so daß die Spontanheilung einsetzen kann. Ein typisches Beispiel hierfür sind die Dekubitalulzera der Ferse, typischerweise dorsal über der Achillessehne und dem angrenzenden Fersenbein gelegen, welche sofort zu heilen beginnen, wenn der Patient anfängt zu gehen und der Druck auf die normalerweise gewichttragenden Partien der Ferse kommt. Die chirurgische Behandlung von Dekubitalulzera sollte nicht zu schnell eingeleitet werden. Die Ulzeration sollte sich nicht mehr ausgedehnt und der Allgemeinzustand des Patienten sich deutlich erkennbar verbessert haben. Die Behandlung ist äußerst schwierig, wenn klar ist, daß der Patient wahrscheinlich permanent bettlägrig bleiben wird. Einfühlsames Vorgehen ist bei der Behandlung einer derartigen Situation erforderlich, und das

Mitleid für den unglücklichen Patienten darf nicht die realistische Einschätzung des Problems beeinträchtigen. Die Entscheidung geht gewöhnlich in Richtung der Aussage, daß chirurgische Maßnahmen kontraindiziert sind. Das Dilemma stellt sich in extremer Form bei den meist jungen Patienten mit multipler Sklerose dar, die ein Druckulkus entwickelt haben. Die harte Wirklichkeit ist, daß die Entwicklung eines Druckgeschwürs oft der erste Schritt der Verschlechterung eines Patienten mit multipler Sklerose darstellt, und die Frage, die der Chirurg sich stellen muß, ist die, ob seine chirurgischen Maßnahmen nicht die Verschlechterung des Zustandes noch beschleunigen. Solch ein Patient benötigt zur Defektdeckung praktisch immer einen Lappen, und die für einen erfolgreichen Ausgang einzunehmende Lagerung führt allzuhäufig zu einem neuen Druckulkus an anderer Stelle.

Wenn die Entscheidung zur chirurgischen Defektdeckung gefallen ist, muß zwischen einem Hauttransplantat und einem Lappen entschieden werden; die Entscheidung hängt von der Art des Defekts ab. Ein Defekt von einer Größe, bei der nur wenig oder kein Unterminieren nötig ist, sollte i. allg. möglichst immer mit einem freien Hauttransplantat gedeckt werden. Ein Defekt, bei dem eine beträchtliche Unterminierung notwendig ist, ist selten für ein freies Hauttransplantat geeignet und erfordert die Deckung mit einem Lappen. Die an den verschiedenen Stellen gebräuchlichen Lappen sind im wesentlichen denen der Lappen bei paraplegischen Patienten ähnlich.

Das Druckgeschwür beim Paraplegiker

Die Gebiete, die besonders zu Ulzerationen neigen, liegen über den druckbelasteten knöchernen Vorsprüngen; beim Paraplegiker neigen die Ulzera mehr dazu, die Eigenschaft eines „Eisbergs" zu besitzen mit ausgedehnter Unterminierung und Ostitis des darunter gelegenen Knochens oder sogar Pyarthrose in schweren Fällen. Die Behandlung besteht in der Deckung des vollständig exzidierten Ulkus mit einem beweglichen Polster aus gesunder Haut und Subkutangewebe bei gleichzeitiger Beseitigung aller darunterliegenden knöchernen Vorsprünge, die als örtliche Druckpunkte wirken können. Diese letztgenannte Maßnahme ist wesentlich, da solche stehengelassenen Vorsprünge den gleichen mechanischen Druck, der zur ursprünglichen Ulkusbildung führte, weiter ausüben.

Während der Frühphase einer Rückenmarkverletzung sind die üblichen Stellen über dem Os sacrum und dem Trochanter major lokalisiert; nach der Rekonvaleszenz macht das lange Sitzen im Rollstuhl den Bereich über den Sitzbeinen zum Prädilektionsort. Sakralulzera neigen dazu, ausgedehnt und flach zu sein mit minimaler Unterminierung; Ulzerationen im Bereich des Trochanters und des Sitzbeins zeigen gewöhnlich eine kleine Öffnung, die in eine große mit Nekrosen ausgefüllte Höhle führt, aus deren Grund der knöcherne Vorsprung hervorragt.

Die Heilungstendenz des anästhetischen Gewebes beim Paraplegiker ist schlecht, und beim geringsten Anlaß wird es zu Wundheilungsstörungen nach der Operation kommen. Lappenspannungen müssen vermieden werden, die Blutstillung muß noch sorgfältiger als gewöhnlich sein, Höhlenbildung und Totraum müssen beseitigt werden – wird irgendetwas hiervon unterlassen, so bedeutet dies den

Fehlschlag des gesamten Unternehmens. Ist der Hautverlust nur minimal, dann kann die Exzision mit direktem Verschluß ausreichen, in den meisten Fällen wird jedoch ein Rotations- oder Schwenklappen benötigt. Es ist selten möglich, eine Transplantation des Sekundärdefekts zu vermeiden; das Transplantat braucht jedoch nicht unbedingt zum Zeitpunkt der Lappenverlagerung aufgelegt zu werden. Es ist tatsächlich ein nutzbringendes Vorgehen, den Sekundärdefekt zunächst ohne Transplantat zu lassen, weil dadurch gewährleistet ist, daß über ein großes Gebiet jedes Hämatom abfließen kann, statt sich unter dem Lappen zu sammeln und zu Spannung, Infektion und Nekrose zu führen. Das Transplantat kann 7–10 Tage später appliziert werden.

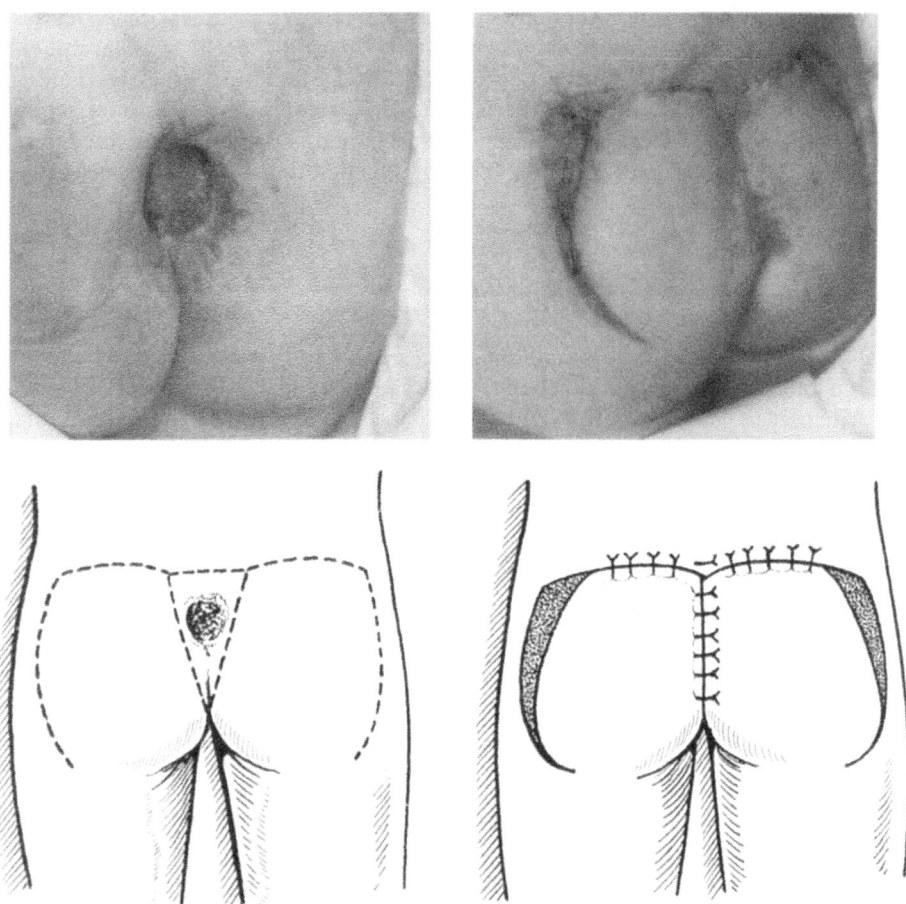

Abb. 6.2. Dekubitalulkus über dem Sakrum bei einem nichtparaplegischen Patienten, mit bilateralen Rotations-/Schwenklappen aus der Glutealhaut gedeckt

Sakralulkus

Der geeignete Lappentyp hängt von der Form des Ulkus ab. Häufig ist der bilaterale Rotationslappen aus Gesäßhaut mit der Basis an der unteren Glutealfalte geeignet (Abb. 6.2); dieser Doppellappen ist besonders nützlich beim sakralen Druckgeschwür des nichtparaplegischen Patienten. Machen Form und Ausdehnung des Ulkus diesen Lappen ungeeignet, so gibt es als Alternativen den Schwenk- oder Rotationslappen mit der Basis in der Lumbalregion (Abb. 6.3).
Der M. glutaeus maximus wurde zur Erhöhung der Sicherheit und Effektivität in diese Lappen einbezogen, in letzter Zeit wurden ausgesprochene Glutaeus-maximus-Lappen entworfen (Abb. 6.4). Jeder Muskel wird zusammen mit einem Dreieck der darüberliegenden Gesäßhaut von seiner Insertion am Os sacrum gelöst und mobilisiert, wobei der N. glutaeus inferior und die Glutealgefäße geschont werden. Die Muskeln werden dann eingeschlagen, um ihren Gegenpart in der Mit-

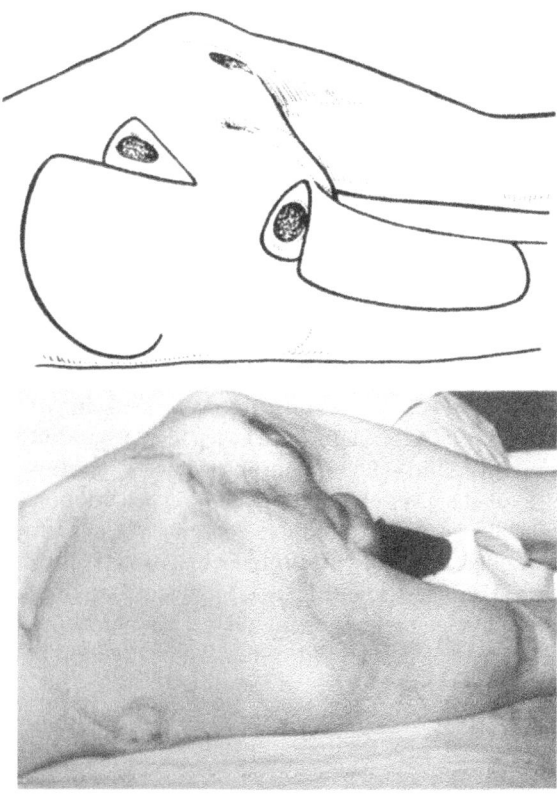

Abb. 6.3. Sakralulkus und bilaterale Ulzera über den Sitzbeinen bei einem paraplegischen Patienten; Deckung des Ulkus über dem Sakrum durch einen Rotationslappen aus Glutealhaut und Deckung des linken Sitzbeinulkus durch einen Schwenklappen aus Oberschenkelhaut, wie in Abb. 6.6 gezeigt wird

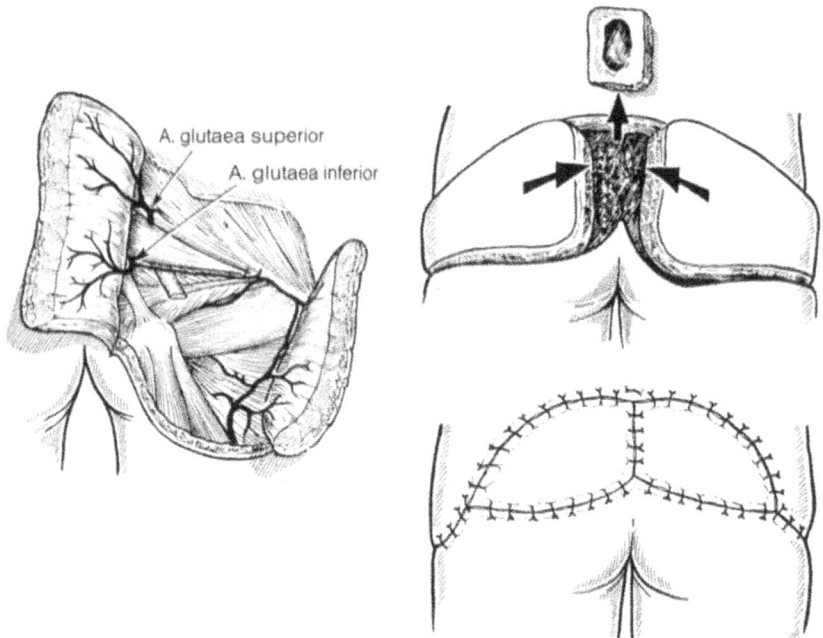

Abb. 6.4. Die vaskuläre Basis des myokutanen Glutaeus-maximus-Lappens und seine Anwendung zur Deckung eines Dekubitalulkus am Steißbein durch einen doppelseitigen Verschiebelappen

tellinie zu erreichen und so den Defekt nach Ausschneidung des sakralen Dekubitus zu decken, wobei die Hautdeckung dann auf ein Muskelbett zu liegen kommt.
Wenn die Glutealmuskeln in dieser Weise zur Defektdeckung genutzt werden, müssen einige, nicht von vornherein offensichtliche Überlegungen angestellt werden. Die erste Überlegung betrifft die Tatsache, daß es sich beim M. glutaeus maximus um einen nicht entbehrlichen Muskel handelt, der, da der Transfer zur Denervierung führt, nur bei paraplegischen Patienten angewandt werden kann. Der myokutane Verschiebelappen, wie er beschrieben ist, sollte die Nervenversorgung erhalten und kann auf diese Weise auch beim nichtparaplegischen Patienten angewandt werden. Das gesamte Gebiet ist stark durchblutet, und die Präparation sowie die Durchtrennung des M. glutaeus maximus, wie überhaupt jede Muskeldurchtrennung in diesem Gebiet sowohl beim paraplegischen als auch beim nichtparaplegischen Patienten, führen zu einem beträchtlichen Blutverlust.

Ulkus über dem Trochanter major

Anfänglich bildet die Bursa über dem Trochanter die Haupthöhle des Ulkus, und wenn diese alleine betroffen ist, kann ein dauerhafter Verschluß erzielt werden, ohne daß der Knochen angegangen werden muß. Häufig jedoch ragen der Trochanter und der Femurhals in die Höhle hinein, und dann ist die Entfernung des Tro-

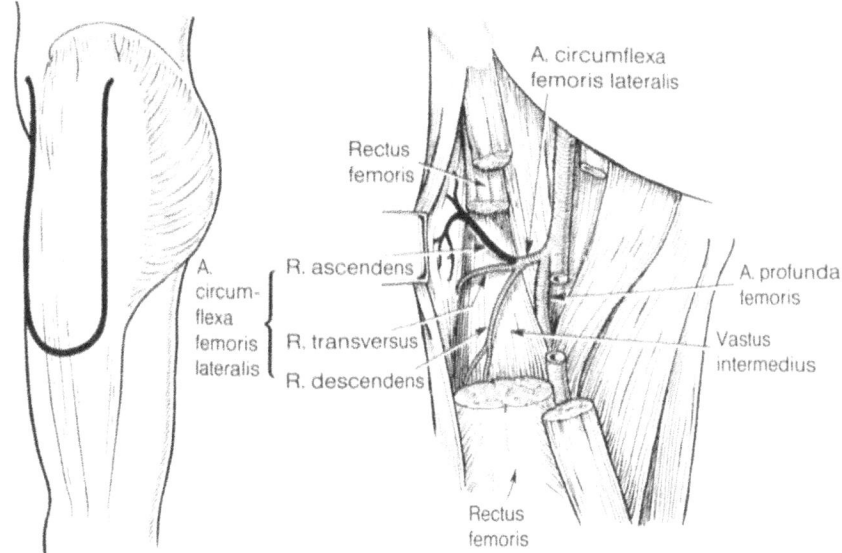

Abb. 6.5. Die Gefäßbasis und die typischen Abmessungen des myokutanen Tensor-fasciae-latae-Lappens

chanters und eines angemessenen Kortikalisanteils vom Schaft erforderlich, um die Weichteile zusammenfallen zu lassen und die Höhle zu schließen. In den schwersten Fällen entwickelt sich ein Pyarthros des Hüftgelenks; ist das der Fall, dann ist diese Komplikation ohne Amputation tatsächlich nicht zu beseitigen. Unter diesen Umständen ist es sicher sinnvoll, den Allgemeinzustand des Patienten so gut wie möglich zu verbessern und den Dauerzustand des Pyarthros zu akzeptieren.

In den meisten Fällen ist das Ulkus so weit unterminiert, daß eine freie Hauttransplantation selten durchführbar ist. Die Deckung durch einen Nahlappen ist deshalb erforderlich. Handelt es sich um einen Hautlappen, so wird ein Schwenklappen verwendet, seine exakte Lage und Form werden von der Größe und Form des Ulkus abhängen, immer mit dem Vorbehalt, daß der Sekundärdefekt in einem Gebiet ohne nachfolgende Gewichtsbelastung liegen muß. Eine zusätzliche Sicherheit kann durch Einbeziehung des Tractus iliotibialis in den Lappen in Form des myokutanen Tensor-fasciae-latae-Lappens erzielt werden (Abb. 6.5, 6.8).

An der Seite des Oberschenkels verdickt sich die Fascia lata beträchtlich, um den Tractus iliotibialis zu bilden, wobei im proximalen Bereich der M. glutaeus maximus dorsal und der M. tensor fasciae latae weiter ventral inserieren. Weiter distal liegt der Tractus iliotibialis über dem M. vastus lateralis, ohne daß allerdings Verbindungen zwischen diesen beiden Strukturen bestehen. Obwohl die Fascia lata den Oberschenkel einscheidet, beschränkt sich die Verdickung, welche den Tractus iliotibialis bildet, praktisch auf eine Linie, die von der Spina iliaca anterior superior senkrecht nach distal verläuft.

Der M. tensor fasciae latae erhält seine Blutversorgung in seinen distalen Partien von den Aa. und Vv. circumflexores laterales, die ihn in Höhe des Tuberculum pubicum erreichen. Diese Versorgung reicht bis in die oberen $^2/_3$ des Tractus iliotibialis.

Der myokutane Tensor-fasciae-latae-Lappen ist an der Seite des Oberschenkels proximal gestielt und nutzt den Tractus iliotibialis als „Muskel"-Komponente. Seine vordere Begrenzung zieht senkrecht entlang einer Linie unmittelbar lateral der Spina iliaca anterior superior, um den N. cutaneus lateralis des Oberschenkels zu schonen. Seine hintere Begrenzung entspricht ungefähr der Linie, welche vom Trochanter major nach distal verläuft. Die Länge des Lappens wird durch die Geometrie des Transfers bestimmt, kann jedoch sicher bis zur Verbindung zwischen den oberen $^2/_3$ und dem unteren Drittel des Oberschenkels verlängert werden. Der Lappen ist technisch äußerst einfach zu heben wegen der Dissektionsebene zwischen dem Tractus iliotibialis und dem M. vastus lateralis, die wohldefiniert und ohne Gefäße ist. Er kann proximal bis zur Höhe des Tuberculum pubicum gehoben werden. Die Verlagerung wird meist nach dorsal zur Deckung eines Defekts im Bereich des Trochanters und/oder des Os ischii vorgenommen. Der Hebedefekt wird mit einem Spalthauttransplantat gedeckt.

Ulkus über dem Sitzbein

Die Höhle des Ulkus besteht aus der Bursa ischiadica; mit Fortschreiten und Ausdehnung des Prozesses wölbt sich der Sitzbeinhöcker in die Höhle vor und wird zum Herd einer chronischen Ostitis. Ein Fortschritt in der Versorgung dieses Ulkustyps besteht in der Behandlung des Tuber ischiadicum gemeinsam mit der entsprechenden Chirurgie der Weichteile. Auch wenn der Knochen nicht pathologisch verändert ist, bleibt er weiter die Hauptursache für das Ulkus.

Bei der Planung des geeigneten Lappens sollte der Patient das Hüftgelenk gebeugt halten, um eine Sitzposition zu imitieren und um dadurch sicherzustellen, daß später keine Narben über dem Sitzbeinhöcker zu liegen kommen. Der günstigste Lappen hat eine ziemlich breite Basis medial, die sich über den größten Teil des Oberschenkels erstreckt; der Lappen wird nach kranial verlagert (Abb. 6.6). Seine Überlegenheit über andere mögliche Lappenentwürfe beruht auf seinen großzügigen Dimensionen, die ihn einerseits extrem sicher machen und andererseits eine weitere Rotation zulassen (Abb. 6.7), falls das Ulkus erneut auftritt. Ein zusätzlicher Vorteil dieses Lappens ist, daß nach eventueller Sitzbeinresektion der atrophische Rest des M. biceps femoris an seinem distalen Ansatz abgelöst und nach Durchtrennung von etwa der Hälfte der perforierenden Gefäße mobilisiert werden kann. Der Muskel kann dann nach kranial verlagert und in den nach Sitzbeinresektion entstandenen Totraum eingebettet werden.

Eine alternative Möglichkeit ist der Tensor-fasciae-latae-Lappen. Für diesen Zweck ist die erforderliche Lappenlänge sehr viel größer als bei einem Ulkus über dem Trochanter; es wird ein Lappen von 30 cm Länge oder mehr benötigt. Bestehen gleichzeitig Ulzera über dem Trochanter und dem Sitzbein, dann können evtl. beide zur gleichen Zeit mit einem einzigen Lappen gedeckt werden (Abb. 6.7).

Die vollständige Beseitigung des Druckpunktes durch eine Sitzbeinresektion in Verbindung mit einem geeigneten Lappen zur Hautdeckung schien zunächst ein

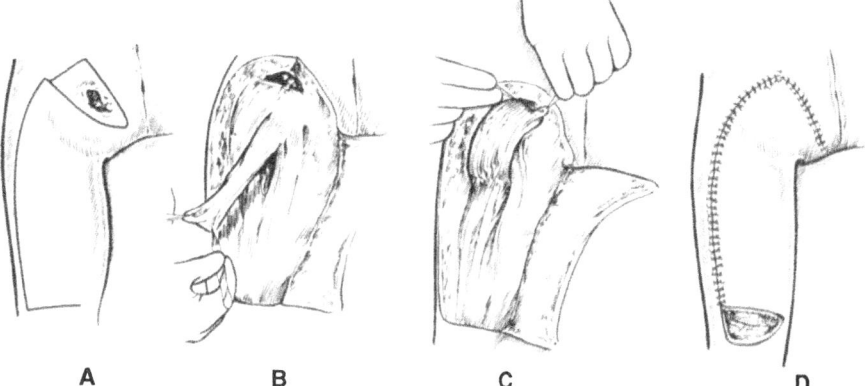

A   **B**   **C**   **D**

Abb. 6.6 A–D. Der verlagerte Hautlappen des hinteren Oberschenkels zur Deckung eines Defekts nach der Exzision eines Dekubitus über dem Os ischium. Die Vertiefung über dem Darm-
bein wird durch den am distalen Ende abgelösten und mobilisierten M. biceps femoris aufgefüllt,
mit so viel Masse, wie der Muskel zur Verfügung stellt

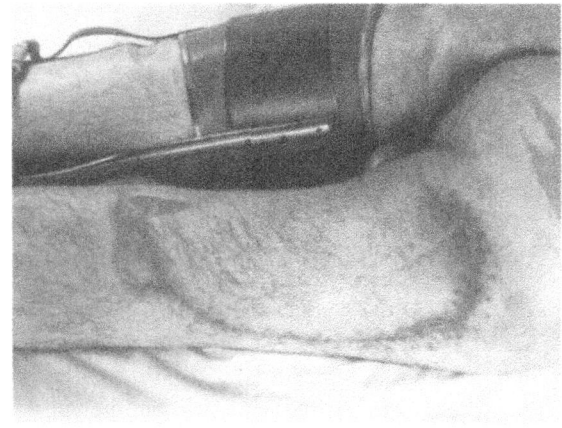

Abb. 6.7. Rotation eines bereits vorher benutzten Oberschenkellappens zur Deckung eines Rezi-
divulkus. Das Lappensegment neben der Narbenlinie des früheren Lappens wurde vor der Lappenrotation vorgeschnitten

erfolgversprechender Fortschritt zu sein, nachdem das Verfahren erstmals eingeführt worden war; die Frühergebnisse waren sicherlich ausgezeichnet. Die Spät-
ergebnisse zeigten jedoch seine Nachteile auf. Die größte Schwachstelle aller The-
rapiemaßnahmen beim Paraplegiker ist die Tendenz zu rezidivierenden oder
neuen Ulzerationen. Die Schwierigkeit besteht ganz einfach darin, daß das Kör-
pergewicht irgendwo aufgefangen werden muß. Die Feststellung des Problems löst
dieses jedoch nicht. Sehr viele Verfahren, besonders die, bei denen ein knöcherner
Vorsprung entfernt wird, beseitigen den Druck im Grunde nicht, sondern ver-

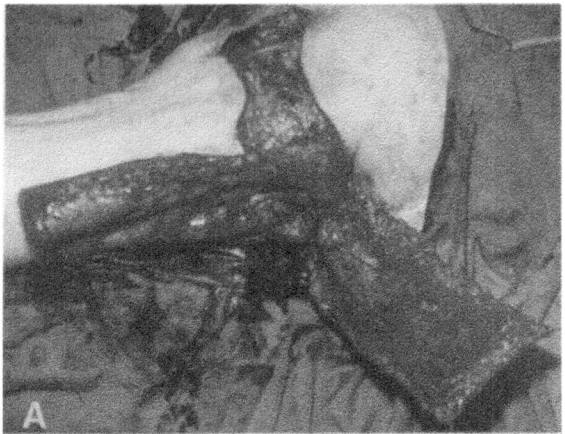

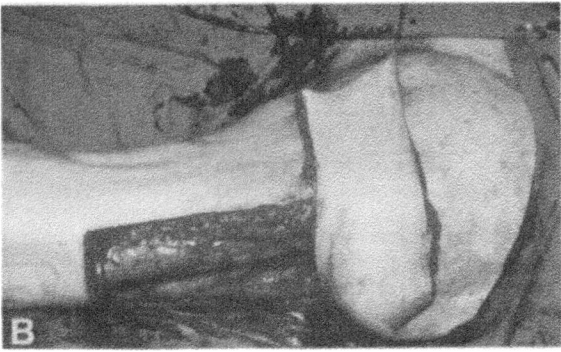

Abb. 6.8 A, B. Myokutaner Tensor-fasciae-latae-Lappen, der zur gleichzeitigen Deckung von Dekubitalgeschwüren über Trochanter und Sitzbein bei einem paraplegischen Patienten benutzt wurde. **A** Defekt mit dem gehobenen Lappen; **B** verlagerter Lappen, fertig zum Einnähen

lagern ihn nur in eine andere Region, wo sich dann ein neues Druckgeschwür entwickelt. Dies trifft sicherlich für die Sitzbeinresektion zu. Nach ihrer Durchführung besteht die Tendenz, daß sich Ulzera im dorsalen Anteil des Oberschenkels in Trochanterhöhe und ebenso im Bereich des Perineums und am Skrotum entwickeln. Druckgeschwüre in diesen Gebieten, besonders im Bereich des Perineums und des Skrotums, sind äußerst schwer zu handhaben, und wenn bereits Lappen für Ulzera über dem Sitzbein benutzt wurden, dann sind sie sehr schwer chirurgisch zu behandeln.

Beim Ulkus über dem Sitzbein ist es wahrscheinlich klüger, einen Kompromiß einzugehen und statt einer vorschriftsmäßigen Sitzbeinresektion die knöcherne Exzision auf den offensichtlich vorspringenden Teil zu beschränken.

Es kann sicherlich nicht ausdrücklich genug betont werden, daß die für die unterschiedlichen Typen von Dekubitalgeschwüren beschriebenen Verfahren nur ein kleiner Aspekt in der Gesamtversorgung des Paraplegikers sind; sie dürfen nur als ein neuer Anfang für die Ulkusregion unter besten Voraussetzungen angesehen werden.

7 HANDCHIRURGIE

In der Handchirurgie ist es wesentlich, daß man den Fehler vermeidet, die Hand isoliert zu sehen; der Patient und sein Leiden müssen als Ganzes gesehen werden. Bevor der Chirurg sich auf eine zeitraubende Behandlung einläßt, sollte er ernsthaft überlegen, ob das Endergebnis die dazu notwendige Zeit rechtfertigt und den Verlust an Arbeit und Einkommen, den der Patient tragen muß. Er muß daran denken, daß die Behandlung selbst zu Beeinträchtigungen führen kann, welche die möglichen, erreichbaren Vorteile übertreffen können; er muß entscheiden, ob der Patient intelligent genug ist, von einer komplizierten Rekonstruktion zu profitieren und ob er während der unterschiedlichen Phasen absolut kooperativ sein wird. Wenn die Alternative besteht, dann ist ein körperlich arbeitender Mann evtl. besser mit einer Teilamputation oder einem freien Hauttransplantat seines verletzten Fingers versorgt als mit einer komplizierten Wiederherstellung, die eine Ruhigstellung von einem oder mehreren Fingern oder sogar dem größten Teil von Hand, Handgelenk, Ellenbogengelenk und Schulter erfordert. Die Versteifung von Schulter, Arm und Hand als mögliche Komplikation ist besonders bei älteren Patienten wichtig und kann die wichtigste Überlegung bei der Festlegung des besten Behandlungsverfahrens darstellen.

Die richtige Anwendung plastisch-chirurgischer Prinzipien ist ein essentieller Bestandteil der erfolgreichen chirurgischen Behandlung der Hand; zur primären oder sekundären Behandlung einer Verletzung, zur Behandlung von angeborenen Deformitäten oder von bösartigen Tumoren, hinsichtlich der Zugänge zu tieferen Strukturen oder bei rekonstruktiven Techniken im allgemeinen. Die Prinzipien selber sind die gleichen wie in den anderen chirurgischen Disziplinen, da sie Dinge betreffen wie Narben und ihre Plazierung, die Rolle der Z-Plastik, und die Notwendigkeit der Hautdeckung mit freien Transplantaten und Lappen; in ihrer Anwendung aber weisen sie Aspekte auf, die im Bereich der Hand einzigartig sind.

Die Plazierung der Narben ist in der Chirurgie der Zugänge sehr wichtig, sie ist aber auch von Bedeutung hinsichtlich freier Transplantate und Lappen und wird in Beziehung zu diesen 3 Problemkreisen besprochen werden. Bei den späten Rekonstruktionen der verletzten Hand weisen die Probleme der Hautdeckung viel Ähnlichkeit mit denen in der akuten posttraumatischen Phase auf. Sie betreffen für gewöhnlich entweder den Hautersatz nach Exzision von Kontrakturen und Narben oder die Hautdeckung nach Rekonstruktion tieferer Strukturen, am häufigsten von Sehnen, manchmal aber auch von Nerven. Die Anwendung der freien Hauttransplantate und der freien Lappen wird sowohl hinsichtlich der primären Behandlung als auch der späten Rekonstruktionen berücksichtigt.

Die Z-Plastik kann als sekundäres Verfahren erforderlich sein, wenn die Prinzipien der Narbenplazierung zum Zeitpunkt der Primärversorgung aufgrund unsicherer

Blutversorgung etc. nicht beachtet worden sind; sie ist jedoch allzuhäufig erforderlich, um Narbenkontrakturen nach Mißachtung dieser Prinzipien zu beseitigen.

Handverletzungen

Bei einer Handverletzung hat der Hautverschluß durch direkte Naht, freies Hauttransplantat oder Lappen Priorität, da bei Vorliegen einer Wundfläche eine Infektion auftritt und Granulationsgewebe entsteht, welches während des Prozesses der „Heilung per secundam intentionem" zur Ausbildung von Bindegewebe führt. Beide Prozesse, die Infektion und die Fibrosierung, sind besonders ungünstig, da sie für die Einsteifungen, die häufig als Folge einer Handverletzung auftreten, verantwortlich sind. Eine Hautdeckung eliminiert sofort die Infektion als einen bedeutenden Faktor, und die Entstehung von Granulationsgewebe wird weitgehend verhindert. Das vor der Hautdeckung vorhandene Granulationsgewebe wird sich in fibröses Bindegewebe umwandeln, aber zumindest wird der Prozeß nicht weiter fortschreiten. Die geeignete Methode zur Hautdeckung hängt so sehr von der Verletzungsart und deren Ausdehnung ab, daß eine Betrachtung der pathologischen Erscheinungsformen bei gewöhnlichen Verletzungsarten für das Verständnis der Behandlungsgrundlagen erforderlich ist.

Handverletzungen können in 3 Haupttypen eingeteilt werden: *Schnittverletzung* und *Schnittamputation, Quetschung* und *Ablederung*. In der Regel gehört eine Verletzung hauptsächlich einem Typ an; zeitweilig zeigt eine Verletzung jedoch die Charakteristiken von Quetschung und Ablederung. Während diese 3 Typen bestimmte Erscheinungsformen darstellen, können Handverletzungen auch vom Standpunkt der Sofortversorgung in *„saubere"* und *„unsaubere"* Verletzungen unterteilt werden; diese Einteilung hat den beträchtlichen praktischen Wert, daß sie Bezug auf die Anwendung eines Tourniquets hat.

Bei einer „sauberen" Verletzung ist die Hautschädigung scharf umrissen, und die Behandlungsprobleme betreffen mehr die Verletzung von Sehnen und Nerven. Es müssen deshalb unbedingt Voraussetzungen für eine exakte und schnelle operative Versorgung geschaffen werden, und eine Stauungsmanschette sollte für die notwendige Blutleere im Operationsgebiet sorgen.

Bei der „unsauberen" Verletzung betrifft das Hauptproblem die Lebensfähigkeit von Geweben. Dies hängt i. allg. davon ab, ob die betreffenden Strukturen eine Durchblutung aufweisen oder nicht; die Entscheidung wird gewöhnlich durch Inspektion getroffen, manchmal unterstützt durch die intravenöse Verabreichung von Fluorescein. Jedoch ist immer eine Blutleere kontraindiziert.

Die Abschätzung der Vitalität von Gewebe ist für eine effektive Behandlung essentiell; wenn die Einschätzung schwierig ist, ist eine verzögerte Primärversorgung besser, als sofort die definitive Behandlung durchzuführen. Nach der Exzision von augenscheinlich nicht vitalem Gewebe wird die Wunde verbunden, immobilisiert und die Hand hochgelagert; nach 3–5 Tagen wird die Wunde nochmals inspiziert. In dieser Phase kann sich nekrotisches Gewebe weiter demarkieren, ohne daß die Gefahr einer Narbenbildung wesentlich erhöht ist. Dann kann die definitive Behandlung durchgeführt werden.

Sowohl die sofortige definitive Rekonstruktion als auch die verzögerte primäre Deckung spielen ihre Rolle in der Behandlung, wobei das Vorgehen hauptsächlich vom Verletzungstyp bestimmt wird. Bei der verschmutzten Wunde können Probleme der Einschätzung hinsichtlich der Vitalität von Gewebe auftreten, so daß im wesentlichen hier die verzögerte Primärversorgung angesiedelt ist.

Die folgende Beschreibung bezieht sich hauptsächlich auf die Verfahren der Defektdeckung. Dies ist natürlich nur ein Punkt des Gesamtproblems bei zusätzlich vorliegenden, gleichermaßen wichtigen Aspekten, wie Sehnen- und Nervenverletzungen, Frakturen oder Gelenkverletzungen. Diese Probleme liegen außerhalb des Themas dieses Buches, mit der Ausnahme, daß sie das Rekonstruktionsverfahren und seine Ausführung beeinflussen können.

Schnitt- und Amputationsverletzungen

Die Ausdehnung einer Schnitt- oder Amputationsverletzung ist scharf umrissen, und die vorausgehende klinische Feststellung der Schädigung ist relativ einfach.

Mit Ausnahme des partiell abgetrennten Lappens ist der Hautverlust sofort offenkundig; aber auch damit ist der devitalisierende Effekt einer Quetschung nicht erkenntlich, was die Schwierigkeit vergrößert, klinisch die Lebensfähigkeit eines Lappens zu beurteilen.

Die Art der Versorgung kann gewöhnlich auf der Grundlage der vorausgegangenen klinischen Untersuchung entschieden werden. Liegt kein Hautverlust vor, dann sollte der direkte Verschluß mit minimaler Wundrandexzision durchgeführt werden; hierbei ist die exakte Naht ebenso entscheidend wie im Gesicht, um eine schnelle Heilung mit minimaler Narbenbildung zu erzielen. Ein Hautverlust muß durch ein freies Hauttransplantat oder einen Lappen ausgeglichen werden. Es werden gewöhnlich freie Hauttransplantate von normalerweise Spalthautdicke benutzt, außer wenn sich im Wundgrund Strukturen befinden, die ein freies Hauttransplantat nicht annehmen, wenn die Fingerkuppe verlorengegangen ist und der Ersatz mehr Gewebepolster erfordert, als bei einem freien Hauttransplantat vorhanden ist, oder wenn die nachfolgende Versorgung einer tief gelegenen Struktur, wie z. B. einer Sehne, beabsichtigt wird.

Wenn kein Gewebeschaden im Sinne von Quetschung und Ablederung vorliegt, kann häufig die primäre Versorgung von funktionellen Strukturen wie Sehnen oder Nerven oder die Rekonstruktion bei Defekten vorgenommen werden, allerdings sollte nur der mit den entsprechenden Techniken vertraute Chirurg die definitive Versorgung in solchen Fällen durchführen. Der weniger erfahrene Chirurg bedient sich im Falle von Sehnen- und/oder Nervenverletzungen des alternativen und gleichermaßen akzeptablen Verfahrens, nur den Wundverschluß durchzuführen und die Versorgung oder Rekonstruktion postprimär vorzunehmen, mit dem Wissen, daß bei verheilter Haut das Wundgebiet sauber ist.

Die Schnittamputation, bei der Knochen freiliegt, wird in vielen Fällen am besten durch Abtragen der Phalanx verschlossen, bis sich das Gewebe direkt darüber ohne Spannung verschließen läßt. Freie Hauttransplantate zeigen über solchen Stümpfen keine guten Ergebnisse. Leicht tritt der Transplantatverlust über dem

Knochen auf, und jegliche adhärente Narbenbildung mit dem darunterliegenden Knochen macht das Transplantat ständig verletzlich. Während die Verkürzung eines Fingers zur Erzielung einer schnellen Heilung gerechtfertigt sein mag, insbesondere wenn nur ein Finger betroffen ist, so ist die Versorgung des verletzten Daumens von der Notwendigkeit geprägt, die Länge, wenn irgend möglich, zu erhalten. Es gibt zwei einander diametral entgegengesetzte Überlegungen – den Wunsch, den opponierbaren Daumen in ganzer Länge zu erhalten, und auf der anderen Seite aber eine gute Sensibilität und einen belastbaren Stumpf zu bekommen. In der Handchirurgie gab es eine Phase, in der der Längenerhalt des Daumens allen anderen Überlegungen vorangestellt wurde. In neuerer Zeit hat man aber immer mehr erkannt, daß viele Patienten sehr gut mit einem kürzeren Daumen zurechtkommen; dies machte die vormals extreme Einstellung unhaltbar. Die Vorgehensweise des Chirurgen sollte von den Überlegungen bestimmt sein, möglichst genau abzuschätzen, wie wichtig die volle Länge des Daumens für die Arbeit des Patienten ist und – wahrscheinlich wichtiger – wie lange der Patient überhaupt von der Arbeit fernbleiben kann. Es ist überflüssig zu sagen, daß natürlich im Falle einer traumatischen Amputation keine übermäßige Kürzung des Knochens vorgenommen werden soll, um eine Hautdeckung zu erreichen. Ein freies Hauttransplantat kann ebenso zur temporären Hautdeckung bis zur definitiven Behandlung dienen. Weiterhin gilt generell: Je höher die Anzahl der verletzten Finger, um so größer ist die Notwendigkeit des Längenerhalts des Einzelfingers.

Verletzungen der Fingerkuppe bieten gewöhnlich wegen des Nagels und des Nagelbettes spezielle Probleme. Ihre Versorgung wird auf S. 233 besprochen.

Quetschverletzungen

Eine Quetschverletzung kann in Schweregrad und Ausdehnung vom kleinsten subungualen Hämatom über die Quetschung von Fingern mit oder ohne Knochenschädigung bis zur Verletzung durch eine Presse, wobei nur ein formloser Klumpen devitalisierten Gewebes übrigbleibt, variieren. Bei schwerer Quetschung entsteht oft eine „Platz"-Wunde. Die Hauptlast des Traumas wird eher von den Weichteilen und Knochen aufgefangen als von Sehnen und Nerven. Ein Verlust von Haut und Weichteilgewebe ist durch diese Verletzung nicht typisch; der tatsächliche Schaden ist dagegen häufig viel größer, als es zunächst den Anschein hat, da das Zerreißen von Blutgefäßen und die Devitalisierung von Gewebe zu recht ausgedehnten Hautnekrosen führen können. Diese „verdeckte" Schädigung kann postoperativ unerwartet ausgeprägte Ödeme hervorrufen, und wird versäumt, eine entsprechene Prophylaxe durchzuführen, dann kann das Ödem die gequetschten Gewebe weiter devitalisieren, insbesondere wenn sie unter Spannung verschlossen wurden.

Eine präoperative Bewertung der Situation kann ziemlich irreführend sein; nur während der eigentlichen Säuberung und chirurgischen Exploration der Wunde kann die Verletzung genau abgeschätzt werden. Die wichtigen Punkte bei einer solchen Abschätzung sind:

1. Die Feststellung, welches Gewebe definitiv avital ist. Der bereits beschriebene Test (S.170) zur Bestimmung der Lebensfähigkeit von Haut muß hier streng angewandt und avitale Weichteilstrukturen müssen rücksichtslos exzidiert werden. Dies kann die Exzision von Knochen, Sehnen usw. bedeuten, wenn ein Segment des Fingers im ganzen als nicht lebensfähig eingestuft wird.
2. Nach Exzision des avitalen Gewebes wird eine neue Bestandsaufnahme gemacht, um zu entscheiden, welche verletzten Strukturen es wert sind, erhalten und mit Haut gedeckt zu werden. Die genaue Beurteilung, die sich daraus ergibt, muß solche Faktoren wie die relative Wichtigkeit von Fingern und Daumen für den Patienten, sein Alter, seine Intelligenz usw. sowie die Ausdehnung und den Schweregrad der Schädigung mit in Betracht ziehen.

Vieles, was für den Wundverschluß nach Schnittamputationen gesagt wurde, trifft auch für den gequetschten Finger zu. Mit der alleinigen Ausnahme des Daumens, bei dem ein konservatives Vorgehen immer angezeigt ist, gibt es 2 entgegengesetzte Richtlinien. Auf der einen Seite: Je schwerer die Schädigung der einzelnen Fingerkomponenten ist – wie Nerven, Sehnen, Haut und Knochen, um so mehr spricht für eine Amputation, auch wenn der Finger als ganzes lebensfähig sein mag, da in diesem Fall nur eine geringe Chance besteht, daß man einen nutzbaren Finger erhält. Auf der anderen Seite gilt: Je größer die Schädigung der anderen Finger und der übrigen Hand ist, um so eher sollte der verletzte Finger erhalten werden, auch wenn eine Versteifung abzusehen ist. Besonders bei der Quetschverletzung gilt, daß ein funktionsloser Finger immer als eine potentielle Hautquelle angesehen werden muß. Er kann zur Deckung eines Hautdefektes des angrenzenden Handrückens oder der Hohlhand benutzt werden und damit ein Transplantat oder einen Lappen überflüssig machen.

Selbst nach ausgiebiger Exzision nichtvitaler Strukturen bleibt gewöhnlich Gewebe zurück, welches trotz vitalen Aussehens dennoch Zeichen der Quetschung aufweist. Derartiges Gewebe stellt ein schlechtes Bett für ein freies Transplantat dar und ist ganz allgemein schlechter als bei vergleichbaren Verletzungen ohne Quetschtrauma.

Es gibt bei schweren Quetschverletzungen Situationen, in denen der Schaden hauptsächlich im Bereich der proximalen Hand liegt, wobei sonst gesundes oder nur geringfügiges geschädigtes Gewebe distal der Verletzungsstelle keine Durchblutung aufweist, da diese durch Zerreißung der Gefäße in der Quetschzone unterbrochen ist. Die Entwicklung mikrovaskulärer Techniken hat diese Situation dahingehend verändert, daß im Unterschied zu früher, ohne therapeutische Möglichkeiten zur Rettung des devaskularisierten Gewebes, es jetzt im Prinzip erhalten werden kann. Durch die Anwendung von Venentransplantaten zur Überbrückung der Verletzungszone kann die Durchblutung der weiter distal gelegenen Gewebe wiederhergestellt werden. Seine Hauptindikation hat dieses Verfahren bei den schwereren Handquetschungen, bei denen der Erhalt der nichtdurchbluteten, sonst aber lebensfähigen Finger einen sehr wichtigen Beitrag zur letztlich wiederzugewinnenden Handfunktion leistet.

Es wird oft empfohlen, jede Wunde, die als Teil einer Quetschverletzung vorhanden ist, wegen der postoperativen Ödemneigung nur locker mit ein paar Adaptationsnähten zu verschließen. Nach unseren Erfahrungen werden, sofern kein

Hautverlust vorliegt, sehr viel bessere Ergebnisse erzielt, wenn solche Wunden so exakt wie möglich mit vielen feinen Nähten verschlossen werden, ohne Epitheldefekte zwischen den Nähten zu lassen. Erfolgt danach eine vollständige Ruhigstellung, vorzugsweise im Gips, sowie eine gewissenhafte postoperative Hochlagerung für wenigstens 48 h, dann führt ein Ödem zu keinerlei Schwierigkeiten. Wahrscheinlich jedoch ist das so gefürchtete Ödem die Folge einer unterlassenen, oben beschriebenen, konsequenten Nachbehandlung. Verglichen mit einer Schnittverletzung von offensichtlich vergleichbarer Schwere ist die Quetschverletzung mit einer sehr viel längeren Invaliditätsperiode verbunden, und die Ergebnisse sind schlechter. Das Problem einer Begleitfraktur wird getrennt berücksichtigt.

Ablederungsverletzung

Bei Ablederungsverletzungen sowohl an der Hand als auch an anderen Stellen ist die Verletzung des Gefäßsystems ein wichtiger pathologischer Faktor. Das abgelederte Gewebe mag nur geringfügig geschädigt sein, ohne Durchblutung jedoch wird es nekrotisieren. Die beträchtlichen Unterschiede im Verhalten der Haut in der Hohlhand und am Handrücken drücken sich im unterschiedlichen Verhalten bei der Ablederungsverletzung aus, in beiden Fällen aber bleibt der abgelederte Lappen häufig distal verbunden.

Im Bereich der Hohlhand ist die Ablederungsebene typischerweise zwischen der Palmaraponeurose und den Beugesehnen lokalisiert, wobei die Haut und die Aponeurose aufgrund ihrer festen Verbindungen sich wie eine einheitliche Struktur verhalten. Die Straffheit und relative Unelastizität der Aponeurose schützt die Durchblutung der Hohlhandhaut bis zu einem gewissen Grad, so daß das devaskularisierte Areal kleiner sein kann als erwartet.

Am Handrücken liegt die Abscherungsebene typischerweise zwischen der oberflächlichen und der tiefen Faszie, wobei die Strecksehnen freiliegen. Die Ablederung eines Einzelfingers ist ein bekanntes Verletzungsmuster, am häufigsten am Ringfinger, wobei der Ring sich verklemmt und beim kräftigen Abziehen die Haut abstülpt. Eine derartige Abscherung kann vollständig oder partiell sein, je nachdem, ob die Haut völlig vom Finger abgestreift wird oder an der distalen Phalanx haften bleibt.

Bei der reinen Ablederungsverletzung ist eine Schädigung tiefer gelegener Strukturen erstaunlich selten, obwohl immer nach ihnen gefahndet werden muß. Die wichtige chirurgische Entscheidung ist, die Vitalität festzulegen; Haut, die nicht nachweisbar vital ist, muß exzidiert werden. Es ist oftmals schwierig, unmittelbar nach der Verletzung den exakten Hautverlust einzuschätzen, aber eine Überschätzung ist weniger bedenklich als eine Unterschätzung. Wird beim ersten Verbandwechsel festgestellt, daß die Hautnekrosen ausgedehnter als erwartet und frische Nekrosen vorhanden sind, dann sollten sie exzidiert und unverzüglich durch ein Spalthauttransplantat ersetzt werden. Auf diese Weise können Heilung und Mobilisierung so schnell wie möglich erreicht werden.

Die Deckung mittels Spalthauttransplantat ist die übliche primäre Behandlungsform der Ablederungsverletzungen und die damit erzielte Defektdeckung ist als

Endzustand häufig sehr befriedigend. Selbst wenn eine spätere Deckung mit einem Lappen erwogen wird, ist im akuten Verletzungsstadium die Spalthautdeckung dennoch i. allg. das Verfahren der Wahl. Nur wenn das Transplantatbett nicht für ein freies Transplantat geeignet ist, wie beispielsweise beim Freiliegen von Sehnen, Knochen oder Gelenken, sollte eine primäre Lappendeckung in Erwägung gezogen werden.

Der abgelederte Finger

Die Behandlung eines Einzelfingers mit Ablederungsverletzung, bei dem die normale Sehnen- und Gelenkfunktion erhalten ist, hängt im wesentlichen davon ab, ob der Chirurg mikrochirurgische Erfahrung besitzt oder nicht. Die zur Ablederung führende Kraft bewirkt, daß die Blutgefäße, abgesehen von den Gebieten, wo sie beim Vorgang des Ablederns geschädigt werden, im abgelederten Gewebe völlig normal sein können. Wenn das Gewebe distal noch Verbindung hat, kann es ausreichen, die Haut zu reponieren und sie durch Wiederherstellung der Kontinuität eines oder beider Gefäßsysteme mittels Venentransplantat zu revaskularisieren, wobei gleichzeitig die Nervennähte durchgeführt werden müssen. Im Erfolgsfall kann ein praktisch normaler Finger resultieren, so daß der Versuch auf jeden Fall gerechtfertigt ist. Bei fehlender diesbezüglicher Erfahrung oder bei fehlgeschlagenem Revaskularisierungsversuch ist i. allg. die Amputation vorzunehmen.

Im Falle der Ablederung des Daumens ist die Situation aufgrund der funktionellen Bedeutung des Daumens im Vergleich zu den Langfingern völlig anders. Es muß

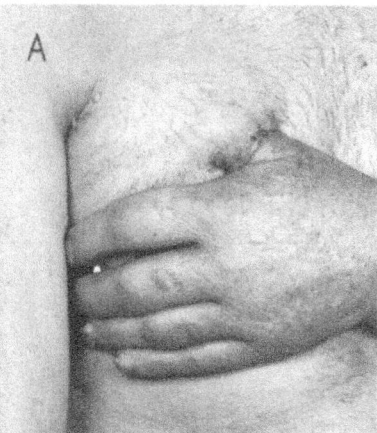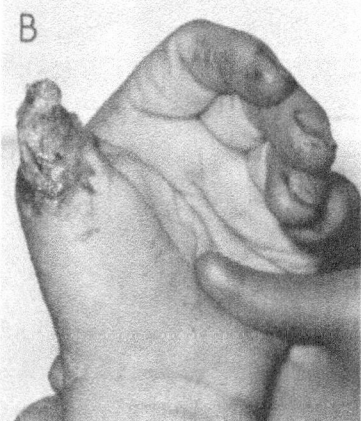

Abb. 7.1 A, B. Skelettierungsverletzung des Daumens mit Verlust der distalen Phalanx, primär durch Versenken des skelettierten Fingers unter die Brusthaut versorgt (**A**). Es ist offensichtlich, daß die Versenkung des Fingers auf diese Weise keine Hautdeckung herbeigeführt hat (**B**). Abb. 7.2 zeigt die einzelnen Phasen zur Herstellung einer definitiven Hautdeckung

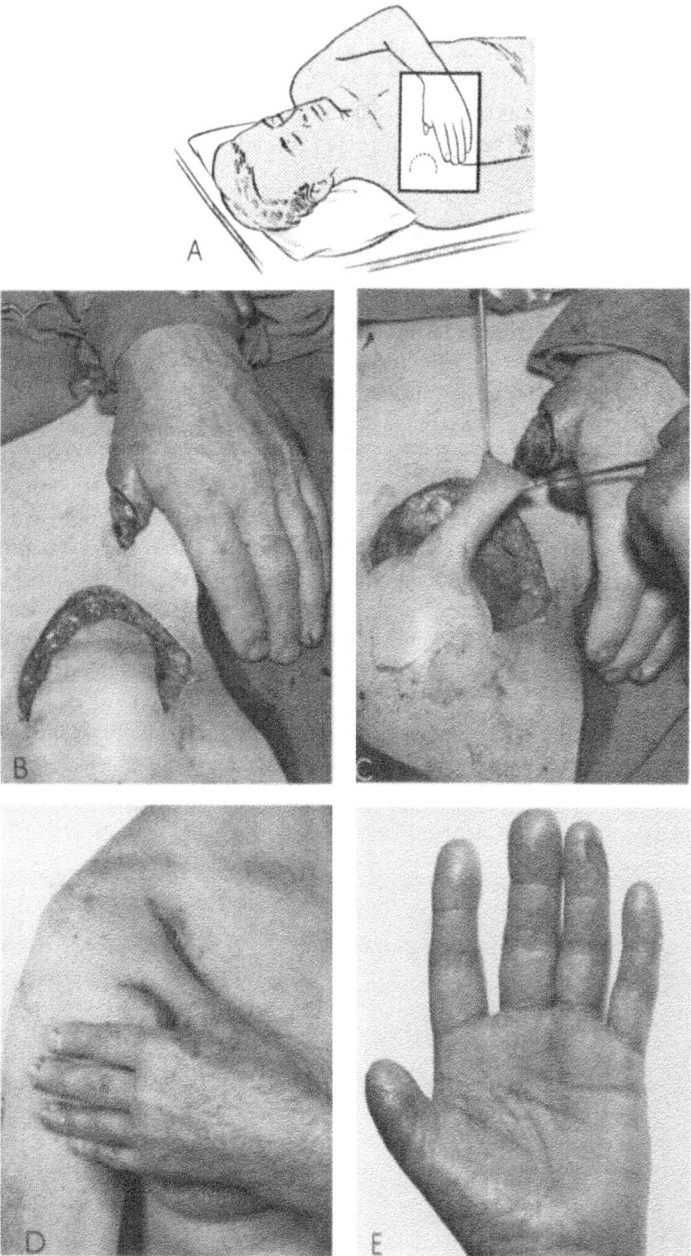

Abb. 7.2 A–E. Die Bilder zeigen den skelettierten Daumen aus Abb. 7.1 B und die Versorgung mit einem Pektoralisrundstiellappen zur definitiven Hautdeckung, gefolgt durch die Verlagerung eines neurovaskulären „Insellappens" (s. Abb. 7.3) zur Herstellung der Sensibilität. **A** Lage des Rundstiellappens auf dem Brustkorb; **B** gehobener Lappen; **C** gebildeter Rundstiel kurz vor Insertion des Daumens; **D** zwischenzeitliches Aussehen des Rundstiels; **E** Endergebnis mit der eingesetzten Hautinsel

jede Anstrengung unternommen werden, die skelettierte Komponente zu erhalten, selbst wenn sie nicht mehr die gesamte ursprüngliche Länge aufweist und möglicherweise in der Beweglichkeit schwer gestört sein wird. Ein zur vorübergehenden Deckung einfaches Verfahren ist das Einnähen des abgelederten Daumens unter die Haut im Bereich der Brust oder des Abdomens (Abb. 7.1). Die Deckung des Daumens auf diese Weise befriedigt jedoch nicht voll, da der Lappen nur eine schlechte Blutversorgung hat und v. a. keine Sensibilität aufweist. Es ist daher vorzuziehen, einen Rundstiellappen zu gewinnen und den Daumen darin zu plazieren (Abb. 7.2). Den Daumen auf diese Art zu bedecken, hat jedoch auch einige unbefriedigende Folgen, die in Verbindung stehen mit der verminderten Blutversorgung eines solchen Lappens und seinem Mangel an Sensibilität. Die Gefühllosigkeit führt zu einer schlechten Gebrauchsfähigkeit des Daumens und die nicht ausreichende Durchblutung ist für die schlechte Heilung nach Stieldurchtrennung verantwortlich, selbst unter Ausnutzung der Konditionierung; darüber hinaus ist sie verantwortlich für die erhebliche Kälteempfindlichkeit des Daumens. Diese Nachteile können durch Anwendung eines neurovaskulären „Insel"-Lappens zumindest teilweise aufgehoben werden. Die seitliche Kuppe eines funktionell weniger wichtigen Fingers, meistens die ulnare Seite des Ring- oder Mittelfingers, wird an den Fingergefäßen und Nerven gestielt bis zum Ursprung in der Hohlhand gehoben. Nach Untertunnelung der Hohlhand wird der Stiel an ein funktionell wichtiges Areal in der Nähe der Stumpfkuppe des Daumens plaziert. Dort wird er eingenäht (Abb. 7.3). Der Hebedefekt wird mit einem freien Hauttransplantat gedeckt. Auf diese Weise wird eine Nerven- und Blutversorgung an der Stumpfkuppe erzielt mit einer beträchtlichen Verbesserung der Gebrauchsfähigkeit und der Durchblutung. Die Gefühlsempfindung wird allerdings in den Spenderfinger projiziert, so daß zumindest zu Anfang und sogar beim Gebrauch des Daumens über eine lange Zeit die falsche Projektion bei den meisten Patienten bestehen bleibt. Dennoch gewöhnen sich die Patienten relativ schnell an diesen Zustand und scheinen im Gebrauch des Daumens keine Schwierigkeiten zu haben. Nachdem durch die Einführung des Mikroskops die Nervennähte eine höhere Regenerationsrate aufweisen, teilen einige Chirurgen den Nerv zur Hautinsel und nähen den proximalen Stumpf an einen der Daumennerven in der Absicht, die falsche Gefühlsprojektion zu vermeiden. Ein objektiver Vergleich der Resultate existiert bislang nicht, und es scheint eher gefährlich zu sein, die zwar nicht vollständige, aber sichere Sensibilität des Insellappens zu opfern, für die Unsicherheit der Regeneration nach der Nervennaht, so technisch perfekt sie auch durchgeführt sein mag.

Die Entwicklung der mikrochirurgischen Techniken hat das Spektrum der Behandlungsmethoden von Daumenverletzungen, Ablederungen sowie teilweiser oder totaler Amputation wesentlich erweitert. Eine Großzehe oder zweite Zehe wurde zum Daumenersatz, und in jüngster Zeit nutzte man lediglich die Weichteilkomponente einer Großzehe, da sie weniger Probleme im Bereich der Spenderregion aufweist. Diese Techniken sind nicht geeignet für den Operateur, der sie nur gelegentlich durchführt, selbst wenn mikrochirurgische Erfahrungen vorliegen sollten. Ihr effektiver Einsatz erfordert Erfahrung und eine sorgfältige Patientenauswahl.

Bezüglich der Indikationen für die Rekonstruktion des Daumens und der Ergebnisse hinsichtlich der Gebrauchsfähigkeit ergeben sich 2 Punkte: Einerseits ist

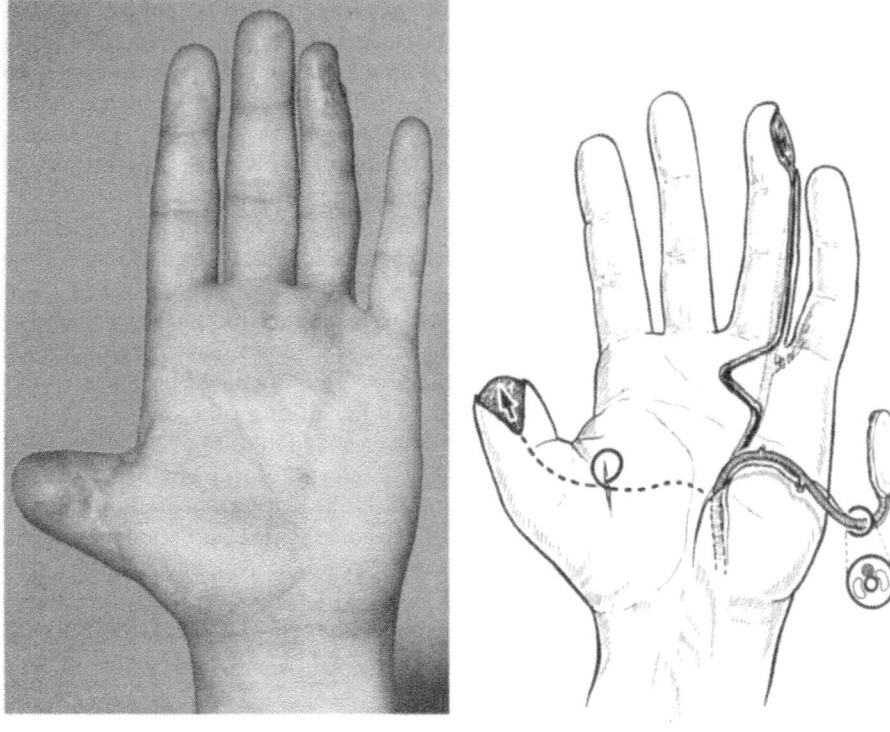

Abb. 7.3. Die Verwendung eines neurovaskulären „Insellappens" zur Wiederherstellung der Sensibilität in einem Daumen, der mit einem Pektoralisrundstiellappen gedeckt wurde

innerhalb bestimmter Grenzen das Ergebnis beim jüngeren Patienten besser, andererseits kommen viele Erwachsene mit traumatischem Daumenverlust bemerkenswert gut zurecht und weisen eine ihnen angebotene Rekonstruktion weit von sich.

Verletzungen der Fingerspitzen

Unter den 3 Verletzungstypen kommen isolierte Traumen der Fingerspitze außerordentlich häufig vor; die Versorgung von Nagel und Fingerbeere macht eine besondere Betrachtung der Verletzung notwendig. Die Tatsache, daß die Unversehrtheit aller 3 Bestandteile des distalen Fingersegments – Nagel, Beere und Endgliedknochen – für die normale Ausprägung jeder einzelnen Komponente wichtig ist, wird offensichtlich, wenn die Auswirkungen der Schädigung einer Komponente auf die anderen Bestandteile analysiert wird.

Längenverlust der Endphalanx führt zur Störung des Nagelwachstums jenseits des Endgliedrestes; Verlust von Gewebe aus der Fingerbeere führt in gleicher Weise zur Störung des Nagelwachstums in Richtung seines freien Randes, wobei der Na-

gel distal der Endphalanx in Richtung der Fingerbeere umbiegt, manchmal wächst
er krallenartig vor. Die Integrität und glatte Oberfläche des Nagelbettes ist für ein
glattes Nagelwachstum ebenfalls von ganz entscheidender Bedeutung. Der Einfluß der partiellen oder kompletten Schädigung oder Zerstörung der Matrix des
Nagels, hauptsächlich proximal des Nagelfalzes, führt zu unregelmäßigem und
partiellem Nagelwachstum, mit steigendem Schädigungsgrad wächst der Nagel gar
nicht mehr nach. Das völlige Ausbleiben des Nagelwachstums ist selten, Spitzen
des Nagels wachsen in der Regel weiter, gewöhnlich an beiden Seiten des ursprünglichen Nagels. Wenn einmal die Störung des Nagelwachstums klinisch ma-
nifest geworden ist, gibt es so gut wie keine chirurgischen Korrekturmöglichkeiten
mehr. Die einzige Behandlungsmöglichkeit besteht darin, alle störenden Nagel-
anteile mit der Matrix radikal zu entfernen. Dies läßt es eher wünschenswert erscheinen, möglichst schon primär das Fehlwachstum zu verhindern, obgleich dies
prophylaktisch auch nur teilweise gelingt.

Die Fingerbeere mit ihrer Haut, die Phalanx, der Nagel mit Bett, jede einzelne
Struktur oder auch alle zusammen können in unterschiedlichem Ausmaß geschädigt werden. Die beste Versorgung – durch proximale Amputation, freies Hauttransplantat oder Lappen – hängt zumindest teilweise vom Ausmaß der Schädigung jeder einzelnen Struktur ab. Es gibt Extremfälle, in denen die Wahl eindeutig
sein kann; Schwierigkeiten entstehen bei der kombinierten Verletzung. Eine
schwere Quetschung mit Devitalisierung des Nagels und der Phalanx bei noch vita-
ler Fingerbeere wird am besten durch Amputation des geschädigten Segments und
Verschluß des Defekts mittels eines Lappens aus der Haut der Fingerbeere versorgt. Bei der Schnittamputation, die entweder Haut von der Fingerbeere oder einen distalen Nagelanteil ohne wesentliche Schädigung der Fingerbeere oder der
Phalanx abtrennt, ist die naheliegende Maßnahme ein freies Hauttransplantat. Die
Mehrzahl der Verletzungen, die zwischen diesen Extremen liegen, mit Verlust der
Fingerbeere und manchmal auch von Knochen, können durch einen Lappen, ein
freies Hauttransplantat oder die proximale Amputation versorgt werden. Je mehr
Knochen frei liegt, um so weniger ist das Gebiet für ein freies Hauttransplantat aus
den schon genannten Gründen (S. 205) geeignet.

Die Fingerspitze ist eine der wenigen Regionen, wo ein Vollhauttransplantat bei
der frischen Verletzung erfolgreich angewandt wird; es besitzt jedoch keinen eigentlichen Vorteil gegenüber einem dicken Spalthauttransplantat. Das allerwichtigste Gebot bei der Transplantation ist ein gutes Angehen des Transplantats; das
am Knochen adhärente Narbengewebe, das bei einem teilweisen Anwachsen gewöhnlich auftritt, ergibt ein schlechtes Ergebnis. Die übliche Ursache für einen
Transplantatverlust ist in dieser Situation ein Hämatom; tatsächlich ist die Blutstillung bei Verletzung der Fingerspitze nicht immer einfach. Vieles spricht dafür, die
Applikation des Transplantats um 24 h zu verschieben, um sicher zu sein, daß eine
vollständige Blutstillung besteht. Es ist noch nicht einmal wesentlich, das Transplantat unter solchen Umständen durch Naht zu fixieren und mit einem Kompressionsverband zu versorgen. Mikroporpflaster kann effektiver benutzt werden, um
das Transplantat an Ort und Stelle zu halten. Natürlich spielt Mikroporpflaster
eine äußerst nützliche Rolle bei kleineren Handverletzungen, insbesondere bei
Kindern, bei denen es manchmal jegliche Anästhesie unnötig macht.

Die Hauptanwendung eines Lappens liegt dort, wo ein Verlust von Haut und Fingerbeere vorhanden ist, Knochen und Nagel aber unbeschädigt sind. Je mehr Knochen verloren gegangen ist, um so schlechter wird das Ergebnis sein. Bei manchen Schnittamputationen kann eine Verlagerung der stehengebliebenen Fingerbeerenhaut nach distal in der Gestalt eines V-förmigen Lappens zur Defektdeckung erfolgen. Diese Methode und ihre Indikationen werden auf S. 256 beschrieben.

Eine Verletzung der Fingerspitze – was häufig genug auftritt, um eine gesonderte Verletzungsform darzustellen – ist die partiell abgetrennte Fingerspitze, die noch an einem Gewebestiel hängt. Handelt es sich um eine Quetschverletzung, dann ist gewöhnlich der Nagel zusammen mit dem Lappen aus seinem Bett herausgerissen; die Tuberositas phalangis distalis kann unversehrt sein, aber freiliegen, oder sie ist frakturiert, und das distale Fragment bildet einen Teil des abgerissenen Segments. Bei einer Schnittverletzung kann der Nagel quer durchtrennt sein, wobei der distale Anteil am abgetrennten Lappen haften bleibt. Es ist erstaunlich, welch schmaler Stiel genügt, um ein Überleben des abgetrennten Lappens zu ermöglichen. Ein Urteil über die Vitalität sollte nur gefällt werden, wenn der Lappen in seine exakte Position zurückverlagert wurde, um die ungünstigen Auswirkungen von Torsion und Abknickung des Stiels auf die Blutversorgung des Lappens zu beseitigen. Ist der Lappen nicht vital, so erfolgt die gleiche Versorgung wie bei Schnittamputation. Mit einem vitalen Lappen sollte die Fingerspitze nach minimaler Wundrandexzision und Exzision von geschädigtem Gewebe der Fingerbeere rekonstruiert werden. Der Nagel sollte erhalten und in sein Bett zurückverlagert werden, um als Schienung zu dienen und ein glattes Nagelbett nach Abschluß der Heilung zu garantieren. Auf diese Weise wird die Wahrscheinlichkeit vermindert, daß der neue Nagel verkrümmt einwächst. Wurde der Nagel quer durchtrennt, dann sollten die Schnittkanten aus dem gleichen Grunde exakt adaptiert werden.

Viele Verletzungen der Fingerspitzen, die idealerweise auf eine der beschriebenen Arten versorgt werden sollten, können natürlich auch der Spontanheilung überlassen werden, und es ist bemerkenswert, wie gut die meisten Ergebnisse sind. Dies gilt besonders bei Kindern, bei denen der Defekt klein ist und die Befürchtung einer empfindlichen Narbenbildung kein Problem darstellt. Wegen dieser Tatsache sollte der Chirurg zurückhaltend sein, bei Kindern mit Fingerspitzenverletzungen überhaupt komplizierte Behandlungsmaßnahmen vorzunehmen. Es ist ebenfalls erstaunlich, wie mit fortschreitendem Wachstum beim kleinen Kind die Narbe nach einer unbehandelten Verletzung einer Fingerspitze kleiner wird, und wie bei einem Spalthauttransplantat eine ähnliche Schrumpfung stattfindet.

Rekonstruktionstechniken

Nahttechniken

Die Haut in der Hohlhand hat auffallend andere Eigenschaften als die an den meisten übrigen Körperstellen, und diese Charakteristiken beeinflussen die Reaktion auf Nahtmaterialien. Bei Verwendung vieler Standardmaterialien neigt Epithelgewebe deutlich dazu, in den Fadenkanal zu proliferieren. Auch wenn die Naht

schon relativ kurz nach Insertion gezogen wird, bleibt ein kegelförmiger Keratinzapfen wie ein Komedo im Stichkanal zurück. Ein solcher Keratinzapfen kann
Beschwerden verursachen, bis hin zu Schmerzen auf lokalen Druck, wobei eine
leichte Rötung in der Umgebung besteht; dieser Zustand bildet sich nur langsam
zurück. Verschiedene Materialien variieren in dieser Komplikationsneigung, wobei Nylon zu den günstigsten gehört.
Die Hand ist zudem eine der Regionen, in der Katgut zur Hautnaht seinen Platz
hat. Ein Einwuchern des Epithels und Zapfenbildung scheinen bei Katgut nicht
aufzutreten, und wird es bei Kindern benutzt, um Transplantate zu fixieren oder
Kompressionsverbände anzulegen; so erspart die spontane Resorption dem Chirurgen und seinem kleinen Patienten während der Nachbehandlung der Transplantate und Wunden viel Kummer.

Schnittführung in der Hand

Die großen Hohlhand- und Fingerfalten zeigen die Beugelinien bei verschiedenen
Hand- und Fingerstellungen an; Inzisionen, die die Falten rechtwinklig schneiden,
sollten vermieden werden (Abb. 7.4), da die Narbenkontraktion leicht zu einer
Beugekontraktur führen kann. Dieses Prinzip gilt auch für Transplantate und Lappen, zumindest insoweit, als der Rand eines Transplantats oder eines Lappens
nicht in einer durchgehenden Linie rechtwinklig eine Falte kreuzen sollte. Bei einem Transplantat neigt eine solche Randnarbe besonders zur Kontraktion, da in
den meisten Fällen eine Nekrose des Transplantatrands von auch nur 1–2 mm eine
Narbe hervorruft, die zu einer Kontraktur führt. Ist aus irgendeinem Grund eine
gerade verlaufende Grenzlinie notwendig, so wird wahrscheinlich eine spätere
Revision mittels Z-Plastik zur Auflösung der Narbenlinie notwendig werden.
Am Finger deutet das Fehlen von Hautfalten im lateralen Bereich darauf hin, daß
diese Region im Hinblick auf Hautspannungen neutral ist (Abb. 7.5); Transplantate und Lappen werden am besten bis auf die Seiten des Fingers herumgelegt, um
die Randnarbe in diese Neutrallinie zu bringen, wo eine kleine Kontraktur keine
Konsequenzen hat.
Wird der seitliche Fingerbereich bei Syndaktylie transplantiert, so neigt nach einiger Zeit die ursprünglich palmolateral verlaufende Randnarbe bei Beugung des
Fingers dazu, sich von der Neutrallinie weg, weiter nach palmar zu verlagern und
ruft dann eine Kontraktur hervor, die eine Z-Plastik erforderlich macht. Es ist allgemein bekannt, daß palmare Inzisionen in der Mittellinie eines Fingers gewöhnlich kontraindiziert sind; liegt aber eine solche Narbe vor, dann kann eine Z-Plastik
die Kontraktur zumindest mildern.
Obwohl diese Regeln der Schnittführung in bezug auf die Hautfalten und die Neutrallinie bis vor kurzem vollständig akzeptiert wurden, beginnt man nun zu erkennen, daß sie unnötig restriktiv sind. Schnittführungen, die die oben aufgezeigten
Regeln überschreiten, wurden in der Praxis als völlig akzeptabel befunden und
werden tatsächlich in großem Umfang angewandt. Sie kreuzen die Falten entweder in einem spitzen Winkel oder in der Neutrallinie, aber zwischen den Falten
kann man sie praktisch in jede Richtung verlaufen lassen. Häufig angewandte Bei-

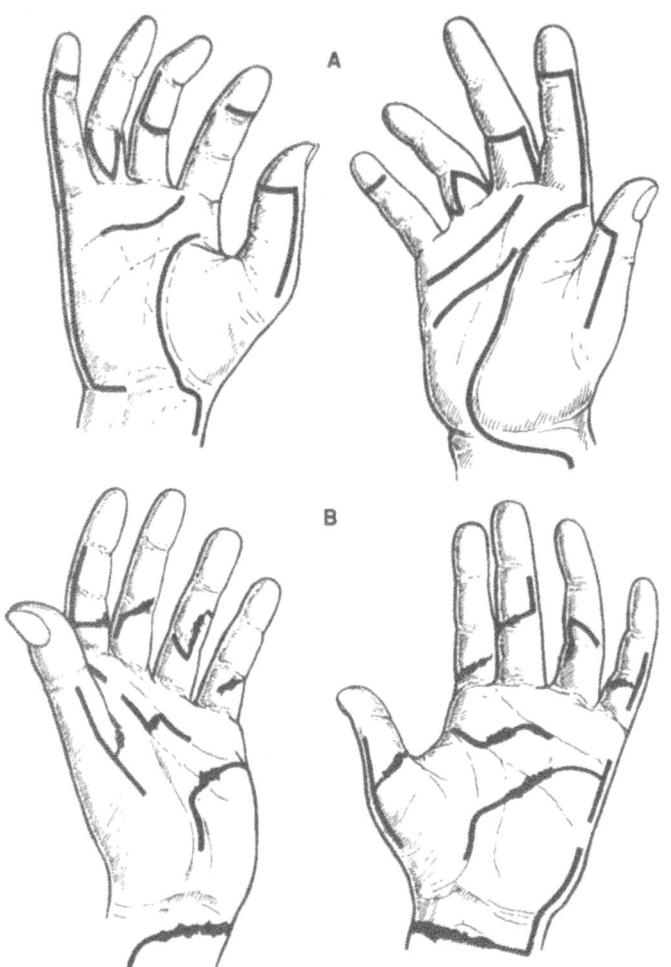

Abb. 7.4. A Gewöhnlich benutzte Inzisionen in der Hohlhand. Sie lassen sich, falls notwendig, miteinander kombinieren und modifizieren, unter der Voraussetzung, daß die Blutversorgung eines jeden gehobenen Lappens für sein Überleben ausreichend ist (nach Furlong). **B** Geeignete Inzisionen zur Erweiterung vorhandener Wunden, um eine Exploration und, falls nötig, die Rekonstruktion von Nerven und Sehnen durchführen zu können. (Nach Rank und Wakefield)

spiele zeigt die Abb. 7.5; auch die Narben nach korrekter Anwendung einer multiplen Z-Plastik sind Beispiele für diese weniger restriktiven Maßnahmen.

Anwendung der Z-Plastik

Die Z-Plastik besitzt den größten Wert bei der gut abgegrenzten, ziemlich schmalen, linear verlaufenden Kontrakturnarbe. Der unregelmäßig breite kontrakte

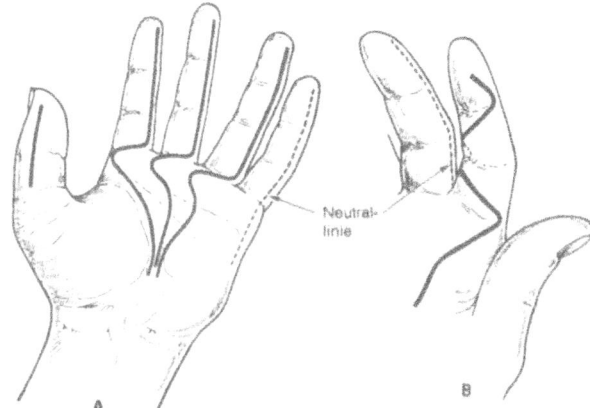

Neutral-
linie

A   B

Abb. 7.5 A, B. Inzisionen nach Littler (**A**) und Bruner (**B**), die völlig akzeptabel sind, auch wenn sie nicht genau den in Abb. 7.4 genannten restriktiven Bestimmungen entsprechen. Die lateral verlaufende faltenfreie Hautlinie ist in bezug auf Hautspannungen neutral

Narbenzug erfordert das Heranbringen von Haut mittels eines Lappens oder eines Transplantats.

Wo die Kontrakturnarbe mehr als eine Hautfalte kreuzt, ist gewöhnlich eine multiple Z-Plastik erforderlich mit jeweils einem Z an jeder Hautfalte. Wie in Kap. 2 beschrieben, ist die mit jedem Z erreichte Verlängerung mit einer entsprechenden Verschmälerung senkrecht dazu verbunden; in der Hand steht nur sehr wenig Material für die Querverschiebung zur Verfügung. Als gute Arbeitsregel gilt, daß eine Z-Plastik von der Größe benutzt werden kann, die in die angrenzenden Phalanxabschnitte paßt. Größer sollte sie auf keinen Fall sein, und oftmals ist eine kleinere vorzuziehen. Routinemäßig wird die 60°-Z-Plastik benutzt mit der modifizierten Lappenform zur Verbreiterung der Lappenspitze (Abb. 7.7). Falls gewünscht, kann jede Z-Plastik separat entworfen werden; alternativ dazu und natürlich häufiger werden sie als eine kontinuierliche multiple Z-Plastik entworfen. Es ist möglich, die vielen „Z" asymmetrisch oder symmetrisch anzulegen, aber außer bei einer früheren Narbenbildung, die den asymmetrischen Entwurf unerläßlich macht, ist der symmetrische weit eher vorzuziehen.

Die bevorzugten Narbenverläufe in der Hand sind bereits besprochen werden, und es ist möglich, die Z-Plastiken so zu entwerfen, daß bei Fertigstellung die Nahtlinien vollständig entlang der bevorzugten Linien verlaufen. Die wichtigste Narbenlinie ist der querliegende Schenkel der fertigen Z-Plastik, und dieser muß in einer Hautfalte zu liegen kommen. Um das zu erreichen, muß die Z-Plastik vorschriftsmäßig geplant (Abb. 7.6) und auf die Haut aufgezeichnet werden. Der Verlauf der Hautfalte wird als erstes mit Bonney's Blue auf der Haut markiert. Werden dann die eigentlichen Inzisionen der Z-Plastik so entworfen, daß jede auf dieser Linie endet, dann wird bei der Transposition der Lappen automatisch der horizontale Schenkel wie geplant in der Hautfalte zu liegen kommen.

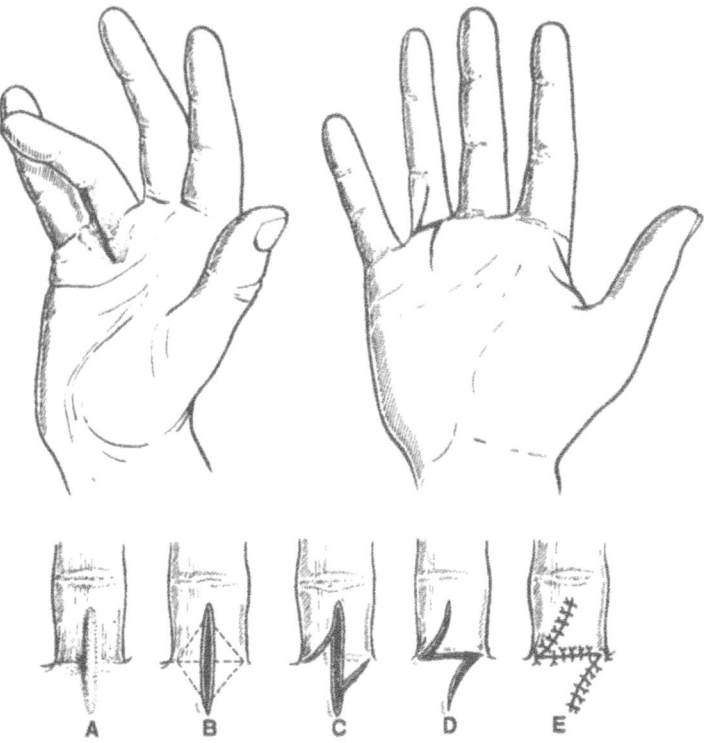

Abb. 7.6 A–E. Plazierung der Z-Plastik. **A** zeigt die Narbe und **B** die auf jeder Seite entworfenen Dreiecke mit dem geplanten querverlaufenden Schenkel in der Hautfalte des Metakarpophalangealgelenks. In **C** sind die Schnitte der Z-Plastik ausgewählt und durchgeführt worden. **D** zeigt die verlagerten Lappen, **E** die verlagerten und eingenähten Lappen, wobei der querverlaufende Schenkel wie geplant in die Hautfalte zu liegen kommt. Zu beachten ist, daß die Dreiecke auf jeder Seite der kontrakten Narbe nicht genau gleichseitig sind und folglich die Schenkel der Z-Plastik nicht gleichlang erscheinen. In praxi stehen die kontrakten Narben häufig unter Spannung und das Aufheben der Spannung bei der Hebung der Z-Plastik-Lappen führt zu einer leichten Verkürzung der Narbe. Dann werden die Schenkel der Z-Plastik gleichlang

Nach Markierung der Falte auf der Haut kann ein gleichschenkliges Dreieck auf jeder Seite der Narbe, die durch die Z-Plastik aufgelöst werden soll, so eingezeichnet werden, daß die Spitze jedes Dreiecks auf der bereits angezeichneten Hautfalte zu liegen kommt. Von den zwei möglichen, auf diese Weise aufgezeichneten Lappenpaaren der Z-Plastik kann das geeignete in der Gewißheit ausgewählt werden, daß bei Fertigstellung der Z-Plastik der querlaufende Schenkel in der Hautfalte zu liegen kommt, da jede Inzision an der Falte endet.

Wird eine multiple Z-Plastik an der Hand benutzt, dann besteht fast immer ein Hautüberschuß beim Übergang von einem Z zum nächsten. Man sollte der Versuchung widerstehen, diesen zu entfernen, damit es ordentlicher aussieht. In der Hohlhand steht Haut niemals im Überfluß zur Verfügung, und in jedem Fall wird sich der Überschuß, sofern die „Z" wie empfohlen geplant wurden, zwischen den Hautfal-

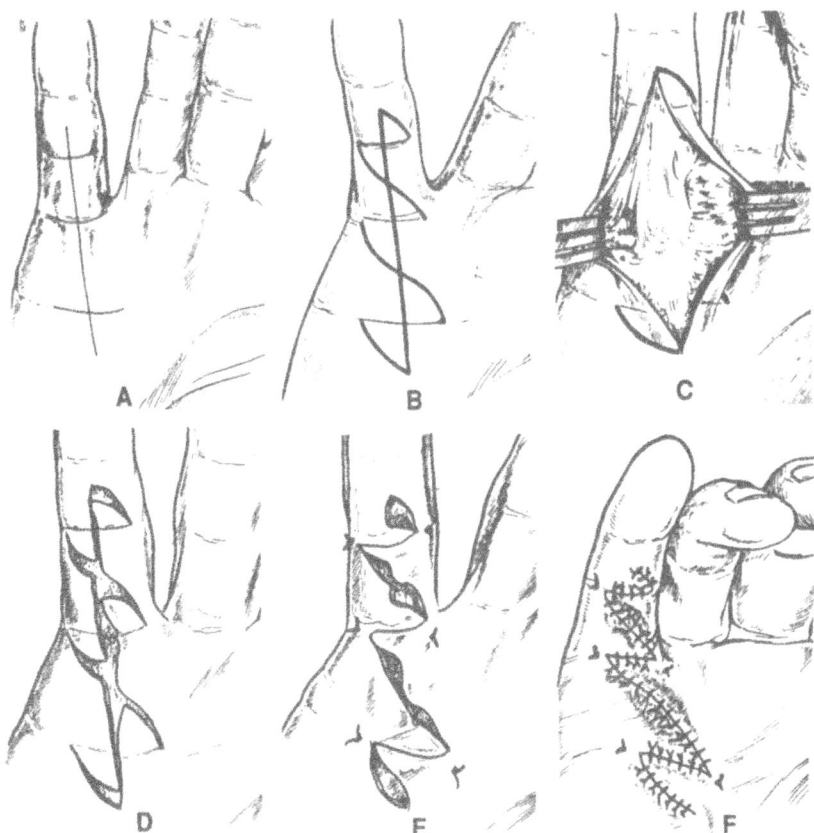

Abb. 7.7 A–F. Entwurf und Ausführung der fortlaufenden multiplen Z-Plastik, wie sie bei der Fasziotomie im Falle einer Dupuytren-Kontraktur ausgeführt wird. Die lange Inzisionslinie zeigt die Ausdehnung der verkürzten Faszie an; die vorgesehenen Linien der querverlaufenden Schenkel der Z-Plastik sind in **A** gezeigt. **B** zeigt die eingezeichnete Z-Plastik, wie vorgesehen mit den querliegenden Schenkeln in den Falten (s. Abb. 7.6). Die gute Freilegung infolge der Längsinzision ist in **C** zu sehen. **D** zeigt die ausgeschnittenen Läppchen der Z-Plastik, in **E** sind sie zum Einnähen verlagert und in **F** miteinander vernäht

ten in der Mitte einer Phalanx entwickelt haben. In diesem Teil befindet sich bei einem normalen Finger üblicherweise ein Gewebepolster, und der Hautüberschuß geht mit der Zeit zurück zu einer normalen und natürlich aussehenden Schwellung. Bei der gegenwärtigen konservativen Tendenz in der Behandlung der Dupuytren-Kontraktur, bei der nur die wirklich kontrahierte Faszie exzidiert wird, sind die Vorteile der Z-Plastik zunehmend deutlich geworden. Sehr oft betrifft die Kontraktur nur einen einzelnen Strahl in der Hohlhand und am Finger und stellt sich klinisch als eine lange, gradlinig verlaufende Kontraktur dar. Die fortlaufende multiple Z-Plastik (Abb. 7.7) hat in diesem Fall den doppelten Effekt, sowohl einen großzügigen Zugang zur Faszie selbst zu bieten, als auch jegliche Hautkontraktur oder Tendenz zu späterer Narbenkontraktur aufzuheben.

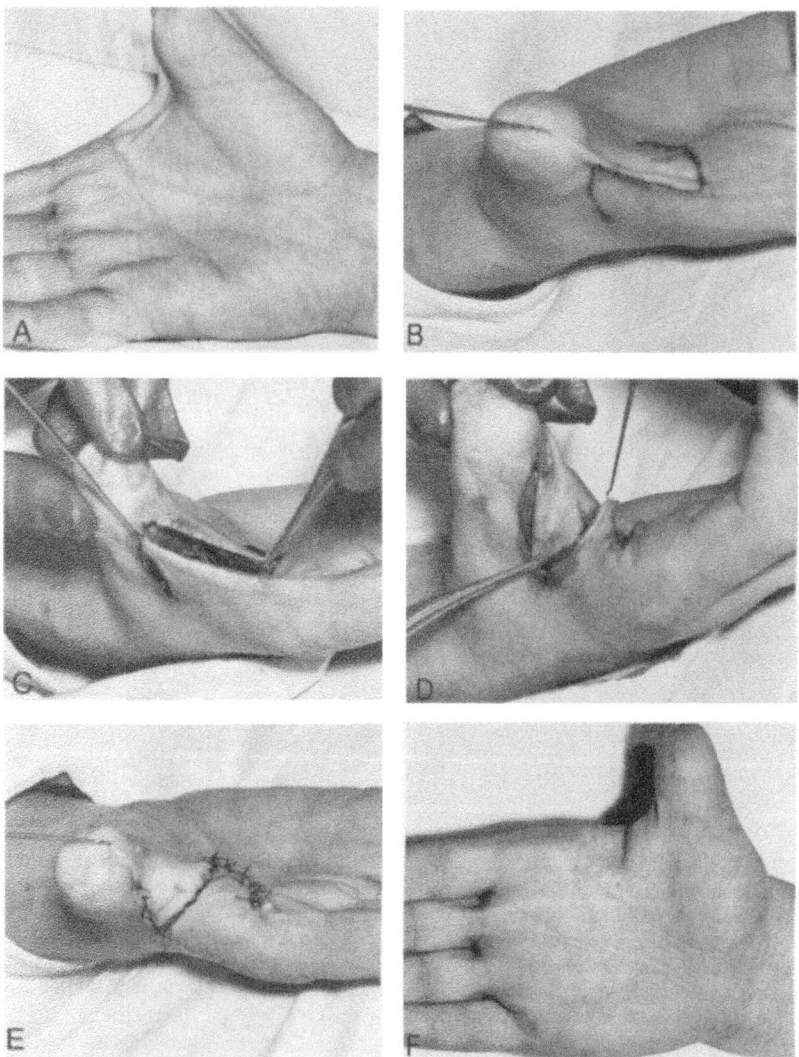

Abb.7.8A–F. Die Anwendung einer Z-Plastik zur Erweiterung der Interdigitalfalte zwischen Daumen und Zeigefinger, um damit den Griffumfang des infolge eines Traumas verkürzten Daumens zu vergrößern

Bei kleineren Graden einer Syndaktylie oder Schwimmhautbildung nach Verbrennung kann die Z-Plastik zur Vertiefung der Schwimmhautfalte angewandt werden (Abb.7.8). Wird die Falte als Narbenkontrakturlinie betrachtet, so kann eine Z-Plastik mit einem dorsalen und einem volaren Lappen angelegt werden. Die auf diese Weise verlängerte Schwimmhautfalte bewirkt eine Vertiefung des Interdigitalraums. Nebenbei legt ein solches Z die tiefen Strukturen der Interdigitalfalte ausreichend frei; es gestattet z.B., die Fasciculi transversi der Palmaraponeurose

leicht zu exzidieren, wenn diese deutlich in eine Dupuytren-Kontraktur miteinbezogen ist.

Anwendung von freien Hauttransplantaten

Bei elektiven Operationen und Sekundäreingriffen nach Handverletzungen unterscheidet sich die Transplantatanwendung am Handrücken von der in der Hohlhand. Die Unterschiede erklären sich durch die verschieden großen Kräfte der
langen Fingerstrecker und -beuger der Hand hinsichtlich ihrer Möglichkeit, der
sekundären Schrumpfungstendenz von Spalthauttransplantaten entgegenzuwir-
ken. Die Flexoren sind kräftig genug, um einer späteren Kontraktion vorzubeu-
gen, so daß Spalthauttransplantate von beträchtlicher Dicke am Handrücken und
an den Fingern benutzt werden können. Die weniger kräftigen Extensoren können
der späteren Transplantatkontraktion nicht genügend Widerstand entgegenset-
zen, deshalb werden Vollhauttransplantate, die keine sekundäre Schrumpfung
aufweisen, an den Beugeseiten zur Anwendung kommen. An den Schwimmhäuten und zwischen den Fingern stellt die sekundäre Kontraktion so häufig den Erfolg des Verfahrens in Frage, daß ein Vollhauttransplantat an diesen Stellen ebenfalls vorzuziehen ist.

Spalthauttransplantate heilen bemerkenswert gut an den Streckseiten der Hand
und der Finger ein und entwickeln oft ein Faltenmuster, das zur umgebenden Haut
gut paßt; sie erreichen ein praktisch unauffälliges Aussehen, insbesondere wenn es
möglich war, das dorsale Venenmuster intakt zu belassen.

Einer der weniger befriedigenden Aspekte freier Hauttransplantate an Stellen mit
taktiler Oberfläche bei schwererer Belastung ist ihre Tendenz zur Rißbildung. Diesem Nachteil kann dadurch entgegengewirkt werden, daß Haut von den haarlosen
Spenderregionen genommen wird (Abb. 7.9). Diese Haut ist der Haut auf der Beugeseite ähnlicher. Leider weisen die verfügbaren Spendergebiete nur eine begrenzte Fläche auf, wenn aber nur ein kleines Transplantat erforderlich ist, kann
Spalthaut von exzellenter Qualität von der ulnaren Handkante bis zur Neutrallinie
der distalen Hohlhandbeugefalte und der Handgelenkbeugefalte gewonnen werden. Die nicht belastete Fläche an der Fußsohlenmedialseite weist eine ähnliche
Haut auf und ist in ihrer Ausdehnung größer. Beide Entnahmestellen heilen
schnell und es treten keine Probleme wie beispielsweise schmerzhafte Narben auf.
Wenn aber die Bedingungen für ein Transplantat nicht optimal sind, z. B. aufgrund
einer möglichen Infektion bei einer granulierenden Oberfläche oder bei einem
Gewebeschaden bei einer frischen Verletzung, liegt die primäre Anforderung in
der sicheren Hebung; die Spalthaut ist aus diesen Gründen das Transplantat der
Wahl, völlig unabhängig von der Lokalisation. Sogar an der Beugeseite der Hand
oder der Finger mit der unvermeidlichen sekundären Kontraktion muß es dennoch benutzt werden; es kann später durch ein Vollhauttransplantat ersetzt werden, wenn die Bedingungen für eine Transplantatgewinnung besser sind. Bei der
Verletzung ohne Quetschung sind Transplantate am leichtesten anzuwenden, bei
der Quetschverletzung ist dies viel weniger der Fall. Wahrscheinlich führt die Quetschung zu einer Schädigung des Gewebes, die ausreicht, um die Durchblutung eines

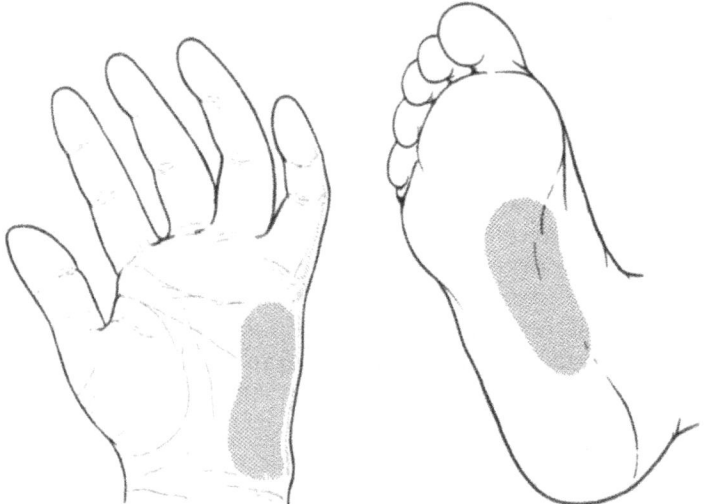

Abb. 7.9. Die Stellen, an denen kleine unbehaarte Spalthauttransplantate gewonnen werden können

Transplantats herabzusetzen, ohne es jedoch vollständig zu devitalisieren. Es besteht die Tendenz, daß sich eine Kontraktur an der Grenze eines Transplantats, sowohl bei Vollhaut als auch bei Spalthaut entwickelt, und zwar durch einen Prozeß, ähnlich dem, der eine Narbenkontraktur verursacht. Das Ausmaß der Kontraktion und die endgültige Kontraktur kann nur minimal oder auch schwer ausgeprägt sein, abhängig von der Geschwindigkeit der Heilung am Transplantatrand. Obwohl es nicht immer möglich ist, eine solche Kontraktion zu vermeiden, können jedoch die schwereren Auswirkungen zumindest gemildert werden, indem die Transplantatgrenzen in eine der bereits beschriebenen bevorzugten Hautschnittlinien gelegt werden (S. 235). Die Transplantatgrenze in eine solche Linie zu legen, kann natürlich bedeuten, daß das Transplantat größer als der eigentliche Defekt gemacht werden muß, wenn nötig, sogar durch Exzision von gesunder Haut. Ist dies nicht erwünscht, so kann die später sich entwickelnde Kontraktur durch eine Z-Plastik aufgelöst werden.

Die Methode der Anlagerung und Naht des Transplantats entspricht der, die bei der allgemeinen Anwendung beschrieben wurde. Werden die eingeknüpfte Flavinewatte und der darauf folgende Kompressionsverband über dem Transplantat angelegt, dann sollte ein übermäßiger Druck auf das Transplantat peinlichst vermieden werden. Transplantate auf den Finger- und Handrücken werden durch zu hohen Druck besonders leicht geschädigt, und die knöchernen Vorsprünge der Metakarpalköpfchen und proximalen Phalangen sind die empfindlichsten Gebiete. Zugleich ist ein Transplantatverlust über diesen Regionen am gefährlichsten, da es unvermeidbar zur Freilegung von Sehnen und Gelenkkapsel kommt. Die Vorsprünge werden durch eine ausgeprägte Flexion der Finger noch verstärkt; daher sollte die Hand nur in Extensionsstellung immobilisiert werden.

Das Anlegen des Verbands wird bei der Besprechung der postoperativen Versorgung beschrieben.

Die Anwendung von Lappen

Die verschiedenen Hautspenderregionen variieren in dem Grad, wie sie die Hautcharakteristiken des Defekts in Zusammensetzung und Aussehen usw. reproduzieren; dieser Aspekt ist jedoch nur einer der Faktoren, der im Einzelfall beachtet werden muß, und er ist nicht immer der wichtigste. Der geeignete Lappentyp, sein Ursprung usw., wird eher von der Größe und Lokalisation des Defekts bestimmt. Es stehen *Nah-, Fern-* und *freie Lappen* zur Verfügung. Nahlappen vom Typ des Schwenk- oder Rotationslappens spielen eine außerordentlich begrenzte Rolle, da der Defekt, der durch die Größe eines an der Hand zur Verfügung stehenden Lappens gedeckt werden kann, notwendigerweise sehr klein ist. Cross-finger- und Thenarlappen zeigen, obwohl in gewisser Weise Nahlappen, die Charakteristiken von Fernlappen und sollten auch diesen zugeordnet werden. Sie werden später abgehandelt.

Bis vor kurzem waren Fernlappen auf Flach- oder Rundstiellappen beschränkt, und jeder hatte seine Vorzüge und seine Grenzen. Der Flachlappen konnte primär benutzt werden, d. h. ohne eine Vorbereitung, und war dementsprechend geeignet für die Anwendung beim frischen Trauma; der Rundstiellappen erforderte eine vorausgehende Präparation, bevor er auf die Hand appliziert werden konnte, und dieses schloß ihn von der Anwendung bei einer frischen Verletzung aus. Der Rundstiellappen hatte wegen des Bewegungsspielraums, den der lange Stiel zuließ, den Vorteil, vergleichsweise wenig vorausgehende exakte Planung zu erfordern; der sehr kurze Stiel des Flachlappens engte den Irrtumsspielraum erheblich ein und mußte mit großer Sorgfalt geplant werden. Die Einführung von Lappen mit zentraler Gefäßversorgung machte beide weitgehend überflüssig (Abb. 4.23, 4.24). Das sehr günstige Verhältnis von Länge zu Breite, das beim Leisten- und Hypogastriumlappen möglich ist, vermindert die Notwendigkeit einer sorgfältigen Lageplanung und deren Festlegung. Gleichzeitig bedeutet die fehlende Notwendigkeit einer vorausgehenden Präparation, daß die Lappen bei der frischen Verletzung benutzt werden können.

Leisten- und Hypogastriumlappen haben gemeinsame Merkmale und sind in vielen Fällen gleich gut verwendbar. Man könnte meinen, daß die mit ihrer Anwendung untrennbar verbundene gesenkte Stellung der Hand zu Ödemen führt; dies hat sich jedoch in der Praxis nicht bestätigt. Es stellte sich heraus, daß Ödeme nicht auftreten, wenn ein vollständiges, regelmäßiges Übungsprogramm durchgeführt wird. Die Stellung der Hand ist bei beiden Lappen bequem; durch den Hypogastriumlappen wird jedoch häufig behaarte Haut übertragen, während für den Leistenlappen Haut verwendet wird, die sogar bei stark behaarten Personen gewöhnlich frei von Haaren ist. Beide Hautgebiete können unerwünscht fettreich sein, das Hypogastrium stärker als die Leistenregion, und dies kann die Wahl des Chirurgen beeinflussen. Der Sekundärdefekt des Leistenlappens ist der unauffälligste und läßt sich fast immer mittels direkter Naht verschließen.

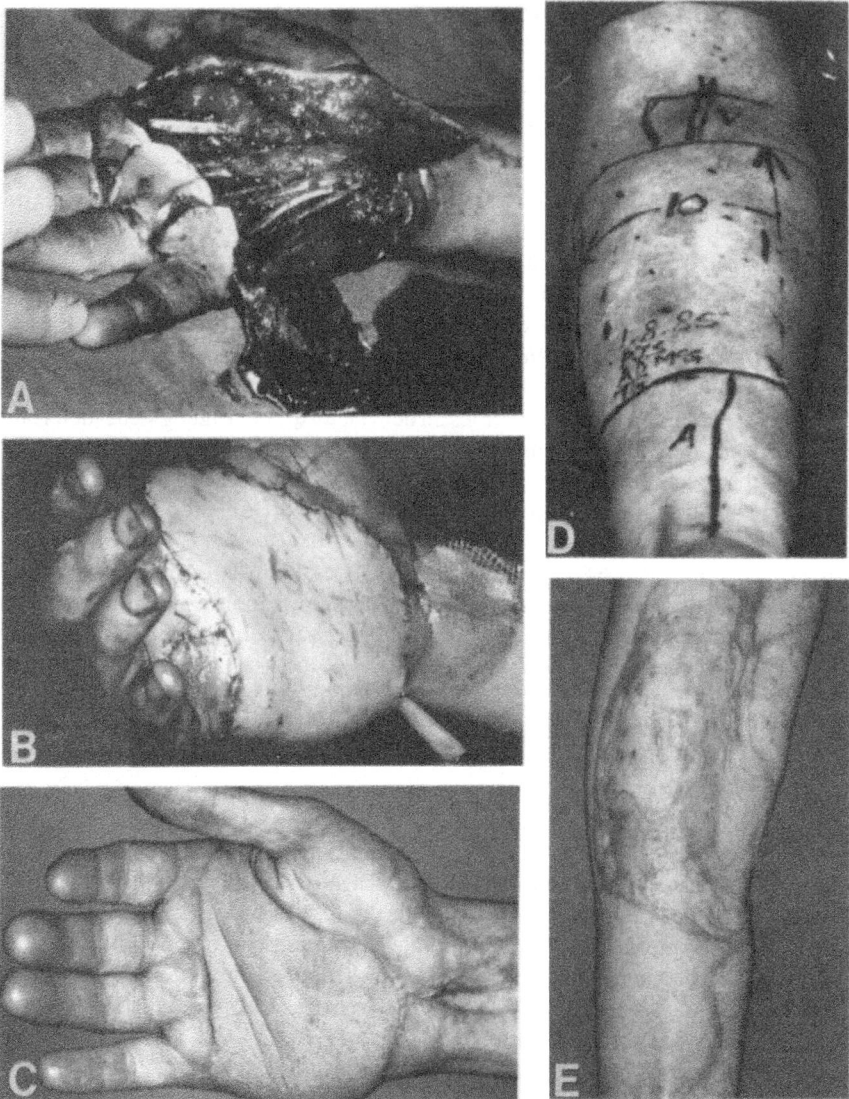

Abb. 7.10 A–E. Der an den distalen Radialisgefäßen gestielte Radialislappen zur Deckung eines Defekts in der Hohlhand nach einer Ablederungsverletzung der palmaren Haut und der Faszie (Patient von Dr. Paul J. Smith). **A–C** Die Hand: präoperativ, unmittelbar nach Lappentransfer und im Endergebnis. **D** Lokalisation des Lappens auf dem Unterarm mit eingezeichneter Inzisionslinie zur Durchführung des gestielten Transfers. **E** Der gedeckte und abgeheilte Hebedefekt am Unterarm

Die Tatsache, daß die Hand gute Lappenspendegebiete, z. B. die Leiste, leicht erreichen kann, erklärt, daß die Versorgung mit freien Lappen sich nicht durchgesetzt hat. Der radiale Unterarmlappen ist der einzige, der häufiger angewandt wird. Seine Haut ist dünn und flexibel, und bei jungen Männern, die häufiger Handverletzungen erleiden, ist das subkutane Fettgewebe in den meisten Fällen nur gering ausgebildet. Die Haut kann die gesamte Oberfläche der Handbeugeseite oder des Handrückens decken; sie hat den Vorteil, daß Verbände auf eine Gliedmaße beschränkt bleiben, so daß sowohl der Patient als auch seine Hand sofort mobilisiert werden können.

Dieser Lappen wird angewandt als an der distalen Radialarterie und den Begleitvenen gestielter Lappen (Abb. 7.10) und als freier Lappen. Bevor er – in welcher Form auch immer – eingesetzt wird, muß der Einfluß der Verletzung auf die Durchblutung der Hand äußerst sorgfältig abgeklärt werden, da der Transfer die Durchtrennung der A. radialis im Bereich des proximalen Unterarms notwendig macht. Ein Nachteil ist der ausgedehnte Hebedefekt am Unterarm.

Bei der Vorbereitung der Empfängerregion zur Aufnahme eines Lappens sollten die Wundränder immer bis ins gesunde Gewebe exzidiert werden; dies gilt in verstärktem Maße bei einer granulierenden Wundfläche, da nur durch eine radikale Exzision der Lappen sicher an geeignetes Gewebematerial fixiert werden kann. Wie schon in bezug auf Narben und freie Hauttransplantate an der Hand hervorgehoben wurde und aus den gleichen dort erwähnten Gründen, wird die Grenzlinie zwischen einem Lappen und der Hand am besten in eine der bevorzugten Fallinien für Narben gelegt. Um dies zu erreichen, kann es notwendig werden, den Lappen größer als den offensichtlichen Defekt zu machen.

Es ist gewöhnlich möglich, den Stiel eines Lappens mit zentraler Gefäßversorgung einzurollen. Selten jedoch ist es möglich, einen Empfängerlappen an der Hand zu heben, wenn ein Flachlappen verwendet wird; das die Spenderregion des Lappens deckende Spalthauttransplantat muß sich dann so weit ausdehnen, daß das Brückensegment gedeckt wird.

Wird ein Lappen als vorausgehende Maßnahme für einen rekonstruktiven Eingriff verlagert, z. B. für eine Sehnenplastik, dann ist es normalerweise angebracht, daß die Verlagerung abgeschlossen und die Region abgeheilt ist, bevor die tiefer liegende Struktur angegangen wird, um damit die Möglichkeit einer Sepsis auszuschließen.

Defekte proximal der Zwischenfingerfalten

Besteht am Handrücken ein kleiner Defekt, so ist ein Rotations- oder Schwenklappen zeitweilig eine mögliche Methode zur Deckung (Abb. 7.11). Es gibt nur täuschend wenig zusätzlich zur Verfügung stehende lockere Haut auf dem Handrücken, und daher ist eine Hauttransplantation des Sekundärdefekts fast überall notwendig. In der Praxis treten Fälle, für die ein Nahlappen geeignet ist, selten auf, und besonders sollte der Versuchung nicht nachgegeben werden, einen Nahlappen bei älteren Personen anzuwenden. Alternde, atrophische Haut läßt sich schlecht für einen Lappen verwenden, und Nekrosen treten leicht auf. In der Hohlhand

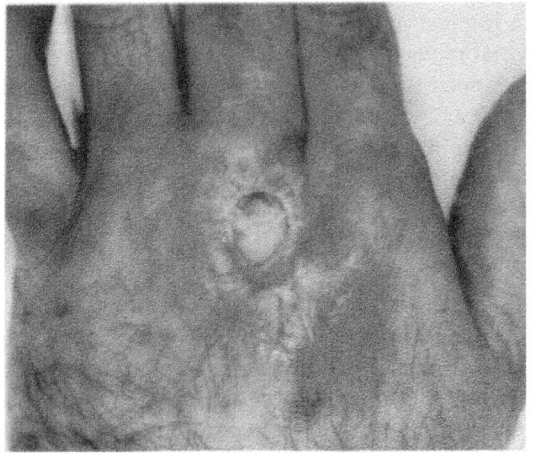

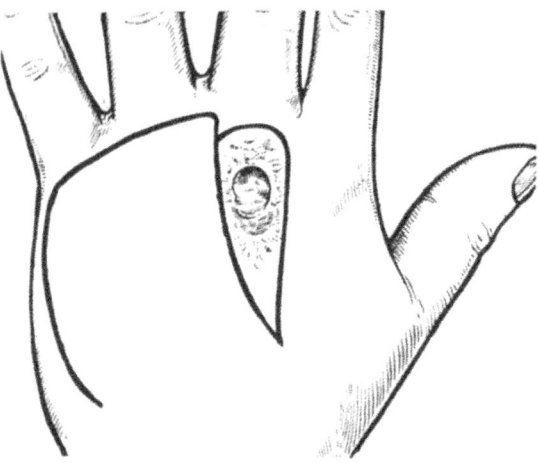

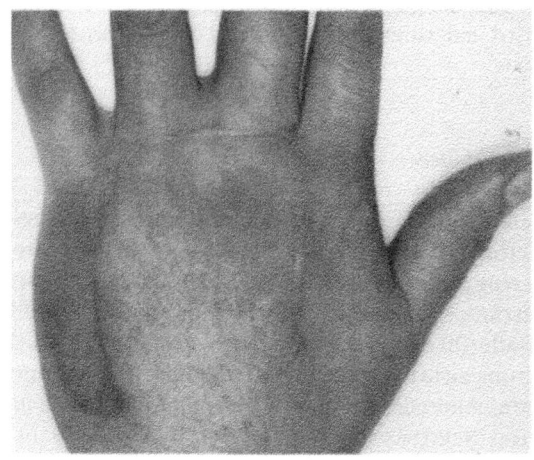

Abb. 7.11. Defekt am Handrücken infolge einer Elektroverbrennung mit Verlust einer Strecksehne. Der zur Deckung benutzte Schwenklappen erlaubte die spätere Sehnenplastik in Form der Verlagerung einer Zeigefingerstrecksehne

können Rotationslappen aufgrund der Charakteristiken der Haut selbst und ihrer festen Verbindung zur Palmaraponeurose unter keinem Gesichtspunkt empfohlen werden.

Die Wahl der geeigneten Quelle für einen Lappen hängt stark von der Größe des Defekts ab. Bei einem Defekt von mittlerer Größe radial- oder ulnarseits ist ein Fernlappen vom anderen Unterarm eine Möglichkeit (Abb. 7.12); der Oberarm kann ebenfalls als Spenderregion benutzt werden. Er wurde mit Erfolg bei der Adduktionskontraktur der ersten Interdigitalfalte benutzt, wo er einen Lappen für die Falte selbst lieferte. Die Hand läßt sich besonders gut und bequem um den Oberarm herumlegen.

Das Problem, dem sich ein Patient mit einem Cross-arm-Lappen stellen muß, ist seine Unfähigkeit, die Erfordernisse der Stuhlhygiene selbst zu erfüllen, und diese Tatsache schränkt den Wert der Methode sehr ein.

Bei größeren Defekten ist einer der Lappen mit zentraler Gefäßversorgung die Methode der Wahl (Abb. 7.13).

Defekte distal der Interdigitalfalten

Der Defekt kann sich an nur einem oder an mehreren Fingern befinden, und den Umständen entsprechend kann ein Fernlappen vom Stamm oder ein Nahlappen vom gleichen oder angrenzenden Finger oder dem Daumenballen zur Deckung benutzt werden.

Fernlappen. Ist ein einzelner Finger betroffen, so hängt die Entscheidung, ob ein Lappen vom Stamm benutzt werden kann oder nicht, hauptsächlich von der Lokalisation des Defekts ab (Abb. 7.13); die übrigen Finger können es nämlich erschweren, den Defekt und den potentiellen Lappen leicht zusammenzubringen. Meist wird ein Lappen vom Stamm zum Ersatz einer Fingerbeere benutzt, obwohl auch hier Haut vorzuziehen ist, die der Eigenschaft von normaler Fingerbeerenhaut näher kommt, sofern ein geeigneter Lappen gebildet werden kann.

Defekte an mehreren Fingern können gleichzeitig versorgt werden, indem die benachbarten Defektgrenzen so miteinander vernäht werden, daß daraus ein großer Defekt entsteht, der dann mit einem einzelnen Lappen gedeckt werden kann (Abb. 7.14). Werden die Finger anschließend voneinander getrennt, so wird man feststellen, daß die für jeden Finger benötigte Hautfläche größer als erwartet ist. Die Dicke des Lappens macht dies unvermeidbar, auch wenn er so weit wie möglich ausgedünnt wird; deshalb sollte der Lappen entsprechend großzügig dimensioniert werden. Die spätere Trennung der Finger und Ausdünnung der Lappen kann ein lange dauernder und ermüdender Prozeß sein, der notwendigerweise in mehreren Schritten durchgeführt wird. Ein alternatives, wenn auch ziemlich drastisches Verfahren ist es, den Lappen vollständig zu exzidieren und ihn durch ein freies Hauttransplantat zu ersetzen (Abb. 7.14, 7.15). Da der ursprüngliche Defekt für ein freies Hauttransplantat nicht geeignet war, wurde zuerst der Lappen benutzt; jetzt kann aber nach vorsichtiger Entfernung des Lappens ein Defekt zurückbleiben, der sich erfolgreich transplantieren läßt.

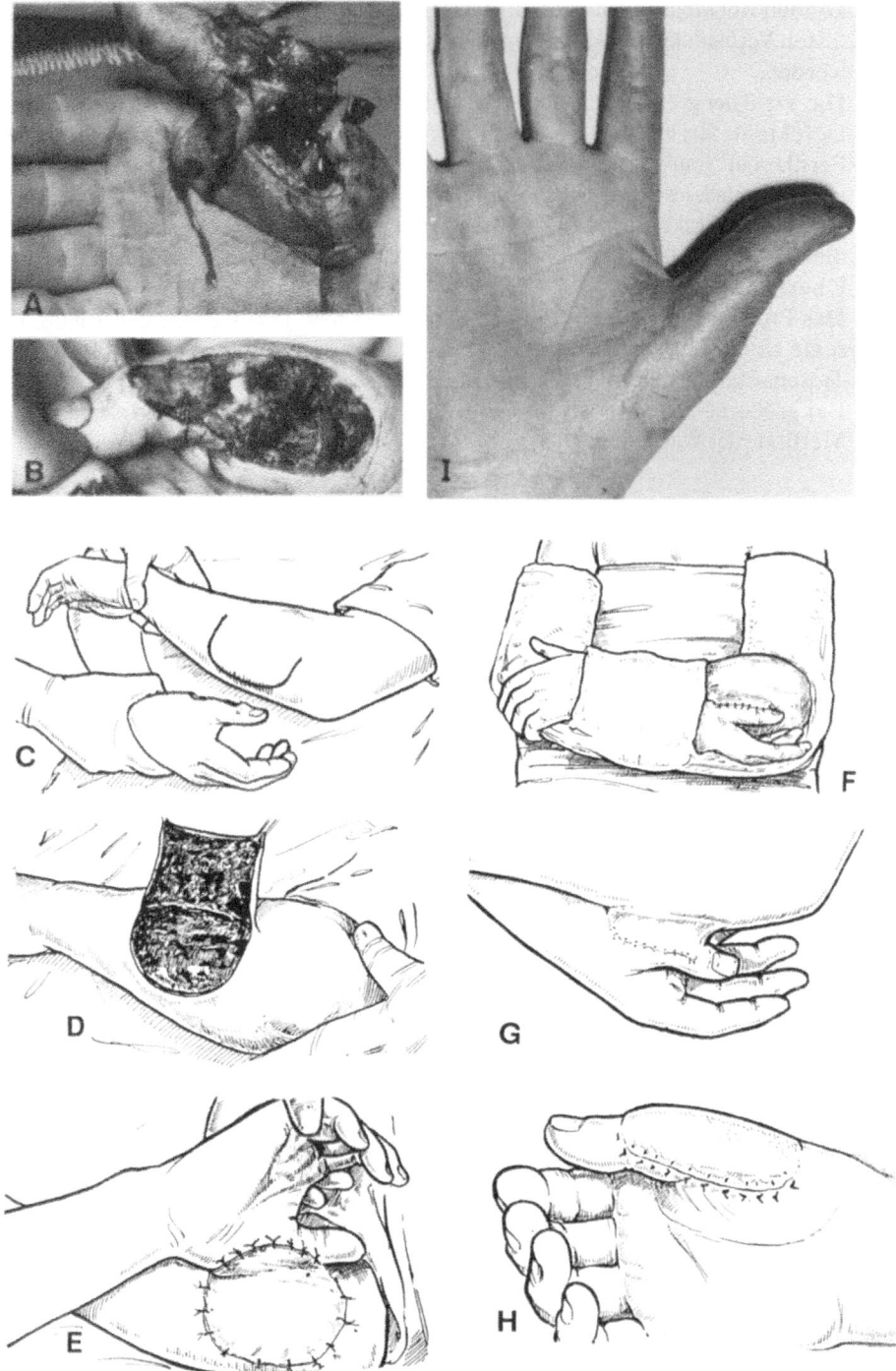

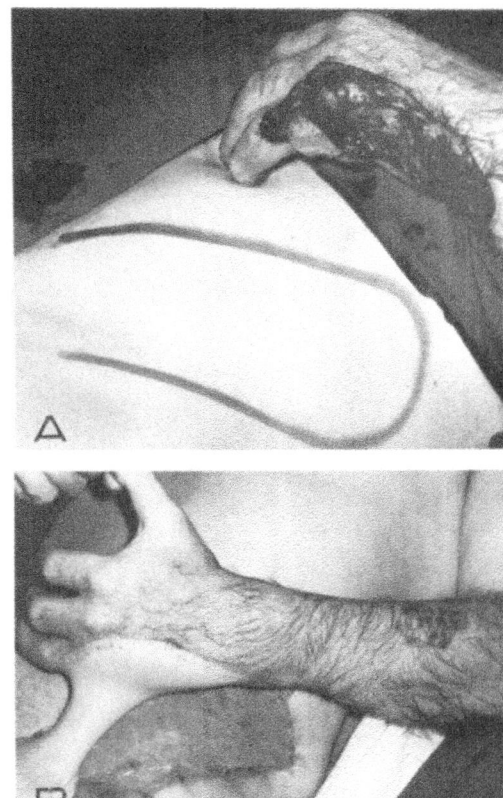

Abb. 7.13 A, B. Der Leistenlappen zur Deckung eines Defekts an der ulnaren Handseite benutzt.
A Defekt und aufgezeichneter Lappen; **B** gehobener und verlagerter Lappen, das Brückensegment ist eingerollt. In diesem Fall wurde der Hebedefekt mit Spalthaut gedeckt; die Erfahrung hat
jedoch gezeigt, daß die meisten Defekte durch direkte Naht verschlossen werden können

◀ **Abb. 7.12 A–I.** Verwendung eines Cross-arm-Lappens zur Deckung einer Verletzung des The-
nars. Die Verletzung (**A**) mit Einbeziehung des Metakarpophalangealgelenks, zur Aufnahme des
Lappens vorbereitet (**B**). Der aufgezeichnete Lappen (**C**), gehoben (**D**). Das auf den Sekundärdefekt applizierte Spalthauttransplantat läßt seine Ausdehnung erkennen, die zur Deckung bis auf
das Stielsegment des Lappens reicht (**E**); Gipsverband der Arme (**F**). Der Lappen nach 3 Wochen,
unmittelbar vor der Durchtrennung (**G**), abgesetzt und eingefügt (**H**). **I** Endergebnis

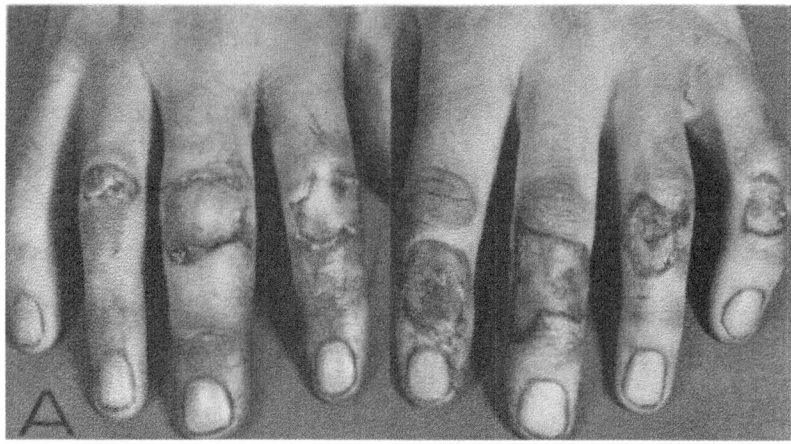

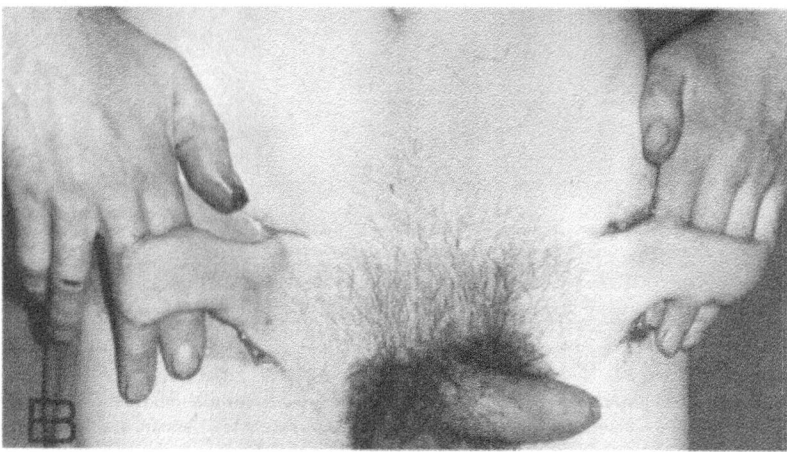

Abb. 7.14 A, B. Die Umwandlung von Verletzungen mehrerer Finger in einen einzelnen Defekt vor der Lappendeckung; hier wurde der Leistenlappen zur Deckung verwandt. **A** Die Verletzung an den Streckseiten mehrerer Finger jeder Hand, vollständiger Hautverlust infolge Verbrennung mit Schädigung der Strecksehnen; **B** in jeweils einen Defekt umgewandelt und mit bilateralen Leistenlappen gedeckt. Die nachfolgende Versorgung dieses Patienten wird in Abb. 7.15 gezeigt

Abb. 7.15 A–C. Versorgung der über mehrere Finger applizierten, in Abb. 7.14 gezeigten Lappen. ▶ **A** Leistenlappen abgetrennt, 3 Wochen nach Applikation, zur frühest möglichen vollständigen Mobilisierung der Hand, des Ellenbogengelenks und der Schulter, wobei die temporäre Syndakty-lie belassen wurde; **B** zurückbleibende Oberflächenverhältnisse nach Exzision des Lappens von jeder Hand, vor der Transplantation; **C** Endresultat nach Spalthauttransplantation. Als Aufbau-prinzip wird das Konzept bezeichnet, einen Lappen zur vorübergehenden Deckung eines Defekts zu verwenden, der primär für ein freies Transplantat aufgrund des Ausmaßes des Gewebescha-dens nicht geeignet war, in einen solchen, der aufgrund der reparativen Kapazität des Gefäßgehal-tes des Lappens dann ein gutes Transplantat abgibt, wie bei diesem Patienten gezeigt

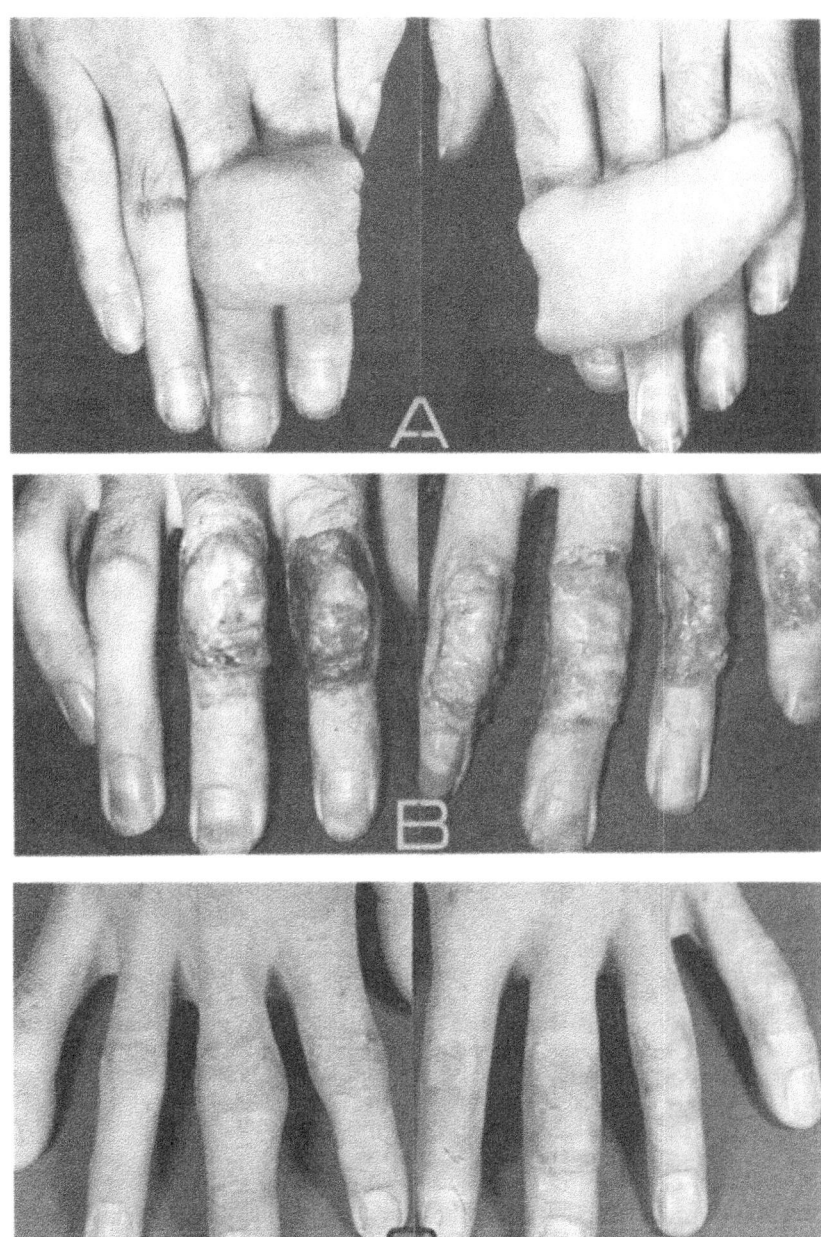

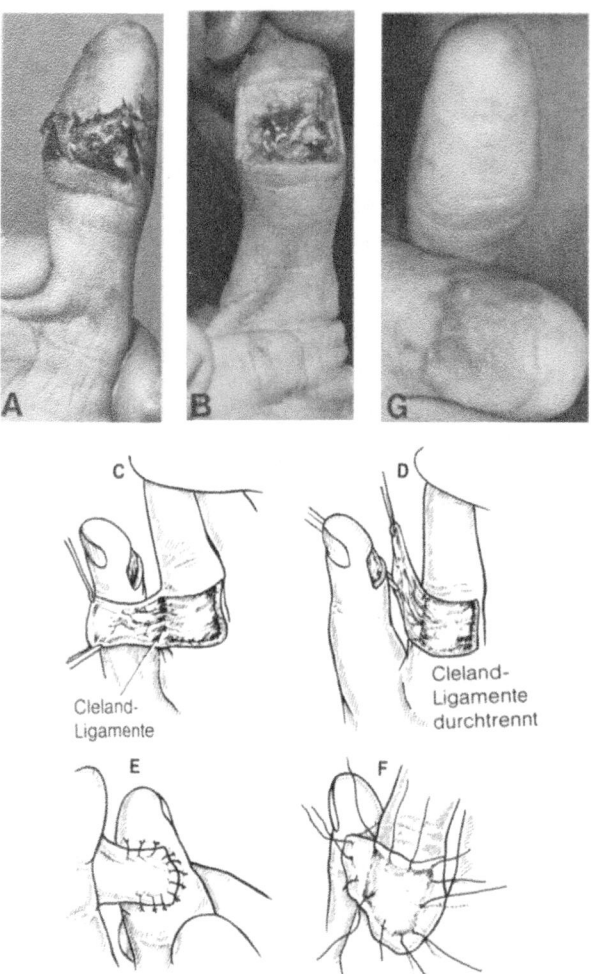

Abb. 7.16 A–G. Cross-finger-Lappen, zur Deckung der Fingerbeere des Daumens benutzt. Die Verletzung (**A**), vorbereitet zur Aufnahme des Lappens (**B**). Der Lappen vor (**C**) und nach (**D**) Inzision der Cleland-Ligamente, eingenäht (**E**) und Deckung des Sekundärdefekts mittels Spalthaut (**F**). **G** Endergebnis nach Trennung und Einsetzen des Lappens

Zu welchem Zeitpunkt der Lappen durch das Transplantat ersetzt werden sollte, muß im individuellen Fall beurteilt werden. Der früheste Zeitpunkt liegt wahrscheinlich 10 Tage nach Applikation des Lappens; der Ersatz kann jedoch bis zum 21. Tag hinausgeschoben werden, was der normale Zeitpunkt zur Durchtrennung eines Lappens ist. Der Lappen kann dann, statt am Stiel durchtrennt zu werden, gehoben und in sein Ursprungsgebiet zurückverlagert werden. Alternativ dazu kann der Lappen aber auch durchtrennt und vollständig eingesetzt werden; seine Exzision wird dann so lange verschoben, bis auch die geringste noch vorhandene Steifheit der Finger verschwunden ist.

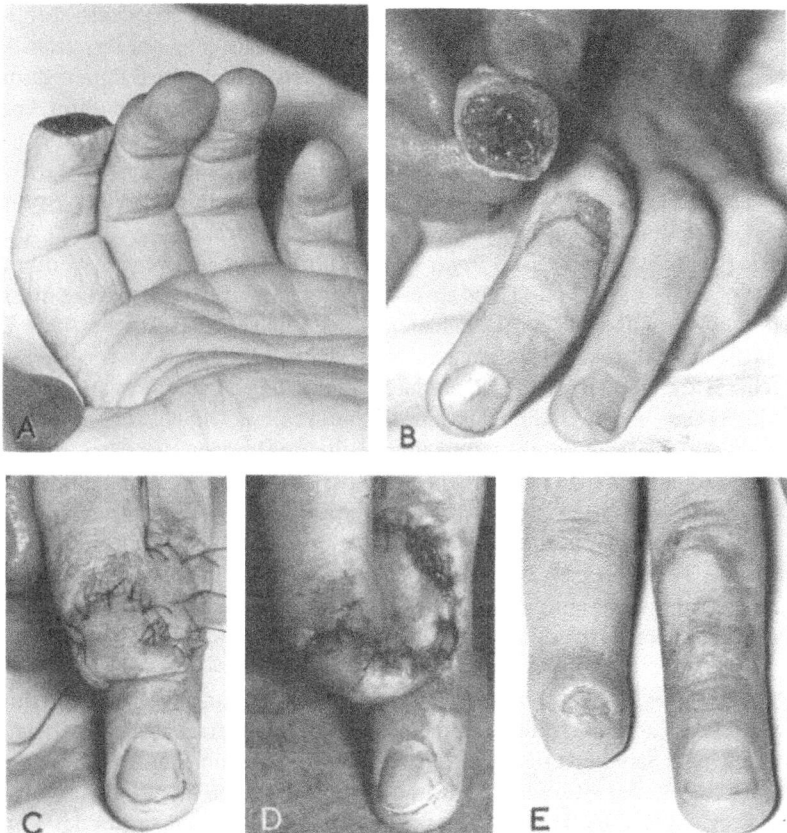

Abb. 7.17 A–E. Der distal gestielte Cross-finger-Lappen wird zur Deckung einer amputierten Zeigefingerspitze verwendet. Die Verletzung (**A**) und der Lappen (**B**) eingenäht mit Applikation eines Spalthauttransplantats auf den Hebedefekt (**C**). Beim Verbandwechsel 14 Tage später (**D**) und das Endergebnis (**E**). Dies ist eine häufige Verletzung, und wenn die Erhaltung der Fingerlänge gewünscht wird, ist der Lappen äußerst nützlich. Die distale Basis des Lappens gefährdet seine Vitalität nicht

Nahlappen. Diese können vom angrenzenden Finger oder dem Daumenballen als Cross-finger- oder Thenarlappen entnommen werden. Bestimmte Verletzungen der Fingerspitze können ebenfalls durch Verschiebung von Fingerbeerenhaut nach distal unter Anwendung des V-Y-Prinzips behandelt werden.

Cross-finger-Lappen (Abb. 7.16, 7.17). Dieser Lappentyp kann einen Defekt auf der Palmarseite eines Fingers decken, insbesondere im Bereich der mittleren und proximalen Phalangen, da er nur aus dem dorsalen oder lateralen Bereich des Spenderfingers entnommen werden kann. Er ist am nützlichsten für Defekte, die sich über 1–2 Phalangen erstrecken. Kleinere Defekte vergrößern das Längen-Breiten-Verhältnis, während die technischen Schwierigkeiten zunehmen, wenn das zu deckende Gebiet sehr viel langgestreckter ist. Eine der effektivsten Anwendungsmöglichkeiten dieses Lappens liegt in der Deckung des Daumens. Ob die Fingerbeere oder die Fingerspitze gedeckt werden muß, der Daumen kann leicht so eingestellt werden, daß der Lappen aus dem Zeigefinger nicht unter Spannung steht und seine Basis nicht übermäßig torquiert wird.

Der Lappen muß sorgfältig gehoben werden, um den Fingernerv und die Arterie oder Teile der Strecksehne nicht freizulegen; der Sekundärdefekt am Spenderfinger wird mit einem dicken Spalthauttransplantat gedeckt.

Die Reichweite einer Cross-finger-Plastik kann vergrößert werden, wenn man sich entscheidet, die in die Haut einstrahlenden Faszikel (Cleland-Ligamente) zu durchtrennen. Diese Faszikel bilden, so wie es sich bei diesem operativen Eingriff darstellt, ein fibröses Septum unmittelbar dorsal des Gefäß-Nerven-Bündels und fixieren die Haut im Bereich der Neutrallinie lateral jeder Phalanx. Durch ihre Durchtrennung wird die Haut an der Neutrallinie mobilisiert, und dies trägt wesentlich zur Beweglichkeit und Reichweite des Lappens selbst bei.

Eine Modifikation der beschriebenen Cross-finger-Plastik kann benutzt werden, um eine Fingerspitze zu decken, sofern Spender- und Empfängerfinger längenmäßig zueinander passen und eine entsprechende Mobilität des Empfängerfingers besteht (Abb. 7.17). Es ist wichtig, beim Entwurf des Lappens eine Nagelbettverletzung am Spenderfinger zu vermeiden. Meist ist es eine Verletzung des Zeigefingers, die diesen besonderen Lappen erfordert.

Thenarlappen. Es ist allgemein bekannt, daß durch Beugung eines jeden der 4 Finger deren Fingerbeeren an fast dieselbe Stelle des Daumenballens gebracht werden. Dieser Sachverhalt kann dazu benutzt werden, um Defekte im Bereich von Fingerbeere oder -spitze mit einem aus dem Daumenballen gehobenen Lappen zu decken (Abb. 7.18). Der Lappen findet seine Hauptanwendung in der Hand, die eine relativ dünne Palmarhaut besitzt; die verschwielte Hand eines manuell arbeitenden Patienten ist für das Verfahren meist ungeeignet. Ist es dem Patienten nicht möglich, den zu deckenden Finger bequem und völlig beschwerdefrei auf dem Thenar aufliegen zu lassen, dann sollte der Lappen niemals in Betracht gezogen werden. Dies schließt ihn auch in der Regel von der Anwendung am Zeige- und Kleinfinger aus.

Die Größe und die Lokalisation des Defekts bestimmen, wo der Lappen seine Basis haben soll. Bei einem Defekt des größeren Teils der Fingerbeere bietet ein seitlich gestielter Lappen das beste Längen-Breiten-Verhältnis. Der Sekundärdefekt wird mit einem dicken Spalthauttransplantat gedeckt.

Ein Entwurf mittels Schablone, so effektiv dies an anderer Stelle ist, funktioniert beim Thenarlappen nicht besonders gut. Der blutbefleckte Abdruck des gebeugten Fingers ist nützlicher, um die geeignete Lokalisation und Form des zu hebenden Lappens anzuzeigen.

Dieser Lappen hat begeisterte Fürsprecher, obwohl deren Zahl beträchtlich zurückgegangen ist, denn er besitzt sicherlich auch unbefriedigende Aspekte. Eine zeitweilig vorhandene zarte Narbe im Bereich des Daumenballens ist ein ernster Nachteil, und der für die erforderliche Dauer in Flexionsstellung immobilisierte Finger ist manchmal schwer wieder zu mobilisieren. Darüber hinaus ist es schwie-

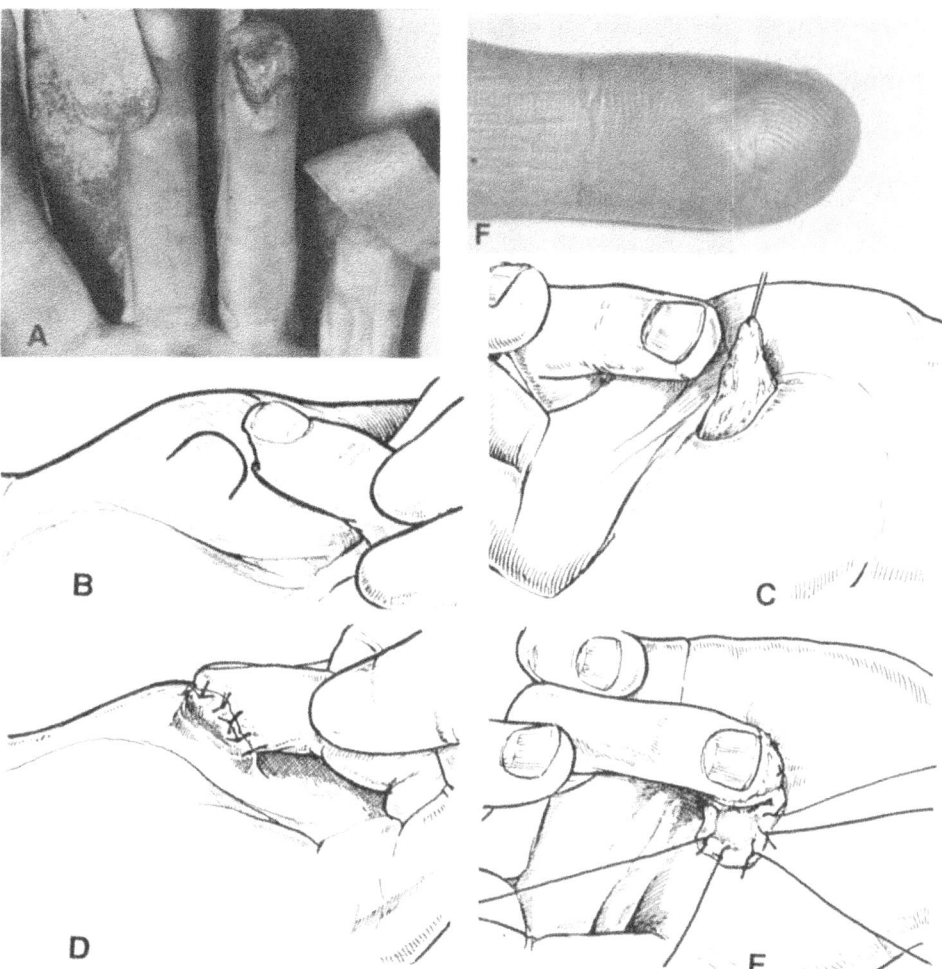

Abb. 7.18 A–F. Verwendung eines Thenarlappens zur Deckung eines Fingerbeerendefekts (**A**). Der Lappen wird mit Bonney's Blue (**B**) auf der Thenarwölbung aufgezeichnet, gehoben (**C**) und in den Defekt genäht (**D**). Auf den Hebedefekt wird ein Spalthauttransplantat genäht (**E**), wobei die Fäden für den eingeknüpften Verband lang gelassen werden. Das Endergebnis nach Durchtrennen des Stiels und Einpassen des Lappens ist in **F** gezeigt

rig, eine Mazeration der Haut im Operationsgebiet infolge des engen Kontakts von Lappen und Hohlhand zu vermeiden, da das Gebiet praktisch schon ständig bei normalen Temperaturen schwitzt. Kurz nachdem diese Methode zum ersten Mal beschrieben worden war, wurde sie gehäuft benutzt, sicherlich auch in vielen Fällen, wo ihre Anwendung nicht indiziert war; ihre Beliebtheit ist zweifellos geschwunden. Vor kurzem wurde eine modifizierte Version beschrieben, wobei der Lappen aus dem Gebiet der proximalen Daumenbeugefalte gehoben wird; in dieser Region scheint es weniger Schwierigkeiten durch eine zarte Narbe zu geben als im Bereich des Daumenballens. Diese Modifikation beseitigt eigentlich die ande-

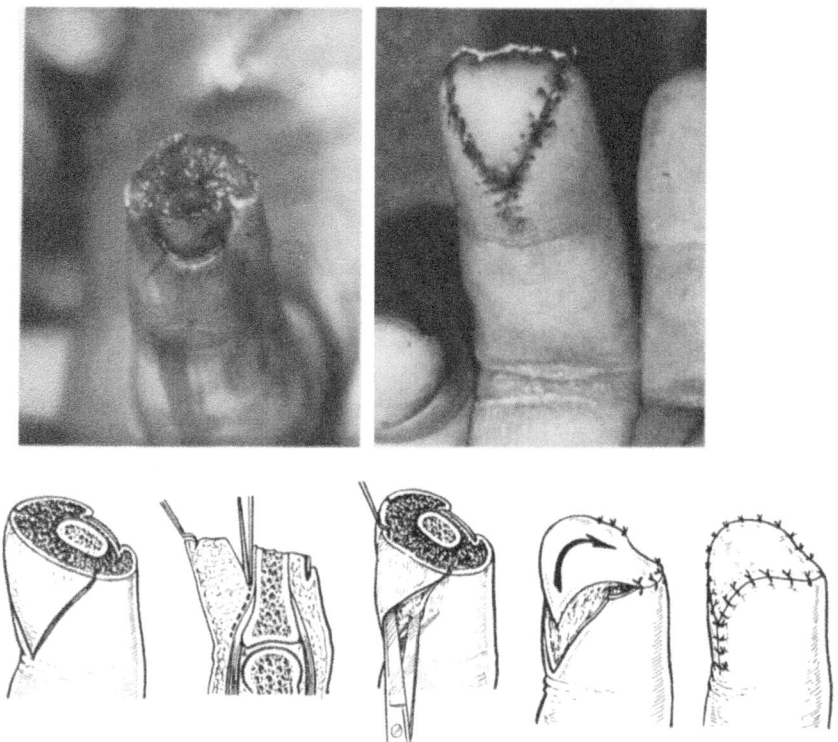

Abb. 7.19. Der V-Y-Lappen, angewandt bei einer Amputationsverletzung der Fingerspitze; gezeigt werden die verschiedenen Phasen dieser Methode

ren unbefriedigenden Aspekte der Methode nicht, obwohl sie eine Verbesserung darstellt. Es bleibt ein Lappen, der selten benutzt werden sollte, und nur dann, wenn die Indikationen eindeutig sind.

V-Y-Plastik (Abb. 7.19). Nach einer Schnittamputation kann es möglich sein, den Defekt an der Fingerspitze durch Verschieben eines V-förmigen Lappens aus Fingerbeerenhaut nach distal zu decken; dabei wird die Haut auf jeder Seite zur Deckung des Residualdefekts an der Fingerbeere gerafft. Der Effekt besteht darin, das ursprüngliche V des Lappens in eine Y-förmige Nahtlinie umzuwandeln.
Das V wird auf der Haut der Fingerbeere so entworfen, daß seine Spitze fast bis zur distalen Interphalangealfalte reicht, und die Breite der Schenkel distal sollte gleich der des Nagels sein. Die Inzision entlang der Schenkel des V durchtrennt nur die Haut. Danach wird eine spitze Schere vorsichtig in das Fettgewebe der Fingerbeere geschoben, und durch zartes Öffnen wird der Lappen ohne Zerstörung seiner Nerven- und Gefäßverbindungen zum proximalen Finger mobilisiert. Die Mobilisierung des Lappens in der Tiefe wird so durchgeführt, daß die bindegewebigen Faserzüge zur distalen Phalanx und der distalen fibrösen Beugesehnenscheide unmittelbar an diesen Strukturen durchtrennt werden. Nach Mobilisierung wird der

Lappen nach distal verschoben und an den Rändern des Fingerbeerendefekts mit feinen Nähten fixiert. Dann wird jede Lappenseite vernäht, bis sich die Nahtlinien an der Spitze des V treffen und nach proximal weiterlaufen, wobei die Nahtlinie in ein Y umgewandelt wird.

Zwei Bedingungen müssen erfüllt sein, bevor diese Methode indiziert ist: Es darf keine devitalisierende Quetschung vorliegen, und es muß genügend Gewebe von der Fingerbeere übrig sein, um einen Lappen entsprechender Größe bilden zu können. Die „geeignete" Verletzung für die Anwendung dieser Methode ist die schräge Schnittamputation, deren schräger Verlauf mehr von der Fingerbeere als vom Nagel stehen läßt.

Sensibilitätsfaktoren bei der Anwendung von Lappen

Ein Faktor für die Werteinschätzung dieser verschiedenen Lappen, der nicht die Beachtung gefunden hat, die er verdient, ist die Sensibilität, die die Lappen möglicherweise entwickeln. Die verschiedenen Hautareale der Hand unterscheiden sich in den Sensibilitätsanforderungen, die der Patient an sie stellt. Die wichtigen Gebiete sind natürlich die Fingerbeeren, wobei die einzelnen Finger sich in ihrer relativen Wichtigkeit voneinander unterscheiden. Daumen und Zeigefinger sind im Bereich ihrer normalerweise gegenüberliegenden Oberflächen, den „Klemmflächen", von erstgradiger Bedeutung; danach sinkt die Wichtigkeit an der Hand von radial- nach ulnarseits, mit dem Vorbehalt, daß die Ulnarseite des Kleinfingers vergleichsweise wichtig ist, und die Radialseiten der anderen Finger wichtiger als die Ulnarseiten sind, da die erstgenannten Regionen am häufigsten bei Greifbewegungen benutzt werden.

Während diese relativen Bedeutungen für die normale Hand gelten, müssen sie bei einer verstümmelten Hand neu bewertet werden. Wichtig ist, daß sie auch wirklich festgelegt werden sollten, und daß die Bewertung sich in der Auswahl der Spender- und Empfängerregionen für jeden Insellappen niederschlägt, sowohl was den gewählten Finger als auch die genaue Lokalisation an ihm betrifft.

Das Wiederauftreten von Sensibilität in den Lappen ist außerordentlich variabel und hängt u. a. von der Anzahl der Nervenfasern im Lappenbett und vom Ausmaß der Narbenbildung sowohl in der Tiefe als auch am Rand ab. Der Funktionswert der wiederkehrenden Sensibilität hängt natürlich von der Lokalisation und den an sie gestellten Anforderungen ab. In den anspruchsvollsten Gebieten, den „Klemmflächen", ist die wieder zu erwartende Sensibilitätsqualität sogar im besten Falle nicht einmal entfernt ausreichend. Unter anderem ist dies der Grund, daß der neurovaskuläre Insellappen einen solch wertvollen Beitrag zu den Standardplastiken liefert. In Regionen, in denen die Feinsensibilität weniger wichtig ist und eine Schutzsensibilität ausreicht, ist der wiederkehrende Sensibilitätsanteil ausreichend. Es ist trotzdem angebracht, den Patienten zu ermahnen, vorsichtig zu sein und eine Verbrennung des Lappens zu vermeiden, solange dieser anästhetisch ist.

Postoperative Versorgung

Nach einem chirurgischen Eingriff an der Hand ist gewöhnlich eine Ruhigstellung erwünscht; dies erfolgt durch den Verband, der gelegentlich durch Gips ergänzt wird. Gleichzeitig sollten Maßnahmen ergriffen werden, um die Entwicklung eines Ödems an der Hand zu verhindern.

Lagerung der Hand

Wenn die Hand ruhiggestellt werden muß, sollte dies so geschehen, daß ein voller Bewegungsumfang so schnell und so vollständig wie möglich wiederhergestellt werden kann. Die anzustrebende Stellung ist die sog. *Funktionsstellung* – das ist die Stellung, die die Hand beim Halten eines Glases innehat. Wenn die Immobilisation nur kurzzeitig erforderlich ist, beispielsweise nach einem Hauttransplantat, ist diese Stellung ausreichend; ist aber die Immobilisation für einen längeren Zeitraum, z. B. nach Sehnentransplantation, erforderlich, so ist die Ruhigstellung mit gebeugten Metakarpophalangealgelenken und gestreckten Interphalangealgelenken vorzuziehen – die *Immobilisationsstellung*.

Die Stellung der Hand wird oft lediglich in bezug auf die Fingergelenke diskutiert, die Stellung des Handgelenks ist jedoch ebenso wichtig, und zwar aufgrund des Einflusses, welche diese Stellung auf die Position der spontanen Fingerstellung hat. Sie beeinflußt diese über die relative Spannung der langen Strecker und Beuger am Unterarm. Bei vollständig extendiertem Handgelenk gehen die Metakarpophalangealgelenke automatisch in Beugestellung, bei gebeugtem Handgelenk in Streckstellung.

Beim Vorliegen eines Ödems nimmt das Handgelenk seine Entlastungsstellung, die Flexionsstellung, ein; die Finger kommen dann in die nicht gewünschte Streckstellung der Metakarpophalangealgelenke und die Beugestellung der Interphalangealgelenke (Abb. 7.20). Dieser Position muß so schnell wie möglich entgegengewirkt werden, da sie äußerst schnell fixiert wird und – wenn sie einmal voll ausgebildet ist – nur sehr schwer und oftmals nur partiell wieder korrigiert werden kann. Der präventiv denkende Chirurg sollte die Einhaltung der Streckstellung des Handgelenks als ein erstes Ziel ansehen. Gleiches trifft für die Korrektur der Entlastungsstellung zu, wenn sie einmal aufgetreten ist.

Verbände an der Hand

Wenn ein Transplantat appliziert worden ist, so ist es gewöhnlich sinnvoll, unabhängig von der Lokalisation des Transplantats die gesamte Hand in Funktionsstellung zu immobilisieren. Nachdem der Druckverband angelegt wurde, muß die gesamte Hand an den Interdigitalfalten und zwischen den Fingern sorgfältig gepolstert werden, bevor die Anlage von Kreppbinden erfolgt. Ziel der Polsterung ist es, die Hand in einen Zylinder umzuwandeln, damit der Druck gleichmäßig verteilt wird. Wird unterlassen, die Hohlhand und den Handrücken ausreichend zu pol-

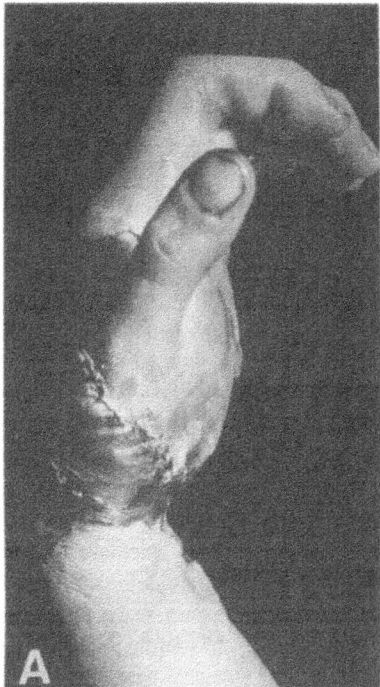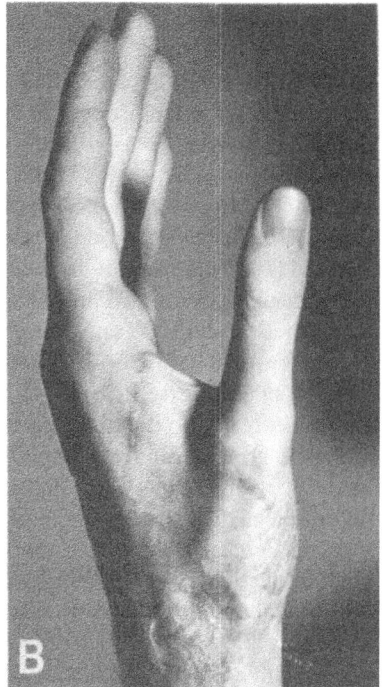

Abb. 7.20 A, B. Die Ruhigstellung der Hand bei Immobilisation. **A** Zum Zeitpunkt der Aufnahme, 10 Tage nach einer Quetsch-Ablederungs-Verletzung, zeigt die Hand die schädlichen Folgen einer inkorrekten Ruhigstellung: Das Handgelenk war gebeugt, mit Streckung der Metakarpophalangealgelenke und konsekutiver Beugung v. a. in den proximalen Interphalangealgelenken. Die Hautschädigung war auf das Gebiet in Höhe des Handgelenks beschränkt. **B** Die Hand nach Débridement und Deckung mit Spalthaut in voller Funktion. (Zur Korrektur der eingesteiften Handbeugestellung war anfangs eine Allgemeinanästhesie erforderlich, daran schloß sich eine intensive Krankengymnastik mit aktiven Fingerübungen an, wodurch die korrekte Fingerposition wieder erreicht wurde und die dauernde Einsteifung vermieden werden konnte.)

stern, führt dies zu übermäßigem Druck ulnar- und radialseits, woraus sich Wunden ergeben können. Nur die Fingerspitzen werden zur Kontrolle der Durchblutungsverhältnisse an der Hand frei gelassen.

Wurde kein Transplantat angewandt, dann ist eine vollständige Immobilisierung weniger notwendig, und die Behandlung kann entsprechend flexibel gestaltet werden.

Um einen Lappen korrekt einzusetzen, muß gelegentlich die Hand in eine Stellung gebracht werden, die für ein Gelenk ungünstig ist; dies muß als ein Risiko angesehen werden. Der Chirurg wird jedoch durch die Tatsache, daß die Idealstellung verlassen wurde, daran erinnert, die weniger ideale Stellung nur für die kürzest mögliche Zeit beizubehalten, und er wird seine Bemühungen um die spätere Mobilisierung der Gelenke verdoppeln.

Ödemprophylaxe

Ödemflüssigkeit bildet die Grundlage für steife Finger und wird durch Hochlagerung verhindert. Verschiedene Methoden werden hierbei angewandt. Es kann ein gut gepolsterter, bis zum proximalen Humerus reichender, zirkulärer Gipsverband benutzt werden, damit das Gewicht vom Oberarm und nicht vom Handgelenk oder der Hand aufgefangen wird; das Gewicht des Gipses kann jedoch vom Patienten als nachteilig empfunden werden.

Alternativ dazu kann man den Gips nur bis unterhalb des Ellenbogengelenks anlegen, den Ellenbogen auf ein Kissen lagern und durch die Aufhängung den Gips lediglich senkrecht halten. Eine Aufhängung im Schlauchverband funktioniert gut; der Verband kann den Arm hoch bis zur Axilla reichen, so daß jeglicher Zug so weit wie möglich verteilt wird.

Bei keiner Methode darf man zulassen, daß der Gips frei hängt und das Handgelenk einengt. Bei kleineren Eingriffen ist die Hochlagerung auf einem Kissen oder in einer Schlinge ohne Gips ausreichend. Die Schlinge sollte so angebracht sein, daß die Hand so hoch liegt, wie es noch bequem möglich ist.

Wird ein Fernlappen an die Hand angeschlossen, ist eine Hochlagerung natürlich nicht möglich. Die Hochlagerung als Prophylaxe gegen Ödeme muß dann durch eine sorgfältige aktive Übungsbehandlung ersetzt werden, wobei jedes nicht notwendigerweise immobilisierte Gelenk regelmäßig vollständig durchbewegt wird. Bei Durchführung eines solchen Behandlungsprogramms wird ein Herabhängen der Hand keine Probleme hervorrufen.

Nachfolgende Verbände

Bei Handverletzungen sollten die meisten Verbände 1 Woche lang unberührt bleiben, es sei denn, daß berechtigte Gründe dagegen sprechen. Viele Verbände können risikolos noch länger belassen werden. Je kleiner die Verletzung ist und je weniger die Verbände die Handfunktion stören, um so geringer ist die Notwendigkeit für einen frühen Verbandwechsel; bestehen keine klinischen Anzeichen für eine Infektion, dann kann der erste Verband oftmals bis zum 10. oder 12. Tag bleiben. Dies gilt sogar für eine Verletzung, die mit einem Transplantat versorgt ist. Wird die Funktion der Hand durch die Verbände erheblich eingeschränkt, so sollte besonders bei älteren Patienten der erste Verbandwechsel gewöhnlich am 7. Tag durchgeführt werden; das Verbandpolster sollte danach auf ein Minimum beschränkt werden, damit die Bewegung der Finger so schnell und intensiv wie möglich aufgenommen werden kann.

Ein ähnliches Vorgehen gilt für Verbände nach elektiven Eingriffen.

8 CHIRURGIE DER AUGENLIDER

Verletzungen der Augenlider

Die sehr gute Blutversorgung der Augenlider erlaubt ein Überleben selbst von Hautlefzen, die nur noch dürftigste Verbindungen besitzen. Daraus folgt, daß die Versorgung einer Verletzung in dieser Region „ultrakonservativ" sein muß; eine Wundexision sollte nur minimal durchgeführt werden, und das Hauptziel des Chirurgen sollte darin bestehen, Gewebe in seine richtige anatomische Position zurückzubringen (Abb. 8.1). Das schwer geschädigte Augenlid kann wahrhaftig wie ein Puzzlespiel aussehen, aber das korrekte Zusammensetzen der verschiedenen Teile ist keine vergeudete Mühe; sogar notwendig werdende Sekundäroperationen zur Korrektur von Haut- oder tiefen Kontrakturen werden leicht und erfolgreich in direktem Verhältnis zur aufgebrachten Sorgfalt und erreichten Genauigkeit bei der Primäroperation durchführbar sein.

Beim ersten Anblick einer Augenlidverletzung hat man oft den Eindruck, daß ein Gewebeverlust vorliegt; der tatsächliche Verlust kann jedoch nur mit fortschreitender Wundversorgung bestimmt werden, und er ist fast immer geringer, als es zuerst den Anschein hatte. Bei der Versorgung dieser Verletzungen gibt es bestimmte Schlüsselstrukturen, die als Orientierungspunkte dienen können, sofern sie als erste Maßnahme korrekt plaziert werden.

Tränengangsystem. Wenn der Tränengang des Unterlids verletzt wurde, dann sollte er, wenn möglich, rekonstruiert werden. Wird dies unterlassen, so kann es zu schwer beeinflußbarem Tränenträufeln führen, und eine spätere Rekonstruktion ist nicht mehr möglich. Es sollte sorgfältig nach dem durchtrennten Gangende gesucht werden, das zum Tränensack führt; läßt es sich jedoch nicht auffinden, dann kann das Einführen eines Nylonfadens oder einer Sonde in den Canaliculus des intakten Lids und in den Tränensack manchmal helfen, den Gang zu identifizieren (Abb. 8.1). Läßt sich dieser Abschnitt im Lid nicht auffinden, dann kann auf die gleiche Weise durch Einführen eines Nylon- oder Seidenfadens in das Punctum lacrimale das durchtrennte Ende des Canaliculus an der Austrittsstelle des Fadens dargestellt werden. Wird der Faden in die andere Öffnung eingeführt, dann kann die Heilung kontinuierlich erfolgen. Dieses Verfahren ist leichter zu beschreiben, als durchzuführen, aber es ist – wenn irgend möglich – den Versuch wert. Die Tendenz zur Strikturenbildung ist sogar bei Wiederherstellung des Canaliculus ausgeprägt, und trotz einer möglichen Sondenpassage ist die Tränendrainage oftmals schlecht. Glücklicherweise ist das Tränenträufeln selbst bei einem völligen Rekonstruktionsfehlschlag des Canaliculus nicht gleichbleibend schwer.

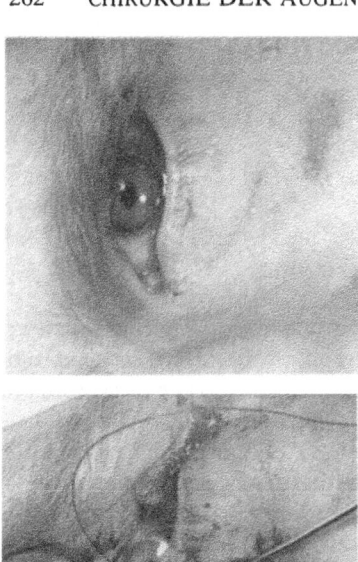

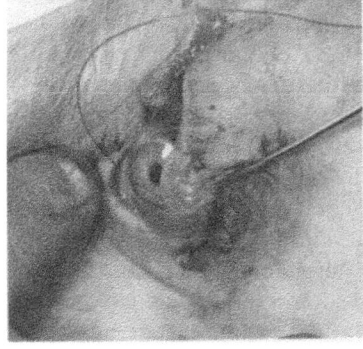

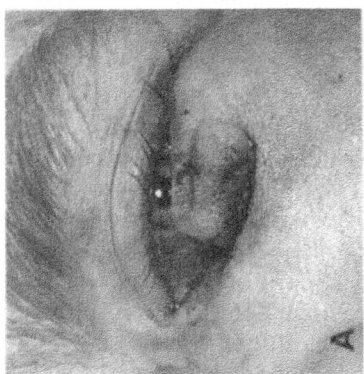

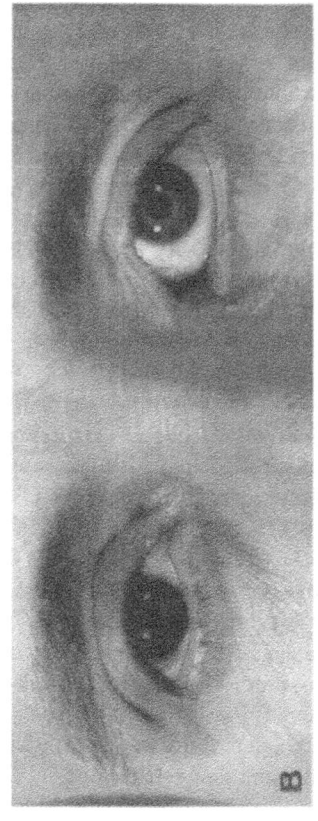

Abb. 8.1. A Versorgung einer Verletzung ohne Gewebeverlust, wobei das Unterlid von seinem medialen Ansatz abgerissen wurde; gezeigt wird der Versuch, die Kontinuität des Tränengangs durch Einfädeln eines monofilen Nylonfadens über das Punctum lacrimale in den Tränensack wiederherzustellen. Das Endergebnis zeigt das ausgezeichnete Erscheinungsbild, das sich durch eine akkurate Wiederherstellung des medialen Kanthus erreichen läßt. **B** Endergebnis einer unterlassenen akkuraten Rekonstruktion des Kanthus nach einer Verletzung, ähnlich der in **A**. Die Versorgung einer Verletzung ähnlich der in **A** als Teil einer ausgedehnten Gesichtsweichteilverletzung wird in Abb. 1.2 gezeigt

Lidrand. Es sind verschiedene Methoden beschrieben worden, bei Inzisionen oder Wunden am Lidrand die Wundflächen abzustufen; eine sorgfältige Adaptation ist jedoch völlig ausreichend, sofern der Wundrand durch die Naht etwas evertiert wird. Auf jeden Fall ist es absolut ungerechtfertigt, noch mehr Gewebe zu traumatisieren, als bereits durch die Verletzung geschädigt wurde. Die verschiedenen Orientierungspunkte am Lidrand – wie die Augenwimpern, der Limbus, die Grenze zwischen Konjunktiva und Haut – sie alle können zur Adaptation herangezogen werden.

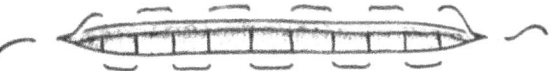

Abb. 8.2. Die fortlaufende Naht. (Nach Stallard)

Lidplatten. Bei jedem Augenlid ist die Lidplatte fest mit den Konjunktiven verbunden, und bei einer Verletzung verhalten sich beide wie eine einzige Struktur. Es ist angezeigt, Nähte in der Konjunktiva wenn möglich zu vermeiden, denn die Adaptation der Lidplatten kann zur Fixierung der Wundränder der mit ihnen verbundenen Konjunktiven benutzt werden; die Wunde der Bindehaut heilt auf jeden Fall sehr schnell. Die Lidplatte kann mit feinen, atraumatischen und absorbierbaren Nahtmaterialien, beispielsweise 6/0-Katgut, genäht werden, wobei die Knoten außen liegen. Dies vermeidet, daß Nahtmaterial im Konjunktivalsack freiliegt und so einen ständigen Reiz ausübt. Der M. orbicularis kann als getrennte Schicht genäht werden, der Hautverschluß allein ist jedoch ebenso ausreichend.

Konjunktiva. Bei Beendigung jeder operativen Wiederherstellung ist es entscheidend, daß eine Deckung der Kornea mit Lidkonjunktiven während des Schlafs möglich ist; um dies sicherzustellen, ist manchmal eine Tarsorrhaphie notwendig. Nähte in der Bindehaut verursachen eine Kontaktirritation der Kornea, sie sind schwierig zu entfernen und werden am besten vermieden. Lassen sie sich nicht vermeiden, dann ist eine fortlaufende Naht, die an jedem Wundwinkel an die Hautoberfläche geführt wird, brauchbar (Abb. 8.2). Sie zieht die Konjunktiva gut zusammen, es gibt keine Verwerfungen, und sie ist leicht zu entfernen. Die glatte Oberfläche eines Nylonfadens wirkt sich in dieser Situation für eine leichte Nahtentfernung vorteilhaft aus.

Palpebralligamente. Die Lidplatten, die den Augenlidern ihre Festigkeit geben, werden über die Ligg. palpebrale mediale und laterale an der knöchernen Orbita als ihrem Hauptbefestigungsort fixiert; wenn eines dieser Ligamente durch ein Trauma durchtrennt worden ist, dann muß es soweit wie möglich durch Naht rekonstruiert werden. Das mediale Ligament ist die kräftigere Struktur, und seine Verletzung ist entsprechend ernst, da das gesamte Gebiet des medialen Augenwinkels nach vorne und lateral abweicht und damit das Aussehen eines unilateralen Hypertelorismus auftritt. Es wird behauptet, daß dies nur auftritt, wenn die dorsale Befestigung des Ligaments hinter dem Tränensack durchtrennt ist; zumindest soweit es ein Trauma betrifft, ist dies aber weitgehend eine akademische Frage.
Unglücklicherweise ist es außerordentlich schwierig, die ligamentäre Befestigung am Knochen zu rekonstruieren, und obwohl die unmittelbare postoperative Stellung der Lider nach z. B. Drahtnaht des Ligaments an seinen knöchernen Ansatzpunkt zufriedenstellend sein kann, neigt der gesamte Komplex dazu, wieder in seine präoperative Stellung zurückzuweichen.

Anwendung von Transplantaten

Im Idealfall muß ein Transplantat, das die Haut eines Augenlids ersetzt, bestimmte Anforderungen erfüllen, die sich aus der funktionellen Anatomie dieser Region ergeben. Erstens führt die mangelnde Starrheit der normalen Lidplatte die Augenlider leicht zu einem narbigen Ektropium oder Entropium, sofern sich auch nur die geringste Kontraktur auf der Lidoberfläche oder in der Augenhöhle findet. Zweitens ist die Haut des Augenlids extrem dünn und besonders am Oberlid, aus Gründen einer schnellen Augenlidbewegung, nur locker in der Tiefe fixiert. Das Unterlid ist weniger beweglich als das obere, und der Teil des Oberlids, der der Lidplatte entspricht, ist wiederum weniger beweglich als der Teil oberhalb der kranialen Lidfalte.

Auf ein Augenlid transplantierte Haut sollte so dünn wie normale Augenlidhaut sein, besonders wenn die sehr mobile Haut ersetzt wird, und zusätzlich sollte sie nicht zu einer sekundären Kontraktur neigen. Leider ist die dafür am meisten geeignete Haut, die vom Oberlid stammt, im besten Falle nur außerordentlich begrenzt vorhanden und kann u. U. überhaupt nicht zur Verfügung stehen; daher muß normalerweise ein Kompromiß geschlossen werden (Abb. 8.3). Für die weniger beweglichen Regionen wie Augenwinkel, Unterlid und Tarsalabschnitt des Oberlids bietet postaurikuläre Vollhaut den besten Ersatz; sie liefert eine ausgezeichnete Farbe und Gewebegleichheit und ihre hochgradige Vaskularisierung läßt sie leicht angehen.

Im oberen Teil des Oberlids besteht absolute Notwendigkeit für eine extreme Mobilität; hierfür wird gewöhnlich ein dünnes Spalthauttransplantat aus dem anterioren oder medialen Bereich des Oberarms benutzt. Eingedenk der Tatsache, daß ein solches Transplantat eine größere sekundäre Kontraktion durchmacht, muß der Defekt maximal gedehnt und tatsächlich überkorrigiert werden, damit die größtmögliche Hautfläche appliziert werden kann. Trotzdem fällt das Transplantatgebiet fast immer in der senkrechten Ausdehnung etwas kürzer als normal aus.

Vorbereitung zur Transplantation

Nach einer operativen Exzision und unmittelbar nach einem Trauma ist der tatsächliche Hautdefekt schon sichtbar; bei der Spätversorgung eines Traumas jedoch zeigt sich der Defekt gewöhnlich in Form eines Ektropiums und muß erneut wieder als Wundfläche dargestellt werden, damit er korrigiert werden kann.

Ist der Hautverlust lokalisiert, dann ist das Narbengebiet genau abgegrenzt und kann durch Exzision der Narbe angegangen werden, so daß das Augenlid wieder dem Augapfel anliegt. Befindet sich der resultierende Defekt im oberen Teil des Oberlids und scheint ein Spalthauttransplantat geeignet zu sein, dann sind zusätzliche Querinzisionen lateral und medial über das eigentliche Narbengebiet hinaus angezeigt, so daß der ursprüngliche Defekt überkorrigiert wird, um eine nachfolgende Kontraktion des Transplantats auszugleichen. Erscheint ein retroaurikuläres Vollhauttransplantat geeignet, dann ist eine solche Überkorrektur weniger notwendig.

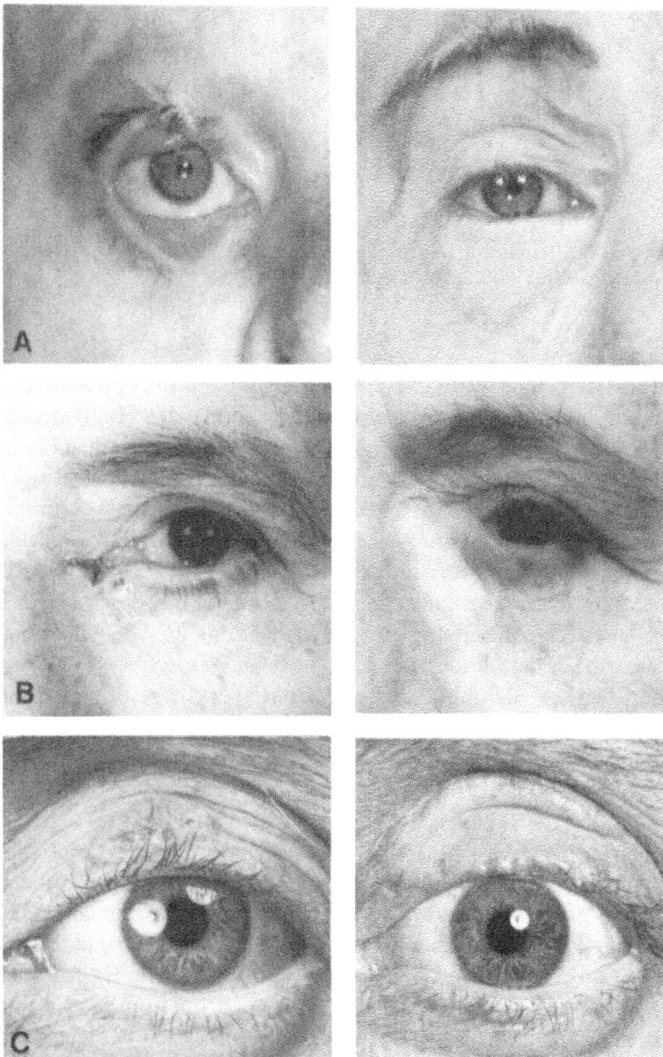

Abb. 8.3 A–C. Die Anwendung freier Hauttransplantate an verschiedenen Lokalisationen der Augenlider. **A** Ektropium beider Augenlider nach Verbrennung. Die Haut des Oberlids wurde durch Spalthaut vom Oberarm und die Haut des Unterlids durch postaurikuläre Vollhaut ersetzt. **B** Basalzellkarzinom im Bereich des medialen Kanthus mit Einbeziehung der Caruncula lacrimalis und der angrenzenden Augenlider; nach Exzision Deckung mit postaurikulärer Vollhaut. **C** Basalzellkarzinom in der Haut über der oberen Tarsalplatte; nach Exzision durch postaurikuläre Vollhaut gedeckt

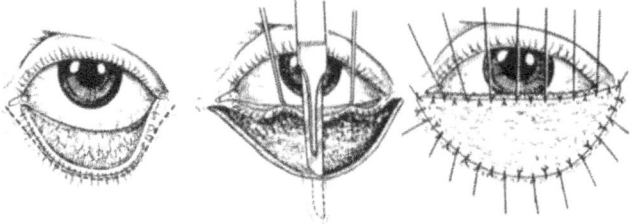

Abb. 8.4. Methode zur Korrektur eines diffusen Ektropiums des Unterlids und Einsetzen eines postaurikulären Vollhauttransplantats

Ein Ektropium infolge einer Verbrennung, mit Verlust aller Hautschichten, ist mehr diffus; zur Darstellung der Ausdehnung des Hautverlustes wird eine andere Methode benutzt (Abb. 8.4). Es werden Hauthäkchen am Lidrand angesetzt, die Haut wird gedehnt, und dann erfolgt eine Hautinzision etwa 2 mm parallel der Wimpern. Hat die Kontraktur zu einer Verziehung des Lidwinkels geführt, wobei der laterale häufig vom Augapfel abgezogen wird, dann sollte die Inzision darüber hinaus verlängert werden, damit jeglicher Hautverlust sowohl in der horizontalen als auch in der vertikalen Richtung korrigiert werden kann. Beschränkt sich unter solchen Umständen die Inzision nur auf den eigentlichen Lidrand, dann kann daraus ein leichtes bleibendes Ektropium im Bereich des Lidwinkels resultieren. Unter Zug der Häkchen wird mit der Messerklinge vom Lidrand weg parallel zur Hautoberfläche in der Tiefe die Haut vom unter ihr liegenden Muskel getrennt. Mit fortschreitender Dissektion wird das Ektropium zunehmend korrigiert und der Hautdefekt entfaltet. Das Augenlid sollte so weit gelöst werden, bis es spontan dem Augapfel auf seiner gesamten Länge aufliegt und sich leicht über das gegenüberliegende Augenlid ziehen läßt. Aber auch nach ausgedehnter Mobilisierung kann das Lid noch dazu neigen, vom Augapfel abzustehen; dies erfolgt gewöhnlich durch zurückbleibende Narbengebiete im M. orbicularis. Diese Narbengebiete lassen sich eher fühlen als sehen, und sie müssen vollständig mit einer feinen Schere exzidiert werden. Auch was eine höchst radikale Exzision des größten Teils des Muskels zu sein scheint, hinterläßt keine Funktionsstörung; nur eine Durchtrennung des M. levator palpebrae superioris führt zur Ptose. Die Unterminierung des Lidrands auf etwa 1 mm ergibt eine gute Nahtlinie und vervollständigt die Transplantatvorbereitung.

Die Ausdehnung des operativ gesetzten Liddefekts wird gewöhnlich durch pathologische Erwägungen bestimmt, gelegentlich muß jedoch zusätzlich gesunde Haut exzidiert werden, um einen besseren Wundrandverlauf zwischen Transplantat und umgebender Haut zu erzielen. Ein Beispiel für eine solche Situation ist die geringe Erweiterung der Exzision über den Lidwinkel hinaus, wenn die Wundlinie zwischen Transplantat und dem übrigen Augenlid sich dem Kanthus nähert. Eine senkrecht verlaufende Grenzlinie zwischen Transplantat und Augenlid ist unerwünscht, ebenso wie vom Lidrand aus senkrecht verlaufende gerade Narben am besten vermieden werden, damit kein Ektropium durch eine Narbenkontraktion hervorgerufen wird. Ist dies jedoch nicht zu vermeiden, dann sollte der Defekt

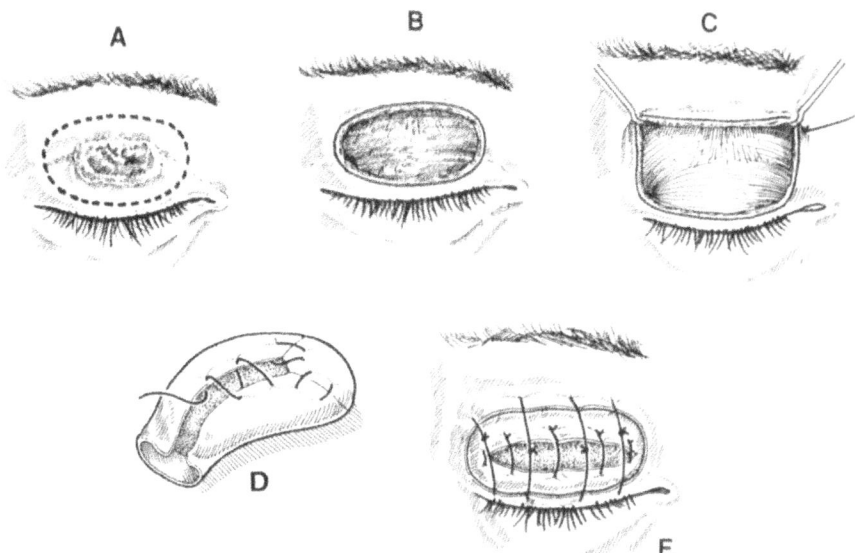

Abb.8.5 A–E. Die Stent-Technik zur Deckung eines Augenliddefekts. Die Läsion am Oberlid (**A**) ist exzidiert, wobei ein Defekt (**B**) resultiert, der durch Auseinanderziehen der Wundränder auf seine Maximalgröße gebracht wird (**C**). **D** zeigt das über den Stent gelegte Spalthauttransplantat, **E** die auf den Defekt aufgebrachte und fixierte Abdruckform

vollständig entfaltet werden, damit möglichst viel Haut appliziert werden kann, die jegliche spätere Kontraktion zuläßt.

Die Applikation des Transplantats

Die Methode der Applikation eines Vollhauttransplantats unterscheidet sich nur in kleineren Details von der Anlagerung an anderer Stelle. Es ist sicherer, vom Augapfel weg zu nähen, obwohl dies bedeutet, daß man von einer weniger beweglichen zu einer beweglicheren Struktur näht; die Nähte am Lidrand sollten nicht zu fest geknüpft werden, da sie leicht durchschneiden. Entsprechend sollten die über dem Flavinewattebausch verknüpften Fäden nicht zu viel Spannung auf die Nähte bringen. Ein übermäßiger Druck ist nicht notwendig; diese Transplantate wachsen sehr leicht an, sofern ein Hämatom vermieden wird.

Bei einem Spalthauttransplantat kann die gleiche Applikationstechnik angewandt werden; Ziel ist jedoch, den Defekt zu strecken, damit so viel Haut wie möglich angelagert werden kann. Die Kompressionstechnik mit dem Flavinewattebausch eignet sich hier nicht so gut. Die Dehnung und Überkorrektur wird besser durch Verwendung einer Form aus Stent-Abdruckmasse erreicht (Abb. 8.5). Stent ist eine im Dentalbereich benutzte Abdruckmasse, die in heißem Wasser geschmeidig weich wird und in kaltem Wasser starr aushärtet; sie kann benutzt werden, um einen genauen Abdruck vom gedehnten Defekt abzunehmen. Das Transplantat wird dann über die Formmasse mit seiner Wundfläche nach außen gelegt, so daß es die Oberfläche der Form vollständig bedeckt, die in den Defekt eingesetzt werden soll. Die mit Haut bedeckte Form wird dann auf die Wundfläche appliziert. Jetzt werden Nähte durch die Wundränder des Defekts gelegt und über der Form so verknotet, daß diese halb versenkt ist. Dadurch wird ein größtmöglicher Kontakt zwischen Wundfläche und Transplantat erzielt, und auf diese Weise wird der größte Teil des Transplantats eingesetzt. Selbstverständlich wird das Transplantat an den Rändern mit dem Defekt vernäht. Jeder offensichtlich überschüssige Hautanteil wird abgeschnitten, sobald die Nähte über der Formmasse verknotet sind. Das Transplantat reicht bis zur Grenze des Defekts, und beim ersten Verbandwechsel, gewöhnlich 7 Tage später, wird die über den Defekt hinausreichende Haut, die jetzt trocken und papierähnlich ist, bequem abgeschnitten.

Bevor der Verband angelegt wird, ist es immer angezeigt, bei jedem Verfahren die Wimpern mit Vaseline vom Augapfel fernzuhalten. Um den Druck zu verteilen, wird der Verband um das Wattepolster oder die Formmasse herum aufgebaut und mit einem elastischen Verband fixiert. Außer wenn der Eindruck besteht, daß Bewegungen des Augapfels unter dem Verband die Kornea irritieren, was bei einem einfachen Hauttransplantat alleine selten zutrifft, besteht keine Notwendigkeit, das andere Auge abzudecken. Einige Chirurgen führen gleichzeitig eine temporäre Tarsorrhaphie durch, was jedoch unnötig ist.

Postoperative Versorgung

Neben dem Nichtanwachsen des Transplantats, was glücklicherweise extrem selten ist, ist die einzige zu befürchtende Komplikation ein Ulkus der Kornea; dies wird gewöhnlich durch eine nicht sofort behandelte Trichiasis hervorgerufen. Der Patient muß ausdrücklich befragt werden, ob er irgend etwas in seinem Auge spürt; sollte das der Fall sein, dann bedeutet das eine absolute Indikation, den Verband zu entfernen und das Auge nach der störenden Wimper abzusuchen. Dies gilt ohne Rücksicht auf die Konsequenzen für das Transplantat, obwohl glücklicherweise das Anwachsen und die Vaskularisierung so schnell erfolgen, daß das Transplantat selten durch eine vorsichtige Inspektion gefährdet wird. Hin und wieder geben Patienten geringe Schmerzen an, verneinen aber die direkte Frage nach einem Fremdkörpergefühl. In solchen Fällen ist es selten notwendig, den Verband zu entfernen; gewöhnlich reicht eine leichte Lockerung des Verbands aus.

Das Transplantat wird am 7. Tag verbunden; danach sind Verbände selten notwendig.

9 KIEFER-GESICHTS-VERLETZUNGEN

Der knöcherne Komplex des Gesichtsschädels besteht aus Unterkiefer, Oberkiefer, Jochbeinen und Nase, wobei die letzten 3 Strukturen das mittlere Drittel des Gesichts bilden (Abb. 9.1). Diese Knochenstrukturen entsprechen grob ihren äußeren anatomischen Gegenstücken, und jede hat ihre eigenen charakteristischen Verletzungsformen. Während eine Verletzungsart evtl. alleine auftritt, können zur gleichen Zeit mehrere andere Frakturformen entweder in einem einzigen oder in mehr als einem knöchernen Komplex zusammen vorliegen. Ein frakturierter Oberkiefer kann z. B. alleine oder zusammen mit Frakturen von einem oder beiden Jochbeinen und/oder der Nase auftreten. In jedem Fall wird dies ungenau als eine *Mittelgesichtsfraktur* beschrieben.

Bei Frakturen des Unter- und Oberkiefers ist es nicht ungewöhnlich, daß es zu einer Lockerung von Zähnen kommt, die sich weit entfernt von denen befinden, die in der Hauptfrakturlinie liegen. Diese als *Alveolarfrakturen* bezeichneten Zahnlockerungen treten infolge lokalisierter Frakturen der Alveolarfortsätze des Ober- oder Unterkiefers auf.

Frakturen des Gesichtsschädels können eingeteilt werden in solche, die die Okklusionsstellung der Zähne nicht beeinflussen – wie Jochbein- und Nasenfrakturen –,

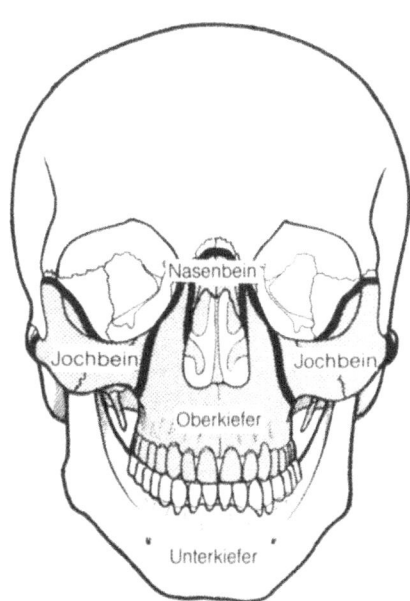

Abb. 9.1. Der knöcherne Mittelgesichtskomplex: Oberkiefer, Nase, Jochbeine, Unterkiefer. Der *punktierte* Bereich gibt das mittlere Gesichtsdrittel an

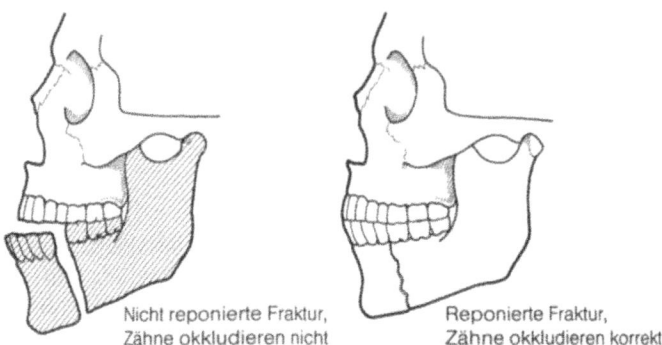

Nicht reponierte Fraktur,
Zähne okkludieren nicht

Reponierte Fraktur,
Zähne okkludieren korrekt

Abb. 9.2. Okkludieren die Zähne bei einem frakturierten Unterkiefer nicht korrekt, dann ist die Fraktur disloziert. Eine korrekte Okklusion bedeutet, daß die Fraktur nicht verschoben ist

und in solche, bei denen die normale Okklusionsstellung durch die Fraktur gestört ist – wie Frakturen des Unter- oder Oberkiefers (Abb. 9.2).

Es sollte gleich zu Beginn betont werden, daß die Wiederherstellung und Aufrechterhaltung einer korrekten Zahnokklusion der Kern jeder Behandlung von Frakturen ist, bei denen die Zähne mitbetroffen sind. Der Chirurg, der eine solche Fraktur ohne Hilfe eines Dentisten behandeln muß, wird viel zur Verhinderung einer dauernden und weitgehend irreparablen Deformierung beitragen, wenn er als ersten Schritt der lokalen Behandlung die Zähne des Ober- und Unterkiefers in korrekter Okklusionsstellung miteinander ligiert.

Frühversorgung

Eine Mittelgesichtsfraktur kann als isolierte Verletzung oder im Rahmen eines Polytraumas vorliegen. Im Falle einer Mehrfachverletzung kann die Mittelgesichtsfraktur höchst dramatisch imponieren und scheinbare Behandlungspriorität erfordern, aber außer einer damit einhergehenden Behinderung der Atmung ist sie nicht lebensbedrohend. Sie stellt selten einen wirklichen Notfall dar und erfordert meist keine spezielle Erstversorgung, außer die ausreichende und wiederholte sanfte Säuberung des Mundes, um dem Patienten die Situation so gut wie möglich zu erleichtern.

Der Schmerz spielt bei Mittelgesichtsfrakturen keine Rolle, und selbst bei Unterkieferfrakturen sind Beschwerden aufgrund der Instabilität der Fraktur nur sehr selten ausgeprägt. Wenn für freie Durchgängigkeit der Luftwege gesorgt ist, kommt die Blutung in den meisten Fällen zum Stillstand.

Die zur Sicherung der freien Atemwege notwendigen Schritte hängen vom Ausmaß der Verletzungen ab. Patienten mit Mittelgesichtsfrakturen haben es oft leichter, wenn sie aufrecht sitzen; ist dies aber nicht möglich, so ist die sicherste Position für den Patienten die mit zur Seite gedrehtem Kopf. Eine Absaugvorrichtung sollte immer verfügbar sein. Wenn der Patient flach auf dem Rücken liegt, wird er immer unter Atemnot leiden, da die Zunge zurückfällt und den Luftweg blockiert, und Blut und Sekrete nach unten in den Pharynx gelangen. Eine sorgfältige Beobachtung ist notwendig und der Chirurg sollte immer die Notwendigkeit einer Tracheotomie ins Auge fassen. Wird sie für „wahrscheinlich notwendig" erachtet, so sollte sie besser zu einem frühen Zeitpunkt durchgeführt werden. Respiratorische Probleme ergeben sich in der Regel rasch, eine notfallmäßige Tracheotomie sollte möglichst immer vermieden werden.

Begleitverletzungen

Die zusammen mit einer Mittelgesichtsfraktur auftretenden Verletzungen betreffen entweder Strukturen in der Nachbarschaft des Gesichtsskelettes oder davon entfernt liegende Strukturen. Erstere werden zusammen mit der Fraktur in einer Behandlungseinheit versorgt; jene beeinflussen die Taktik insgesamt hinsichtlich der Zeitplanung und der Organisation der Behandlung der verschiedenen Verletzungen. Eine Ausnahme stellt die Kombination einer Mittelgesichtsfraktur mit einem Thoraxtrauma dar. Beide können zur respiratorischen Insuffizienz führen, jede für sich nicht notwendigerweise in einem solchen Ausmaß, daß eine Tracheotomie erforderlich wird, jedoch in der Kombination von beiden ist dies durchaus möglich. Bei der Festlegung der Behandlungsprioritäten der verschiedenen Verletzungen beim Polytrauma sollte bedacht werden, daß im Vergleich zu den übrigen, häufig in solchen Situationen vorliegenden Verletzungen die Mittelgesichtsfraktur länger auf die definitive Versorgung warten kann, ohne daß ein schlechtes Ergebnis zu erwarten wäre.
Bis zur internen Fixation der Fraktur werden Unter- und Oberkiefer gewöhnlich im letzten Schritt der Fixation gegeneinander verdrahtet. In dieser klinischen Situation wirft das Verdrahten wahrscheinlich Probleme für den Anästhesisten auf, wenn es sich um einen mehrfach verletzten Patienten handelt. Wenn wahrscheinlich mehr als eine Narkose notwendig sein wird, argumentiert der Anästhesist zugunsten einer Tracheotomie, da die Alternative für jede weitere Narkose die blinde nasale Intubation darstellt. Dieses Verfahren ist mit Schwierigkeiten und möglichen Gefahren belastet. Mehrere Narkosen sind auch ein Argument für die innere Fixation einer Fraktur, weil dadurch die Notwendigkeit der Verdrahtung der Kiefer entfällt.
Die Verletzungen, die häufig im Zusammenhang mit Mittelgesichtsfrakturen versorgt werden müssen, sind Weichteilverletzungen des Gesichts, Hirnschädel- und Augenverletzungen.

Weichteilverletzungen des Gesichts

Die Behandlung der Weichteilkomponente einer Mittelgesichtsverletzung wird nur selten vom gleichzeitigen Vorliegen einer Fraktur beeinflußt, außer daß die Wunden als Zugang zum Skelett zum Zweck der Verplattung oder Verdrahtung von Fragmenten dienen können. Die Blutversorgung der Weichteilgewebe des

Gesichts und der Knochen im mittleren Drittel ist so gut angelegt, daß eine Infektion ein seltenes Problem darstellt, selbst wenn es sich um einen komplizierten Bruch handelt. Der Kiefer ist vom Standpunkt der Blutversorgung her weniger günstig ausgestattet, aber selbst hier ist das Auftreten einer Infektion aufgrund der Weichteilverletzung höchst selten. Eine Infektion geht hier eher auf das Konto des Zahnstatus des Patienten und seiner allgemeinen Mundhygiene.

Hirnschädelverletzungen

Die zur Mittelgesichtsfraktur führenden Unfallmechanismen haben viel gemeinsam mit denen, die zu schweren Verletzungen mit Bewußtlosigkeit führen, und das gemeinsame Auftreten beider Verletzungen ist daher nicht selten. Wenn der Patient bewußtlos ist, wird die Behandlung der Fraktur i. allg. verschoben, bis eine Anästhesie möglich ist. Wird die Fraktur mit einem Verfahren versorgt, das eine Zahnfixation und Verdrahtung der Kiefer erfordert, muß die Behandlung sogar noch länger aufgeschoben werden, da diese Methoden die aktive Mitarbeit des Patienten erfordern.

Befindet sich der Patient in einem tief komatösen Zustand und wird eine Tracheotomie in Erwägung gezogen, muß eine gleichzeitig vorliegende Ober- oder Unterkieferfraktur mit ihren zusätzlichen negativen Auswirkungen auf die Atmung frühzeitig versorgt werden. Selbst wenn der Grad des Bewußtseinsverlustes nicht die Tracheotomie erzwingt, sollte nicht gezögert werden, sie durchzuführen, wenn die Fraktur zu zusätzlichen Schwierigkeiten bei der Behandlung führt. Eine weitere Form einer Hirnschädelverletzung ist die Zerreißung der Dura in der Nähe des Os cribriforme bei einer Schädelbasisfraktur. Durch einen derartigen Riß entsteht eine direkte Verbindung zwischen dem Subarachnoidalraum und der Nasenhöhle mit Ausbildung einer Fistel, welche zur Rhinoliquorrhö führt, wobei eine wäßrige Flüssigkeit aus der Nase tropft, deren Menge manchmal durch Anspannen oder Neigen des Kopfes vergrößert werden kann.

Unbehandelt verschließen sich die meisten Fisteln nach der Reposition und Fixation der Fraktur spontan, und es entstehen keine weiteren Probleme; manche Fisteln scheinen ausgeheilt, aber nach verschieden langen, manchmal sehr langen Zeiten der Symptomfreiheit entwickelt sich eine Meningitis; manche Fisteln bleiben selbst nach Reposition und Fixation der Mittelgesichtsfraktur bestehen mit der Gefahr einer Meningitis.

In der Vergangenheit wurden die meisten Fisteln durch Reposition und Fixation der Fraktur unter Antibiotikaschutz behandelt unter sorgfältiger Überwachung des Patienten. Mit diesem Behandlungsverfahren verringerte sich meistens die Sekretion und versiegte schließlich spontan ohne weitere Probleme. Bei großem oder persistierendem Leck war die Hinzuziehung des Neurochirurgen erforderlich, und bei einem kleinen Prozentsatz der Patienten mußte das Leck durch eine frontale Kraniotomie dargestellt und mit einem Faszientransplantat verschlossen werden.

Dies ist auch das Verfahren, mit dem die meisten Fisteln heute behandelt werden; die Weiterentwicklung kraniofazialer Techniken in der Primärbehandlung von

Mittelgesichtsfrakturen hat in einigen Zentren zu einem anderen Verfahren geführt. Die direkte kraniofaziale Freilegung der Schädelbasis zur Reposition und Fixation der Fraktur kann ohne größere Schwierigkeiten auf die Frontalregion und das Os cribriforme ausgedehnt werden; sie erlaubt so, den Verschluß der Dura gleichzeitig mit der Frakturbehandlung durchzuführen.

Augenverletzungen

Die Seltenheit von Augenverletzungen in diesem Zusammenhang ist erstaunlich. Tritt tatsächlich eine auf, dann ist der Schaden gewöhnlich entweder durch die Zerstörung des Bulbusinhalts oder durch eine schwere Schädigung des N. opticus irreparabel. Wird eine Schädigung vermutet, dann sollte unverzüglich die Stellungnahme eines Augenchirurgen eingeholt werden. Dies ist nicht so sehr vom therapeutischen Standpunkt aus – denn selten kann zur Rettung des Sehvermögens noch viel getan werden, wenn es bereits verloren ist –, als vielmehr wegen der Möglichkeit einer sympathischen Ophthalmie bei Schädigung der Tunica vasculosa bulbi zu sehen. Der Exophthalmus infolge Kontusion oder direkter Blutung in das Orbitafettgewebe verschwindet ebenso spontan wie ein subkonjunktivales Hämatom.

Wenn der Orbitaboden frakturiert ist (als Teil einer Verletzung), kann Orbitafettgewebe durch den Defekt in das Antrum prolabieren. Es wird dann als im Antrum herniert beschrieben, und die Volumenreduktion hinterläßt den Zustand des Enophthalmus. Die Orbitabodenfraktur kann als isolierte Verletzung auftreten, die sog. Blow-out-Fraktur, oder als Teil einer Fraktur des Oberkieferkomplexes. Sehr viel seltener kann eine vergleichbare Herniation von Fett durch die mittlere Orbitawand vorkommen, wenn diese als Teil einer Fraktur des Nasoethmoidalkomplexes betroffen ist.

Repositions- und Fixationsverfahren

Die Frakturen des Gesichtsschädels werden auf 2 prinzipiell verschiedene Arten versorgt: traditionell, durch *Nutzung der Zähne für eine indirekte Fixation der Kiefer,* in neuerer Zeit durch *Freilegung der Fraktur und innere Fixation.*

Die „traditionelle" Behandlung bestand darin, die Fraktur durch Herstellen einer korrekten dentalen Okklusion zu reponieren und in dieser Stellung bis zur Frakturheilung zu halten. Die Frakturstelle wurde nicht direkt angegangen, die Behandlung basierte auf der Vorstellung, daß bei korrekter dentaler Okklusion die Fraktur anatomisch reponiert sei. Bei einer Unterkieferfraktur wird die Reposition am Oberkiefer ausgerichtet; bei einer Oberkieferfraktur auf den Unterkiefer. Im allgemeinen wird die Fraktur nur dann dargestellt und direkt fixiert, wenn sie auf diese Art nicht ausreichend reponiert werden kann.

Der Oberkiefer weist eine ausreichende Stabilität auf, um den frakturierten Unterkiefer in der reponierten Stellung halten zu können; dieses Verfahren wird als intermaxilläre Fixation bezeichnet, wobei die Bezeichnung an die Zeit erinnert, als noch von einer oberen und einer unteren Maxilla gesprochen wurde und nicht von Maxilla und Mandibula. Wenn eine Mittelgesichtsfraktur vorliegt, wird i. allg. ein zusätzlicher Stabilisator für notwendig erachtet. Dafür wird die *Fixierung am Schädel* mit einer anderen Form der Fixation angewandt, die unabhängig von der für die intermaxilläre Fixation gebrauchten ist.

Diese Verfahren sind bei vielen Frakturen ausreichend, besonders bei den weniger schweren Verletzungen. Bei einer schwereren Verletzung und einer kombinierten Fraktur des Ober- und Unterkiefers sind sie jedoch nicht völlig befriedigend. Die schwereren und ausgedehnteren Verletzungen betreffen häufig zusätzlich die kranialen Partien des Corpus maxillae und der Orbita; die konventionellen Methoden können zwar die Okklusion wiederherstellen, sie sind aber weniger effektiv hinsichtlich der Reposition und Fixation der orbitalen Komponente der Fraktur, insbesondere wenn die Glabella und der mediale Orbitarand mitbetroffen sind. Diese Regionen wurden im Zuge der Entwicklung der kraniofazialen Techniken, bei denen sie routinemäßig dargestellt, reponiert und fixiert werden, zugänglich gemacht. Zu Beginn benutzte man bei diesen Methoden Drähte, heute jedoch werden mit größerem Erfolg immer häufiger Platten angewandt.

Der Vorteil des direkten Zugangs zum Gesichtsschädel und die Plattenfixation haben die Möglichkeiten der Frakturbehandlung wesentlich erweitert. Heute wird in vielen Fällen die Gesamtverletzung behandelt, besonders wenn es sich um ein ausgedehntes und schweres Trauma handelt, welches viele Teile des Gesichtsschädels betrifft. Primär angewandt, macht es die Notwendigkeit der intramaxillären Fixation aufgrund der durch die Platten vermittelten Stabilität überflüssig.

Wenn die Zähne als Fixationsverfahren der reponierten Stellung benutzt werden, werden Drahtligaturen, Zahnbogenschienen und Kappenschienen angewandt. Sind keine Zähne vorhanden, wird eine alternative Methode benutzt, welche auf dem selben Prinzip beruht, die Prothesenschiene.

Fixierung mittels Drahtligaturen (Abb. 9.3)

Bei dieser Methode besteht die Vorrichtung zur Fixierung aus einem Stück rostfreien Stahldraht von 0,4 mm Durchmesser, der in der Mitte zusammengebogen und 2- oder 3mal fest verdrillt wurde, wobei eine kleine Öse am Ende zurückbleibt. Diese Drahtschlaufe wird zwischen den Hälsen zweier benachbarter Zähne nach innen geführt, bis der verdrillte Abschnitt zwischen den Hälsen und mit der Öse nach außen liegt. Die 2 Stränge der Drahtschlaufe werden nach beiden Seiten aufgebogen, und jeder Strang wird dann durch den nächsten Zahnzwischenraum nach außen geführt, so daß jeweils eine Schlinge um die Hälse der benachbarten Zähne gebildet wird. Die Schlingen werden vervollständigt, indem die Drähte zueinander umgebogen werden, wobei einer durch die Öse geführt wird. Zum Abschluß werden sie fest miteinander verdrillt, bevor das überstehende Ende abgekniffen und so umgebogen wird, daß es nicht an der Zunge oder Wange hängen bleiben kann.

Es werden mehrere dieser Drähte in Abständen um den gesamten Kieferbogen herum und ebenso an den korrespondierenden Punkten des gegenüberliegenden Kiefers angebracht. Nachdem die Fraktur manuell reponiert und der Unterkiefer

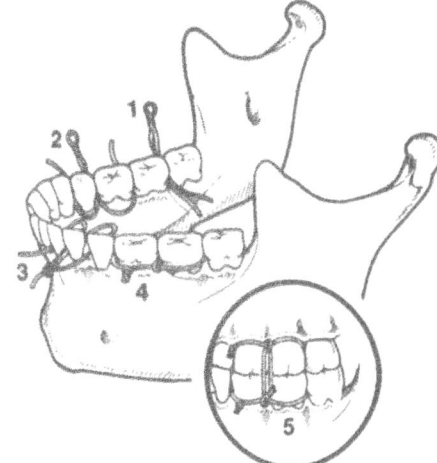

Abb. 9.3. Die einzelnen Schritte bei der Drahtligatur

mit dem Oberkiefer in Okklusion gebracht wurde, wird er in der Stellung durch weitere Drähte, die durch die jeweils gegenüberliegenden Ösen gezogen und fest miteinander ligiert werden, gehalten.

Fixierung mittels Zahnbogenschiene (Abb. 9.4)

Diese Technik stellt eine Alternative zur Drahtschlaufenligatur dar. Hierfür wird ein schmaler, biegsamer Metallstab aus abgeflachtem weichem Neusilberdraht benutzt, der außen an den Zahnbogen in Höhe der Zahnhälse genau anmodelliert und dann mit diesen verdrahtet wird. Wird am Oberkiefer auf gleiche Weise eine Zahnschiene befestigt, dann können beide mit Drähten aneinander fixiert werden. Alternativ dazu kann die am frakturierten Knochen liegende Zahnschiene an Drahtschlaufen der nichtfrakturierten Zahnfächer fixiert werden.
Eine logische Weiterentwicklung der einfachen Zahnbogenschiene ist die Anbringung von Haken in regelmäßigen Abständen über die gesamte Länge, so daß die oberen und unteren Schienen leichter miteinander ligiert werden können (Abb. 9.4 C).

Fixierung mittels Prothesenschiene (Abb. 9.5)

Sie stellt eine weit entwickelte Technik dar, bei der genau artikulierende Modelle von den Zähnen und den Gaumen des Unter- und Oberkiefers aus Gips hergestellt werden. Mit diesen Modellen als Grundlage werden Kappenschienen aus Metallguß vom gesamten Gebiß angefertigt, die exakt über alle Zähne passen. An gegenüberliegenden Stellen der oberen und unteren Schiene werden Haken eingearbeitet, mit denen sie zur intermaxillären Fixation verdrahtet werden können, so

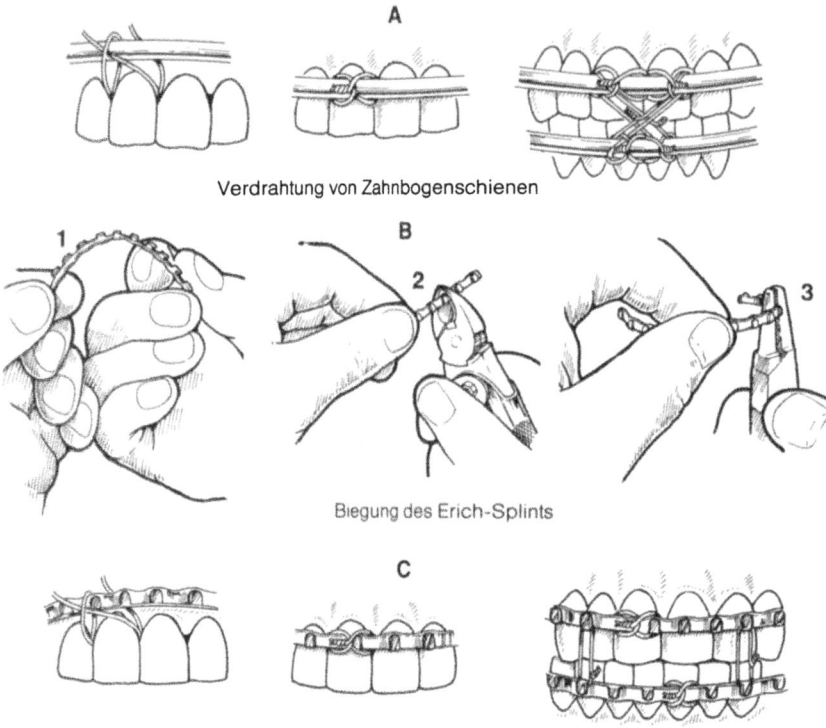

Verdrahtung von Zahnbogenschienen

Biegung des Erich-Splints

Die einzelnen Schritte zur Fixierung des Erich-Splints

Abb. 9.4 A–C. Die einzelnen Schritte bei der Zahnbogenschienenfixation. **A** Die Fixierung der einfachen Zahnbogenschienen an den unteren und oberen Alveolen. **B** Die Vorbereitung der Erich-Zahnbogenschiene, einer der modifizierten Versionen der einfachen Zahnbogenschiene, mit in regelmäßigen Abständen angeordneten Haken. Biegen der Schiene, so daß sie paßgenau der Krümmung der Zähne anliegt *(1)*, Zurechtschneiden auf die geeignete Länge *(2)*, definitives Modellieren der Form *(3)*. **C** Fixation an den Zähnen und Verbinden mit der Gegenseite unter Nutzung der Haken

daß die Fraktur reponiert und gegen den nichtfrakturierten Knochen in korrekter Okklusion fixiert werden kann.

Obwohl hiermit diae Technik im wesentlichen beschrieben ist, gibt es viele Modifikationen im einzelnen. Eine davon ist die Anwendung bei Alveolarfrakturen. Hierbei wird die Metallkappenschiene in 2 Abschnitten hergestellt, einer auf jeder Seite der Fraktur. Der Techniker baut bei der Herstellung der Schienen kleine Vorrichtungen an den angrenzenden Enden jeder Schiene ein, an denen sich eine Verbindungsstange zwischen den Schienen anschrauben läßt, so daß die Segmente zu einer einzigen starren Einheit umgewandelt werden. Auf diese Weise reponiert, wird der Knochen in korrekter Okklusion mit seinem gegenüberliegenden Knochen über die Kappenschiene fixiert.

Bis vor nicht allzulanger Zeit war die Kappenschiene die in Großbritannien routinemäßig angewandte Methode. Jedoch ist sie auch hier heute nur noch selten in

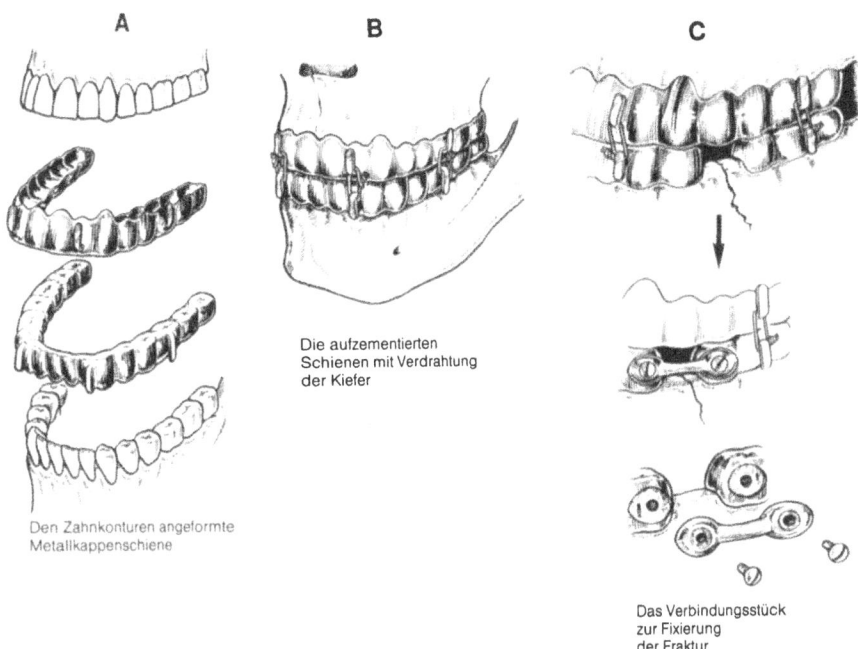

A

B

Die aufzementierten
Schienen mit Verdrahtung
der Kiefer

C

Das Verbindungsstück
zur Fixierung
der Fraktur

Den Zahnkonturen angeformte
Metallkappenschiene

Abb. 9.5 A–C. Gußkappenschienen. **A** Darstellung des Prinzips des Verfahrens. Die Gußkappenschienen sind genau den Konturen der Zähne angepaßt, um an die Zähne des Ober- und Unterkiefers zementiert zu werden. **B** Die zementierten Schienen in Position; durch die an den Splinten befestigten Haken sind Ober- und Unterkiefer miteinander verdrahtet. **C** Darstellung, wie in der Praxis die Schiene aus 2 Teilen angefertigt wird, wobei man im Frakturbereich einen Zwischenraum beläßt. Nach der Reposition der Fraktur wird ein Stift, welcher die beiden Teile der Schienen verbindet, in Position fest fixiert, so daß die beiden Schienen fest zu einer Einheit verbunden werden und so die Fraktur in der reponierten Stellung halten

Gebrauch. Die alternativen Verfahren, insbesondere die Zahnbogenschienen, haben sich in der Praxis als einfacher und flexibler in der Anwendung und als gleich effektiv erwiesen.

Prothesenschiene (Abb. 9.6)

Sind keine Zähne vorhanden, dann wird man es zu schätzen wissen, wenn das Gebiß des Patienten eingesetzt und die Fraktur daran reponiert werden kann, wobei die Ober- und Unterkieferprothese in korrekter Okklusion stehen sollten. Die Fraktur wird dadurch ausreichend genau reponiert. Dies läßt sich durchführen, wenn ein gut sitzendes Gebiß vorhanden ist; oftmals ist das Gebiß jedoch zerbrochen, ist verloren gegangen oder sitzt so schlecht, daß es nutzlos ist. Trotzdem kann dieses Prinzip angewandt werden. Es werden Abdrücke genommen und ein „Gebiß ohne Zähne", sog. „gunning splints" hergestellt. Diese Prothesenschienen werden mittels Drahtumschlingung am Ober- und Unterkiefer befestigt (Abb. 9.6)

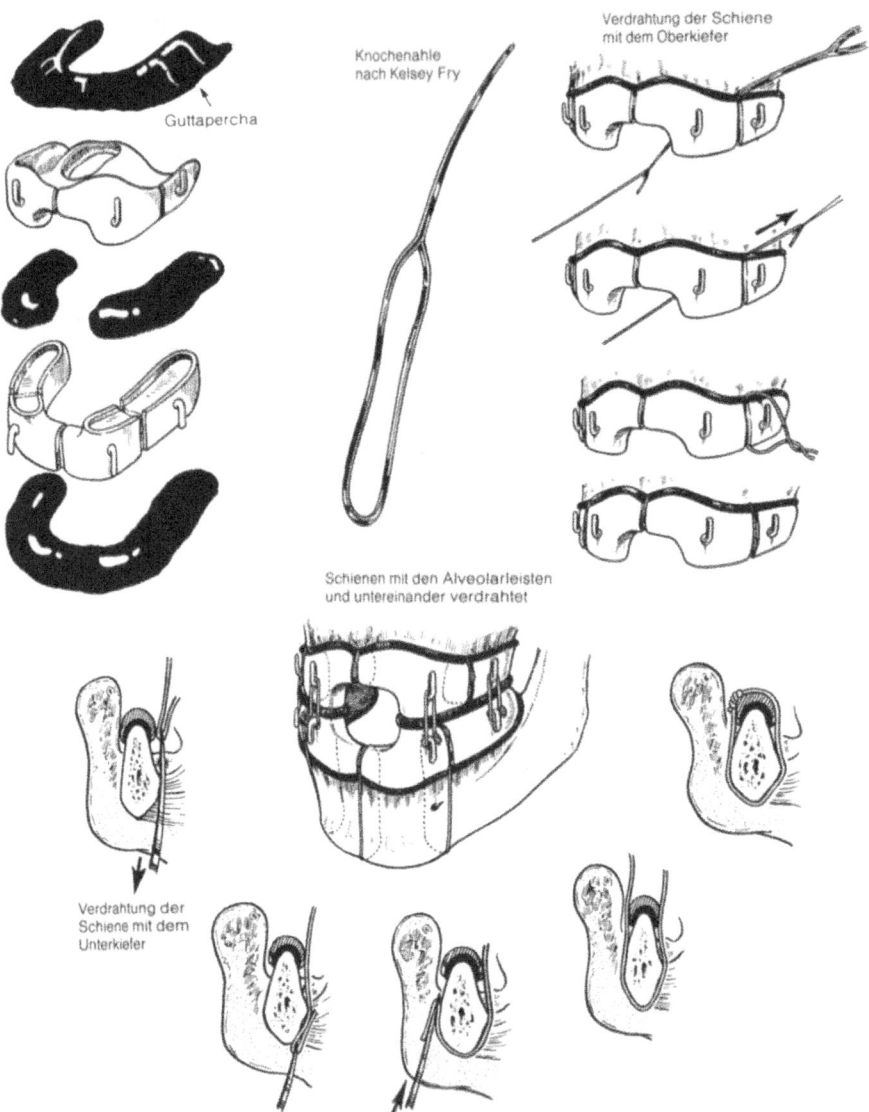

Abb. 9.6. Prothesenschienen, wie sie bei Frakturen des zahnlosen Unterkiefers benutzt werden. Die Schienen werden in verschiedenen Modifikationen hergestellt, welche die Fixierung an die oberen und unteren Alveolen erleichtern – Haken, die das Verdrahten der Splints untereinander erlauben, eine zentrale Öffnung im oberen Splint zur Fixation an die Maxilla, sowie Nuten, um die Drähte auf den Splints zu halten. Zur Adaptierung der Schienen wird eine Guttapercha-Schicht benutzt. Die Schienen selber werden mit Draht an Ober- und Unterkiefer unter Benutzung der Kelsey-Fry-Knochenahle befestigt, danach werden sie miteinander verdrahtet

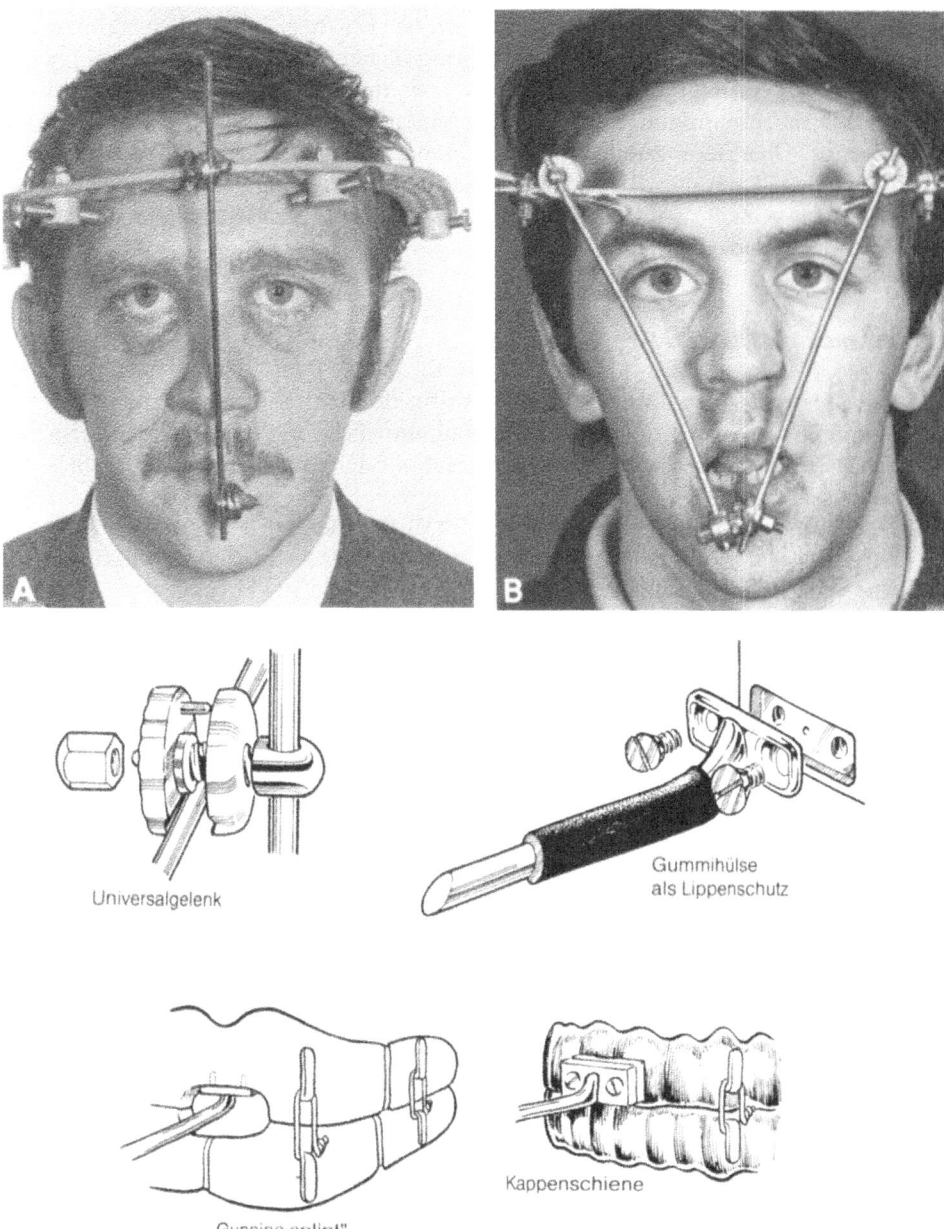

Abb. 9.7 A, B. Befestigung der Schiene am Schädel. Bei diesem Verfahren wird die intraorale Schiene, Metallkappenschiene oder Prothesenschiene über ein System von Knochennägeln und Universalbacken an einen Halo (**A**) oder an supraorbitalen Nägeln (**B**) am Schädel befestigt

und danach miteinander zur Fixierung ligiert. Bei Frakturen des zahnlosen Unterkiefers mit minimaler Dislokation und besonders beim älteren Patienten reicht es
häufig aus, wenn die Gunning splints einfach mit einem festen Kopf-Kinn-Verband
ohne Drahtumschlingungen der Schienen angepaßt werden, um den Unterkiefer
gegen den Oberkiefer zu stützen. Beim Fehlen der Zähne ist es nicht ganz so wichtig, ein absolut genaues Repositionsergebnis zu erzielen, da ein Gebiß nachträglich
so passend gemacht werden kann, daß es jede kleinere Unregelmäßigkeit in der
Ausrichtung der Alveolen ausgleicht.

Fixierung am Schädel (Abb. 9.7)

Es wurde bereits erwähnt, daß die Reposition des frakturierten Oberkiefers am
Unterkiefer in korrekter Okklusionsstellung, und die endgültige Verankerung am
Schädel erfolgt. Dies wird mittels eines Halos oder supraorbital eingebrachter
Schrauben erreicht.
Der *Halo* besteht aus einem runden Metallring, der mit selbstschneidenden
Schrauben in der harten Tabula externa des Schädeldachs befestigt ist und damit
eine Verankerungsmöglichkeit bietet.

Supraorbitalschrauben. Bei dieser Methode wird jeweils eine Schraube mit selbst-
schneidendem Gewinde an dem einen Ende in den harten kortikalen Knochen im
Bereich beider Supraorbitalwülste eingeschraubt; dadurch werden feste Veranke-
rungspunkte geschaffen.
An der soliden, auf die eine oder andere Weise hergestellten Verankerungsvor-
richtung wird die Oberkieferschiene durch eine Reihe von Rundstäben fixiert, die
durch Universalgelenke untereinander verbunden sind. Nachdem die Fraktur reponiert und die Schienen miteinander ligiert worden sind, wird die endgültige Stabilisierung durch Festziehen der Universalgelenke erreicht, wodurch das gesamte
Stangensystem völlig starr gemacht wird.

Innere Fixation

Zur inneren Fixation von Frakturen des Gesichtsschädels werden zusätzlich oder
anstelle der Methoden der Zahnfixation *Drähte* oder *Platten* und *Schrauben* benutzt.
Die *Verdrahtung* (Abb. 9.8) des Unterkiefers wird dann angewandt, wenn nach der
Standardfixation eines Unterkieferkörperbruchs eine gewisse Instabilität verbleibt oder wenn eine Reposition der Fraktur ohne intraoralen oder submandibu-
laren Zugang nicht möglich ist, wobei ein Fragment, beispielsweise der zahnfreie
R. ascendens, nicht in reponierter Stellung gehalten werden kann. Der Draht wird
in einer Achtertour oder einer kreisförmigen Schlaufe an der oberen oder unteren
Begrenzung des Knochens – je nach Zugang: submandibular oder intraoral – angelegt. Da die durch einen Draht zu erzielende Stabilität nicht ausreicht, muß zusätzlich ein jeweils entsprechendes Zahnfixationsverfahren angewandt werden. Die

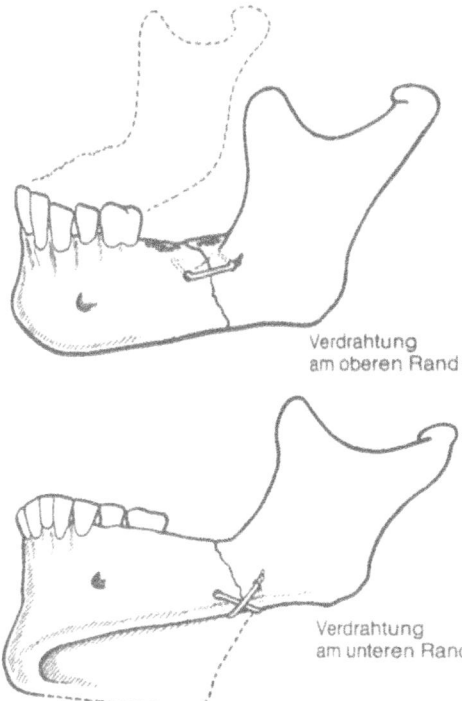

Verdrahtung
am oberen Rand

Verdrahtung
am unteren Rand

Abb. 9.8. Obere und untere Kieferkantenverdrahtung, wie sie zur Fixierung von Unterkieferfrakturen benutzt wird. Dieses Verfahren wird i. allg. in Verbindung mit anderen Fixationsmethoden verwendet

Verdrahtung wird zunehmend von Platten und Schrauben oder Schrauben allein verdrängt.

Die *Verplattung* (Abb. 9.9) von Gesichtsschädelfrakturen bringt eine sehr viel effektivere Fixation. Ihre Stabilität reicht aus, daß sie als alleiniges Verfahren ohne zusätzliche intermaxilläre Fixation angewandt werden kann. Bei der Verplattung werden die Kompressionstechniken, die für die innere Fixation von großen Knochen entwickelt wurden, angewandt und die chirurgischen Zugangswege für die kraniofaziale Chirurgie genutzt.

Es handelt sich um eine anspruchsvolle, in Händen von Erfahrenen sehr effektive Technik. Sie ist extrem präzise und zum Scheitern verurteilt, wenn ihre Prinzipien nicht genauestens beachtet werden. Sie benutzt Platten und Schrauben sowie Zugschrauben allein (je nach den besonderen Umständen), um die Fraktur ruhigzustellen und Kompression auf die Fraktur auszuüben, wobei die Methoden der Kunstschreiner zur Herstellung von Schraubenverbindungen angewandt werden. Das sehr feine und präzise Instrumentarium erlaubt es, Löcher in den Knochen mit einem exakten Durchmesser und in einer exakten Richtung zu bohren, wobei die Schraube entweder ohne Fassen der Kortikalis gleiten kann oder das Gewinde im entsprechenden Knochen faßt und den Knochen fixiert. Bei den Mittelgesichts-

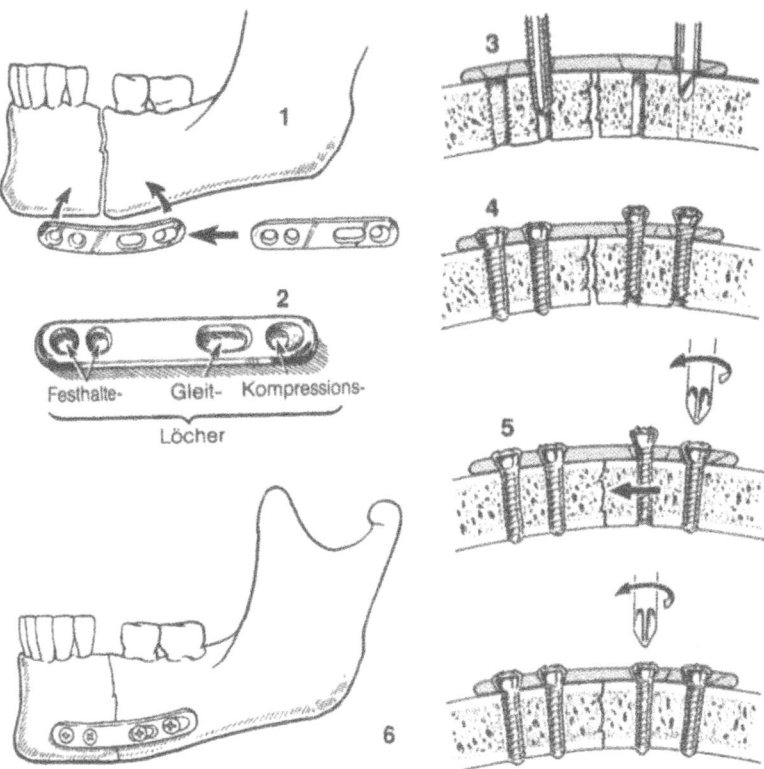

Abb. 9.9. Kompressionsplattenosteosynthese einer Unterkieferfraktur: Biegen der Platte entsprechend der Konturen des Unterkiefers *(1)*. Die Kompressionsplatte mit den Halte-, Gleit- und Kompressionslöchern *(2)*. Vorbereitung der Schraubenlöcher, das 1. Loch wird gebohrt, danach wird das Gewinde mit einem Handgewindeschneider geschnitten *(3)*. Die Halteschrauben werden eingeführt und festgezogen, die Schrauben im Gleit- und Kompressionsloch eingesetzt, aber noch nicht festgezogen *(4)*. Die Kompressionsschraube wird festgezogen, wobei Kompression auf den Frakturspalt kommt *(5)*. Die Schraube im Gleitloch wird festgezogen *(6)*; damit ist die Fixation beendet

frakturen beträgt der Durchmesser für eine Zugschraube von 2,7 mm gewöhnlich 2 mm. Bei diesen Methoden wird die Fraktur zunächst in die korrekte dentale Okklusion reponiert und in dieser Stellung mittels Zahnbogenschienen mit intermaxillärer Fixation gehalten. Dann wird die Fraktur in dieser Position mit der Kompressionsplatte stabilisiert. Beim Anlegen der Platte ist es außerordentlich wichtig, sie den Konturen des Knochens genau anzumodellieren, so daß beim Anziehen der Schrauben eine Verschiebung der Reposition nicht auftritt. Es wird eine Plattenschablone aus einem Streifen biegsamen Metalls geformt, wonach die Platte gebogen wird, um den Konturen des Knochens auf beiden Seiten der Fraktur zu entsprechen. Nach der so durchgeführten Stabilisierung der Fraktur wird die intermaxilläre Fixation entfernt, die Zahnbogenspangen werden jedoch für den Fall belassen, daß sie irgendwann während der Heilungszeit einmal gebraucht werden könnten.

Bei Anwendung dieser Methode bei Frakturen im mittleren Drittel werden diese über 2 Zugänge von kranial und kaudal freigelegt. Von kranial werden die Frakturen über eine bikoronale Inzision dargestellt, wobei die Weichteilgewebe der Stirn nach unten und um den Orbitarand geschoben werden, wenn nötig bis in die Orbita, bis zur Nasenwurzel und bis zum Arcus zygomaticus, so daß Reposition und Platten- oder Schraubenfixation direkt durchgeführt werden können. Die untere Partie des Oberkiefers und die infraorbitalen Regionen werden über einen Zugang von kaudal durch eine Inzision im oberen Sulcus buccalis angegangen, wobei die Weichteile vom Knochen abgeschoben werden. Die übrigen Regionen der Wangenknochen werden durch direkte Inzision freigelegt.

Für die „Durchschnitts"-Fraktur der Wangenknochen und des Unterkiefers und für die meisten isolierten Frakturen des unteren Segments des Oberkiefers sind innere Fixationsmethoden nicht geeignet. Die Standardmethoden der Fixation über die Zähne sind ausreichend. Die inneren Fixationsverfahren haben ihren Platz bei der Behandlung von Patienten mit einem ausgedehnten Gesichtstrauma, insbesondere wenn es im Rahmen einer Mehrfachverletzung auftritt. Die auf diese Weise definitiv stabilisierten Gesichtsschädelfrakturen erlauben eine Konzentration der Behandlung auf die anderen Verletzungen und können evtl. eine Tracheotomie überflüssig machen.

Jochbein

Verletzungsformen (Abb. 9.10)

Einfache Fraktur. Der frakturierte Knochen, der aus dem Jochbeinkomplex besteht, ist als zusammenhängendes Stück nach medial und dorsal disloziert, oftmals auch nach medial oder lateral gekippt und gewöhnlich eingekeilt. Die Frakturlinie verläuft vom Foramen infraorbitale nach kaudal und lateral durch die ventrale Wand des Sinus maxillaris, wobei der N. infraorbitalis komprimiert und die Rr. dentales superiores, die den Frakturspalt kreuzen, gezerrt werden.

Trümmerfraktur. Dieses Frakturmuster ist gewöhnlich dem der einfachen Fraktur ähnlich, der Knochen ist jedoch zersplittert und der Orbitaboden abgesunken. Eine Orbitabodentrümmerfraktur mit Absinken des Bodens und Austritt von Orbitainhalt in die Kieferhöhle kann als isolierte Verletzung vorliegen – der Blow-out-Fraktur.

Blow-out-Fraktur. In klassischer Weise entsteht sie durch direkte Gewalteinwirkung mit einem stumpfen Gegenstand, z. B. der Faust auf den Augapfel. Der Austritt von Orbitafettgewebe ist für das auffälligste klinische Erscheinungsbild, nämlich den Enophthalmus, verantwortlich.

Bogenfraktur. Diese besteht in einer lokalisierten Impression des Jochbogens. In der nach medial dislozierten Stellung stößt sie gelegentlich an den Processus coronoideus des Unterkiefers.

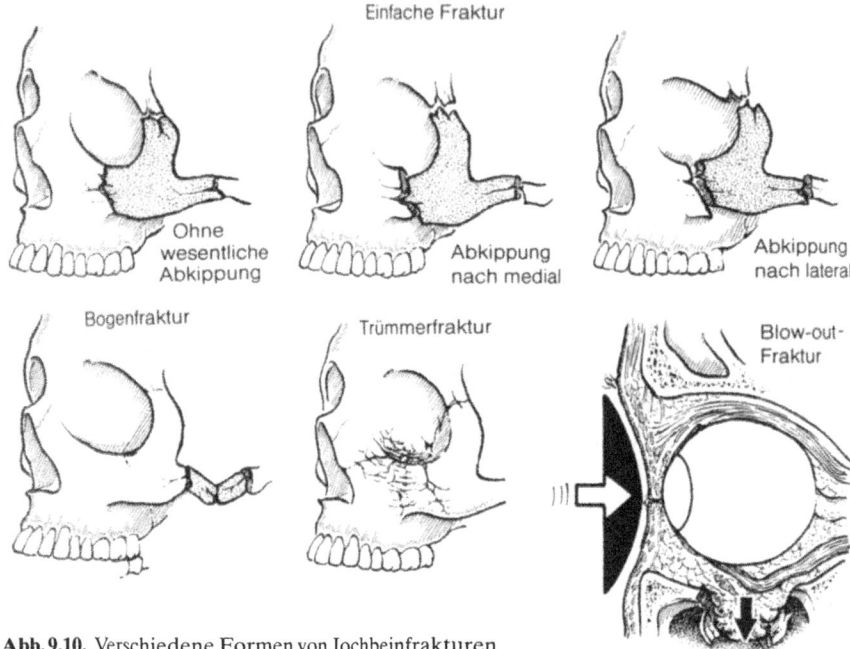

Einfache Fraktur

Ohne wesentliche Abkippung

Abkippung nach medial

Abkippung nach lateral

Bogenfraktur

Trümmerfraktur

Blow-out-Fraktur

Abb. 9.10. Verschiedene Formen von Jochbeinfrakturen

Klinisches Erscheinungsbild (Abb. 9.11)

Schwellung und Bluterguß der darüberliegenden Weichteile sind sehr variabel. Manchmal fehlen sie fast völlig, zeitweilig breiten sie sich schnell aus, bis die Schwellung ausgeprägt genug ist, um das Auge zu verschließen und jede darunterliegende knöcherne Deformität zu verdecken. Eine subkonjunktivale Hämorrhagie liegt häufig vor.

Eine *Veränderung der knöchernen Kontur* besteht gewöhnlich in der Abflachung der Wangenwölbungen. In der Regel kann beim Vergleich des betroffenen kaudalen Orbitarandes mit dem normalen der anderen Seite leicht eine Stufe in der Nähe des Foramen infraorbitale getastet werden. Ist jedoch die darüberliegende Weichteilschwellung ziemlich stark, so kann es sehr schwierig sein, die Stufe festzustellen.

Eine *Anästhesie* der von den verletzten Nerven versorgten Strukturen läßt sich leicht feststellen. Es können Äste der Nn. alveolares superiores durch die Fraktur durchtrennt worden sein, was im betroffenen Segment zu einer Anästhesie der Zähne bei Beklopfen führt. Die Ausdehnung des durch Schädigung des N. infraorbitalis anästhetisch gewordenen Gebiets ist sehr variabel; die zwei am besten beurteilbaren betroffenen Gebiete sind die Oberlippe und die Nasenflügelregion. Der Sensibilitätsverlust kann von einer leichten Parästhesie bis zur kompletten Anästhesie reichen.

Der eigentliche Verletzungsmechanismus des Nervs ist nicht auf der Grundlage einer Neurotmesis, Axonotmesis o. ä. zu erklären, da bei manchen Patienten schon

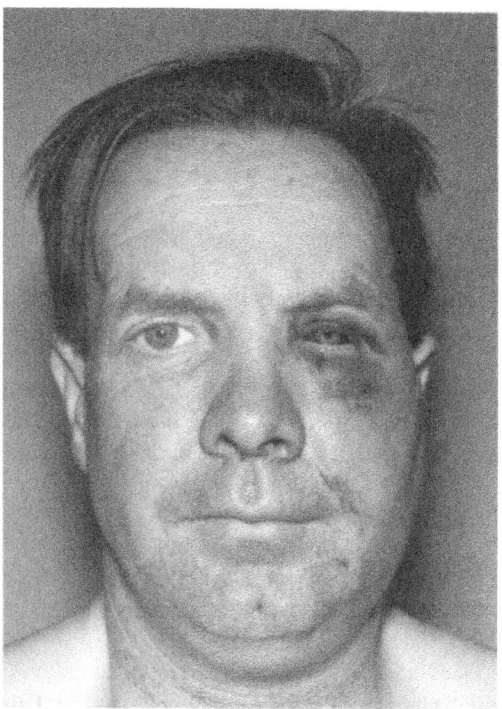

Abb. 9.11. Typisches Erscheinungsbild als Folge einer Jochbeinfraktur
mit den begleitenden klinischen Befunden

eine Besserung eintritt, nachdem sie aus der Narkose erwacht sind. In solchen
Fällen erfolgt die Restitution unverändert schnell und vollständig. Bei anderen
Patienten verläuft die Wiedererlangung der Sensibilität langsam und unvollständig, und man vermutet, daß in diesen Fällen die Verletzung den Nerv schwer
geschädigt oder sogar vollständig im Canalis infraorbitalis durchtrennt hat.

Eine *Diplopie* kann als vorübergehendes Phänomen bei der einfachen Fraktur auftreten und durch eine Reposition von temporal beseitigt werden. Persistiert sie
postoperativ, dann findet sich gewöhnlich eine schwere Zertrümmerung und
Impression des lateralen Orbitabodens. Gewöhnlich ist hauptsächlich das kraniale
Gesichtsfeld von der Diplopie betroffen. Die genaue Ursache hierfür ist nicht vollständig bekannt, man nimmt jedoch an, daß es auf eine Beeinträchtigung der Mus-
kelschlingenmechanik des Augapfels infolge Fibrose und Adhäsionen zum geschädigten Orbitaboden zurückzuführen ist.

Ein *Trismus* tritt sehr unterschiedlich auf und ist gewöhnlich schwerer ausgeprägt,
wenn eine starke Impression des Jochbogens vorliegt. In der Tat kann bei einer
lokalisierten Bogenfraktur neben der klinisch sichtbaren lokalen Impression ein
Trismus mit ausgeprägter Einschränkung der Lateralbewegung des Unterkiefers
die einzige Beschwerde des Patienten sein.

Das klinische Bild der Jochbeinfraktur kann – entsprechend der Schwere der Fraktur – natürlich sehr unterschiedlich sein; das wahrscheinlich aussagefähigste einzelne diagnostische Zeichen ist das Vorliegen einer infraorbitalen Anästhesie.

Jeder Patient mit einem „blauen Auge" sollte auf eine Verminderung der Sensibilität im Infraorbitalbereich hin untersucht werden, und ein positiver Befund ist ein Indizienbeweis für eine Jochbeinfraktur.

Röntgendiagostik

Die routinemäßig verwendete Aufnahme ist die 30°-Okzipitomental-Projektion, die „Sinusaufnahme"; geringfügigere Disklokationen können jedoch leichter durch eine Vergrößerung des Röhrenwinkels und damit entsprechend einer schrägeren Aufnahme bis zu 60° nachgewiesen werden. Es muß auf Unregelmäßigkeiten oder eindeutige Frakturlinien in der Nähe des Foramen infraorbitale, im Bereich des Jochbogens und der lateralen Kieferhöhlenwand geachtet werden; außerdem sollte der Verlauf des Orbitabodens mit der unverletzten Seite verglichen werden. Blut in der Kieferhöhle kann zu einer Verschattung führen. Häufig sind Schichtaufnahmen notwendig, um eine isolierte Depression des Orbitabodens nachzuweisen.

Behandlung

Der Nachweis einer Jochbeinfraktur auf der Röntgenplatte bedeutet nicht immer, daß eine chirurgische Behandlung der Fraktur notwendig ist. Ob ein chirurgischer Eingriff erforderlich ist oder nicht, wird eher durch die klinische Untersuchung entschieden.

Eine Unempfindlichkeit des N. infraorbitalis, ein Trismus, eine Diplopie und eine offensichtliche Abflachung der Wangenwölbung – alle diese Befunde stellen eine Indikation zur Operation dar. Schwierigkeiten kann der Fall bereiten, bei dem sich eine Abflachung der Wange als einziges klinisches Zeichen nur gerade eben vermuten läßt; ob die Fraktur eine Reposition erfordert oder nicht, muß eine individuelle Entscheidung sein.

Es muß jedoch betont werden, daß die Entscheidung für oder wider eine Behandlung so früh wie möglich getroffen werden muß. Diese Frakturen konsolidieren in ihrer eingekeilten Stellung sehr schnell, und die Chancen für die Reposition eines mehr als nur wenige Tage alten frakturierten Jochbeins sind nicht gut und werden Tag für Tag schlechter.

Weitere Schwierigkeiten bereiten Fälle, bei denen eine nicht dislozierte Fraktur oder sogar ein offensichtlich normales Röntgenbild vorliegt, jedoch im infraorbitalen Bereich eine Anästhesie besteht. Sogar diese Jochbeine sollten „angehoben" werden, obwohl keine eigentliche Bewegung des Knochens feststellbar ist; nach der Behandlung erfolgt nämlich die Wiederkehr der Sensibilität einheitlich schnell und vollständig. In vielen dieser Fälle würde zweifellos die Sensibilität spontan wieder zurückkehren, es besteht jedoch die vage Möglichkeit, daß der Nerv sich nicht wieder erholt und sich daraus eine sehr quälende und schwer zu beeinflussende Neuralgie entwickelt.

Die chirurgische Behandlung besteht im Anheben des Jochbeins; dies wird entweder über einen temporalen Zugang oder durch Eröffnung der Kieferhöhle von intraoral her und Einbringen einer Tamponade erreicht. Der temporale Zugang ist für die meisten der einfachen Frakturen geeignet. Entscheidender Faktor ist, ob das Jochbein mehr oder weniger aus einem einzigen Stück besteht oder nicht, und ob es sich durch Hebelwirkung auf den anterioren Teil des Arcus zygomaticus reponieren läßt. Die Jochbogenfraktur fällt natürlich in diese Gruppe. In den meisten Fällen ist die Faktur in ihrer reponierten Stellung stabil.

Bei einer Trümmerfraktur ist der temporale Zugang nicht geeignet; die Reposition und Stabilisation wird durch *direktes Freilegen und innere Fixation* vorgenommen. Darüber hinaus kann die innere Fixation notwendig werden, wenn die Fraktur nach der Reposition über den Temporalzugang weiter instabil ist.

Vor der Verbreitung der Methoden der inneren Fixation wurden Frakturen, die nicht ausreichend über den temporalen Zugang reponiert werden konnten, durch eine Kieferhöhlenpackung über den Caldwell-Luc-Zugang geschient. Die Packung besteht aus einer 2,5 cm breiten, mit Jodoformlösung getränkten Gazebinde, die die Kieferhöhle ausfüllt und auf diese Weise den Orbitaboden auf seiner korrekten Höhe hält und die Wangenprominenz unterstützt. Die Popularität dieses Verfahrens ist jedoch erheblich zurückgegangen, es findet nur noch selten Anwendung.

Reposition von temporal (Abb. 9.12). Diese Methode hängt von der anatomischen Tatsache ab, daß die Fascia temporalis am Arcus zygomaticus ansetzt und der M. temporalis darunter verläuft; somit kann ein Hebel, der zwischen Faszie und Muskel eingeführt wird, tief bis zum Jochbogen hinunter geschoben werden, um dort eine Hebelwirkung auszüben.

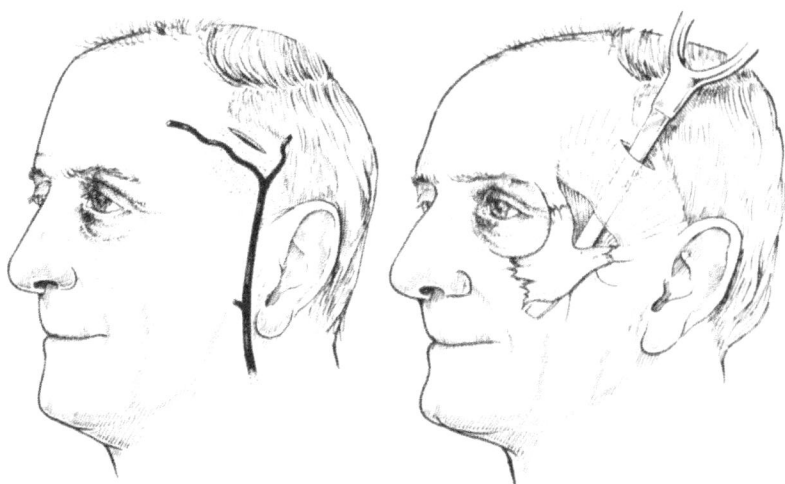

Abb. 9.12. Reposition einer einfachen Jochbeinfraktur durch temporalen Zugang

Nachdem die Haare aus der Schläfe etwa 2,5 cm ausrasiert worden sind, wird ein schräg verlaufender, ca. 2–2,5 cm langer Hautschnitt bis auf die Temporalfaszie gelegt, wobei die oberflächlichen Temporalgefäße sorgfältig geschont werden. Es ist angebracht, jetzt nach Einsetzen von Wundhaken einzuhalten, um die Faszie genau zu untersuchen, bevor sie in der gleichen Richtung und ebenso lang wie die Haut inzidiert wird. Als Wegbereiter für den Hebel wird eine Schere nach McIndoe unter die Faszie eingeführt und auf dem M. temporalis hinab bis zum Arcus zygomaticus vorgeschoben. Es wurden verschiedene Hebel entwickelt und benutzt, um den Knochen anzuheben; der am häufigsten zur Verfügung stehende und überaus zufriedenstellende Hebel ist das orthopädische Periostelevatorium nach Bristow. Es wird auf dem von der Schere bereiteten Weg vorgeschoben; liegt es unter dem Jochbogen, dann sollte es so weit, wie es der Bogen zuläßt, nach ventral gebracht werden, damit, wenn nötig, die Hebelwirkung sowohl ventral als auch lateral ausgeübt werden kann. Der benötigte Kraftaufwand hängt vom Ausmaß der Impression und der Behandlungsverzögerung ab; es kann jedoch gefahrlos beträchtliche Kraft angewandt werden. Für den Wundverschluß ist nur die Hautnaht notwendig.

Interne Fixation (Abb. 9.13). Sie stellt die bevorzugte Methode bei einer isolierten Oberkieferfraktur oder im Rahmen der Behandlung einer ausgedehnten maxillofazialen Fraktur dar, wobei die Oberkieferfraktur bei der Exposition der übrigen Frakturen angegangen wird.

Bei isolierten Frakturen werden diese durch kleine Inzisionen in direkt darüberliegenden Hautfalten oder Runzeln freigelegt, wobei eine im Bereich des Unterlids und eine über der zygomatikofrontalen Frakturlinie erfolgt. Nachdem der Knochen unter dem Periost freigelegt worden ist, werden auf jeder Seite der Fraktur Löcher gebohrt und die Verdrahtung je nach Erfordernis der lokalen Situation in Form einer einfachen Schlinge oder einer Achtertour durchgeführt. Die Drähte werden später nicht wieder entfernt.

Natürlich ist die interne Fixation nicht zur Reposition einer Trümmerfraktur des Orbitabodens geeignet, oder um in die Augenhöhle herniertes Fettgewebe zu reponieren sowie den eingeklemmten M. rectus inferior zu befreien. Um den Orbitaboden wieder anatomisch zu rekonstruieren, ist seine direkte Exploration erfor-

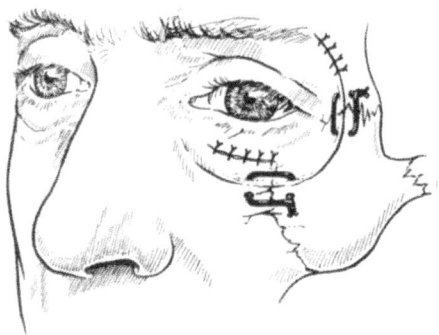

Abb. 9.13. Fixierung einer isolierten Jochbeinfraktur mit Hilfe von Drahtnähten in den infraorbitalen und zygomatikofrontalen Frakturbereichen

derlich. Zur Auskleidung des Orbitabodens werden verschiedene Materialien benutzt, von Knochen und Knorpeln bis hin zu synthetischen Materialien wie Sila-
stikscheiben.

Die Nase

Verletzungsformen

Infolge einer Gewalteinwirkung von lateral und von frontal treten die Frakturen
der Nase in 2 unterschiedlichen Formen auf (Abb. 9.14).

Gewalteinwirkung von lateral. Das Nasenbein ist auf der Seite der Gewalteinwirkung frakturiert und in Richtung Septum disloziert; das Septum ist verschoben
oder frakturiert, und das Nasenbein ist auf der der Verletzung gegenüberliegenden
Seite frakturiert und vom Septum weg verlagert, so daß der obere Teil der Nase als
ganzes verschoben ist. In Abhängigkeit vom Ausmaß der Gewalteinwirkung können eine oder mehrere dieser Dislokationen vorliegen; der Zertrümmerungsgrad
ist dabei sehr variabel.

Gewalteinwirkung von frontal. Diese verursacht eine Sattelbildung der Nase und
eine Verbreiterung ihrer oberen Hälfte infolge der Impression und Spreizung der
frakturierten Nasenbeine. Eine solche Dislokation kann natürlich nicht ohne eine
schwere Schädigung des Septums stattfinden; es kommt zu einer groben Abknickung des Septums oder einer eigentlichen Septumfraktur. Eine Verlagerung
des distalen Septumknorpelansatzes mit Buckelung des unteren Septumrandes
führt gewöhnlich zu einer Verschiebung der gesamten Nase in Richtung Nasenspitze.
Auch wenn die Nase nicht nennenswert verschoben oder eingedrückt ist, sollte das
Septum auf ein Hämatom hin inspiziert werden. Dieses zeigt sich an einer unförmi-

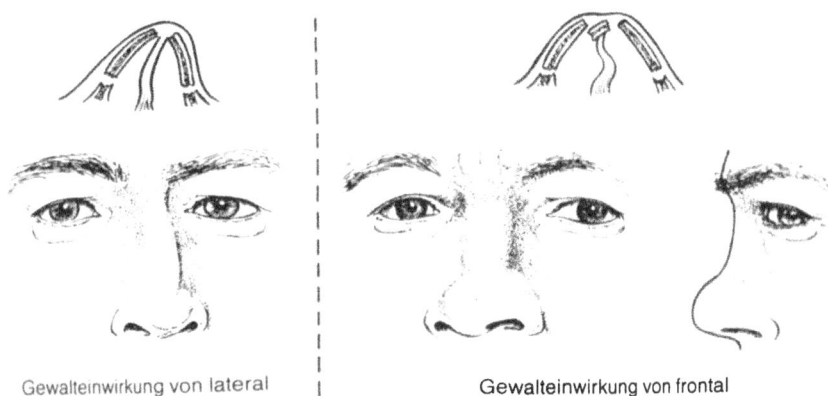

Gewalteinwirkung von lateral   Gewalteinwirkung von frontal

Abb. 9.14. Formen der Nasenfraktur

gen Vorwölbung der Septummukosa und kann entweder uni- oder bilateral bestehen.

Klinisches Bild

Die klinische Erscheinung der Nase und des Septums gibt den Hinweis auf die Diagnose. Eine gewisse Schwellung ist unvermeidlich bei Patienten, bei denen eine
Nasenfraktur in Betracht gezogen wird; eine Änderung der Nasenrückenkontur
oder eine neue Asymmetrie führen jedoch zur Diagnose und können häufig vom
Patienten selbst am besten beurteilt werden. Auf jeden Fall wird eine frakturierte
Nase, unabhängig von ihrem Septum, allein aufgrund der Erscheinung versorgt,
und eine Röntgenaufnahme, die eine Fraktur zeigt, ist so lange ohne Bedeutung,
bis gleichzeitig eine Deformierung der Nase vorliegt.

Röntgendiagnostik

Die Fraktur wird aufgrund der klinischen Untersuchung behandelt, und Röntgen-
aufnahmen sind völlig unnötig.

Behandlung

Nasenfrakturen, die einer Reposition bedürfen, sollten unverzüglich versorgt werden, da sie gewöhnlich innerhalb von Tagen in ihrer dislozierten Stellung fest werden. Das chirurgische Vorgehen hängt davon ab, ob die Fraktur zu einer Deviation
oder einem Einbruch der Nasenbeine geführt hat.

Deviation der Nase. Dieser Dislokationstyp wird durch eine laterale Gewalteinwirkung hervorgerufen und kann manchmal einfach durch Daumendruck korrigiert werden (Abb. 9.15), besonders wenn die Fraktur sehr frisch ist. Unglücklicherweise läßt dieses Manöver häufig die durch die Fraktur imprimierte Seite
unberührt und reponiert nur das Nasenbein, das nach außen gedrückt worden ist.
In diesem Fall ist eine Manipulation von intranasal her unter Verwendung der
Zange nach Walsham erforderlich (Abb. 9.16). Von der speziellen Zange für die zu
reponierende Seite der Nase wird die schlanke Branche in das Nasenloch eingeführt, die breitere Branche kommt außen zu liegen. Die Zange wird über dem Nasenbein geschlossen, das dann zur Lösung durch rüttelnde Bewegungen der Zange
zuerst nach lateral und dann nach medial mobilisiert wird. Es ist wichtig, die auf die
Haut drückende Branche mit einem Gummischlauch zu armieren, um einen über-
mäßigen lokalen Druck zu verhindern. Nach Mobilisierung können beide Knochen mit den Fingern in eine symmetrische Stellung gebracht werden. Das Septum
sollte inspiziert und, falls notwendig, wie unten beschrieben reponiert werden. In
der Praxis wird häufig durch die Reposition der Nasenbeine gleichzeitig die Sep-
tumdislokation beseitigt.

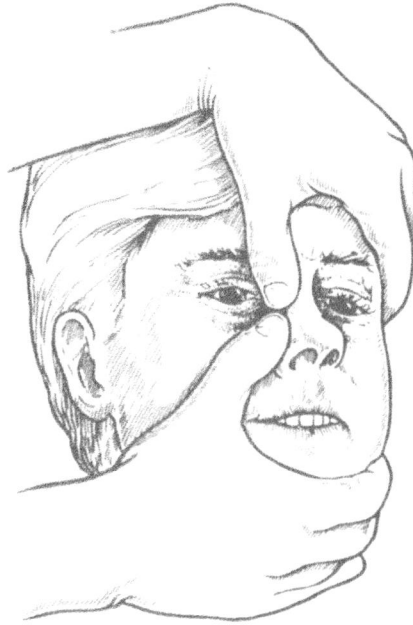

Abb. 9.15. Reposition einer seitlich verschobenen Nasenbeinfraktur durch einfachen Daumendruck

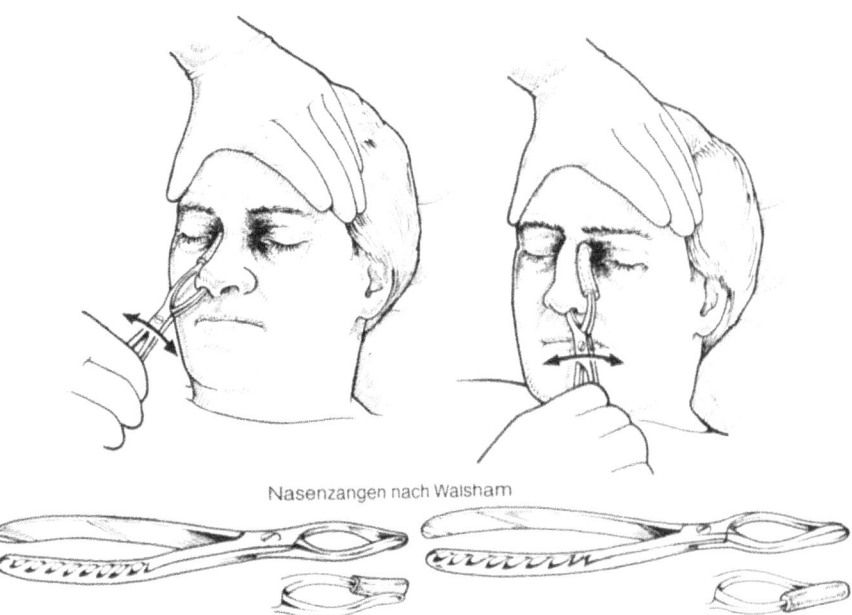

Nasenzangen nach Walsham

Abb. 9.16. Das Verfahren der Reposition einer Nasenbeinfraktur mit der Walsham-Nasenzange. Man beachte, daß eine Branche am Ende mit einem Gummischutz überzogen ist, um die Haut vor zu starkem Druck während der Manipulation zu schützen

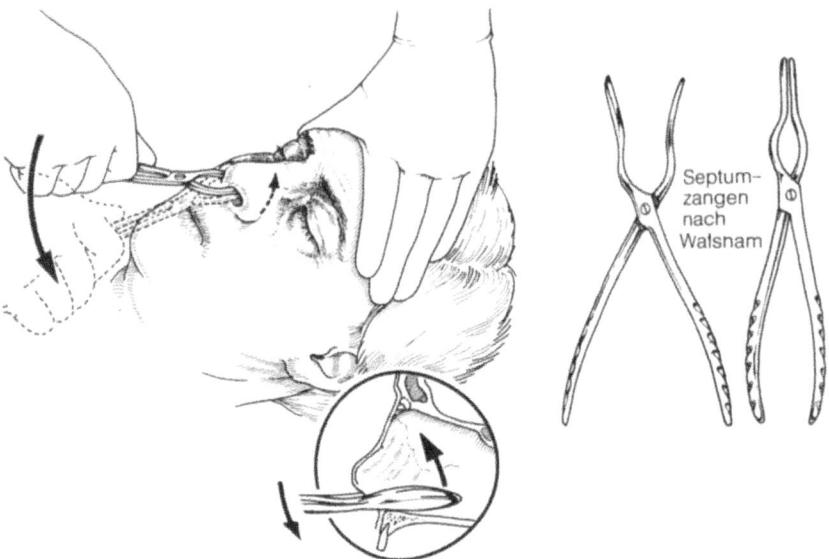

Abb. 9.17. Anwendung der Septumzange nach Walsham zur Aufrichtung des Nasenseptums. Die Aufrichtung des Septums in dieser Form hat den gleichzeitigen Effekt, den Kollaps der nasalen Knochen zu reponieren

Einbruch des Nasenrückens. Diese Dislokation ist die Folge einer frontalen Gewalteinwirkung, und für die Behandlung ist es wichtig zu wissen, daß die Nase ohne Abknickung oder Fraktur des Septums nicht eingedrückt werden kann, und daß eine Begradigung oder anatomische Wiederherstellung den Kollaps der Nase automatisch korrigiert. Hierfür sind die Septumzangen nach Walsham am effektivsten. Die Branchen sind so geformt, daß sie bei fest geschlossener Zange voneinander getrennt sind, wobei ein Spalt – der Dicke des Septums entsprechend – zwischen ihnen verbleibt. In jedes Nasenloch wird je eine Branche entlang dem Nasenboden eingeführt, dann wird die Zange „geschlossen" und nach oben in Richtung des Nasenrückens gekippt (Abb. 9.17). Bei der Aufwärtsbewegung strecken die Branchen das Septum oder reponieren bestehende Frakturen. Dieses Manöver kann, falls notwendig, wiederholt werden, sofern die Korrektur beim ersten Versuch nur teilweise gelungen ist. Jede gleichzeitig vorliegende Verbreiterung der Nasenbeine kann, falls erforderlich, durch Fingerdruck nach Mobilisierung mit der Zange nach Walsham reponiert werden.

Septumhämatom. Bei einer Nasenverletzung ist der Zustand des Septums ebenso wichtig wie der der Nasenbeine; seine Versorgung wurde bereits beschrieben. Es sollte ebenfalls auf ein Hämatom hin inspiziert werden, das bei Vorhandensein durch Inzision der Mukosa entleert werden kann.

Tamponade und Immobilisierung. Eine Tamponade der Nasenlöcher mit Fettgaze (Tulle gras) ist angezeigt, wenn auch nur die geringste Beweglichkeit der

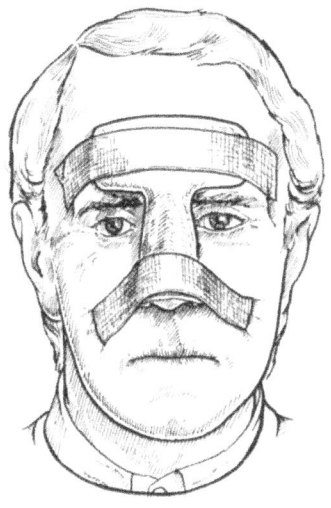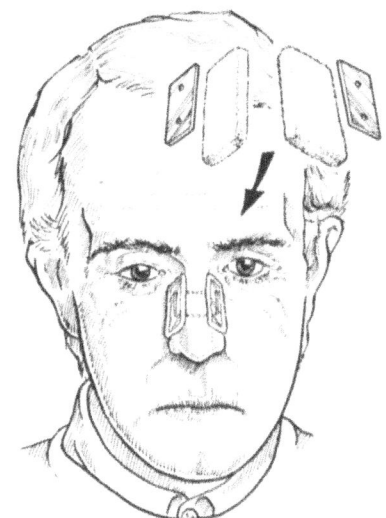

Abb. 9.18. Methoden zur Fixierung einer frakturierten Nase durch Anwendung einer Gipsschiene und, im Falle einer hochgradigen Trümmerfraktur, durch Verwendung einer transnasalen Naht

Nasenbeine oder des Septums nach Manipulation verbleibt. Einerseits stützt eine Tamponade das Septum in seiner reponierten Stellung und hilft das Auftreten oder Wiederauftreten eines Hämatoms zu verhindern. Andererseits leistet sie etwas Gegendruck bei der Immobilisierung der Nasenbeine durch Gips und verhindert, daß diese einsinken. Die Tamponade kann nach 48 h entfernt werden.

Eine der Nase anmodellierte Gipsschiene (Abb. 9.18) sollte eine Woche lang angelegt bleiben und danach für etwa eine weitere Woche nachts getragen werden. Die Zertrümmerung der Nasenbeine kann, besonders wenn sie als Teil einer schweren Mittelgesichtsfraktur auftritt, so ausgeprägt sein, daß die Fragmente nicht mit Schiene und Tamponade alleine in einer schmalen, aufgerichteten Stellung gehalten werden können. In solchen Fällen ist eine quer durch alle Strukturen der Nase geführte Naht sehr nützlich, die, um ein Einschneiden bei Auftreten des postoperativen Ödems zu verhindern (Abb. 9.18), locker über einem gepolsterten Metallstreifen oder einem Stück Gummischlauch geknüpft wird.

Kommt eine entsprechende Fraktur für eine primäre Reposition zu spät zur Versorgung, oder ist das Repositionsergebnis nicht zufriedenstellend, dann sollte so lange nichts an der Nase gemacht werden, bis jede akute Reaktion zurückgegangen ist und eine regelrechte endonasale Rhinoplastik in Betracht gezogen werden kann.

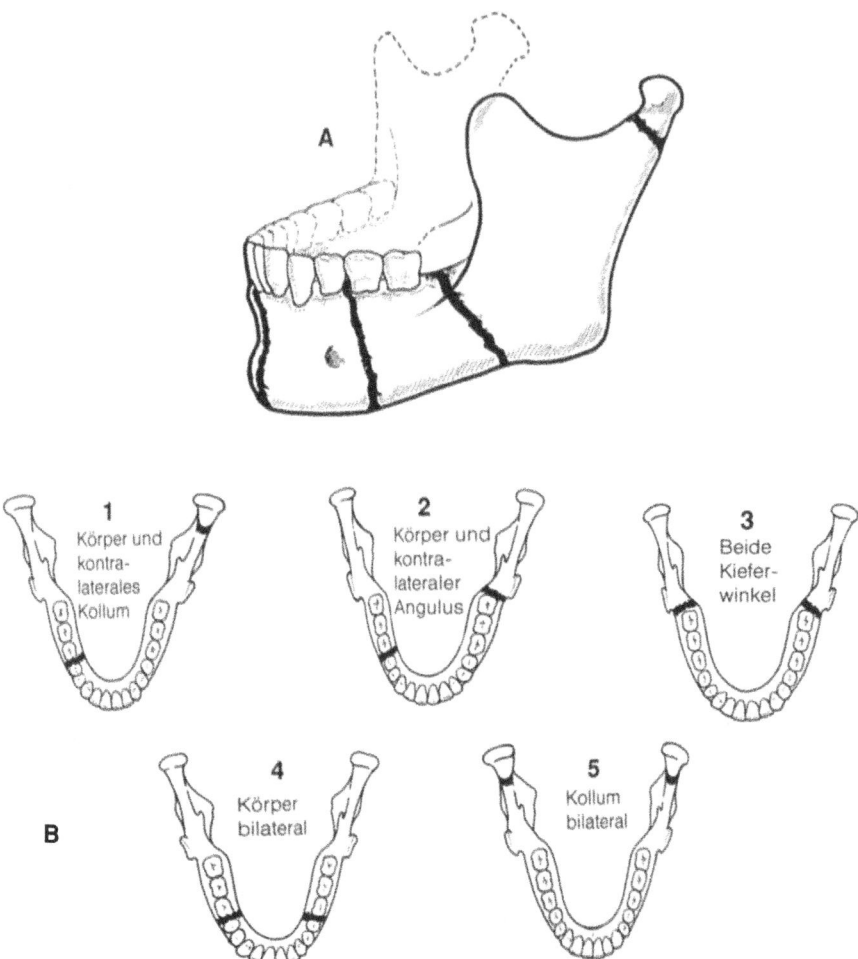

Abb. 9.19 A, B. Die häufigsten Lokalisationen von Unterkieferfrakturen auf einer Seite (**A**) und die häufigsten Muster von bilateralen Frakturen, in der Reihenfolge ihrer Häufigkeit (**B**)

Unterkiefer

Verletzungsarten

Die üblichen Frakturstellen liegen im Bereich des Kollums, des Angulus, des Körpers nahe dem Foramen mentale und der Mittelnaht (Abb. 9.19 A). Frakturen an diesen Stellen können einzeln oder in verschiedenen Kombinationen gemeinsam auftreten, nämlich an beiden Kieferköpfchen, beiden Kieferwinkeln, an Körper und gegenüberliegendem Kieferwinkel, an Körper und gegenüberliegendem Kieferköpfchen und an beiden Seiten des Kieferkörpers (Abb. 9.19 B).

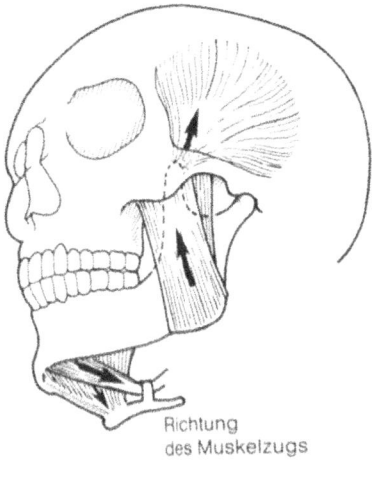

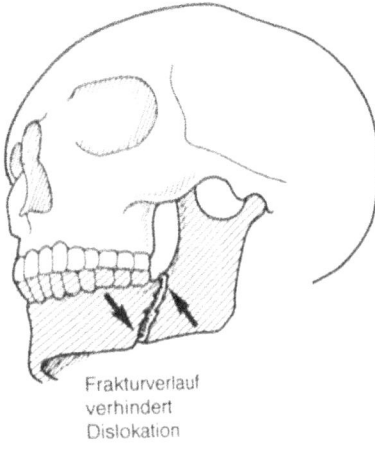

Richtung
des Muskelzugs

Frakturverlauf
verhindert
Dislokation

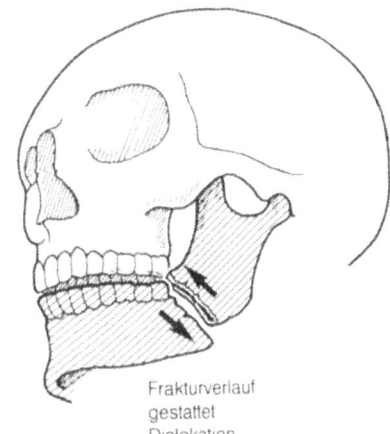

Frakturverlauf
gestattet
Dislokation

Abb. 9.20. Der Einfluß der Zugrichtung der Muskeln auf die Verschiebung der Fragmente bei Unterkieferfrakturen. Die Muskeln Masseter, Temporalis und Pterygoideus medialis üben einen nach kranial gerichteten Zug auf den Unterkiefer aus; die Muskeln Geniohyoideus, Mylohyoideus und Digastricus üben einen nach kaudal gerichteten Zug auf den Unterkiefer aus. Bedingt durch die Wirkung dieser Muskeln, spielt der Verlauf der Frakturlinie hinsichtlich des Ausmaßes der Fragmentverschiebung eine bedeutende Rolle

Die Art der Dislokation ergibt sich aus der Richtung der Gewalteinwirkung und hängt großenteils vom Muskelzug ab. Die Muskeln, die den Unterkiefer anheben – M. masseter, M. pterygoideus medialis und M. temporalis –, inserieren alle hinter den ersten Molaren; die Muskeln, die den Unterkiefer senken –, M. geniohyoideus, M. mylohyoideus und M. digastricus –, setzen alle vor den ersten Molaren an (Abb. 9.20).

Die Konsequenz daraus ist, daß die übliche Dislokation eines dorsalen Fragments nach kranial und eines anterioren Fragments nach kaudal erfolgt. Der Verlauf der Frakturlinie kann insbesondere in der Nähe des Kieferwinkels das Ausmaß der

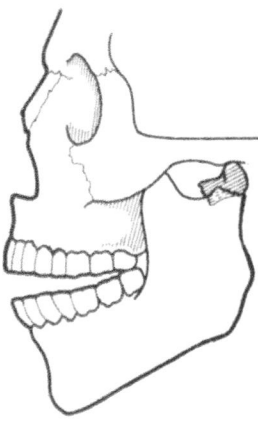

Abb. 9.21. Eine bilaterale Kondylusfraktur mit Verschiebung des Kondylusfragments führt zu einem „offenen Biß"

Dislokation erheblich beeinflussen, indem die Frakturrichtung eine Verschiebung begünstigt oder verhindert (Abb. 9.20).

Die Kollumfraktur ist ein Spezialfall. Das Kieferköpfchen wird durch den M. pterygoideus lateralis nach vorne gezogen, und bei doppelseitiger Kollumfraktur bewirkt die Dislokation beider Kieferköpfchen bei dem Patienten eine Mundsperre durch Okklusion auf den Molaren, was zu einem „offenen Biß" führt (Abb. 9.21).

Klinisches Bild

Die Lokalisation der Fraktur wird gewöhnlich durch Schwellung und lokalen Schmerz bei Bewegung oder Manipulation des Unterkiefers angezeigt. Gewöhnlich besteht ein sublinguales Hämatom. In dem bezahnten Unterkieferabschnitt kann eine Dislokation klinisch durch eine sichtbare Stufe in der Zahnreihe zu beobachten sein; der Patient kann jedoch auch von sich aus angeben, daß „die Zähne nicht richtig schließen".

Wenn die Fraktur zwischen Lingula und dem Foramen mentale liegt und auch nur die geringste Verschiebung besteht, kann eine Schädigung des N. dentalis inferior eine Sensibilitätsstörung im Bereich der Unterlippe hervorrufen.

Eine Kollumfraktur ist weniger offensichtlich, und einziges Symptom kann ein präaurikulärer Schmerz mit oder ohne Schwellung sein. Es besteht eine Bewegungseinschränkung und eine Abweichung des Unterkiefers in Richtung der frakturierten Seite bei Öffnen des Mundes sowie eine Mundsperre durch Okklusion auf den Molaren auf der betroffenen Seite beim Schließen des Mundes. Bei der überwiegenden Mehrzahl der Patienten mit einer anderweitigen Unterkieferfraktur, die Schmerzen im Bereich des Kiefergelenks angeben, wird zusätzlich eine Kollumfraktur gefunden. Eine bilaterale Kollumfraktur zeigt sich klinisch häufig darin, daß der Patient die Reihe der Schneidezähne nicht schließen kann, da die Sperrung durch die Molaren zu einem offenen Biß führt.

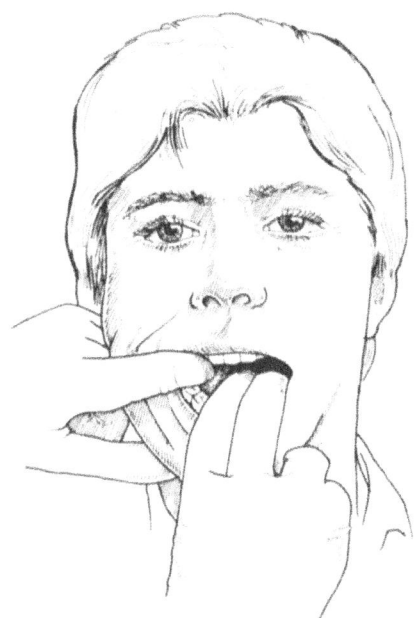

Abb. 9.22. Kombinierte intra- und extraorale
Palpation zur Untersuchung des Unterkiefers
auf eine Fraktur

Besteht Verdacht auf eine Korpusfraktur, dann ist die nützlichste klinische Unter-
suchungsmethode die bimanuelle intra- und extraorale Palpation, wobei die mediale und laterale Knochenoberfläche des Unterkiefers intraoral und der kaudale
Unterkieferrand extraoral abgetastet werden (Abb. 9.22). Eine lokale Schwellung
und Empfindlichkeit deuten auf eine Fraktur hin, und der nächste Schritt ist die
diagnostische Abklärung.

Röntgendiagnostik

Von den möglichen Aufnahmeprojektionen zur Darstellung einzelner Unterkie-
ferabschnitte sind die gewöhnlich nützlichsten die *p.-a. Projektion* und die *seitliche
Schrägprojektion.* Werden weitere Aufnahmen für notwendig erachtet, ist es das
einfachste, die besonderen Knochenabschnitte anzugeben, die dargestellt werden
sollen.

Behandlung

Bei einer Fraktur im Bereich des *zahntragenden Abschnitts* hängt die Behandlung
von der vom jeweiligen Chirurgen bevorzugten Methode ab, obwohl schon betont
wurde, daß die Zahnbogenschienen zunehmend an Popularität gewonnen haben
und die Gips- und Metallkappenschienen verdrängen. Bei nur geringfügiger Verschiebung der Fragmente wird die Drahtligatur mit intermaxillärer Fixation i. allg.

für ausreichend erachtet. Bei größerer Verschiebung geben die Zahnbogenschienen eine sicherere Ruhigstellung. Wie bereits bei den Kappenschienen beschrieben, findet das Prinzip der Anfertigung der Schienen in 2 Teilen auch bei den Zahnbogenschienen Anwendung, wobei zunächst rechts auf jeder Seite der Fraktur eine Schiene angelegt wird; diese werden dann verbunden, so daß eine Schiene resultiert, welche die Fraktur dann im reponierten Zustand fixiert; anschließend wird die intermaxilläre Fixation durchgeführt. Wenn eine grobe Instabilität verbleibt, muß die Fixation durch eine interne Fixation ergänzt oder ersetzt werden.

Bei *Kondylusfrakturen* ist es nicht üblich, eine Reposition zu versuchen, unabhängig davon, ob der Kondylus im Gelenk liegt oder disloziert ist. Das „Gelenk" wird wie eine Pseudarthrose behandelt und das Schwergewicht auf das Muskeltraining gelegt, um eine gute Funktion zu erreichen. Bei einer kombinierten Fraktur des Unterkieferkörpers und des Kondylus schreibt die Korpusfraktur das Behandlungsregime vor.

Manche Patienten haben nur minimale Beschwerden bei einer einzelnen Kieferköpfchenfraktur und sind recht schnell in der Lage, weiche Lebensmittel zu kauen – je nach Ausmaß der anfänglichen Schmerzen, mit oder ohne vorübergehende Schonung. Bestehen starke Beschwerden, dann kann die Fixierung mittels Drahtschlaufen oder Metallkappenschienen für 2 oder 3 Wochen notwendig sein.

Bilaterale Kollumfrakturen erfordern die Beseitigung des offenen Bisses, entweder manuell oder durch einen elastischen Zug über die fixierenden Schienen; 2 oder 3 Wochen später folgen dann aktive Übungen des Unterkiefers.

Frakturen werden gewöhnlich nach 4 Wochen auf Festigkeit geprüft. Besteht klinisch eine Konsolidierung, dann können die Schienen entfernt werden; ist die Fraktur jedoch immer noch federnd, dann sollten die Schienen wieder miteinander ligiert werden, bis die Konsolidierung klinisch nachweisbar ist. Mittelnahtsprengungen und Frakturen, die sich infiziert haben, konsolidieren gewöhnlich langsam. Man muß bedenken, daß sich eine Knochenvereinigung röntgenologisch möglicherweise viele Monate lang nicht nachweisen läßt.

Oberkiefer und Mittelgesicht

Verletzungsformen

Die Frakturformen hängen von 2 Faktoren ab – dem Angriffspunkt und der Richtung der Gewalteinwirkung und dem Verlauf der anatomischen Schwachstellen des Oberkiefers. Die Frakturformen werden nach dem Erstbeschreiber als Le-Fort-1-, Le-Fort-2- und Le-Fort-3-Frakturen eingeteilt.

Bei der Le-Fort-1-Fraktur (Abb. 9.23) schert das Gaumensegment des Komplexes von den übrigen Strukturen in einer horizontal verlaufenden Linie ab, die der Höhe des Nasenbodens und den unteren Bezirken der Kieferhöhlen entspricht. Der knöcherne Gaumen ist als ganzes nach dorsal disloziert und gewöhnlich verkeilt.

Gelegentlich ist nur eine Hälfte des Oberkiefers auf diese Weise frakturiert, wenn die Gewalteinwirkung überwiegend unilateral erfolgte, wobei eine zusätzliche

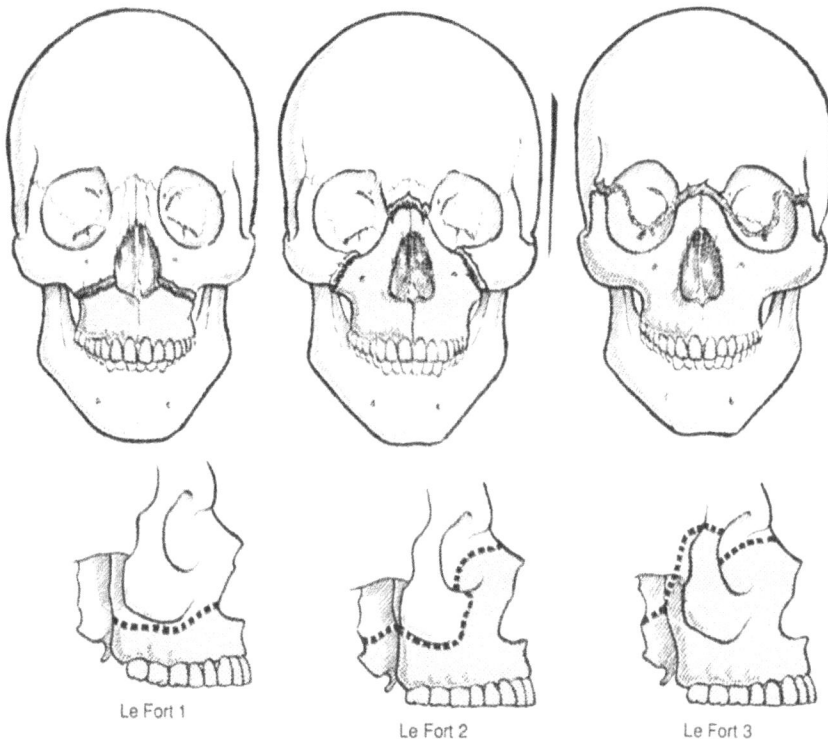

Abb. 9.23. Die Frakturmuster des Mittelgesichts entsprechend der Schwachstellen des Knochen-komplexes, welcher das mittlere Drittel des Gesichts ausmacht, kategorisiert: Le Fort 1, Le Fort 2 und Le Fort 3 (nach ihrem Beschreiber). Zusätzlich zu diesen Frakturformen des mittleren Drittels können die Einzelkomponenten – Maxilla, Jochbeine und Nasenbein – in unterschiedlicher Beziehung zueinander frakturieren; diese Frakturen treten i. allg. bilateral auf, können jedoch ebenso nur einseitig vorkommen

Fraktur nach dorsal entlang der Mittellinie des harten Gaumens verläuft. Die Dis-lokation des frakturierten Gaumensegments erfolgt dann eher nach kranial mit Einkeilung in die Kieferhöhle.

Bei der Le-Fort-2-Fraktur (Abb. 9.23) verlaufen die Frakturlinien auf jeder Seite nach kranial und medial durch die ventrale Kieferhöhlenwand in Richtung des Foramen infraorbitale, durch die Nasenbeine und treffen sich in der Mittellinie im Bereich der Glabella. Die Dislokation erfolgt gewöhnlich nach hinten und die schräg verlaufende Frakturebene hat den Effekt, den Oberkiefer zusätzlich nach kaudal zu treiben; das führt zu einem offenen Biß, wobei der Patient auf den Mola-ren okkludiert, da der Unterkiefer nach kaudal in eine geöffnete Position gedrängt wird. Das Ausmaß der Verkeilung ist sehr unterschiedlich, es reicht von der stark dislozierten und verkeilten Fraktur bis zur sog. „floating fracture" mit minimaler Einkeilung.

Bei der Le-Fort-3-Fraktur (Abb. 9.23) verläuft die Frakturlinie etwa entlang der Sutura zygomaticofrontalis auf jeder Seite über den Orbitaboden, um in der Mittellinie an der Sutura nasofrontalis zusammenzutreffen. Im chirurgischen, wenn auch nicht im strikt anatomischen Sinn, bildet der knöcherne Boden oberhalb dieser Frakturlinie die *Schädelbasis*.

Bei dieser Beschreibung der Le-Fort-2- und -3-Fraktur nimmt das frakturierte das nasale Segment mit. In der Klinik kann sich der Nasenknochen als unabhängig davon in einer der beschriebenen Arten frakturiert zeigen. Die Le-Fort-2- und -3-Frakturen können sich ebenso aufgrund einer anderen Tatsache unterscheiden: Ist der Jochbeinkomplex Teil des frakturierten Oberkiefersegments oder ist er es nicht? Genau wie bei den Nasenknochen, können die Jochbeinknochen unabhängig davon in jeder der bekannten Formen frakturiert sein.

Klinisches Bild

Obwohl isolierte Oberkieferfrakturen vorkommen, tritt diese Fraktur jedoch sehr häufig in Kombination mit Jochbein- und Nasenfrakturen auf, so daß das klinische Erscheinungsbild unter dem Abschnitt „Mittelgesichtsfraktur" besprochen wird. In jedem Fall kann nur nach klinischer Untersuchung der tatsächliche Frakturtyp aus dem Gemisch der Frakturen im mittleren Gesichtsdrittelbereich in die Komponenten der Oberkiefer-, Jochbein- und Nasenfrakturen unterteilt werden.

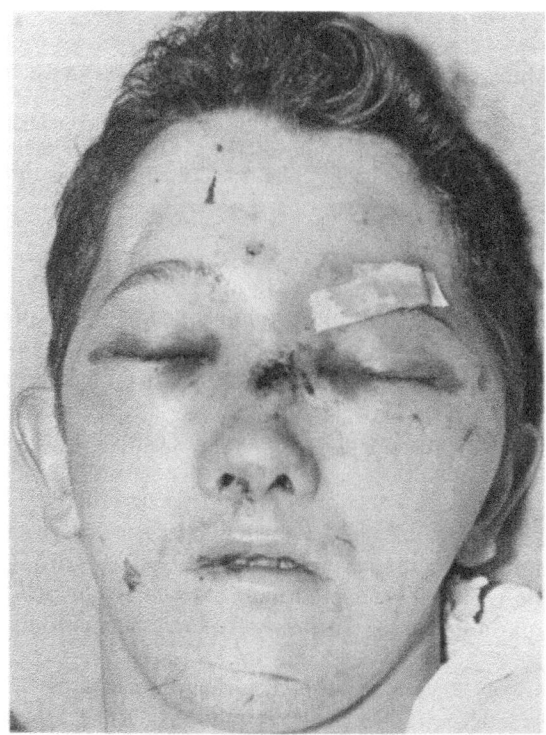

Abb. 9.24. Typisches Aussehen eines Patienten mit Mittelgesichtsfraktur

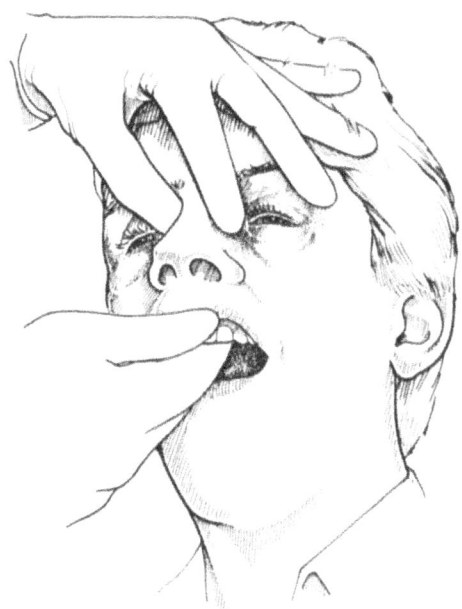

Abb. 9.25. Untersuchung der Stabilität des Oberkieferkomplexes bei Verdacht auf eine Mittelgesichtsfraktur

Es ist oftmals möglich, eine Mittelgesichtsfraktur aufgrund der Untersuchung alleine zu diagnostizieren. Das gesamte Gesicht ist diffus geschwollen – vornehmlich in seinem mittleren Drittel – und mit Ödemen der Wangen und Augenlider sieht es aus „wie ein Fußball". Das Erscheinungsbild ist sehr typisch (Abb. 9.24).

Bei der schwer dislozierten Fraktur besteht trotz des maskierenden Effekts des Ödems eine klar erkennbare sog. „Dish-face"-Deformierung. Schließt der Patient seinen Mund, dann gelingt es nicht, die Zähne korrekt zu okkludieren. Die oberen Schneidezähne okkludieren in diesem Fall nicht wie bei den meisten Patienten vor den unteren Schneidezähnen, sondern hinter diesen, oder es gelingt überhaupt nicht, sie zu schließen, da ein offener Biß vorliegt.

Der Oberkieferkomplex wird auf Beweglichkeit hin untersucht (Abb. 9.25), indem der Oberkiefer direkt oberhalb der Schneidezähne zwischen Finger und Daumen der einen Hand gefaßt wird, während mit Zeigefinger und Daumen der anderen Hand der Nasenrücken abgetastet und der Kopf festgehalten werden. Der Oberkiefer wird vor- und zurückgerüttelt, und gleichzeitig wird auf freie Beweglichkeit des Oberkiefers palpiert. Eine Beweglichkeit des Oberkiefers mit tastbarer Verschiebung am Nasenrücken läßt vermuten, daß es sich um eine Le-Fort-2- oder -3-Fraktur handelt, während eine Beweglichkeit des Oberkiefers ohne tastbare Bewegung am Nasenrücken eine Fraktur vom Typ Le Fort 1 erwarten läßt.

Wie bereits betont, können Mittelgesichtsfrakturen aus Brüchen von nur einem oder beiden Jochbeinen und/oder der Nase bestehen; mit den bereits aufgezeigten Methoden muß nach einem Vorliegen dieser Frakturen unabhängig voneinander gesucht werden.

Röntgendiagnostik

Die Diagnose sollte anhand der klinischen Untersuchung gestellt werden, und fast jeder Fall kann diagnostiziert und behandelt werden, ohne daß eine Röntgenaufnahme notwendig ist. In jedem Fall ist die Interpretation einer Röntgenaufnahme häufig schwieriger als die der klinischen Untersuchung; die erwartungsgemäß aussagefähigsten Aufnahmen sind die 30°-okzipitomental-Projektion und die seitliche Projektion. Eine CT-Aufnahme kann, sofern erstellbar, die Diagnosestellung vereinfachen.

Behandlung

Die Jochbeine werden zu einem gewissen Teil, und die Nase wird vollständig vom Oberkiefer getragen; daraus folgt, daß sie exakt nur auf der stabilen Grundlage eines reponierten und in korrekter Stellung fixierten Oberkiefers rekonstruiert werden können. Die erste Maßnahme besteht daher in der Reposition und Fixierung des Oberkiefers. Ist der Oberkiefer verschieblich oder nur leicht eingekeilt, dann kann es möglich sein, ihn durch Fingerdruck zu reponieren; gelingt dies nicht, ist eine Fragmentlösung mit der Zange nach Rowe notwendig (Abb. 9.26).
Bei den Le-Fort-1- und -2-Frakturen liegt der Schlüssel zur effektiven Reposition im Erzielen und Halten einer korrekten Okklusion. Der Oberkiefer wird auf den Unterkiefer reponiert und mittels Zahnbogen- oder Kappenschienen und intermaxillärer Fixation ruhiggestellt; der so entstandene Block wird mit dem Halo oder supraorbitalen Nägeln am Schädel fixiert. Dann werden die Kiefer- und Na-

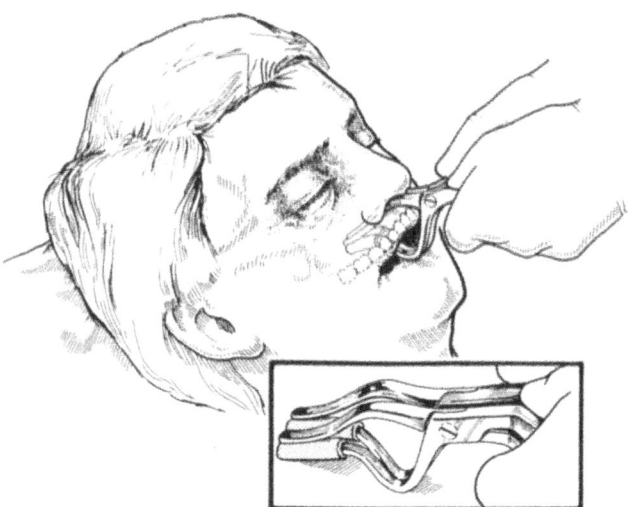

Abb. 9.26. Verfahren zur Reposition des impaktierten Oberkiefers mit der Rowe-Repositionszange. Man beachte den nach kaudal gerichteten Druck

senfrakturen reponiert und ruhiggestellt, die instabilen Kieferfrakturen mit Drähten oder Platten, die Nasenfrakturen mit Gips oder Knochennähten, je nach Art
der Dislokation. Die intermaxilläre Fixation kann nach 4 Wochen risikolos entfernt werden, und je nach der klinischen Einschätzung des knöchernen Durchbaus
kann die Schädelfixation gleichzeitig oder 2 Wochen später aufgehoben werden.

Die Le-Fort-3-Frakturen sind glücklicherweise selten, da sie meistens im Rahmen
eines schwereren und ausgedehnteren Verletzungsmusters auftreten. Die korrekte vollständige Reposition der typischen seitlichen Verschiebung der medialen
kanthalen Region ist äußert schwierig. Vor allem dieser Frakturtyp hat von der
Anwendung der internen Fixationsmethoden profitiert. Die Frakturen an der
Schädelbasis werden direkt freigelegt über kombinierte bikoronale Stirnlappen
der Orbitalregionen und der Gegend des Ansatzes der Ligg. medialia canthalia,
wobei der Zugang zur Infraorbitalregion und zum Orbitaboden über den Sulcus
buccalis superior genommen wird. Die einzelnen Knochenfragmente werden reponiert und mit Platten und Schrauben fixiert, ein evtl. vorhandener Duradefekt
wird in gleicher Sitzung saniert. Der Orbitaboden wird rekonstruiert, es werden
die knöchernen Fragmente, welche dem Ansatz der Ligg. medialia canthalia dienen, durch Transfixationsdrähte, die durch den Knochen der Glabellaregion geführt werden, wieder an ihre ursprüngliche Stelle gebracht. Der untere Bereich des
Oberkiefers wird in korrekter Okklusion zum Unterkiefer rekonstruiert und ebenfalls mit Platten und Schrauben fixiert.

Trotz der offensichtlich umfangreichen chirurgischen Eingriffe führt die Kombination der exakten Reposition und effektiven Ruhigstellung zu einem bemerkenswert raschen Rückgang der Schwellung sowie zur schnellen Konsolidierung und
Heilung von begleitenden Weichteilverletzungen.

SACHVERZEICHNIS

GPSR Compliance

The European Union's (EU) General Product Safety Regulation (GPSR) is a set of rules that requires consumer products to be safe and our obligations to ensure this.

If you have any concerns about our products, you can contact us on ProductSafety@springernature.com

In case Publisher is established outside the EU, the EU authorized representative is:

Springer Nature Customer Service Center GmbH
Europaplatz 3
69115 Heidelberg, Germany

The manufacturer's authorised representative in the EU is Springer
Nature Customer Service Centre GmbH, Europaplatz 3, 69115 Heidelberg,
Germany. If you have any concerns regarding our products, please
contact ProductSafety@springernature.com

Printed and bound by CPI Group (UK) Ltd, Croydon, CR0 4YY

28/04/2026

02098468-0014